国家卫生健康委员会"十四五"规划教材

全 国 高 等 学 校 教 材

供八年制及"5＋3"一体化临床医学等专业用

临床流行病学
Clinical Epidemiology

第3版

主　　审	李立明
主　　编	詹思延　孙业桓
副 主 编	陈世耀　胡志斌

数 字 主 编	陈世耀　彭晓霞
数字副主编	孙　凤

U0208176

人民卫生出版社
·北 京·

图书在版编目（CIP）数据

临床流行病学 / 詹思延，孙业桓主编 . — 3 版 . —
北京：人民卫生出版社，2024.5
全国高等学校八年制及"5+3"一体化临床医学专业
第四轮规划教材
ISBN 978-7-117-36053-1

Ⅰ. ①临… Ⅱ. ①詹… ②孙… Ⅲ. ①临床流行病学
– 医学院校 – 教材 Ⅳ. ①R181.3

中国国家版本馆 CIP 数据核字（2024）第 049114 号

| 人卫智网 | www.ipmph.com | 医学教育、学术、考试、健康，购书智慧智能综合服务平台 |
| 人卫官网 | www.pmph.com | 人卫官方资讯发布平台 |

临床流行病学
Linchuang Liuxingbingxue
第 3 版

主　　编：詹思延　孙业桓
出版发行：人民卫生出版社（中继线 010-59780011）
地　　址：北京市朝阳区潘家园南里 19 号
邮　　编：100021
E - mail：pmph @ pmph.com
购书热线：010-59787592　010-59787584　010-65264830
印　　刷：人卫印务（北京）有限公司
经　　销：新华书店
开　　本：850×1168　1/16　印张：22
字　　数：651 千字
版　　次：2011 年 3 月第 1 版　　2024 年 5 月第 3 版
印　　次：2024 年 6 月第 1 次印刷
标准书号：ISBN 978-7-117-36053-1
定　　价：79.00 元
打击盗版举报电话：010-59787491　E-mail：WQ @ pmph.com
质量问题联系电话：010-59787234　E-mail：zhiliang @ pmph.com
数字融合服务电话：4001118166　E-mail：zengzhi @ pmph.com

编 者

（以姓氏笔画为序）

马红霞（南京医科大学）

毛　琛（南方医科大学）

尹智华（中国医科大学）

刘　淼（中国人民解放军总医院）

刘　静（首都医科大学附属北京安贞医院）

刘建平（北京中医药大学）

刘雅文（吉林大学）

孙　凤（北京大学）

孙业桓（安徽医科大学）

李杏莉（中南大学）

张博恒（复旦大学附属中山医院）

陈　进（四川大学华西医院）

陈世耀（复旦大学附属中山医院）

林华亮（中山大学）

赵亚双（哈尔滨医科大学）

胡志斌（南京医科大学）

黄悦勤（北京大学第六医院）

詹思延（北京大学）

编写秘书

孙　凤（兼）

曾　琳（北京大学第三医院）

数字编委

（数字编委详见二维码）

数字编委名单

融合教材阅读使用说明

　　融合教材即通过二维码等现代化信息技术,将纸书内容与数字资源融为一体的新形态教材。本套教材以融合教材形式出版,每本教材均配有特色的数字内容,读者在阅读纸书的同时,通过扫描书中的二维码,即可免费获取线上数字资源和相应的平台服务。

本教材包含以下数字资源类型

课件　　视频　　习题

获取数字资源步骤

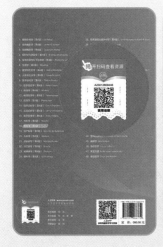 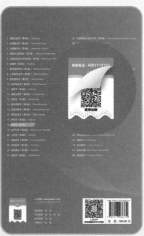 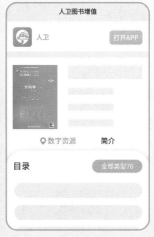 

①扫描封底红标二维码,获取图书"使用说明"。

②揭开红标,扫描绿标激活码注册/登录人卫账号获取数字资源。

③扫描书内二维码或封底绿标激活码随时查看数字资源。

④登录 zengzhi.ipmph.com 或下载应用体验更多功能和服务。

APP 及平台使用客服热线　　400-111-8166

读者信息反馈方式

　　欢迎登录"人卫 e 教"平台官网"medu.pmph.com",在首页注册登录(也可使用已有人卫平台账号直接登录),即可通过输入书名、书号或主编姓名等关键字,查询我社已出版教材,并可对该教材进行读者反馈、图书纠错、撰写书评以及分享资源等。

全国高等学校八年制及"5+3"一体化临床医学专业
第四轮规划教材 修订说明

为贯彻落实党的二十大精神,培养服务健康中国战略的复合型、创新型卓越拔尖医学人才,人卫社在传承20余年长学制临床医学专业规划教材基础上,启动新一轮规划教材的再版修订。

21世纪伊始,人卫社在教育部、卫生部的领导和支持下,在吴阶平、裘法祖、吴孟超、陈灏珠、刘德培等院士和知名专家亲切关怀下,在全国高等医药教材建设研究会统筹规划与指导下,组织编写了全国首套适用于临床医学专业七年制的规划教材,探索长学制规划教材编写"新""深""精"的创新模式。

2004年,为深入贯彻《教育部 国务院学位委员会关于增加八年制医学教育(医学博士学位)试办学校的通知》(教高函〔2004〕9号)文件精神,人卫社率先启动编写八年制教材,并借鉴七年制教材编写经验,力争达到"更新""更深""更精"。第一轮教材共计32种,2005年出版;第二轮教材增加到37种,2010年出版;第三轮教材更新调整为38种,2015年出版。第三轮教材有28种被评为"十二五"普通高等教育本科国家级规划教材,《眼科学》(第3版)荣获首届全国教材建设奖全国优秀教材二等奖。

2020年9月,国务院办公厅印发《关于加快医学教育创新发展的指导意见》(国办发〔2020〕34号),提出要继续深化医教协同,进一步推进新医科建设、推动新时代医学教育创新发展,人卫社启动了第四轮长学制规划教材的修订。为了适应新时代,仍以八年制临床医学专业学生为主体,同时兼顾"5+3"一体化教学改革与发展的需要。

第四轮长学制规划教材秉承"精品育精英"的编写目标,主要特点如下:

1. 教材建设工作始终坚持以习近平新时代中国特色社会主义思想为指导,落实立德树人根本任务,并将《习近平新时代中国特色社会主义思想进课程教材指南》落实到教材中,统筹设计,系统安排,促进课程教材思政,体现党和国家意志,进一步提升课程教材铸魂育人价值。

2. 在国家卫生健康委员会、教育部的领导和支持下,由全国高等医药教材建设研究学组规划,全国高等学校八年制及"5+3"一体化临床医学专业第四届教材评审委员会审定,院士专家把关,全国医学院校知名教授编写,人民卫生出版社高质量出版。

3. 根据教育部临床长学制培养目标、国家卫生健康委员会行业要求、社会用人需求,在全国进行科学调研的基础上,借鉴国内外医学人才培养模式和教材建设经验,充分研究论证本专业人才素质要求、学科体系构成、课程体系设计和教材体系规划后,科学进行的,坚持"精品战略,质量第一",在注重"三基""五性"的基础上,强调"三高""三严",为八年制培养目标,即培养高素质、高水平、富有临床实践和科学创新能力的医学博士服务。

4. 教材编写修订工作从九个方面对内容作了更新：国家对高等教育提出的新要求；科技发展的趋势；医学发展趋势和健康的需求；医学精英教育的需求；思维模式的转变；以人为本的精神；继承发展的要求；统筹兼顾的要求；标准规范的要求。

5. 教材编写修订工作适应教学改革需要，完善学科体系建设，本轮新增《法医学》《口腔医学》《中医学》《康复医学》《卫生法》《全科医学概论》《麻醉学》《急诊医学》《医患沟通》《重症医学》。

6. 教材编写修订工作继续加强"立体化""数字化"建设。编写各学科配套教材"学习指导及习题集""实验指导／实习指导"。通过二维码实现纸数融合，提供有教学课件、习题、课程思政、中英文微课，以及视频案例精析（临床案例、手术案例、科研案例）、操作视频／动画、AR 模型、高清彩图、扩展阅读等资源。

全国高等学校八年制及"5+3"一体化临床医学专业第四轮规划教材，均为国家卫生健康委员会"十四五"规划教材，以全国高等学校临床医学专业八年制及"5+3"一体化师生为主要目标读者，并可作为研究生、住院医师等相关人员的参考用书。

全套教材共 48 种，将于 2023 年 12 月陆续出版发行，数字内容也将同步上线。希望得到读者批评反馈。

全国高等学校八年制及"5+3"一体化临床医学专业第四轮规划教材 序言

"青出于蓝而胜于蓝",新一轮青绿色的八年制临床医学教材出版了。手捧佳作,爱不释手,欣喜之余,感慨千百位科学家兼教育家大量心血和智慧倾注于此,万千名医学生将汲取丰富营养而茁壮成长,亿万个家庭解除病痛而健康受益,这不仅是知识的传授、更是精神的传承、使命的延续。

经过二十余年使用,三次修订改版,八年制临床医学教材得到了师生们的普遍认可,在广大读者中有口皆碑。这套教材将医学科学向纵深发展且多学科交叉渗透融于一体,同时切合了"环境 - 社会 - 心理 - 工程 - 生物"新的医学模式,秉持"更新、更深、更精"的编写追求,开展立体化建设、数字化建设以及体现中国特色的思政建设,服务于新时代我国复合型高层次医学人才的培养。

在本轮修订期间,我们党团结带领全国各族人民,进行了一场惊心动魄的抗疫大战,创造了人类同疾病斗争史上又一个英勇壮举!让我不由得想起毛主席《送瘟神二首》序言:"读六月三十日人民日报,余江县消灭了血吸虫,浮想联翩,夜不能寐,微风拂煦,旭日临窗,遥望南天,欣然命笔。"人民利益高于一切,把人民群众生命安全和身体健康挂在心头。我们要把伟大抗疫精神、祖国优秀文化传统融会于我们的教材里。

第四轮修订,我们编写队伍努力做到以下九个方面:

1. 符合国家对高等教育的新要求。全面贯彻党的教育方针,落实立德树人根本任务,培养德智体美劳全面发展的社会主义建设者和接班人。加强教材建设,推进思想政治教育一体化建设。

2. 符合医学发展趋势和健康需求。依照《"健康中国 2030"规划纲要》,把健康中国建设落实到医学教育中,促进深入开展健康中国行动和爱国卫生运动,倡导文明健康生活方式。

3. 符合思维模式转变。二十一世纪是宏观文明与微观文明并进的世纪,而且是生命科学的世纪。系统生物学为生命科学的发展提供原始驱动力,学科交叉渗透综合为发展趋势。

4. 符合医药科技发展趋势。生物医学呈现系统整合 / 转型态势,酝酿新突破。基础与临床结合,转化医学成为热点。环境与健康关系的研究不断深入。中医药学守正创新成为国际社会共同的关注。

5. 符合医学精英教育的需求。恪守"精英出精品,精品育精英"的编写理念,保证"三高""三基""五性"的修订原则。强调人文和自然科学素养、科研素养、临床医学实践能力、自我发展能力和发展潜力以及正确的职业价值观。

6. 符合与时俱进的需求。新增十门学科教材。编写团队保持权威性、代表性和广泛性。编写内容上落实国家政策、紧随学科发展、拥抱科技进步、发挥融合优势,体现我国临床长学制办学经验和成果。

7.符合以人为本的精神。以八年制临床医学学生为中心,努力做到优化文字:逻辑清晰,详略有方,重点突出,文字正确;优化图片:图文吻合,直观生动;优化表格:知识归纳,易懂易记;优化数字内容:网络拓展,多媒体表现。

8.符合统筹兼顾的需求。注意不同专业、不同层次教材的区别与联系,加强学科间交叉内容协调。加强人文科学和社会科学教育内容。处理好主干教材与配套教材、数字资源的关系。

9.符合标准规范的要求。教材编写符合《普通高等学校教材管理办法》等相关文件要求,教材内容符合国家标准,尽最大限度减少知识性错误,减少语法、标点符号等错误。

最后,衷心感谢全国一大批优秀的教学、科研和临床一线的教授们,你们继承和发扬了老一辈医学教育家优秀传统,以严谨治学的科学态度和无私奉献的敬业精神,积极参与第四轮教材的修订和建设工作。希望全国广大医药院校师生在使用过程中能够多提宝贵意见,反馈使用信息,以便这套教材能够与时俱进,历久弥新。

愿读者由此书山拾级,会当智海扬帆!

是为序。

中国工程院院士
中国医学科学院原院长　刘德培
北京协和医学院原院长
二〇二三年三月

主 审 简 介

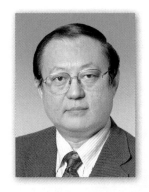

李立明

博士生导师,北京大学博雅特聘教授,现任北京大学公众健康与重大疫情防控战略研究中心主任。历任北京大学校长助理、北京大学医学部副主任,中国预防医学科学院院长,中国疾病预防控制中心首任主任,中国医学科学院/北京协和医学院党委书记、常务副院长,教育部第十届国家督学,教育部高等学校公共卫生与预防医学专业教学指导委员会主任委员,中国健康促进与教育协会会长,中华预防医学会副会长、流行病学分会名誉主任委员和常务委员,中华医学会医学教育分会主任委员。《中华流行病学杂志》*Global Health Journal* 主编,*China CDC Weekly* 副主编。1997 年获美国 EISENHOWER 总统奖,2006 年获美国约翰霍普金斯大学杰出校友奖,2010 年当选英国皇家医学院公共卫生学院荣誉院士(HonFFPH),2017 年当选欧亚科学院院士。主编多本教材,包括原卫生部国家级规划教材《流行病学》(第 4~6 版)、《临床流行病学》;另主编专著多部。

主 编 简 介

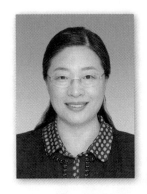

詹思延

　　二级教授,博士生导师,北京大学公共卫生学院院长,重大疾病流行病学教育部重点实验室主任,北京大学第三医院临床流行病学研究中心主任,北京大学人工智能研究院智慧公众健康研究中心主任。现任中国药学会常务理事,药物流行病学专业委员会主任委员,中华预防医学会流行病学分会主任委员;《药物流行病学杂志》主编,《中华流行病学杂志》副主编,*Science Bulletin* 医学版副主编,国家级规划教材《流行病学》第 7、8 版主编,长学制《临床流行病学》第 2、3 版主编。主要研究领域:药物流行病学、临床流行病学与循证医学。近年来承担科技部、国家自然科学基金等多项课题。以第一或通信作者发表论文 200 余篇,包括在 *Lancet ID*、*PLoS Medicine* 等发表的 SCI 论文近百篇,作为第一完成人获多项省部级奖励。2016 年获第 17 届吴阶平-保罗·杨森医学药学奖,2017 年获"北京市优秀教师"称号,2020 年获评"北京市抗击新冠肺炎疫情先进个人"。享受国务院政府特殊津贴。

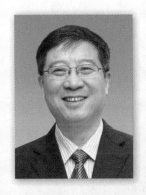

孙业桓

　　教授,博士生导师,安徽医科大学循证医药学中心主任。现任《中华流行病学杂志》《中华行为医学与脑科学杂志》《医学教育研究与实践》等杂志编委,中华预防医学会流行病学分会委员、伤害预防与控制分会常委,安徽省预防医学会伤害预防与控制专业委员会主任委员,安徽省循证医学学会副理事长。从事教学工作 40 余年,主要从事流行病学、临床流行病学、循证医学、医学科研方法学等教学工作,主持或参与 20 余项国家级、省部级和国际合作课题研究,为安徽省学术和技术带头人、省级教学名师。曾获省级科技进步奖三等奖,国家级教学成果奖二等奖,以及省级教学成果奖特等奖、一等奖、二等奖等;发表学术论文 300 余篇;主编、副主编、参编学术著作和教材 20 余部。

副主编简介

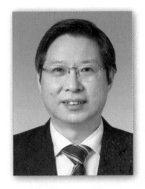

陈世耀

教授,博士生导师,复旦大学临床医学院常务副院长,复旦大学循证医学中心主任,复旦大学附属中山医院内科教研室主任、临床技能培训中心主任、消化科副主任、内镜中心副主任。中华医学会临床流行病学和循证医学分会第七届主任委员,上海医学会临床流行病学和循证医学分会第四、第五届主任委员。长期从事临床一线工作和临床流行病学教学工作,遵循循证医学理念,基于临床问题开展科研,提出新理念并开展临床研究验证。主编近20部教材和专著,承担科技部、上海市科委等多项研究课题。以第一或通信作者发表论文300余篇,曾获国家科学技术进步奖二等奖、上海医学科技奖一等奖等荣誉。

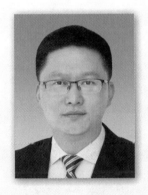

胡志斌

二级教授,博士生导师,南京医科大学校长,中国医学科学院学部委员,国家杰出青年基金项目资助获得者,"长江学者奖励计划"特聘教授,中国抗癌协会常务理事,中国医师协会公共卫生医师分会副会长,中华预防医学会流行病学分会常务委员。主要从事复杂性疾病分子与遗传流行病学研究,主持国家重点研发计划项目、国家自然科学基金委员会创新研究群体项目、国家杰出青年基金项目、国家自然科学基金重点项目等。在 *Nature Genetics*、*Nature Medicine*、*Cancer Cell*、*Lancet Oncology* 等国际知名杂志上发表研究论文200余篇,连续入选爱思唯尔化学、遗传与分子生物学"中国高被引学者"(H 指数65,总 SCI 他引超 18 000 次),研究成果获国家自然科学奖二等奖、国家科学技术进步奖二等奖及多项省部级科技进步奖一等奖等。

前　言

八年制及"5＋3"一体化临床医学专业的培养目标是高层次医学人才。作为未来的医学精英,除了扎实的专业知识和技能,临床研究的思维和能力也成为必备的素质。临床流行病学正是系统介绍如何养成科研思维、如何开展临床研究的一门方法学科,它强调以患者群体为主要研究对象,解决诊断、治疗、预后、病因和预防等临床问题,从而为临床决策提供科学依据。其核心内容是临床科研的设计、测量和评价。

在临床流行病学前辈王家良教授、李立明教授等人的关爱和帮助下,由主编李立明教授领衔的专家团队编写的《临床流行病学》第 1 版长学制教材已于 2011 年 3 月由人民卫生出版社出版;由谭红专教授、孙业桓教授和我共同组织优秀专家团队编写的第 2 版《临床流行病学》于 2015 年 6 月出版。这两版教材对八年制医学生临床科研思维和能力的培养发挥了巨大的作用。随着全国高等学校八年制及"5＋3"一体化临床医学专业第四轮规划教材修订工作的开展,我们首先对第 2 版教材的使用情况进行了调查,读者普遍反映该版教材特色鲜明:内容全面,受众广泛;赓续传统,兼顾前沿;重点突出,主线清晰;难易搭配,实用性强;结合实例,举一反三。因此,在修订过程中,我们仍然坚持第 2 版教材的编写原则:坚持以实用方法为主,系统理论为辅;坚持介绍学科成熟方法和理论的同时,注意介绍最新的概念、方法和成果;坚持以临床问题的解决为出发点,注重临床问题解决思路和方法的学习;坚持理论联系实际,方法应用一定要结合临床实例介绍,以便学生理解;坚持循证医学的基本思想,培养学生批判性思维的能力。与此同时,按照第四轮教材修订所强调的"由厚变薄""纸质教材、数字资源及平台功能等融为一体的'融合教材'编写模式"等要求,并结合前期调查时读者反馈的一些不足,在以下方面做了大量工作:统一标题风格,调整章节顺序;优化整合全书,精简凝练文字;结合需求反馈,精选内容案例;更新方法进展,力求协调统一;注重课程思政,突出立德树人。由此形成了目前的第 3 版教材。

修订后的《临床流行病学》第 3 版教材包括 22 章。第一~六章,主要介绍临床流行病学的概念和理论,包括绪论、临床问题的提出和选题、临床研究设计、临床研究方法学概述、临床研究中的误差和控制以及临床研究中的伦理问题等;第七~十三章,重点介绍临床流行病学研究的设计、实施与评价的方法,包括诊断试验的评价、筛检的评价、疾病预后研究、治疗性研究、病因研究、疾病相关频率的指标与应用、临床经济学评价与临床决策分析;第十四~二十二章,主要介绍临床流行病学的实用技能和应用,包括临床研究资料的收集与管理、临床流行病学数据的分析与结果解释、医学文献的阅读与评价、系统综述与 Meta 分析、临床科研计划书的撰写、临床科研论文的撰写、真实世界数据与真实世界证据、注册登记研究、专病队列建设与队列共享。本版主要变化包括:①更新了临床研究规范化要求,包括伦理、项目管理等相关法律法规和管理办法;②补充介绍了真实世界数据与真实世界证据、注册登记研究的设计和实施、专病队列建设与队列共享等新进展,并注意与其他教材有所区分,以过程、方法介绍为主。

本教材的主要读者对象包括八年制及"5＋3"一体化临床医学等专业的学生以及从事临床医学工作的医护人员。本书的编写注重普适性和实用性,因此也可以作为临床医学继续教育教材。同时,本版教材还有配套的教学课件和习题,更方便广大读者的使用。

　　衷心感谢第 1 版主编李立明教授的信任和各位编委的支持,使我们主编团队在完成第 2 版的编写工作后,接下第 3 版的编写重任。作为在临床流行病学和流行病学领域共同奋斗多年的伙伴,本版教材每一位编委的严谨求实、创新思维为教材的修订奠定了坚实的基础。主审李立明教授不仅对教材修订总体把关,还在关键时刻指点迷津,保证了修订过程的顺利开展。主编孙业桓教授与两位副主编陈世耀教授和胡志斌教授为本版的提纲设计、内容完善、配套教学课件和习题的制作付出了辛勤的劳动。教材的顺利出版也离不开教材秘书孙凤研究员、曾琳副研究员的认真负责、积极协调。还要衷心感谢彭晓霞教授和武珊珊副教授为审稿工作作出的无私贡献。

　　鉴于主编水平有限,本书中一定有许多不尽如人意的地方,欢迎大家批评指正。

詹思延

2024 年 2 月

目　录

第一章

绪　论

扫码获取
数字内容

临床流行病学（clinical epidemiology）是应用流行病学的原理和方法解决临床医学中涉及诊断、治疗、预后、预防、病因/危险因素等问题的一门古老而又年轻的学科，相关思想萌发于 18 世纪，但学科的形成不足百年。正是临床流行病学的应用与发展，使得人类对疾病的发生、发展及其转归的规律有了更深刻的认识；正是临床诊疗技术评价性研究的大量开展，使得现代医学的临床诊疗效果有了更多科学证据的支持，从而为循证医学提供了重要的方法学保证。毋庸置疑，这些成就的取得，确立了临床流行病学在临床医学中不可或缺的学科地位，而且随着临床流行病学研究方法的不断完善和应用领域的不断扩展，其逐渐成为现代医学的重要基础学科。

第一节　临床流行病学简史

一、从流行病学到临床流行病学的问世

任何一门学科的出现，都会有其历史发展的需要与必然性，流行病学也不例外。它是人类在与疾病（最初是传染病）的斗争中应运而生的。同时，作为一门科学，它是从观察疾病的现象开始，寻找可能的危险因素或者病因，进而开展有针对性的干预，以降低危险因素的暴露，减少或推迟疾病的发生。随着科学的发展，人类对疾病病因或者危险因素的认识不断深化，防治策略和措施也在不断地调整和完善。在这条历史长河中，许多流行病学先驱，尤其是一些具有敏锐观察力和科学精神的临床医生功不可没，正是他们通过创造性的贡献，与统计学专家一起推动了流行病学学科的形成和发展。梳理流行病学学科发展史，尤其是一些有代表性临床医生的贡献，不仅有助于了解临床流行病学的起源，也可以帮助当代的临床医生形成预防为主的理念，更好地将临床与预防工作相联系。

（一）学科形成前期

自人类文明史的诞生至 18 世纪是流行病学的学科形成前期。在这个漫长的历史过程中，与流行病学密切相关的一些概念、观察到的现象及采取的措施已构成流行病学学科的雏形。比如，古希腊著名的医师希波克拉底（Hippocrates，公元前 460—前 377 年）不仅是医学之父，也是流行病学的始祖，其著作涵盖领域极广，最著名的《空气、水及地点》是全世界最早的关于自然环境与健康和疾病关系的系统表述。而"流行（epidemic）"一词也是这个时期在他的著作中出现的。在我国，有关"疫""时疫""疫疠"的疾病流行的文字记载，也几乎在同时代出现，像《说文解字》中的"疫，民皆疾也"和《素问·刺法论》中的"五疫之至，皆相染易，无问大小，病状相似"。隋朝时期就开设了"疠人坊"以隔离麻风患者，是传染病隔离的早期实践。15 世纪中叶，意大利威尼斯开始出现原始的海港检疫法规，要求外来船只必须先在港外停留检疫 40 天，这一做法成为最早的检疫（quarantine）。1662 年，英国的 John Graunt 发表了《关于死亡表的自然的和政治的观察》，首次利用英国伦敦一个教区的死亡数据进行了死亡分布及规律性研究，并创制了第一张寿命表，用生存概率和死亡概率来概括死亡经历，从而将统计学引入流行病学领域。他在研究死亡规律和死亡资料质量的同时，还提出了设立比较组的思想，成为流行病学和临床流行病学基本原则之一。

（二）学科形成期

18世纪末至20世纪初是流行病学的学科形成期,历经大约200年的时间。这一时期,西方开始了工业革命,资本主义社会出现并得到迅速发展。人们开始聚居于城市,为传染病的大面积流行提供了可能,而传染病的肆虐使流行病学学科的诞生成为必然。1747年,英国海军外科医生James Lind在Salisbury号海船上提出了维生素C缺乏引起导致身体虚弱的维生素C缺乏症(坏血病)的病因假说,并将12名患病船员分为6组进行对比治疗性试验,开创了流行病学临床试验的先河。这一实践标志着人类历史上临床流行病学的起源。1796年,英国医生Edward Jenner发明了牛痘接种以预防天花,从而使天花的烈性传染得到了有效的控制,为传染病的控制开创了主动免疫的先河。18世纪,法国革命也对流行病学的发展产生了深远的影响。其代表人物Louis被誉为现代流行病学的先驱之一。他通过对比观察,探索放血疗法对炎症性疾病的疗效;利用寿命表对结核病的遗传作用进行了研究;此后他又与他的学生英国统计总监William Farr在英国首创了人口和死亡的常规资料的收集方法,并通过对这些数据的分析提出了许多流行病学的重要概念,如标化死亡率、人年、剂量-反应关系、患病率=发病率×病程等。这一系列工作不仅使他们成为生命统计领域的先驱,也为流行病学的定量研究、对比研究打下了坚实的理论基础。同时,值得关注的是,所有这些实践活动都与疾病的防治密切相关。1850年,全世界第一个流行病学学会"英国伦敦流行病学学会(London Epidemiological Society)"成立时,特别强调了Louis将统计学应用于流行病学的历史贡献。同时,该学会的成立也标志着流行病学学科的形成。同年,伦敦流行病学中心成立,负责霍乱流行的医学信息发布,这标志着以传染病控制为主的流行病学诞生了。

在流行病学历史上具有里程碑意义的是英国著名的内科医生John Snow于1848—1854年针对伦敦霍乱的流行,创造性地使用了病例分布的标点地图法,对伦敦宽街的霍乱流行及不同供水区居民霍乱的死亡率进行了调查分析。他首次提出"霍乱是经水传播"的著名科学论断,并通过干预成功地控制了霍乱的进一步流行,成为流行病学现场调查、分析与控制的经典实例。值得指出的是,当时的疾病病因学有两大理论,即瘴气学说和细菌学说。John Snow医生的霍乱研究彻底否定了瘴气学说,而霍乱弧菌的发现则是在John Snow去世26年后的1884年。这说明在病原不明的情况下,完全可以开展流行病学现场调查分析,以发现并实施有效干预。1883年,显微镜的问世使微生物学得到了长足的发展,细菌理论成为主流,得到广泛重视,使得19世纪末英国的流行病学研究进入了低谷时期。与此同时,美国的流行病学研究充分利用新的细菌学知识和方法开展环境中病原微生物的调查、移民筛查,并于1887年建立了美国国立卫生研究院(NIH)的前身——卫生实验室,在传染病的控制方面做了大量工作。20世纪50年代,美国流行病学培训与服务项目(Epidemiological Intelligence Service,EIS)启动,并开始系统地培训流行病学现场工作者。

（三）学科发展期

学科发展期大约从第二次世界大战后的20世纪40—50年代至今,也可以称之为现代流行病学(modern epidemiology)时期。这一时期的主要特点是:①流行病学从研究传染病扩大为研究所有疾病和健康问题;②研究方法由传统的调查分析扩展为定量与定性相结合、宏观与微观相结合,分析方法不断完善,分析手段更加先进;③研究内容从"疾病的流行"发展为"疾病的分布",动、静态结合,由"三环节、两因素"(三环节:传染源、传染途径、易感人群,两因素:自然因素、社会因素)扩展到社会行为因素;④流行病学的分支学科不断涌现,使其应用范围越来越广。按目前国际流行病学界比较公认的分类方法,现代流行病学的发展又可分为三个阶段。

1. 第一阶段（20世纪40—50年代） 该阶段创造了对慢性非传染性疾病的研究方法,包括危险度的估计方法。具有代表性的经典实例当属英国的Richard Doll和Austin Bradford Hill关于吸烟与肺癌关系的研究,开创了生活方式这一研究领域。该研究不仅证实了吸烟是肺癌的主要危险因素,同时也通过队列研究开启了慢性病病因学研究的一片新天地。另外就是美国的弗雷明汉心脏研究(Framingham Heart Study),通过对同一批人群的长期随访观察,研究心血管疾病及其影响因素。弗雷明汉心脏研究经过三代(分别始于 1948 年、1971 年和 2002 年)研究者的努力,在过去的 70 余年发表了 2 000 多篇科学论文,确定了心脏病、脑卒中和其他疾病的重要危险因素,为进一步的临床试验铺平了道路,并带来预防医学的革命,改变了医学界和公众对疾病起源的认识。这一阶段,流行病学方法及病因学研究也得到了长足发展。1951 年,Jerome Cornfield 提出了相对危险度、比值比等影响深远的因果关联强度测量指标。1959 年,Nathan Mantel 和 William Haenszel 提出了著名的分层分析法,成为迄今为止被应用最多的流行病学研究方法。此外,在传染病方面,1954 年,由 Jonas Edward Salk 组织开展的脊髓灰质炎疫苗现场试验涉及美国、加拿大和芬兰的 150 余万名 1~3 年级儿童,不仅证实了疫苗的保护效果,也为人类最终实现消灭脊髓灰质炎的目标奠定了基础。

2. **第二阶段(20 世纪 60—80 年代)** 该阶段是流行病学分析方法长足发展的时期,也是流行病学病因研究的快速发展时期,包括混杂和偏倚的区分、交互作用以及病例-对照研究设计的实用性发展。如 1979 年,Sackett 总结了分析性研究中可能发生的 35 种偏倚。Miettinen 于 1985 年提出了一种对偏倚的分类,即比较(comparison)偏倚、选择(selection)偏倚、信息(information)偏倚三大类。第一个多变量模型由 Jerome Cornfield 在弗雷明汉心脏研究中建立,logistic 回归模型成为流行病学中"时髦"的分析手段。在此期间,一批有代表性的流行病学教科书和专著问世,如 MacMahon(1970)、Lilienfeld(1980)和 Rothman(1986)的流行病学专著。1983 年,Last 出版了第一本流行病学辞典。

但是,病因学的研究并没有解决疾病防治的所有问题。比如,流行病学研究忽略了临床医学中的许多问题,像医疗卫生需求的研究、临床治疗效果的评估、疾病的筛检与早期诊断问题以及疾病自然史及其转归预测等问题。正是在这样的背景下,许多临床医生在临床医学研究中开始关注严格的设计、测量与评价(design,measurement and evaluation,DME),而一些流行病学家也与临床医生合作,在临床医学研究中提出了随机对照试验(randomized controlled trial,RCT),如英国 Austin Bradford Hill 爵士早在 20 世纪 40 年代就设计了第一个真正的 RCT 来评价链霉素治疗肺结核的效果。RCT 采用随机分组,从而消除了研究对象分组时容易产生的选择偏倚和混杂偏倚;采用盲法施以干预药物或预防措施的对照设计,可以消除试验过程中的信息偏倚,因而保证了研究结果的真实性,进而成为临床流行病学研究的标志性方法。正是由于 RCT 在人群中建立了评估因果关系最可靠的方式,因而成为评估医学干预效果的金标准,并被誉为临床流行病学的旗舰。从此,临床流行病学作为一个独立的学科开始步入现代医学的殿堂。一批有代表性的临床流行病学教材也应运而生,像 Stuart J. Pocock 的 *Clinical Trials:A Practical Approach*(1983),Alvan R. Feinstein 的 *Clinical Epidemiology:The Architecture of Clinical Research*(1985),David L. Sackett 等的 *Clinical Epidemiology*(1985),以及 Curtis L. Meinert 的 *Clinical Trials:Design,Conduct,and Analysis*(1986)都是这一时期的代表作。

随着临床研究的不断增多,针对同一个问题的临床试验也可能因为各种原因而得出不同的研究发现。如何在资源有限的情况下系统地总结证据、优胜劣汰,并基于当前最佳的研究成果来制订临床和预防决策迫在眉睫,循证医学因此成为世纪交替时一场震撼医学界的革命,也为临床流行病学的发展带来了新的历史机遇。

3. **第三阶段(20 世纪 90 年代至今)** 这一阶段是流行病学与其他学科交叉融合、理念和模式更新、分支学科不断推陈出新、流行病学应用领域扩大的时期。微观上,流行病学与分子生物学的交叉形成了分子流行病学,并且在 1993 年由 Paul A. Schulte 出版了第一本专著:*Molecular Epidemiology:Principles and Practices*。在基因组和蛋白组学时代,基因组学流行病学和蛋白组学流行病学也应运而生。宏观上,强调从分子、个体和社会多个水平,以及历史、现在与未来多个维度研究疾病与健康的相关问题,提出了生态流行病学(eco-epidemiology)模式、流行病学的病因网模型和多水平研究。21 世纪进入大数据和人工智能快速发展的时代,随着高通量组学技术和健康医疗大数据的利用,系统流行病学(systems epidemiology)应运而生。系统流行病学借助系统生物学、流行病学、计算数学等技术,将人体从暴露组,到基因组、表观遗传组、蛋白质组、代谢组等,再到临床表型组的各个层次有机地整合在一起进行研究,从而深入理解多层次因素间复杂的关系网络及其相互作用,为流行病学更细致地定义疾病分类、更深入地阐释发病原因和更准确地预测疾病风险或治疗效果提供了可能,为推动"精准预防、精准治疗"理念的实现奠定了基础,也为临床流行病学的进一步发展指明了方向。

二、我国临床流行病学的引进与发展

临床流行病学的概念是由美国耶鲁大学教授 John R. Paul 在 1938 年提出的,但是一直没有引起医学界和流行病学工作者的重视。直到 20 世纪 70 年代后期和 80 年代初期,David L. Sackett、Alvan R. Feinstein 和 Robert H. Fletcher 等教授经过不懈努力,在临床医学研究中将流行病学方法与临床医学有机地结合起来,从理论和实践上不断发展和丰富临床流行病学方法,使临床流行病学学科形成并引起了全社会的关注。在美国洛克菲勒基金会(The Rockefeller Foundation)和世界卫生组织(World Health Organization,WHO)的支持和资助下,于 1982 年成立了国际临床流行病学工作网络(International Clinical Epidemiology Network,INCLEN),在美国、加拿大和澳大利亚建立了 5 个国际临床流行病学资源和培训中心(Clinical Epidemiology Resource and Training Center,CERTC),分别位于美国的宾夕法尼亚大学、北卡罗来纳大学,加拿大的麦克马斯特大学、多伦多大学和澳大利亚的纽卡斯尔大学。他们为全世界培养了大批临床流行病学专业人才,并通过这些专业人才在全世界 34 个国家的 84 所大学建立了相应的临床流行病学单位(Clinical Epidemiology Unit,CEU),其中就包括我国的原华西医科大学(现四川大学华西医学中心)和上海医科大学(现复旦大学上海医学院)。

在我国引入临床流行病学的概念之后,在原卫生部的领导和支持下,我国的 13 所卫生部直属院校接受了世界银行的医学教育贷款,这就是世界银行贷款卫生 I 项目。在该贷款项目中设立了一个临床研究的 DME 项目,就是临床流行病学项目。1983 年在贷款项目的支持下,在四川医学院(现四川大学华西医学中心)、上海第一医学院(现复旦大学上海医学院)和广州中医学院(现广州中医药大学)建立了三个 DME 国家培训中心,在全国 20 余所医学院校开设临床流行病学课程,并为我国培养了一大批临床流行病学专业人才。当时的临床流行病学课程多集中面向医学研究生和长学制医学生群体。1989 年,我国成立了中国临床流行病学工作网(China Clinical Epidemiology Network,CHINACLEN)。1993 年,中华医学会成立了临床流行病学学会,之后更名为中华医学会临床流行病学和循证医学分会,后续全国多个省市相继成立了区域性分会,共同推动学科的建设和发展。原华西医科大学的王家良教授不仅是首任主任委员,还主编了我国第一部《临床流行病学》教材,并获得了 1992 年全国优秀科技图书奖二等奖,为本学科在我国的发展奠定了良好的基础。1996 年,循证医学被正式引入我国。王吉耀教授为此专门撰文,并将 "evidence-based medicine" 翻译为 "循证医学"。1997 年,中国循证医学中心落户华西医科大学。此后复旦大学、北京大学、兰州大学、武汉大学、香港中文大学、北京中医药大学等院校相继成立了循证医学研究中心。

随着我国医疗卫生事业不断改革,常见病、多发病的医疗服务能力加速提升,人民群众迫切需要解决的健康需求逐渐向"看难病"转变,作为现代医院发展和管理新模式的"研究型医院"应运而生。临床流行病学是临床研究的方法学,不仅可以指导临床医生开展临床研究,也是研究型医院建设的基石之一,未来势必会对临床医学的革新发挥更为巨大的作用和贡献。

第二节　临床流行病学的定义、地位和特征

一、临床流行病学的定义

美国耶鲁大学 John R. Paul 教授认为,传统的流行病学是研究人群中疾病的分布及其影响因素,而临床流行病学则是为临床医生和研究者提供重要的方法学,以患者为对象开展研究工作。加拿大临床流行病学家 David L. Sackett 教授认为,"临床流行病学是临床医学的一门艺术""是临床医学

的基础科学"。美国学者 Robert H. Fletcher 则认为,临床流行病学是将流行病学的原理和方法应用到临床,以解决临床上遇到的问题,因此,临床流行病学是一门科学地观察和解释临床问题的方法学。上述临床流行病学著名学者的观点也深深地影响着我国临床流行病学工作者的认识。以流行病学背景为主的学者认为,临床流行病学是流行病学的一个分支学科,是应用流行病学的原理和方法科学地观察和解释临床诊断、治疗和判断预后等问题,并为临床决策提供证据支持的方法学科。而以临床医学为背景的专家学者则认为,临床流行病学是临床医学与流行病学和生物统计学方法相结合、相交叉的一门新兴学科,是临床医学的基础学科,该学科可深化对疾病发生、发展及其转归的认识,提高临床的诊疗水平。

我国临床流行病学的代表性学者王家良教授给出的定义是:临床流行病学是在临床医学的领域内,引入了现代流行病学与统计学等有关理论,创新临床科研的严格设计、测量和评价的临床科研方法学,用宏观的群体观点及相关的定量化指标,从患者的个体诊治扩大到相应特定患病群体的研究,探讨疾病的病因、诊断、治疗和预后的整体性规律,力求排除或防止偏倚因素的干扰,确保研究结果的真实性、重要性和适用性,以创造临床研究的最佳证据(知识),并用于指导防病治病的循证医学实践。

在 2010 年出版的《现代流行病学词典》中对临床流行病学给出了如下定义:临床流行病学是研究在临床医学实践中进行科学观察并对其结果作出解释的一门方法学。其任务是应用流行病学的原理和方法,去观察、分析和解释临床医学中的诊断、筛检、治疗、预后以及病因等研究中遇到的问题。

综合上述观点,本书给出如下定义:临床流行病学是在临床医学研究中,以患者群体为研究对象,应用流行病学原理和方法,观察、分析和解释临床医学中的诊断/鉴别诊断、筛检、治疗、预后以及病因等医学研究中所遇到的问题,为临床决策提供科学依据的一门方法学。其核心内容是临床科研的设计(design)、测量(measurement)与评价(evaluation)。

二、临床流行病学的地位和作用

(一)开展临床医学研究的方法学基础,为临床研究提供设计思路、实施方法与分析手段

医学的研究对象是人,具有自然和社会的双重属性。由于每个人的遗传性状不同,成长、生活的环境和方式各异,所以,同样的疾病在临床上的表现可以千差万别,同样的药物对相同类型的患者可以是有效或无效,这些给临床诊疗带来了无尽的困扰。如何提高诊断水平、临床鉴别诊断能力,如何加强药物的安全性、有效性的评价,提高临床治疗水平,这些问题都需要通过临床科学研究加以解决。而临床流行病学就是从设计、测量和评价三个环节为临床工作者提供科学的研究方法。DME 是临床流行病学的核心内容,是由加拿大的麦克马斯特大学的临床流行病学家们总结归纳的,并已得到全世界同行的公认。

临床实践中的问题大致可以分为病因、诊断、治疗和转归四个方面。传统的流行病学研究集中在病因研究,而随机对照试验则解决了诊疗效果评价这个医学实践中事关重大的问题,从而带动了临床问题研究方法学的全面发展,促进了临床流行病学的产生。该研究设计由于对流行病学研究中常见的选择偏倚、信息偏倚和混杂偏倚都进行了有效的控制,因而成为人群中研究因果关系的典范和评估诊疗效果的金标准。随机对照试验问世之后,不仅得到了医学界普遍的关注和应用,还成为临床流行病学的旗舰,为临床诊疗效果的评价提供了科学、可靠的研究手段。

(二)为实践循证医学提供证据基础及循证决策思维

"循证医学有意识地、明确地、审慎地利用现有最好的证据制订关于个体患者的诊治方案。实践循证医学意味着医生要参酌目前最好的研究证据、临床经验和患者的意见。"这就是加拿大学者 David L. Sackett 对循证实践和临床决策的核心解释。临床流行病学以随机对照试验作为研究方法的旗舰,为研究各种临床问题提供了科学的方法论。到了 20 世纪 70 年代,学者们已经完成了相当数量的随机对照试验,新的研究仍不断公之于世。然而,如何系统地总结和传播这些随机对照试验的证据,并将这些证据用于指导医学实践,从而提高医疗卫生服务质量和效率,成为当时医务工作者面临

的巨大挑战。为此,临床流行病学家们提出,临床医生应不断地从发表的临床科研论文中获取证据或通过自己的科研直接产生证据以支持临床决策,并提高文献检索、分析、评价和正确利用最新科研成果的能力。据此,临床流行病学家们进一步提出关于"如何提出需要解决的临床问题;如何检索和收集当前最好的科学证据;如何评估这些证据的质量、效果好坏和结果的外推性;如何综合现有证据和参考其他相关因素制订合理的患者诊疗方案,并根据实践的效果不断改进和完善诊疗方案"这样一个完整的循证决策的科学思路。与此同时,一批临床有识之士开展了大量多中心随机对照试验,不断产生和提供着科学证据。更有一些临床专家开始研究、探讨如何科学地理解或解释各类研究的成果并规范地通过论文撰写向世人表述,以促进科学证据的广泛应用。临床流行病学发展至此,不仅催生并推动了循证医学理论与实践的发展,也引发了一场医学实践模式的革命。

（三）为现代医学模式下培养出知识、技能与素质俱佳的临床医生以及引领临床学科发展的医学科学家提供可能

现代医学模式已经从生物-心理-社会医学模式转变为环境生态大众健康模式。这一模式的核心就是要求现代医生要具有综合决策能力,即为了提高临床决策的科学性,必须以各种临床概率为依据,以概率论与应用策略论的理论为指导,经过一定的分析、计算,使复杂的临床问题数量化,进而选择合理的诊疗方案;同时,还要考虑生命伦理学、卫生经济学和社会价值取向等复杂因素,作出安全、有效和经济上可以承受的临床诊疗决策。临床流行病学的基础是临床医学和流行病学,其特点是:在环境生态大众健康模式下,以临床为基础,与流行病学、生物统计学、卫生经济学及社会医学等相关学科相互渗透和融合;在研究对象上,从个体病例扩大到相应的患病群体;在研究场所上,由医院的个体患者诊治扩展到社区人群疾病的综合防治;在研究内容上,从研究与探讨疾病的早期发现、诊断和治疗,发展到研究疾病发生、发展和转归的规律,形成完整的临床科研思路和提高临床诊疗水平。临床流行病学的科学方法与思维,不仅可以提高临床医生开展医学科研的能力,更为重要的是使其掌握了临床科学决策的思想和方法,对发展我国临床医疗事业,提高诊疗水平,培养一批高素质的临床医生具有十分重要的战略意义和深远的实践意义。

三、临床流行病学的特征

（一）群体性特征

经典流行病学研究人群中的疾病分布现象及其影响因素,通常要用各种"率"和"比"来描述人群中的疾病分布,这时的分母就是指一般人群或研究地域所涵盖的所有人群。因此,又有人把流行病学称作"分母的科学"。而经典的临床医学关注的是患者个体的诊断、治疗及其转归。临床流行病学则关注的是根据研究目的所确定的患某种特定临床疾病或具有某种健康相关问题的一组人群,其分母通常是患有某种疾病或具备某种特征的研究人群。这是临床流行病学的一个显著特征。

（二）对比性特征

科学的基础是比较,在经典流行病学研究中自始至终贯穿着对比的思想,对比是因果推断的基础。只有通过对比调查、对比分析,才能从中发现疾病发生的差异,从中寻找病因或线索,如对比高血压组和非高血压组的盐的摄入量来发现食盐与高血压的关系,对比肝炎疫苗接种组和非接种组肝炎发病率的高低来评价疫苗接种的效果等。流行病学工作通常是对疾病人群与正常人群或亚临床人群的某种概率进行比较,进而概括或检验因果关系假设。临床流行病学也同样需要比较两组病例使用的诊断方法或者药物,进而判断诊断方法或者药物疗效的优劣。

（三）统计学特征

由于流行病学研究的对象是群体,而生物群体最大的特征就是其存在生物学变异,所以对人群中的现象通常用频率（"率"或"比"）加以表述。发病率、患病率、死亡率、住院率、治愈率等都是频率指标。在临床中应用的各种生理、生化检验指标的正常值范围,其实大多就是一定人群的该指标的平均数加、减标准差而得到的,由此作出是否异常的判断,进而采用的描述指标也是频率指标。因此,无论

是流行病学还是临床流行病学,只要是开展人群的研究,就要坚持统计学和概率论的观点。频率实际上就是一种概率,流行病学强调的就是统计学的概率。概率就是在一定人群中某事件可能发生的频率,通常分母是研究对象的全体,而分子是事件发生的全体。只有正确的分母数据才能求得真实的发生概率,这再次体现了流行病学作为"分母的科学"的特性,不仅反映了研究的群体性质,也反映了统计学和概率论的观点。

（四）整合性特征

整合医学（integrating medicine）是近年提出的新概念。以心脑血管疾病、肿瘤、糖尿病和呼吸系统疾病为代表的慢性病是目前威胁人类健康的主要卫生问题,临床接诊的也主要是这类患者。慢性病不仅位居我国城乡人口死因的前几位,而且危害劳动力人口的健康,造成医疗费用的快速上涨。而坚持以临床治疗为主的办法无法遏制这种趋势的快速进展。这就需要强调:预防和治疗的整合,社区医院的居民健康管理、疾病管理与上级综合、专科医院疾病管理的整合与良性转诊的建立,病因预防、早诊早治与积极治疗、康复和减少或延缓并发症、预防残疾发生的整合,行为危险因素的控制与临床药物治疗的整合,生理、病理治疗与心理治疗的整合,中国传统医学将患者作为有机体进行标本兼治与现代西医针对性地应用高新技术改善生活质量的整合等。这些都会体现在临床流行病学的研究之中,并将发挥越来越重要的作用。

（五）社会学特征

流行病学研究群体健康和病因,而影响人群健康的因素是十分复杂的,从现代医学的角度可以包括生物遗传因素、社会行为因素、环境因素和卫生服务因素等四大方面。所以,开展临床流行病学研究,必须建立这种"大卫生"的观念或者说是社会学的观点。疾病的发生、发展、疗效及其转归都不仅仅是个体的遗传因素、生理和病理的问题,还涉及患者的家庭与社区生活环境、社会支持情况、社会医疗保障和卫生服务系统以及支持性政策等诸多因素,所以在开展临床流行病学研究、分析疾病的病因及其影响因素、寻找有效的治疗方法和途径时,应该全面考察患者的社会学特征,注意研究患者的社会行为、社会环境、社会卫生服务和保障等因素。

（六）发展性特征

纵观流行病学的发展历史,可以清楚地看到,随着社会经济的发展和医学科学技术手段的不断更新,人类面临的卫生问题和疾病谱是不断变化的。这就要求临床流行病学的研究内容和方法不断更新和变化,与时俱进。传统流行病学注重传染病的"三环节、两因素"研究,现代流行病学关注社会、心理和环境因素的研究,临床流行病学则把研究的重心放在设计、测量与评价上,从宏观流行病学的生态学研究发展到以分子生物学为基础的微观流行病学研究,从随机对照试验为主的临床流行病学研究发展到以医学科学证据的生产、评价和使用为主的循证医学研究。所以,临床流行病学的一个显著特征就是针对不同时期的临床研究需要,其研究的方法和内容是不断发展变化的。

第三节 临床流行病学的研究内容和方法

临床流行病学可以应用在临床科学研究的任何方面,比如:进行疾病筛检或诊断工具的评价,就是研究各种疾病筛检、诊断方法的真实性、可靠性和收益等,为筛检、诊断决策提供科学依据（详见第七章和第八章）;对不同特征的患者进行随访,观察预后并分析影响因素（详见第九章）;对于任何一种新药物或疗法在临床应用之前开展随机对照试验,以评价其疗效和安全性（详见第十章）,是临床流行病学研究的重要内容;将流行病学病因学研究方法所包括的临床观察、实验室研究和流行病学研究综合应用于对疾病的危险因素和病因的探索,是临床流行病学的病因研究（详见第十一章）;为了提高临床决策的科学性,不仅要以各种概率数值为依据,对临床疾病现象作出定量的统计分析（详见第十二章）,使复杂的临床问题数量化,从而利用概率论的思想方法帮助选出最佳治疗方案,同时还可以应用卫生经济学方法,通过成本-效果分析、成本-效益分析、成本-效用分析来进行临床经济学评价,用最小的成本投入解决最大的疾病防治问题,这就是临床流行病学中的临床决策分析(详见第十三章);对现有临床科学证据进行系统、科学的评价,分析其可推广性和应用性,作为临床决策的科学证据,也是近年来临床流行病学又一研究内容(详见第十六章和第十七章)。以上这些都体现了临床流行病学的研究内容及其广泛应用。但是,这些都不是临床流行病学研究内容的核心和精华。一个学科之所以得到发展和重视,一定在于其学科特点和研究内容的独特性。而临床流行病学研究的独特性就在于:①如何制订一份高质量的临床科研设计方案;②如何客观、准确地收集、整理、分析和应用临床数据和信息资料;③对研究的结果如何进行科学的评价并得出有价值的结论,进而将其应用于临床实践。将上述三方面概括为设计(design)、测量(measurement)与评价(evaluation),简称 DME,这才是临床流行病学研究的核心内容。

一、设 计

进行临床科研首先要有明确的研究问题,在此基础上,根据研究问题的需要提出科研假设,确定验证或检验该假设的适当研究对象和研究方法。这个过程就是临床研究设计(详见第三章),一般包括下列内容。

1. 明确研究问题　研究目的是设计的核心依据。研究目的可以是临床工作中遇到的问题、前人工作尚未解决的问题,也可以是文献综述中给出的科学启示和问题,当然也有上级提出要解决的临床问题。问题是所有设计的基础,所以一要明确,二要具体(详见第二章)。有些研究者经常把研究问题提得很大、很空泛,其实是不利于设计和实施的。

2. 确定科学的研究方案　根据不同的研究目的和不同性质的临床研究课题来选择相应的设计方案,并撰写临床科研计划书(详见第十八章)。比如,开展病因学研究可以选择观察性研究,包括描述性的横断面研究(cross-sectional study),也可以选择分析性的队列研究(cohort study)和病例-对照研究(case-control study)。但是前者对样本量的要求比较高,研究结果的真实性和可靠性相对较弱,而应用队列研究则因果的时间顺序十分合理,结果也十分可靠,但是研究设计和对象选择又十分困难。再比如,开展诊断试验评价,可以选择金标准方法对照或开展系列诊断指标评价;开展防治效果评价,不仅可以选择进行随机对照试验(RCT),也可以应用观察性的队列研究、病例-对照研究,甚至可以采用描述性研究。虽然为达到研究目的可供选择的方法种类很多,但是不同的方法受到方法学本身科学性的限制,此外还要考虑方法的可接受性及科研经费的情况(详见第四章)。

3. 确定研究对象　研究对象包括总体和样本两部分。研究总体就是根据研究目的确定的研究对象的全体,其全部研究数据是很难得到的。而样本则是从研究对象的全体中选择出的有代表性的一部分,实际工作中经常用的就是这部分数据。这就要求抽样随机化,样本达到足够的数量,同时对样本(病例)有明确的诊断标准。当确定的具体研究对象符合上述三个标准时,那么就基本保证了研究对象的代表性。

4. 确定研究对象的分组　科学的临床研究必须将研究对象分成实验组和对照组进行比较,对实验组施加的干预措施可以是新的诊断方法,也可以是新的药物或预防措施。分组比较是临床流行病学的特征之一。分组的方法可以是随机分配,也可以是非随机分配,比如按不同时间、不同地点分组或按某些特征进行分组等。但是,只有真正的随机分组才能使两组除研究因素之外的其他影响因素分布均衡、可比。所以,经典的疗效评价一定是随机化的临床对照试验。

5. 确定研究指标　一般来说,研究指标是根据研究目的确定的。比如,进行临床诊断试验的评价,就需要选择一种公认的临床诊断方法或设备的指标作为金标准;开展临床新药的安全性、有效性的评价,就要提出一系列的临床指标如有效率、改善率、病死率及不良反应发生率等指标来加以验证;开展疫苗预防效果评价,就要以人群的保护率、血清抗体滴度变化率等指标为评价标准;进行疾病预后的评价就要考虑并发症发生率、致残率和康复率等指标。而对于何时测量这些指标、用哪些方法进行测量、如何保证指标获得的真实性与可靠性,则是在研究设计阶段就要认真考虑和明确规定的。

6. **确定资料收集与分析的方法** 临床研究的对象是患者,临床流行病学研究的对象是一组患者。因此,在收集资料时就存在一个如何保证资料客观性与准确性的问题。这就要求在收集临床信息资料时用规范的语言,同时,最好采用盲法进行。盲法又包括单盲(只有患者不知道干预措施的分组情况)、双盲(患者和执行研究的医生都不知道干预措施的分组情况)和三盲(即患者、医生和资料分析人员都不知道干预措施的分组情况),以确保研究信息的真实性。根据临床流行病学研究所采用的方法不同、所收集数据的性质不同,要选择正确的研究分析方法,这也是十分重要的环节(详见第十四章)。此外,真实世界数据、注册登记和专病队列也是近年来特别受重视的重要信息来源(详见第二十至第二十二章)。

7. **确定研究质量的控制方法** 在临床流行病学研究中最常见的偏倚有患者入组时由于诊断标准的不一致出现的选择偏倚,收集临床信息时产生的信息偏倚,以及由于分组没有严格执行随机化而带来的混杂偏倚。其实,除了上述偏倚外,在临床试验中还经常遇到由于仪器设备不一致、诊断试剂的批次不同、信息采集的时间(如血压测量的时间)不一致、医生掌握诊断标准的不一致和患者对医嘱执行的程度(通常称其为依从性)不一致等情况,这些都会给研究结果带来不确定性。因此,在研究设计阶段,针对上述可能的偏倚所采取的质量控制方法就显得十分重要(详见第五章)。这也是临床流行病学研究的实施往往被认为复杂的原因所在。

8. **注重科研伦理** 临床科研的对象是患者,因此,任何研究应以患者的利益为先,在研究的设计和执行的各个环节都要尊重患者的权利,维护患者的利益(详见第六章)。

二、测量

测量就是在临床流行病学研究中对各种临床现象进行测量,可以采用定量的和定性的测量方法。但是,无论什么方法,都要求有较好的灵敏度和特异度。在分析临床流行病学资料时,需要正确地测量频率指标和效应指标(详见第十二章)。前者包括流行病学的描述指标,如发病率、患病率、死亡率和病死率等;后者为流行病学的分析指标,如绝对危险度(率差)、相对危险度(率比)、归因危险度和剂量-反应关系等。测量的指标可以有"硬"指标和"软"指标之分。临床研究中,有些数据可通过客观方法或仪器较准确地进行测量,如心率、血压、身高、体重、发病、死亡等,这些均为客观指标,称为"硬"指标。而有些指标仅靠主观感受,如患者表述的疼痛、恶心、头晕、乏力等,称为主观指标,又称为"软"指标。

通常,临床科研中的测量都是在患者或患者组中由不同医护人员完成的,所以产生误差的可能影响因素较多,像医护人员掌握的标准和测量的习惯不同所带来的测量误差,仪器型号和试剂批次所带来的误差,被测者的顺应性误差,以及测量者的主观误差等。因此,测量指标的判断标准和临床意义要有明确的规定,测量质量要确保科学性和可靠性。为了获得准确的测量结果,在进行临床科研时,要正确区分定量资料和定性资料,准确无误地使用合适的指标进行临床现象的测量,同时要研究测量所出现的各种变异及其对结果的影响程度,并通过改进测量方法和严格遵守操作规程、标准化调查用语而减少误差。此外,还要保证进行测量的试验措施具有反应性和可测性,使测量的方法有较高的灵敏度和特异度,明确各种测量指标的判断标准及其临床意义。

三、评价

评价就是根据研究目的,运用科学的方法制订出科学、客观的标准,并运用这些标准来评价各种临床数据、实验室数据和临床研究结论,以检验其真实性(validity)、可靠性(reliability)和可行性(feasibility)。同时,也可以依据临床流行病学对病因、危险因素、诊断、防治、预后以及卫生经济学等严格评价的标准和有关判断临床意义的指标,结合专业及临床实际,对研究结果的临床价值或公共卫生价值予以全面评价。由于临床流行病学研究的对象是患者群体,所以还必须对研究结果进行统计学显著性检验,确定其统计学意义。需要指出的是,只有在确定研究结果不是由抽样误差造成的基础上,对试验结果的生理意义、临床意义与卫生经济学意义的综合评价才有意义。这些评价将对临床决策起到重要的参考作用。评价的内容着重体现在以下几方面。

（一）评价研究结果的真实性和可靠性

运用临床流行病学方法对设计方案、各项诊断方法的准确性、各种治疗措施的近期和远期疗效、有关偏倚的防止与处理措施、研究对象的来源及其代表性和依从性等进行评价,以检验其真实性和可靠性(详见第十五章)。

（二）评价研究结果的重要性

1. **评价结果的临床意义**　按照临床流行病学及循证医学对病因、诊断、防治、预后等严格评价的标准和有关判断临床意义的指标,结合专业及临床实践,对临床价值予以评价,从而确定对提高临床医疗水平的重要意义。

2. **评价结果的统计学意义**　如果研究的结果具有临床意义,那么必须应用正确的统计学方法对结果进行显著性检验,以评价临床差异的真实程度,即肯定结果的真阳性、真阴性的概率以及检验效能的水平和置信区间(confidence interval,CI)范围,从而获得对临床研究结果真实程度的评价。

3. **评价结果的卫生经济学意义**　应对临床医学研究的结果的社会效益及经济效益进行评价,应用卫生经济学的原理方法,计算其成本-效果(cost-effectiveness)、成本-效益(cost-benefit)以及成本-效用(cost-utility),并进行比较和评价,以肯定那些成本低、效果好的研究成果,使之能得到推广应用。

总之,临床流行病学的主要研究内容和方法就是设计、测量和评价这三大环节,通过对各种偏倚的有效控制,确保临床研究结果和结论的真实性和可靠性,并以透明的方式进行发表和报道(详见第十九章)。

（詹思延）

思考题

1. 通过对流行病学及临床流行病学历史的学习,你对流行病学学科及临床流行病学有什么样的认识?

2. 临床流行病学的定义的发展说明了什么? 其应用有哪些发展?

3. 临床流行病学的主要特征有哪些?

第二章
临床问题的提出和选题

临床问题可以来自医患双方,通常是临床实践中遇到的,与诊断、治疗、预后、病因及不良反应等方面相关的尚未解决或缺少明确答案的问题,也可能是对已知结论和现有理论体系提出的质疑。临床研究问题来源于临床实践,而临床研究问题的解决可提高和改善临床实践的能力和水平。本章系统地介绍了临床问题和临床研究问题的概念、临床研究问题的提出和选题策略,通过案例分析具体介绍临床医生在临床实践中提出、选择和构建临床研究问题的思路和方法。

第一节 概　　述

一、临床问题和临床研究问题

临床医学是实践科学,临床实践是通过各种询问并观察和检查患者的情况,发现并总结归纳所获取的有用信息,进一步通过临床思维和决策,准确诊断疾病类型与状态,并及时采用适当的治疗措施,最大限度地恢复健康或改善预后的过程。临床问题是医生和患者在临床实践过程中,为达到上述目的所共同面临和需要解决的问题的统称。

临床问题可以来自临床工作中遇到的每一个病例。临床医生回答和解决每一个患者的这些基本问题的过程构成了常规的临床实践。临床上患者需要医生帮助解决的基本问题具有很大的共性,这些问题包括:我患的是什么病? 为什么会患这种病? 会有什么后果? 如何治疗? 治疗效果如何? 能治愈吗? 如何预防? 治疗有什么不适反应吗? 这些基本问题构成了临床问题的基本类型,即有关病因、诊断、治疗、预防、预后及不良反应的问题,也是临床实践中一般的科学问题,大多数都可以通过指南、文献、临床医生的经验获得答案。

临床问题更多的为源自临床医生在实际临床工作中遇到的需要解决的难题,其中具有明确研究价值和临床意义的问题更容易产生可转化的临床研究成果。临床医生通过治疗和观察患者产生灵感,是提出问题最直接的方法,如某些因果关系规律和临床疾病现象所引发的思考。

临床研究问题源于临床问题,是将上述临床工作中遇到的问题凝练而成的科学研究问题,是开展高质量临床研究的前提,在此基础上研究人员可以有针对性地提出科学假说。因此,临床医生一方面需要关注学科发展带来的临床实践模式的变化,通过学习新观点、适应新理念、掌握新技术及了解新药物,更好地解决对患者进行诊断治疗过程中的临床问题;另一方面也应充分认识到目前医学对许多疾病的认识程度和防治能力还远远不足,不仅新的疾病不断出现,而且许多常见病、多发病的病因和发病机制依然不甚明确,很多现有的诊断和治疗技术尚不能达到早期、准确、有效、安全和方便的要求,绝大部分广泛流行的慢性病还不能被根治,许多疾病甚至还缺少有效的治疗方法。临床医生不仅要正确地应用现有的诊断治疗技术解决患者的临床问题,更需要关注各种疾病在预防、诊断、治疗实践中存在的障碍,关注和了解已经提出的临床研究问题,同时勤于和善于思考,在不断解决问题的过程中学会如何提出新的临床研究问题。临床研究问题来自临床问题,故可分为与诊断相关的研究问题、与治疗和预防相关的研究问题和与预后相关的研究问题等。

二、临床问题的解决策略

对于一个临床问题,临床工作者想提供最好的诊疗方案,作为患者则想获得最佳的诊疗结果。临床问题的解决是临床实践的过程,然而临床决策不仅仅是简单地将已发表的研究结果照搬到临床,成功的临床决策要从不同来源获取信息,包括患者的临床资料、患者的要求、医生的临床经验、外部的规定和限制以及证据的科学性、应用价值的大小与应用范围等。如何寻找合适的证据、怎样评价现有的证据以及如何运用证据解决具体的临床问题尤其重要,解决问题的策略依据实践循证医学的五个基本步骤("5A")。

1. 提出临床问题(ask)　第一步是确定一个需要回答的问题,即将诊断、治疗、预防、预后、病因等各方面的问题转换为具体、明确的问题,可采用 PICO 模式(见本章第三节)对临床问题的要素进行梳理。

2. 寻找最佳证据(acquire)　文献检索是临床医师必须具备的基本技能。首先确定检索资源并制订检索策略,如果能检索到新近的、标有证据级别和推荐意见的、高质量的相关临床指南,可以省去证据评价的工作。所谓检索策略,就是在分析信息、提出问题的基础上,正确地选择检索词及相关数据库,科学地拟定逻辑提问式,合理地规划查找步骤的全过程。在检索过程中,检索策略的拟定至关重要。检索过程中的首要环节就是明确问题的需求,通常建议在 PICO 模式的基础上进行检索,如果第一步搞错了,就谈不上最后检索结果的正确性。

3. 证据的评价(appraise)　主要评价临床证据(研究结果)的真实性、科学性和应用性(外推性)。实践过程中会遇到各种不同途径获得的证据,但这些证据不尽相同,有时甚至相互对立。这就要求必须在实践过程中对已有研究证据提供一个可以评价其优劣、重要性的标准。循证实践为此提供了一个可供参考的评价标准,主要考虑以下因素:①研究类型和设计决定了证据等级和真实性,一般而言设计完整的随机对照试验(randomized controlled trial,RCT)得出的结论更具内部真实性;②研究对象的代表性,这决定了研究结果外推的应用性以及是否适用于具体的患者;③研究是否可以在指南、原则的水平上指导实践;④研究向临床实践情境的可推广性与可迁移性;⑤研究是否在有限的研究证据基础上得出结论。在考虑到这些问题的情况下,可以判断与衡量实践中的哪些证据是最佳的研究证据。判断与衡量最佳研究证据的指标主要有两个:效力(efficacy)与效果(effectiveness)。效力即内部真实性,指一个研究测量到其要研究的因素的准确程度。一般说来,随机对照试验的效力指标最好,观察性研究的结论的效力则更差一些。临床效果即外部真实性,是指这一研究证据在具体的治疗情境中的可推广性、可执行性等。临床工作者在阅读和评价文献时牢记这两个判断指标,能较好地在浩如烟海的研究证据中筛选得到所需要的最佳证据。需要强调的是,指南、系统综述或者 Meta 分析等二次研究证据也需要评价,且更需要关注其所依据的原始研究的质量。

4. 证据的应用(apply)　确定拟采用的临床研究证据后,须考虑研究结果是否适用于具体的患者,以及能否在真实世界中实施。具体需要思考以下问题:该研究结果有无价值? 权衡这些诊疗措施对临床决策和患者的需求是否重要? 研究中的干预措施在当地的可行性如何? 患者和家属的接受度如何?

5. 后效评价(analyze)　评价应用该证据处理患者后的结果,思考提出的临床问题是否准确,是否找到答案,答案是否是高质量的证据、是否有临床意义,循证过程是否改变患者的临床决策,患者及家属的满意度如何。回答了这些问题后,可以对整个循证实践过程进行总体评价,进而提高下一次的循证医疗水平。

三、从临床问题中发现需要解决的研究问题

(一)发现临床研究问题的重要性

临床医生在每天面对患者时,应该善于在临床实践中观察,发现问题和提出问题。只有发现和提

出了问题,才有可能带着问题去思考,并检索阅读文献、寻找证据,再根据现有临床研究的现况和证据的可信度,凝练出具有一定创新性、可行性、科学性的临床研究问题。因此发现问题是临床研究的起点。如果该问题的研究现况无法获得科学性强的证据,临床医生就可以据此提出进一步的研究计划。

发现临床研究问题是医学发展的需要。任何临床问题的答案都会随着医学的发展发生改变。只有不断提出问题,才能适应和推动医学的发展。

（二）发现临床研究问题应具备的条件

1. 保持对患者的责任心、同理心　临床问题的类型很多,涉及诊断与治疗的各个环节,不仅仅是更受关注的特殊诊疗措施。对病患保持责任心、同理心的医生能够以患者为中心去考虑问题,因此更能够在与病患的交谈和观察中寻找出更多的临床问题,真正帮助病患解决问题。反之,如果是不关心患者,无法做到设身处地换位思考的医生,则无法了解患者的临床问题,也无法发现和提出有价值的临床问题,包括医学与社会学相关的问题。

2. 具有良好的医学基础知识和多学科知识储备　医学治病救人的根本宗旨要求医生具有良好的医学基础知识。只有掌握病因、发病机制、临床表现,清楚各种诊断试验和辅助检查的作用、适应证、局限性,才能更好地作出诊断决策,明确疾病类型。同样,只有了解各种药物、手术等诊疗方法的作用、不良反应/并发症,才能作出合适的治疗决策。因此,系统扎实的医学知识是发现临床研究问题的必要基础,交叉学科的知识储备也是提出更多、更好的临床问题的前提和基础。

3. 具有一定的人文科学和社会心理学知识　随着医学模式的改变,许多疾病的发生和预后与心理、精神因素密切相关,人们对健康的要求从单纯的躯体健康上升到了身心的更高精神层面。因此,医生也要适应新的医学模式,从精神、心理的角度去发现问题。只有具有一定的人文科学、社会心理学知识,才能与不同类型的病患顺利沟通,从而发现病患在心理上存在的潜在问题,这也是新时代、新模式下对医生的更高要求。自然环境、社会环境的变化等对医疗服务的影响也是临床研究问题的来源。

4. 具备扎实的临床基本技能　只有完全掌握对应的阳性和阴性症状、体征和检查结果,才能在有限的时间里迅速作出正确的思维判断,了解疾病的类型和严重程度。只有具备扎实的临床基本技能,才可能找出患者迫切需要解决的临床问题。对新技术、新理念的了解越多,提出问题的可能性就越大。

5. 具备综合分析的临床思维能力　临床思维能力是指应用已掌握的医学理论知识和临床经验,结合患者的临床资料进行综合分析、逻辑推理,从错综复杂的线索中去伪存真、去粗取精,找出主要矛盾,并加以解决,这一点也是找出临床问题、作出决策的必备条件。

第二节　提出临床研究问题

一、临床研究选题方向

临床医生对患者的诊治过程是一个不断提出问题、寻找方法、最后解决问题的过程,临床研究的目的是探索疾病的发生、发展及其规律,创造新的疾病诊断方法,提高临床治疗水平。研究问题是研究者想解决的临床实际问题经过凝练转化而成的具体、可研究的科学问题。当研究问题具有实际应用价值,能解决临床棘手问题时,研究才更有开展的意义。好的研究问题配上规范化的研究方案实施以及准确、恰当的统计学方法,才有可能产生高质量、可转化的研究成果。好的临床研究问题通常应该具备以下特点:可行性(feasible)、趣味性(interesting)、创新性(novel)、符合伦理(ethical)、相关性(relevant),概括为"FINER"原则。可行性是指研究问题在现实条件下是否可以顺利地开展,比如是否可以纳入足够数量的研究对象,技术上是否有足够的支撑,问题是否可以在可控的时间和经费预算内完成。提出研究问题时研究者对可行性的考虑,有利于在研究开展前了解研究实施的限制条件以及可能存在的问题,可以避免由研究中断造成的时间和资源浪费。趣味性是指研究者提出的研究问题是否能激起自己开展研究的热情,是否可以引起同行的兴趣。兴趣是临床研究可以顺利开展的重要因素,它会随着研究的进展而不断增加,从而为研究者提供克服研究困难和挫折的动力。创新性,顾名思义是指评估研究问题是否与现有研究有所不同,可以是验证、反驳或拓展已有的发现,也可以是研究方法学的创新,或者是能够引起医学实践转化、改写指南的研究。研究者可通过查阅文献检索网站(如 PubMed、Embase、中国知网等)、美国国立卫生研究院临床试验注册平台(ClinicalTrials.gov)和中国临床试验注册中心(Chinese Clinical Trial Registry,ChiCTR)等检索相关领域是否已发表或注册过类似的临床研究项目,从而评估自己提出的研究问题是否具有创新性。这里的创新性并不要求问题是完全创新的,比如探索一个已有的研究成果是否在其他人群中同样适用也是有研究价值的。符合伦理是指研究问题是否以患者的利益为出发点,遵守《世界医学协会赫尔辛基宣言》(简称《赫尔辛基宣言》),确保受试者不会遭受身体伤害或者隐私暴露的风险。相关性是指研究问题可能产生的结果是否会对科学知识、临床实践或卫生政策产生重要影响,是否与学科、行业息息相关,并最终服务于临床。了解好的临床研究问题所具备的特点有助于研究者在凝练科学问题时,从各个方面评估、完善研究问题的质量。

二、选题策略

在临床实践中每天都可以产生许多新的研究问题,但这些问题必须通过进一步的思考分析才能转化成完整的临床研究问题。一个清晰、完整的研究问题是选择合理、正确的研究方法与组织研究的前提和基础。下面讲述如何将临床发现的问题转化成真正的临床研究问题。

(一)发现临床问题的本质

临床研究问题常常是从大量已知的医学知识基础上提出的未知的问题,因此临床医生首先应具备扎实的医学基础知识和逻辑思维能力,在遇到疑惑的问题时可以通过因果关系链,连续地问"为什么"而触及问题的根源或从貌似偶然的现象中发现必然规律。例如,一名消化科医生在做胃镜治疗的时候发现,同样的乙型肝炎(简称乙肝)肝硬化,对门静脉高压导致的食管-胃底静脉曲张破裂出血采用的内镜治疗(内镜下食管-胃底静脉曲张程度相似,操作技术相似),有些患者疗效很好,有些患者疗效不好。什么因素影响了患者不同的结局?除了已知的肝硬化程度、合并的其他疾病状态,还会有其他因素吗?该名医生在反复观察每个患者的增强 CT 后发现,静脉曲张的情况在内镜下表现相似,但 CT 显示的胃壁外的静脉曲张情况完全不同,于是提出了"不同的胃壁外静脉曲张状态影响内镜治疗效果"的观点,而通过文献检索并没有发现相关的研究,故认为该问题值得探索,并进一步通过病例-对照研究与队列研究等验证其观点。

(二)构建完整的研究问题

构建研究问题是为了使研究问题的定义、层次、涉及的范围和相关的影响因素更加清晰、明确。可以首先建立工作模型(working model)或概念模型(conceptual model),把中心的研究问题考虑为一个回归模型的因变量。例如,如果研究问题是如何改善某种疾病的长期预后,可以先将该疾病的长期预后作为工作模型的因变量考虑,并给予明确的定义,如长期是几年、评估预后采用什么指标,接着将所有可能影响该疾病长期预后的因素列为自变量,也分别给予明确的定义。这样就比较容易把研究问题和相关的因素界定清楚和考虑周全,继而指导对研究题目的可行性评价和选择研究设计方案。其他帮助构建研究问题的常用方法还有 PICOT 等方法。PICOT 要素于 1995 年被提出,提供了临床研究问题构建时的逻辑框架或思路,当要提出一个研究问题时,可以按照 PICOT 的思路加以充实和完善。在术语"PICOT"中,"P"(patient/population of interest)代表需要研究的对象/人群,或代表与研究对象相关的问题,研究者需要清楚地界定研究对象是什么人,例如是老年人还是中年人,选取初发的 2 型糖尿病患者还是口服药物但血糖控制不佳的患者,样本多大,如何抽样,等等;"I"(intervention or issue of interest)代表对研究人群将采用的治疗干预措施或与观察的项目相关的问题;

"C"（comparison with another intervention/issue）代表对照组和将给予的治疗措施；"O"（outcome of interest）代表与结局指标相关的问题，如采用什么指标作为结局，如何定义，如何测量，等等；"T"（time frame）代表时间，即拟开展的研究需要做多长时间。构建完整的研究问题能使研究者对研究目标更加明确。例如临床问题为"治疗幽门螺杆菌感染时，口服益生菌能否减少腹泻的不良反应？"按照PICOT思路，临床研究问题细化为：确诊幽门螺杆菌现症感染的成人（P），在口服四联杀菌药物期间同时加用益生菌口服（I），在14天疗程结束并间隔30天（T）后，与单独口服四联杀菌药物的患者相比（C），是否降低腹泻的发生率（O）。

（三）充分论证

研究者平时应该关注学科发展方向，培养科研思维，关注相关领域的前沿知识，激发研究思路。通过阅读本学科、本行业甚至跨学科的文献、指南以及论著，参加学术交流，和相关专家、同事和相关人员充分讨论，熟悉研究领域的背景，进一步确定要研究的问题和范围，建立明确、具体的研究目的和目标。研究问题与研究目的密切相关，研究目的实际上是从研究问题转化而来的，即研究问题往往为问题形式的研究目的，而研究目标则代表为了实现研究目的而确定的具体研究内容。例如，临床实践中遇到的问题，在指南没有提供参考意见，或者提供的参考意见不符合当前状态的患者，或者证据级别不高时，都可以作为新的临床研究问题。

综上所述，临床医生要提出一个好的临床研究问题，不仅需要保持想象力和观察力，勇于探索临床特殊病例、特殊诊疗现象的原因，还要遵守评估研究问题的FINER原则，将问题按照PICOT要素进行梳理，结合同行业专家的建议，通过检索文献了解问题的研究现状，判断问题的研究价值；同时要持有敢于怀疑和创新的精神及解决问题的韧性，并牢记医务人员的初心，将患者利益放在首位。提出好的研究问题是开展高质量临床研究的前提条件，临床工作者在医疗工作中常持有"为什么"的研究态度，多观察患者，多跟同行专家交流，多读文献，关注新技术领域的发展，就可以提出更有价值和意义的临床研究问题。

第三节　构建优秀的临床研究选题

一、依据PICO模式构建临床研究问题

开展一项临床研究，首先需要做的且最重要的就是选题，即构建研究问题。优秀的临床研究选题就是成功的一半。临床研究选题通常来源于临床实践、前期研究、临床实践指南、综述、失败案例、逆向或发散性的思维、专家交流、提问（包括向患者、人群、同事、专家等提问）。提出研究问题要以解决临床问题、回答科学问题、提出创新的内容和方法、持续改进为原则。要以临床需求为导向，以学科发展为方向，以研究可持续性的选题依据来开展。

1. **以需求为导向**　以可行性为基础，针对目前疾病负担大、争议多的问题进行有临床意义和临床价值的创新性、先进性和科学性的研究。可以选择探索新技术或并发症的研究。新技术的探索可以是手术方法、诊断手段、治疗技术与方案、预防措施的探索，也可以针对从临床经验或者失败的案例中明确的技术难点进行探索。例如：组织胶用于治疗静脉曲张时，传统的治疗是"碘油-组织胶-碘油"三明治注射方法，操作困难且风险大，通过"聚桂醇-组织胶-聚桂醇"的方式进行技术改良，并进行随机对照试验，结果发现改良后的注射操作更方便、更安全且组织胶用量明显减少。

2. **以学科发展为方向**　重视创新内容和方法的提出，可以从临床失败的案例中进行深入研究，通过文献检索把握研究创新的方向，通过数据库的再利用作出初步评价。以肝病研究方向为例，可以从国家项目/疾病登记的数据库中进行数据的挖掘和选题、设计和实施，并通过试验进一步验证。

3. **研究可持续性**　临床案例收集是一个长期过程，结合案例及其相关生物样本库开展基础与临床相结合、多学科交叉等类型的选题，并围绕这一问题持续开展研究。例如，研究降低门静脉压力药

物的效果这一临床问题,要从治疗肝硬化门静脉高压可改变的结局的重要性上不断推进研究,从最初的对患者和决策都不一定重要的门静脉压力这一结局指标,到对决策有影响但不起关键作用的食管-胃底静脉曲张存在与否这一结局指标,再到对决策起关键作用的门静脉血栓形成、静脉曲张再出血、死亡等结局指标,设计不同的临床问题,持续开展研究。

构建临床研究问题时,PICO 模式提供了临床研究问题构建时的逻辑框架或思路,可以按照 PICO 的思路加以充实和完善。构建完整的研究问题能使研究者对研究目标更加明确。例如,临床问题为急性冠状动脉(简称冠脉)CT 血管成像(CTA)检查是否值得推广,临床问题转化为科学问题则是:对急性胸痛患者(patient)CTA 检查(intervention/exposure,干预措施/暴露)与传统检查心电图/心肌酶(comparison,对照)比较,是否能提高诊断结果的准确性和诊断效率,降低诊断成本(outcome,结局)。

二、依据可实施的临床研究策略构建临床问题

构建临床研究包括:①科学地选题,选题是研究目标的高度概括;②科学地设计,运用专业理论知识为临床研究拟订一个科学的研究方案,制订研究计划;③获得基金支持、科室/医院的支持以及多中心专家的支持等;④研究的实施,根据不同的临床问题,其基本分类包括病因与危险因素研究、诊断试验评价、预防与治疗效果评价、预后及预后因素研究,其中不同的临床问题需要不同的研究设计,包括观察性研究和实验性研究两大类。实验性研究即临床试验,其研究设计者可人为控制条件,随机分组,有目的地设置对照,从而探讨研究因素与疾病结局的联系,论证强度高,结论比较可靠,常包括随机对照试验、非随机同期对照试验、历史对照试验、前后对照试验等。观察性研究不能由研究者人为控制试验条件,只能尽量控制非研究因素的影响,其论证强度不及实验性研究,包括病例报告、横断面研究、病例-对照研究、队列研究等。

下面基于不同的临床问题类型,对选题策略进行阐述和举例。

1. 病因和危险因素的研究　病因学研究的目的是寻找疾病病因、各种危险因素的相互关系和它们对疾病发生发展的影响。病因学研究在临床医学中是诊断、预防和治疗疾病的基础,因此具有十分重要的意义。病因与危险因素研究的基本过程是:①发现线索,提出病因假设。往往通过个案报道、病例分析、横断面研究、生态学研究等提出病因假设。②验证病因和危险因素的假设。可以采用病例-对照研究、队列研究、干预研究等。由于受限于伦理问题,最常用的是病例-对照研究和队列研究。对于发病率低的疾病,更多采用病例-对照研究。③最后应用因果关系判断的原则综合判断,确定是否存在因果关系。以下通过一个案例进行具体阐述。

患者,女性,55 岁,颈部淋巴结肿大一个月,经过血液和骨髓检查确诊为弥漫大 B 细胞淋巴瘤。诊断明确后,患者提出问题:为什么我会患淋巴瘤？我从年轻时就经常染发,是不是因此导致了淋巴瘤的发生？

由此产生的临床问题为:染发会导致淋巴瘤的发生吗？

医生根据 PICO 模式将该问题归纳总结为:P,正常人群;I,频繁染发(人群);C,不染发(人群);O,发生淋巴瘤。

2. 诊断试验研究　在日常临床实践中,临床医生在对患者进行疾病筛检、疾病随访、预后估计和治疗反应的评估过程中,都需要采用合适的诊断试验。诊断试验研究的基本方法是依据疾病的金标准做双盲法和同步试验比较。诊断试验的准确度是最重要的考核指标,同时也要兼顾患者的可接受性、安全性、医疗花费等因素。诊断试验研究可以是回顾性研究,亦可以是前瞻性观察,基本步骤包括:确定金标准,确定研究病例,确定样本含量,比较和评价。

例如:一位十二指肠溃疡患者,经胃镜检查证实存在十二指肠溃疡合并幽门螺杆菌感染,在接受 6 周抗溃疡治疗和 2 周四联抗菌治疗后,拟复查幽门螺杆菌是否得到根除。复查时患者不想再次接受胃镜检查,一位医生建议做呼气试验,另一位医生建议检查粪便中的幽门螺杆菌抗原,因为后者更方便且花费少。数据表明呼气试验诊断幽门螺杆菌感染的特异度、灵敏度都大于 95%,那么是否能用

粪便抗原检测来代替呼气试验呢？根据这个临床问题,用PICO模式将其归纳为:P,已接受标准四联治疗的幽门螺杆菌感染患者;I,粪便抗原检测,有待评价的新的诊断措施;C,呼气试验,作为标准的诊断试验;O,幽门螺杆菌根除与否。对于根据PICO模式构建的临床研究问题,可以进一步做诊断试验研究来回答。

3. 治疗性研究　在对疾病作出正确的诊断后,下一步需要给予患者合适的治疗措施,力求高效、安全、经济,从而达到以下目的:根治疾病、缓解疾病引起的症状、预防疾病相关的并发症、延长患者生命、提高生命质量等。根据研究目的和内容的不同,治疗性研究可以有各种不同的研究设计类型,包括观察性研究(如病例报告、病例分析、病例-对照研究、队列研究、生态学研究)和实验性研究(如随机对照试验、非随机同期对照试验、自身前后对照试验、交叉对照研究、历史对照试验、序贯试验等)。选题的关键是拟评估的干预措施是可能替代传统措施的方法,有进行安全性、有效性临床评价的需求。

例如:内镜黏膜下剥离术(ESD)是治疗早期食管癌的一种微创手术方法,可以避免开胸食管切除手术的巨大创伤和术后并发症,造福患者,但是ESD术后食管狭窄是常见的并发症,严重影响患者的生活质量。临床医生在诊治过程发现,在术后早期小剂量应用糖皮质激素的患者,术后较少出现严重的食管狭窄,国外有一些观察性的研究也支持这个观点。那么食管ESD术后应用糖皮质激素能否减少食管狭窄的发生呢？因此他想通过随机对照试验开展一项治疗性研究,于是他根据PICO模式将这个临床问题归纳为:P,接受ESD手术的早期食管癌患者,有发生食管狭窄的潜在风险;I,术后应用糖皮质激素;C,术后不应用糖皮质激素;O,术后半年内食管狭窄的发生率。

4. 预后研究　预后是临床医生和患者都十分关心的问题,临床上经常会遇到患者及家属询问预后相关问题,例如,"我这次肝癌手术以后,还会复发吗？""我还能活多久？""我儿子有慢性乙肝,会进展成肝硬化肝癌吗？"这些有关预后的问题,一般包括三方面要素:①定性要素,即这些结局是否会发生;②定量要素,即这些结局发生的可能性有多大;③时序要素,即这些结局大约多久后会发生,有哪些因素影响结局。为了回答这些问题,需要有循证医学证据来进行预后描述和对影响预后的因素进行评估研究。首先要将临床实践中有关预后的问题构建成一个可以回答和检索的临床研究问题。

例如一位原发性肝细胞肝癌患者接受了部分肝脏切除术,术中发现肝癌病灶直径约4cm,周围有卫星子灶,没有侵犯门静脉,病理检查发现没有微血管浸润,肝癌未累及包膜。患者询问医生生存率和复发率如何,根据PICO模式,这个预后相关的临床问题可以归纳为:P,原发性肝细胞肝癌术后患者;I,暴露(E,exposure),瘤体直径超过3cm,有卫星子灶,门静脉受侵犯,有微血管浸润,包膜受累及;C,瘤体直径≤3cm,无卫星子灶,门静脉无侵犯,无微血管浸润,无包膜累及;O,肝癌复发。

5. 少见病的研究　病例报告是指临床工作中罕见的、特殊的病例,或者已知疾病的特殊临床表现,影像学、检验学等诊断手段的新发现,疾病的特殊临床转归,临床诊断治疗过程中特殊的经验和教训等值得临床医生深入讨论的病例,经归纳、总结、整理,以论文形式来报告单个或几个病例的一种文体。病例报告选题的关键是对少见疾病或者开展的新技术的探索,针对疾病自然病程或者新技术的初步疗效进行描述,强调技术本身的创新与对传统的超越。病例分析一般是针对某一少见或较少报道的病例或者新技术的报道,通过连续观察其病因、临床表现、治疗、预后等变化,通过综合、分析、对比其相关资料,总结出共同规律,撰写成文以指导、服务临床。病例分析没有固定的格式,一般是临床医生为了回答其所观察的病例或文献中报告的病例的相关问题,遵循严格的设计程序而进行系列病例分析研究。具体的设计程序包括提出特定的问题或假设,有明确的命题,有严格的对照数据、统计学处理数据。

三、构建基于文献综述的选题

文献综述是在对关注领域的文献进行广泛阅读和理解的基础上,对该研究的研究现状、新水平、新动态、新发现等内容进行综合分析、归纳整理,并提出自己的见解和研究思路,使之达到条理化和系统化的程度。文献综述便于读者熟悉现有领域中前人的研究工作、主要的学术观点、研究成果、研究水平、争论焦点、存在的问题及可能的原因等,更有利于发现并确定自己的研究方向。文献综述可以分为基本文献综述和高级文献综述。基本文献综述较为宏观地涉及整个领域、专业、某一大的研究方向,并对其进行总结和评价,以陈述现有知识研究状况。高级文献综述则较为微观地涉及某一较窄的研究方向,更为具体深入地对相关文献进行回顾,可以引导该领域的研究者确立研究论题、提出进一步的研究思路,进而建立一个研究项目。

第四节　临床研究选题评价

一、临床研究的可行性评价

临床研究步骤包括发现临床问题、形成研究假设、设计研究方案、实施研究项目、分析研究数据、合理解释研究结果,最终解决临床问题。一个好的临床问题通常来源于临床实践,要有临床意义和临床价值,并具有可行性。临床研究的可行性评价主要包括如下几个方面。

1. **经费可行性**(economic feasibility)　研究问题转化成研究项目一般需要经费支持,研究经费可以有多种申请渠道,如国家课题、地区性课题、行业基金(中医药专病领域)、合作课题(中外合作、高校-企业合作课题),研究者应做好课题申请准备,根据可能得到的经费支持强度判断所选择的研究课题是否在经费上可行。

2. **技术可行性**(technical feasibility)　研究项目需要的技术能力是否可以满足,如研究者是否具有相关的专业知识背景,是否有前期工作基础,是否拥有符合研究需要的仪器设备和其他技术能力。

3. **临床研究的伦理问题**　临床研究中涉及的患者或疾病人群信息以及血液学、组织学标本的获取和使用均需获得伦理委员会的批准。医学研究的伦理性评价应遵照普遍接受的指南,包括被国内外广泛接受的《赫尔辛基宣言》和药物临床试验质量管理规范(good clinical practice,GCP)。值得注意的是,回顾性临床研究也需要取得伦理委员会的批准,如患者隐私的保密承诺等。

4. **开展临床研究**　在完成研究设计并获得伦理委员会批准同意之后,可通过临床研究注册网站进行注册。这样做一方面可规范临床研究,以获得更多发表机会;另一方面可通过注册网站了解他人开展的相关临床研究,取长补短。

5. **实施的可行性**　主要考虑拟开展的研究项目是否具备在具体实施阶段的各个环节所需要的条件,如需要入选某种疾病的病例数、研究人员的配备与职责、资料与药品管理、数据管理与统计分析等。为了保证研究者能够撰写清晰、完整、透明的研究报告,也为了帮助读者评判该报告的内部和外部真实性,不同的临床研究有其相应的报告统一标准,如临床试验报告统一标准(CONSORT)、诊断试验准确性报告标准(STARD)、加强观察性流行病学研究报告(STROBE)声明等。

二、临床研究的创新性和推广应用价值

临床研究创新性是指研究问题和采用的研究方法具有原创性、独特性和首创性,但在医学临床实践工作中提出的研究问题不一定是新的问题,也往往不是从未有人研究过的问题,在方法学上大部分需要参考标准化的研究设计将临床问题转化为科研问题。但任何研究问题都应当是尚无明确答案的问题,或已经有明确的阶段性答案,需要发展和完善。研究者的创新思维能力是创新性研究最重要的基础,创新能力取决于对现有知识和方法的缺陷的认识与评价能力、希望发展或完善别人提出的新观点和新认识的内在动力大小以及在广泛接受的常识中发现矛盾和问题的能力。

拟开展研究的疾病是否属常见病和多发病,是否可惠及较大的病患群体,是否属于国家或地区的研究规划中列出的研究重点,是否可能在一定程度上改善临床实践,是否可能增添新的知识并具有一

定的科学影响力和社会影响力,是否可能推广或转化成具有自主知识产权的相关产品,等等,以上这些是评价临床研究推广应用价值的重要方面。

第五节　选题案例分享

案例 1:新观点评价,以"肝硬化门静脉高压上消化道出血内镜治疗是否需要预防性应用抗生素研究"为例

(一)临床情境

陈医生是一名消化科医生,所在的科室和医院以慢性肝病诊治为特色,食管-胃底静脉曲张内镜治疗是科室的强项,因此每年都会接诊众多的肝硬化伴食管胃静脉破裂出血的患者。在平时的工作中,胃底静脉曲张组织黏合剂治疗后常见的并发症包括发热、疼痛、感染、异位栓塞等,其中发热和感染的发生率最高。患者和家属问得最多的问题包括:内镜治疗后会出现发热吗? 发热是因为感染吗? 出现发热、感染对内镜治疗效果有影响吗? 这些并发症能避免吗?

陈医生由此产生了一些思考,面对术后发热和感染,主要有以下几种解决方案:①考虑到一部分患者为治疗反应性发热,可以选择术中和术后均不用抗生素,直到有感染的症状和证据时再用;②依据经验,按照术前评估的病情严重程度和内镜治疗用药的情况,对一部分患者在术中和术后预防性应用抗生素;③所有患者均在术中和术后预防性应用抗生素。

(二)临床研究问题

要回答这个问题,首先要构建一个完整的临床研究问题,使研究者对研究目标更加明确。依据 PICO 模式,将来自患者的疑问和陈医生的思考进行归纳,并转化为如下临床研究问题。

P(patient population of interest,研究对象):肝硬化食管-胃底静脉曲张拟行内镜治疗的患者。I(intervention or issue of interest,干预措施):术中和术后预防性应用抗生素。C(comparison with another intervention/issue,对照组):术中和术后均不应用抗生素。O(outcome of interest,结局指标):术中和术后预防性应用抗生素能否减少并发症(发热、感染和其他严重并发症)的发生率,能否改善患者的预后(降低再出血率,提高生存率)。

因此临床研究问题为:术中及术后预防性应用抗生素能否减少肝硬化食管-胃底静脉曲张患者内镜治疗后并发症的发生率,进一步提高患者内镜治疗的疗效和改善预后;预防性应用抗生素的安全性如何,有哪些不良反应。临床医生和临床研究工作者可以针对这些问题进一步构建临床研究,开展 RCT 研究设计并实施。

(三)充分论证

1. 这个临床问题是否具有理论基础　食管-胃底静脉曲张是一种肝硬化门静脉高压患者常见的临床表现,由于患者存在肝硬化基础疾病,存在菌群异位免疫功能紊乱等因素引起的感染易感状态,患者合并感染的发生率很高,尤其是合并急性出血的患者,且一旦发生感染,严重影响患者的预后。目前内镜治疗是预防静脉曲张出血和再出血的主要手段,但由于内镜治疗属于一种侵入性治疗操作,治疗后发生一过性菌血症的情况很常见。因此接受内镜治疗的此类患者存在合并感染的潜在风险。

2. 学术研究现状　对于"术中及术后预防性应用抗生素能否减少肝硬化食管-胃底静脉曲张患者内镜治疗后的并发症的发生率"这个问题,要想了解目前学术领域的研究现况如何,首先可以在现有的临床实践指南中检索是否有推荐意见。2022 年 10 月,中华医学会肝病学分会、中华医学会消化病学分会、中华医学会内镜学分会联合《中华肝脏病杂志》杂志社发表了《肝硬化门静脉高压食管胃底静脉曲张出血的防治指南》。国际上门静脉高压 Baveno 指南旨在定义有关门静脉高压及静脉曲张出血相关的重要事件,总结有关门静脉高压的自然史和诊疗的现有证据,并为开展临床试验和病患的诊疗提供循证推荐,根据会议达成的内容发布了 2015 年 Baveno Ⅶ指南。通过检索发现,目前推荐在

合并出血的患者中常规应用抗生素,但对没有活动性出血、单纯接受内镜治疗的情况没有作出推荐,所有指南中都没有对这个问题提供可以参考的共识意见。

接下来,可以进一步建立检索策略,通过 PubMed、Cochrane Library 等网站进一步搜索关键词"antibiotics""varices""cirrhosis"等,中文文献可以在较权威的文献数据服务平台搜索关键词"肝硬化""静脉曲张""抗生素",检索和这个临床问题有关的系统评价、系统综述和 RCT 等其他循证信息。经检索,Christou L. 等人的研究提示在慢性肝病患者中,白细胞计数升高是社区获得性感染的危险因素;我国的一项研究显示,在接受胃底静脉曲张组织黏合剂治疗后,753 例患者中 10 例(1.3%)患者出现败血症,1 例(0.1%)发生自发性腹膜炎,33 例(4.4%)发生再出血;国外亦有研究显示内镜组织胶治疗后感染的发生率为 3/41(7.3%)。因此内镜手术后出现感染是值得重视的问题,是否应当预防性使用抗生素以减少并发症是十分值得探索的课题,但是到底该如何选择仍缺乏循证医学依据,仍然需要进一步的大样本、可靠的临床研究结果指导在择期内镜治疗患者中抗生素的使用。

陈医生进一步考察开展临床研究的工作条件,他所在的单位是国内肝病临床与研究的特色单位,每年接待大量肝病肝硬化及其相关并发症的患者。消化科设有慢性肝病、内镜治疗、食管-胃底静脉曲张等专病和特色门诊,且内镜下食管-胃底静脉曲张的治疗和门静脉高压的综合治疗是其所在研究单位的优势,因此在消化科开展和完成这项临床研究,拥有雄厚的技术力量和临床支持。

综上所述,陈医生在确定了临床研究问题的可行性、趣味性、创新性、符合伦理和相关性后,拟通过随机对照试验,探索预防性应用抗生素对肝硬化食管-胃底静脉曲张患者内镜治疗后疗效和安全性的影响,为食管-胃底静脉曲张组织黏合剂治疗前后的抗生素应用的个体化治疗提供循证医学证据。

案例 2:新技术开放与评价,以"超声胃镜引导弹簧圈置入治疗胃曲张静脉的随机对照临床研究"为例

(一)临床研究问题提出的背景

食管-胃底静脉曲张破裂出血是肝硬化门静脉高压的严重并发症,出血量大且凶险,死亡率高。随着消化内镜技术的成熟,内镜治疗逐渐发展为现今食管-胃底静脉曲张破裂出血的重要治疗措施。但是,对于合并门体分流的孤立胃曲张静脉团的治疗,仍存在诸多争议。超声内镜引导下开展病灶精准探查与处理是当前消化内镜领域的重要技术,可以在胃镜直视检查的同时扫查腔外血管及脏器的情况,直观地观察血管的形态和血流。在临床中,初步实践发现,超声胃镜引导下弹簧圈置入联合组织胶栓塞治疗胃曲张静脉,可以降低再出血风险,提高内镜治疗的安全性。对于这部分患者,既往一般通过数枚金属夹对胃曲张静脉进行机械性阻断,有效地减缓血流后,再行组织胶注射治疗。超声胃镜引导下的弹簧圈置入联合组织胶栓塞治疗作为一项新的治疗方法,是否可以更好地降低再出血风险、减少异位栓塞等并发症,目前尚不明确。因此考虑设计开展一项随机对照试验,评价这两种治疗技术对合并门体分流的胃底静脉曲张出血患者的疗效和安全性。

(二)根据 PIOT 构建临床研究问题

1. 研究人群(patient)

(1)年龄 18~70 岁,性别不限;既往发生过静脉曲张破裂出血(包括呕血或黑便);经胃镜确诊存在胃静脉曲张 GOV 2 型或 IGV 1 型;经门静脉血管 CT 成像(CTA)确定存在胃肾分流或脾肾分流(分流道最窄部分直径大于 5mm,小于 15mm)。

(2)排除除肝癌外合并其他恶性肿瘤的患者,排除合并严重肝性脑病、肝肾综合征和/或多器官功能衰竭以及既往有食管或胃部手术史的患者。

2. 干预措施(intervention) 超声内镜组(intervention group):随机分配到超声内镜组的患者行超声内镜引导下穿刺弹簧圈置入联合组织胶栓塞治疗。对照组(comparison group):随机配对到对照组的患者行常规的胃镜下金属夹阻断联合组织胶注射治疗。

3. 结局(outcome) 主要终点为治疗后 24 周再出血率。次要终点为出血相关死亡事件、治疗

后异位栓塞、急性血栓形成等并发症情况,以及组织胶用量及治疗费用。

4. 研究进程(time frame) 所有患者的随访时间均为术后 4 周、8 周、16 周和 24 周。术后第 4 周和第 16 周通过电话随访患者再出血和生存情况,术后第 8 周和第 24 周患者入院复查,必要时再次行内镜治疗。

(三)研究实施的其他条件

在提出临床问题的基础上,对问题进行反复论证是重要的完善过程。完善研究设计方法,申报临床研究伦理审查,进行临床研究注册,制作实施临床研究相关的手册,制订数据、人员、项目等的管理措施等,都可以对提出的研究问题不断修改完善。

(陈世耀)

思考题

1. 临床问题和临床研究问题有什么区别?
2. 如何将临床问题转化为一个真正的临床研究问题?
3. 如何评价临床研究项目的可行性?

第三章
临床研究设计

随着临床流行病学在我国的深入发展、循证医学实践的推广普及,临床科学研究日益增多。然而,临床研究和基础实验研究有许多不同,熟悉和掌握临床研究的特点以及临床研究设计的基本要素、基本原则和方法,不但能提高临床研究的效率,而且更重要的是能够有效保证临床研究的质量,正确理解和解释研究的结果。欲取得科学性强的结果并非易事。首先,必须了解临床研究的特点,明确其结果应有代表性、真实性、可比性和显著性;其次,必须知道如何选择研究对象和研究因素、确定观察指标和效应指标、估计样本量以及控制偏倚;最后,应懂得为何和如何设置对照、随机化与盲法观察。简言之,欲取得科学性强的结果,必须掌握临床研究设计的原则。

第一节　临床研究的主要特点

临床研究是以研究疾病的诊断、治疗、预后、病因和预防为主要目标,以患者及其相关群体为主要对象,应用临床流行病学方法和各种相关技术开展的科学研究。临床研究问题大多源于临床实践,医院和科室是主要的研究现场,因此可以说,临床工作的场所即为研究的"临床平台"。关于"临床平台"需要强调:一是"临床平台"的利用价值大。可将医院大量的软硬件等潜在资源开发利用,如患者的病历资料和随访记录,各类药品、器材的使用状态、结果及效果评价,医务人员的人力与智力资源以及医院和科室的管理资源等。二是"临床平台"的利用难度大。"临床平台"和实验平台存在很大区别,主要是因为临床工作环境复杂,影响因素多,且受到以人作为研究对象的伦理限制。因此,临床研究方案的设计必须全面综合考虑,周密实施,随时跟踪,全程管理,只有这样才能保证研究高效、顺利地开展,并符合伦理的要求。一般而言,临床研究有以下特点。

一、临床研究类型的多样性

(一)个案报告研究与群体性研究

临床研究中的各种研究方法,一般是以群体为对象来开展的。针对单个或几个病例的病例报告对于描述疾病的特点是有益的,尤其是对人类新发生的疾病、临床事件的首例报道或对罕见病的研究具有重要参考价值,至今仍是临床研究的重要方法之一。但由于个案报告研究缺乏规范的对照分析,科学性较差,因果关系论证强度低,因此仅凭单个或几个病例报道尚不足以反映此种疾病在人群中的规律。因为每位患者的临床表现都存在个体的变异性,要把个案研究中总结出的经验推广到其他患者群体较为困难。为了克服个案研究的局限性,深入的临床研究应采用群体研究的方式,在研究中将一组患有相同疾病的患者作为研究对象,并设立对照组,用群体研究方法观察疾病发生、发展及转归的现象,从而揭示疾病发生、发展和防治的规律。必须明确的是,对于因果关系的确证,只有一种正确的研究方法,就是群体研究方法。

(二)观察性研究与干预研究

1. 观察性研究　临床研究最常用的方法是观察性研究,而且常采用回顾性方法,主要是利用临床工作中现有的临床资料进行回顾性总结和分析。观察性研究不能由研究者人为地控制研究条件,不能进行人为干预,也不能随机分组,只能通过方案设计和后期分析排除或调整非研究因素的影响,以求得出正确的结论。临床上常用的观察性研究有描述性研究和分析性研究。描述性研究是对疾病或临床事件的各种特征进行描述,并进行初步分析和推论,为进一步研究提供线索,是临床科研的初级阶段,研究方案包括病例报告、病例分析、现况调查等。主要优点是研究周期短、成本低,可以利用现有的临床病历资源,在较短的时间内获得多年来积累的临床资料,只需少数人参与即可完成,不干扰正常的临床工作。因此,描述性研究在临床研究中广泛应用。但描述性研究(尤其是回顾性研究)存在很多缺陷,如数据资料的完整性和同质性差,研究质量在很大程度上受限于病历记载资料的完整性和同质性,选择的研究对象往往存在数据缺失,甚至不得不放弃部分研究病例,使样本的代表性降低。通过查阅病历的方式很难寻找到具有可比性的同期对照,由此降低了临床研究的科学性。因此,描述性研究常被用作病因和治疗性研究的基础。分析性研究是更为深入的探索性研究,包括病例-对照研究、队列研究等,其设计较规范,并设立对照组进行对比分析,其论证强度较描述性研究高。前瞻性队列研究是在规范设计的基础上前瞻性地收集资料,可划归于验证性研究类型。

2. 干预研究 临床干预研究即临床试验,多为治疗性药物临床试验研究,也包括部分预防性临床试验研究。就治疗性药物临床试验研究来说,根据试验研究的不同阶段和相应的研究目的,可分为临床药理学研究、探索性临床试验、确证性临床试验、临床应用研究。临床试验可分为Ⅰ~Ⅳ期。通常来说,Ⅰ期临床试验是临床药理学研究,Ⅱ期临床试验是探索性研究,Ⅲ期临床试验是确证性研究,Ⅳ期临床试验是药物上市后的临床应用研究。

临床药理学研究的目的是评价耐受性,明确并描述药代动力学及药效学特征,探索药物代谢和药物相互作用,以及评估药物活性。临床药理学研究一般在早期临床试验阶段进行,也可以根据药物研发需要在其他阶段进行。临床药理学研究通常不以治疗为目的,一般在健康志愿者中进行,以减少疾病本身对结果判定的影响。但是,有些药物(如细胞毒性药物)对健康人群有危害,只能在患者中进行研究。临床药理学研究通常采用随机、盲法、对照的试验设计,有些情况下也可采用其他设计方法。

探索性临床试验的研究目的是探索目标适应证后续研究的给药方案,为有效性和安全性确证的研究设计、研究终点、方法学等提供基础。探索性临床试验研究通常对受试者进行严格筛选,以保证受试者人群的同质性,并对受试者进行严密监测。早期的探索性临床试验可采用多种研究设计,包括平行对照和自身对照。随后的临床试验通常是随机化对照研究。这个阶段的研究风险高,不确定因素多,只能得到初步证据,研究结果不能直接用于指导临床实践。

确证性临床试验的研究目的是确证有效性和安全性,为支持注册提供获益/风险关系评价基础,同时确定剂量与效应的关系。验证性研究更像是一个工程,按规范化的研究模式设计方案,然后按要求操作实施,最终得出明确的结论。验证性研究通常采用随机对照研究方案,论证强度较高,结论可靠,是评价临床干预措施效果的金标准,可直接指导临床实践。

药物上市后临床研究的目的是完善对药物在普通人群、特殊人群和/或环境中的获益/风险关系的认识,发现少见不良反应,并为完善给药方案提供临床研究依据。药物上市后研究通常包括以下内容:附加的药物间相互作用、长期或大样本安全性、药物经济学,以及进一步支持药物用于许可的适应证的终点事件等(例如:死亡率/发病率的研究等)。

二、研究对象的依从性问题突出

(一)依从性的定义

患者依从性(compliance)是指患者正确执行医嘱,接受相应的医疗措施的程度。在临床科研中多表述为临床依从性(clinical compliance),指患者(或研究对象)执行医嘱(或研究措施)的程度。依从性可分为完全依从、部分依从(超过或不足剂量用药、增加或减少用药次数等)和完全不依从三类。提高依从性不但是临床研究成功的关键一环,也是临床实践中提高疾病治疗效果的重要保证。

(二)临床研究中依从性的重要性

与基础研究不同,在临床研究中由于患者病情、性格习惯、思想状况、文化程度、生活水平等因素的影响,对于医生或研究者给予的治疗措施(或处理因素),患者未必完全接受;向患者收集研究资料,其未必完全配合。如果研究对象不打算或不能够坚持医嘱的安排,也就是说完全不依从或者仅部分依从,那么,研究者无论如何精心地设计、认真地执行研究方案、整理和分析资料,都不会产生真实的研究结果。因此,在临床科研中及时了解患者的依从情况,建立依从性监测系统,并采取必要的措施来提高研究对象的依从性具有重要意义。

（三）提高临床研究中研究对象依从性的措施

1. 医生和患者之间要建立起良好的关系,患者对医生的信任是提高依从性的至关重要的因素。

2. 在拟将患者纳入研究时对患者详细说明其治疗方案及研究的意义、目的,告知预期可能出现的情况(如好转需多长时间、不良反应有哪些等),使患者能够充分合作。

3. 鼓励患者提出有关病情的问题,报告不良的或未预想到的药物反应;医生及时与患者进行交流。这些有助于患者理解疾病的严重程度,能理智地权衡治疗方案的优点和缺点,减少患者擅自停药或改变治疗方案的情况发生。

4. 在所提供的药品包装上清楚地写明用药方法。

5. 为每一位受试者提供一份说明书。

6. 长期随访患者时,要确定一个适当的随访间隔。间隔太长则中间缺乏督促,间隔太短则会引起患者厌烦而不合作。长期执行医嘱和随访时,社会和家庭的督促和支持对依从性也具有重要的影响。

7. 在执行研究方案前进行一次预试验,对患者的依从性进行评价,可以减少方案中不切实际的医嘱。

实际研究方案设计时,应设计一些方法来测定依从性,以估计依从性对研究结果真实性影响的程度。依从性的评估通常很不容易,因为患者依从性有时很难测量,尤其是有时缺乏公认的评估标准。对依从性的判定,最简单常用的方法是经常向患者提出简单的问题,如"你是否少服了1次或几次药物?"但依从性的关键还是取决于患者对研究者的忠实性。常用的依从性评估方法包括:体内药物水平测定法、治疗效果评价法、直接询问调查法、日历卡和药片计数法等。

三、非处理因素的混杂干扰

非处理因素或非研究因素是医学科研中的术语。为了使研究过程切实可行,使研究结果得到比较明确的结论,设计一项研究时,在众多被研究因素中选择一个或多个作为处理因素(或称研究因素),其他与研究因素同时存在并可能互相作用且能对研究结果产生影响的因素称为非处理因素(或称非研究因素)。

与实验动物不同,人类疾病的发生、发展与转归不仅受自然因素的作用,还受社会因素的影响,且后者的重要性甚至高于前者。因此,在临床研究中,研究因素以外的非研究因素非常多且极为复杂。而这些非研究因素,有些已知,有些未知;有些可测量,有些则无法准确测量。

如欲研究某种药物治疗某种疾病的疗效,药物和疾病的相关结局为研究因素,而其他的许多因素则为非研究因素,如患者的性别、年龄、职业、受教育水平、经济收入、营养状态、性格、基因类型,该疾病的病程、类型、治疗史,伴随疾病和既往史,该疾病的家族史,以及患者的居住条件与环境等因素,均为非研究因素。而这些非研究因素均可能导致研究结果出现偏倚,影响疗效和所获研究结果的真实性。

所以,对于所有非研究因素,必须在设计时予以考虑,并在方案中提出有针对性的措施,以尽可能地控制其影响。例如,采取分层随机分组或进行配比设计,使非处理因素在试验组与对照组基本均衡;制订出明确的诊断标准、纳入标准、排除标准,使纳入的研究对象既符合研究目的,又有较高的同质性;确定较为统一的治疗方案、观察指标与方法,并实施盲法,使各比较组间除研究因素外得到同样的处理与观察,以取得较为真实的结果。

四、"软"指标多

临床研究的主要对象是患者及其相关群体,其临床症状、言语表达和行为举止是诊断疾病、衡量疗效的重要内容,尤其对心理和精神类疾病,可能是主要甚至唯一的依据。这是和基础实验研究又一重要的区别。此类作为观察指标的症状、言语和行为,如疼痛、麻木、头晕、恶心、乏力、咽部不适、焦虑、精神不振、激惹、违拗、缄默和妄想等,难以客观定量地加以检测,故称之为"软"指标。

临床研究"软"指标常采用主观指标定量化或半定量化的方法进行度量,目前量化处理方法主要采用量表法或问卷法。问卷和量表是以问题的形式,将问题传达给受访者并使其如实回答。针对一个测量项目的外显特征,可分解为若干一级指标,每项一级指标又可依据具体内容要素,进一步分解为若干二级或三级指标。例如,对疼痛的测量,可分解为疼痛的部位、强度、诱发因素、缓解因素等若干一级指标,进一步分解,比如可将疼痛的强度分为剧痛不能忍受、疼痛能忍受、稍疼痛但能坚持工作或正常生活、不痛四级,每一级可人为地赋予相应分值,再进一步依据各分解指标对总体贡献的大小,确定该指标的权重大小,最后计算得出总分值,用分值的形式达到对该项"软"指标量化测量的目的。对于"软"指标,以评分表示很有可取之处。但目前许多临床"软"指标测量项目尚无现成的经过严格评价的测量量表或问卷,开展临床研究常需要自行设计,而自行设计的新量表在实施应用前,务必要经过充分论证,考核其信度和效度,以达成真正科学测量该项目的目的。

还应该注意的是,有些表面上看似客观的定性指标,如异常、正常,患病、无病,阳性、阴性,也含"软"的成分,设计者均应提出具体的判定标准。再如对影像学包括超声检查、心电图、X线片等结果异常和正常的判定,设计时应有定量和半定量的界限。

五、伦理学要求高

临床研究主要以人为研究对象,应严格遵守医学伦理原则。按照《赫尔辛基宣言》的要求,凡是以人体为研究对象的临床研究,所使用的临床干预措施都必须有充分的科学依据,要安全有效,保证无损于受试者的利益。要向受试者明确解释研究的目的、意义、步骤、研究过程中可能得到的利益和可能受到的损害。坚持自愿的原则,要尊重受试者的人格,不能欺骗研究对象。如果受试者同意参加研究,要签署知情同意书。在研究过程中,受试者有随时选择退出研究的权利。因此,任何以人为研究对象的科学研究,都必须事先向有关伦理委员会申请,接受伦理委员会的审查,获得伦理委员会审查通过后方可进行研究。只有研究者充分考虑了医学伦理道德,才能够保证临床研究项目科学、健康、顺利地实施。

另外,按照医学伦理原则,所有在人体中或采用取自人体的标本进行的研究,包括各种干预措施的疗效和安全性的有对照或无对照研究(如随机对照试验、病例-对照研究、队列研究及非对照研究)、预后研究、病因学研究以及包括各种诊断技术、试剂、设备的诊断试验研究,均需进行临床研究注册并公告。一方面这是医学研究伦理的需要,另一方面也是临床研究者的责任和义务。

临床研究中的医学伦理问题,将在第六章详细介绍。

第二节 临床研究设计的指导思想

和其他研究一样,临床研究欲取得成功,须具备"三性":科学性、创新性和可行性。此"三性"互相关联:若无科学性,创新不可能,可行性也无用;若无创新性,科学性和可行性均无价值;若无可行性,科学性和创新性均无法达到。因此,临床研究设计应始终贯彻"三性",此为其指导思想。临床研究设计"三性"中的核心是科学性。有关临床研究的创新性和可行性,第二章已作介绍,本章不再赘述。

科学性在临床研究及其设计中的具体反映,即为"四性":代表性、真实性、可比性和显著性。

一、代表性

代表性（representativeness）为科学性的基础。若研究的代表性不强，则结果无法外推，不能推广应用，其他学者不能重复，研究结论只能束之高阁。

欲保证研究的代表性，主要应重视研究对象选择的科学性。研究对象又称为受试对象，在临床研究中应根据课题研究的目的选择相关的研究对象。研究课题不同，对研究对象的选择要求也不一样。

（一）研究对象的有关概念

目前，文献上关于研究对象人群的术语和描述种类繁多，不尽统一，诸如靶人群、目标人群、源人群、参考人群、人群来源、合格人群、框架人群、抽样人群、研究人群、研究对象等。这不利于实际操作，且易影响研究对象选择的代表性。作为一个实践性强的术语或概念，应准确表达原理且意义明确、便于应用。故本章基于对有关理论和实践的综合考虑，将研究对象人群分成如下4个层次。

1. 靶人群（target population）　也称之为目标人群，即研究结果能够适用和推论到的人群。当然，能否外推尚需视结果的科学性而定，且应十分谨慎。

2. 源人群（the study base population/source population）　研究样本在其中抽样且具有明确范围的人群。

3. 样本人群（sample population）　为选取研究对象而从源人群中抽取的人群。样本人群可为各种方式随机抽样的样本，也可为非随机抽样的样本。随机样本和非随机样本的代表性不同。

4. 研究对象（study subject）　指样本人群中基于纳入和排除标准纳入的合格对象。对每一位研究对象均应收集资料和观察，无论失访或退出与否，其数据均应纳入研究，即按原分组进行分析。此种分析方法称为意向性治疗分析（intention-to-treat analysis）（根据此种分析方法的具体实施过程和其英文词义，可将其译为"既定治疗分析"），为评价疗效的正确方法。

（二）研究设计中增强研究人群代表性的方法

为增强研究人群的代表性，设计时应特别注意以下几点。

1. 上述4层研究对象人群中，若下一层越能代表上一层，则整个研究的代表性越好。故应结合可行性，尽可能采用代表性强的方法。如源人群应尽量接近靶人群；样本应为源人群随机抽样得到的样本，且将抽样误差控制至最小；研究对象应包括样本人群中除不符合纳入和排除标准外的所有合格对象。此为确定研究对象不可动摇的原则。

2. 临床科研中使用的临床流行病学方法种类很多。观察性研究有现况研究、生态学研究、病例-对照研究、队列研究、筛检试验和诊断试验等；干预研究有随机对照试验和非随机对照试验，现场试验和社区干预试验等。这些研究的对象人群及其选择方法有所不同，甚至差异很大。尽管如此，但选择的原则均应遵循第1条的注意事项。

3. 由于临床实践和学术探讨的需求，临床科研的目的千差万别；或由于各医院的人员和条件各不相同，其实施研究的方案和环境相去甚远，但选择研究对象的原则必须遵循第1条的注意事项。实际应用时也可以按照具体情况加以变通。

4. 在设计的质量控制措施中，应列入评价和完善研究代表性的方法。在期中分析时，应考察研究对象的代表性，若必要可采取某些补救措施；在结果分析方案内，应包括评价研究对象代表性的方法，如计算失访比例，评价失访者和退出者与完成研究者是否可比等。

二、真实性

真实性（validity）指反映客观事物的正确程度。真实性为科学性的核心。对真实性的评价主要应考察的因素包括：研究设计方法是否合理，观察指标的选择是否得当，是否存在相关的偏倚（研究对象的选择是否存在偏倚，信息收集过程中是否存在信息偏倚，研究结果是否存在混杂偏倚，研究对象的依从性如何），研究结论是否客观合理，结论是否确由其研究本身足够的数据经合适的统计学方法处理后引出。如果收集的材料、观察的数据不真实,研究的结果就不可能反映客观事物的真实状况,科学性也不强;如果使用的方法不当,研究的科学性必然不强,则产生的结果也不会真实可信。简言之,无真实性即无科学性。

欲确保研究的真实性,科研设计应特别关注资料收集和研究方法。若其中一步考虑不周,必导致偏倚,结果则不真实。因此,在设计中应采取一切措施防止和控制三大偏倚:选择偏倚、信息偏倚和混杂偏倚。偏倚控制得越好,则研究的真实性越强。偏倚及其控制方法和设计应注意的要点将在第五章详细介绍,本书其他有关章节也有论及,故不在此赘述。

中文文献有时在描述真实性时,使用"可靠性"这一术语。因而,除诊断和筛检试验评价外,读者应根据上下文内容仔细体会。在临床流行病学和循证医学文献中有时将真实性分为内部真实性(internal validity)和外部真实性(external validity)两类。内部真实性所指即为真实性(validity);外部真实性也称为适用性(generalizability/applicability),反映的是研究结果的推广应用价值。因此,在可能的情况下,临床研究入选的研究对象在疾病类型、病情、年龄、性别等方面应具备某病患者的全部特征,如研究对象能够代表所研究疾病的全部患者,则临床研究的结论才能够推论到目标人群,研究结果才具有推广价值。若研究对象的代表性差,临床研究结果的适用范围将受到限制。

三、可比性

临床流行病学研究方法的核心是对比法,通过对比找出差别,根据差别提出因果关系假说,通过对比分析验证因果关系、评价防治措施的效果、总结规律。而对比的前提是两者之间可比,因此研究对象各组之间、各组收集的数据之间、同一观察(效应)指标应用不同检测方法所获数据之间、同一研究方法所测数据之间、同一研究方法各观察者之间、整个研究过程不同阶段所获数据之间以及多中心研究中各中心所获数据之间等均应可比。可见,可比性覆盖研究的各方面,贯穿于全过程。若上述数据之间不可比,即可能引入了某种偏倚,所获结果就不可靠,科学性也不强。所以,临床流行病学对可比性无论怎么强调都不过分。可比性(comparability)是指对研究结果有影响的非处理因素在各处理组之间尽可能相同或相近。可比性是保证研究结果科学性的重要因素。因此,设计时应提出各种方案,使各组研究对象之间、各组或各阶段收集的数据之间以及各研究者或各中心之间等均衡可比。

检验组间均衡可比的主要方法是应用相应的统计学方法,检测组间相关特征和数据有无显著性差异。若无,通常则可比;若有,则认为组间不可比。

由于科学研究非常复杂,尤其是临床流行病学研究对研究条件的要求非常严格,而现场状况可能不符合或不完全符合其要求,以及人力、物力有限等因素,因此,有些研究结果的可比性差。此时,根据情况可做如下处理:①组间数据稍有不均衡或其中个别数据存在非常明显的不均衡,可应用统计学方法进行调整或采用分层分析方法;②组间数据有多处非常明显的不均衡时,可应用统计学方法进行分层分析或多因素分析予以校正处理。

四、显著性

显著性为科学性的条件,显著性又称统计学显著性(statistical significance),是指零假设为真的情况下拒绝零假设所要承担的风险水平,又称概率水平或显著性水平。一般来讲,"有统计学显著性(即 $P \leqslant 0.05$)"就是指研究发现的作用(或更大的作用)由于偶然因素而产生的概率≤5%,因此,未作统计学显著性检验的研究结论无法体现研究的科学性。

由于研究的总体常为无限大,而科研的条件则有限,故几乎所有临床科研的研究对象都是取自总体的一个样本。因此,均存在抽样误差,必须对结果进行统计学显著性检验和评价抽样误差的大小。

(一)显著性检验

显著性检验(significance test)是根据样本的观测值推断总体的统计学方法,亦称假设检验(hypothesis testing/test of hypothesis),其分析先要建立无效假设或称零假设(null hypothesis),与此同时必须提出对立假设或称备择假设（alternative hypothesis）。在多数统计学教科书中，假设检验都是以否定零假设为目标的。研究结束时，根据收集的研究样本数据，计算相应的检验统计量和 P 值。若 $P>\alpha$（一般取 $\alpha=0.05$ 或 $\alpha=0.01$），则按 α 所取水准表明不具有显著性，不拒绝零假设，即研究样本的研究对象和被研究因素之间的联系可能由抽样误差所致；若 $P\leqslant\alpha$，则拒绝零假设，接受备择假设，即研究样本的研究对象和被研究因素之间的联系很可能客观存在，是两事物间关系的真实反映。

一方面，统计学显著性检验是估计研究结果抽样误差大小的方法，唯有经统计学显著性检验的研究结果，才能对其作出科学的判断，体现研究结果的科学性。假设检验的基本思想包括小概率思想和反证法思想。小概率思想假定小概率事件（发生概率很小的事件）在一次试验中几乎不发生。小概率事件的概率是相对的，在进行统计分析时要事先人为规定，即检验水准 α。反证法思想是首先提出假设，用适当的统计分析方法确定当假设成立时，获得现有结果的概率大小，如果是小概率事件，则推断假设是假的，因此拒绝它；如果不是小概率事件，则认为假设是真的，于是不能拒绝它。值得注意的是，虽然假设检验用了反证思想，但假设检验不是证明的过程，因为假设检验的结论是根据概率的大小而下的，具有概率性。不拒绝假设，并不是说假设一定成立；拒绝假设，也不意味着假设肯定不成立。

另一方面，显著性检验的结果和确定检验水准与样本量有关。若样本量不够，客观存在的研究对象和被研究因素之间的联系可能在显著性检验时，得到 $P>\alpha$ 的结果，错判此联系可能是由抽样误差所致；样本量足够时，研究对象和被研究因素之间的真实联系才能被反映；而样本量过大时，则易产生偏倚，亦浪费人力、物力。故设计时，必须估计合适的样本量。

（二）样本量估计的主要影响因素

估计样本量，应先确定 3 类参数。如前所述，统计学显著性检验时，须设定检验水准。样本量估计时除考虑 α 外，尚需确定 β 和把握度以及被研究因素或研究结局的发生率或其他效应指标值的大小。

1. 检验水准 α 为 Ⅰ 型（第一类）错误概率，即研究对象和被研究因素之间无客观联系，却被错判为存在客观联系的概率，故又称假阳性率。若 α 为 0.05，按此水平估计的样本量所得的结果，错判研究对象和被研究因素之间存在客观联系的概率为 5%；若 α 为 0.01，则错判的概率仅 1%，但样本量需加大。

2. 把握度（power） 又称功效或效能，指发现研究对象和被研究因素之间存在客观联系的概率，也即能发现此种联系的把握度。若将其定为 0.90，按此估计的样本量所进行的研究，有 90% 的把握能发现两者之间的联系。

把握度 $=1-\beta$。β 为 Ⅱ 型（第二类）错误概率，即研究对象和被研究因素之间存在客观联系而被判为无联系的概率，故又称假阴性率。若把握度定为 0.90，则 β 为 0.10；若将 β 定为 0.20，则把握度为 0.80，所需的样本量较 β 为 0.10 时少。通常在研究设计中，把握度最低应设定为 0.80；若过低，则研究的假阴性率过高，结果的可靠性将受到质疑。

术语"把握度"于 20 世纪 80 年代初引入国内，现举例说明把握度的高低与样本量的关系。如开展咖啡摄入与胰腺癌关系的病例-对照研究，设定病例组的暴露率为 80%，对照组为 20%，相对危险度的估计值（优势比，OR）为 16，α 为 0.05。若样本量少：病例组与对照组各自仅 5 个人，则此时的把握度经计算仅为 37.6%，在此种情况下，OR 值虽高达 16，却有 60% 以上的概率不能发现两者之间的客观联系。而若将两组的样本量各增至 11，则把握度可达 90%。因此，估计样本量大小时必须考虑把握度，临床科研设计时，应注意把握度的设定。

3. 研究效应值或研究结局的发生率 被研究因素或研究结局在两组的发生率应该通过研究才能检测到。但在设计时，必须先进行估计，才能计算样本量。这可以通过查阅文献，或根据经验，或经预试验获得。

被研究因素或研究结局发生率的名称因研究类型而异：临床试验中常为治疗措施的治愈率或有

效率,在设计时,首先应预测或估计新疗法组和对照组的治愈率;诊断试验中则为特异度与灵敏度,设计时应推测或经预试验取得被研究诊断方法的特异度与灵敏度的估计值;病例-对照研究中为两组被研究因素的暴露率;队列研究中为暴露组与对照组的发病率、死亡率或其他结局事件的发生率。在某些情况下,基于不同的设计类型,需要以效应值作为参数计算样本量的大小,效应值在不同的研究中有不同的体现形式,如在定量数据的组间比较中体现为组间差值,相关分析中体现为相关系数,在病例-对照研究中体现为 *OR* 值等。

若一项研究有多个被研究因素或研究结局,则应取计算出的最大样本量,或以在研究目的中具有重要作用的被研究因素或研究结局来估计样本量。

通常,两组间研究因素或结局发生率的差值越大,所需的样本量越小;差值越小,所需样本量越大。

（三）估计样本量的方法

研究类型不同,样本量的估计方法也不同。查表法和公式法是最常采用的方法,即按上述设定的 3 类参数,查找各类研究样本量的表格或代入相应的公式,求得所需样本量。相应公式与表格在本书的有关章节均有详细描述。

如上所述,估计合适的样本量是保证研究具代表性、显著性的前提。然而,国内外学者对此尚未给予足够的重视,发表的文献中未报告样本量估计的论文仍占有相当的比例。对此,应引以为戒。

第三节　临床研究设计的基本要素

开展临床研究的目的是观察和论证某个或某些研究因素对研究对象所产生的效应或影响,因此临床研究包括研究因素、研究对象和研究效应这三个基本要素,各类型临床研究设计都不能缺少这三个组成部分,同时在研究设计阶段还应充分考虑相关类型研究的偏倚控制,以保证获得真实可靠的研究结果。

一、研究对象

关于研究对象的选择,设计时应注意代表性、选择标准、依从性、符合伦理以及合适的样本量等,除选择标准外,其他几点在上述有关部分已详述并强调。本书相关章节对各类型临床研究方法中研究对象的选择也有具体介绍,在此,仅对研究对象的选择作一概括性介绍。

（一）有关概念

1. 诊断标准（diagnostic criteria）　泛指诊断疾病的依据。按制定标准的权威性分为国际诊断标准、国家诊断标准、专业会议制定的标准及地区性诊断标准等。临床研究应以公认的国际疾病分类中的诊断标准选择研究对象,因为这些标准具有权威性,且与同类的研究结果有可比性。但有时某些疾病尚无公认的诊断标准,研究者可组织该领域的专家自行讨论、拟订标准,但需要得到国内外本领域专业人员的广泛认可。

2. 纳入标准（inclusion criteria）　是指研究对象能够入组的基本条件。应根据研究的目的,在符合诊断标准的基础上制订适当的研究对象入选标准,根据纳入标准选择研究对象。

3. 排除标准（exclusive criteria）　定义为根据研究目标、受试者具体情况、伦理和社会学原因等,从研究中排除部分受试者的指标或标准。在符合纳入标准的前提下,其他不满足试验要求的特殊情况,诸如年龄、性别、妊娠、肝肾功能不全、对试验药物可能过敏、有其他重大疾病等,这些可能均被列入排除标准。换句话说,当研究对象符合诊断标准时也未必都能被选作研究对象。因此设计时还应制定不能入选的具体规定,即排除标准。

（二）研究对象的选择

所有临床研究,研究对象的选择均应有明确的选择标准。首先应采用国际公认的标准;若无,应选择最近国际或全国性专业会议确定的标准;若无此类权威性标准,则需查阅有关文献,并请有关专家集体讨论,再征求权威人士的意见,如此反复后,制订一套试用标准,再经预试验考核修改并评价其效度和信度,最终确定研究对象的选择标准。绝不可由研究者自己或少数人随意选择几条作为标准;否则,标准不合适,研究会产生选择偏倚与错误分类偏倚,不能取得研究的真实结果。

各类临床研究对研究对象的选择要求有别,现分述如下。

1. 临床试验研究对象的选择   应有确切、具体的诊断标准、纳入标准与排除标准。诊断标准是针对被研究疾病而言,但并非所有符合诊断标准的患者均能作为研究对象,还应根据研究目的与患者能否接受治疗等制定纳入标准与排除标准。

依据上述纳入标准与排除标准,对患者进行严格筛选,不仅使研究对象同质性强、可比性好,而且使项目的实施更符合研究目的,可行性和安全性更好。当然,其研究对象和源人群的差别也因此而更大,所以,研究结果的外推应更谨慎。

根据目前国内临床试验的研究状况,对于研究对象的纳入标准与排除标准,有两个具体问题需注意:①有些疾病的诊断标准不完全明确或与其他疾病有重叠,此时应将诊断标准、纳入标准与排除标准叙述得详细且确切,并将文献来源注明、注全。②对于一些少见病或因入选标准严格而患者来源极端困难的情况,研究者应权衡利弊,制定合适的标准,既要保证研究的科学性,又要兼顾可行性,故此类研究所选病例的范围可适当放宽,否则研究难以进行。

2. 诊断试验研究对象的选择   一个成熟的诊断试验的建立,严格来说,通常需要经过多个阶段的研究才能获得最终的科学的结果。在研究的初期阶段,正常人可作为无病组(对照组),患病组可以是典型的患者。在研究的中期阶段,研究对象还应加入早期和轻症的患者,以及会干扰诊断试验结果的有合并症的患者。在研究的后期,最好采用多中心、较大样本的研究,这组研究对象应能够代表目标临床人群,因此选择研究对象时,应注意包括该病的各临床类型患者,如不同病情严重程度(轻、中、重)的患者,不同病程阶段(早、中、晚)的患者,具有不同症状和体征(典型和不典型)、有无并发症的患者,还有那些确实无该病但易与该病相混淆的其他疾病的患者,以使试验的结果具有代表性。这样的诊断试验评价结果的真实性最高,具有较大的科学意义和临床实用价值。

3. 病例-对照研究研究对象的选择   除有明确的标准外,还应注意:①是否有暴露的可能性,如研究宫内节育器与异位妊娠的关系时,不应选择子宫已切除的人作为研究对象;②宜选择新发病例作为病例组成员,以减少回忆偏倚与选择偏倚。

4. 队列研究研究对象的选择   除按研究目的所规定的标准外,还应注意:①便于随访且不易失访,即应综合考虑依从性因素;②属于所研究疾病或事件高发的人群,因为对此类人群易于收集到所需例数,用较短的时间、较少的人力和物力即能获得研究的结果;③有比较完整的医疗记录,便于查询;④被纳入研究时,研究对象尚未发生所研究的疾病或事件。

二、研究因素

研究因素(study factor/research factor)或称为处理因素(treatment factor)是指研究者根据研究目的欲施加或观察的、能作用于研究对象并引起直接或间接效应的因素,在实验性研究中又称实验因素。研究因素是个宽泛的术语:可以是临床试验研究中研究者所给予研究对象的各种治疗和预防等干预措施,也就是人为施加的因素,如药物、疫苗、物理疗法等;也可能是影响疾病疗效和预后的因素,如病情、体质、营养等;对于观察性病因研究,研究因素是自然存在的、可能影响发病的危险因素和病因因素,如环境污染、吸烟、病毒等。需要指出的是,在进行病因或疾病预后研究时,研究对象本身具有的某些特征,如年龄、性别、种族、职业、行为习惯、生活方式等也常作为研究因素。研究因素必须紧密地体现临床科研的目的和预期结果。

对于研究因素的设计,其原则包括:①衡量的标准应明确、具体,关于研究因素与研究对象接触或暴露的方式及其剂量等,应制订细致、全面和可行的规定,在正式研究过程中一般不允许变动,这一点称作标准化。只有这样,所有研究对象才能接触或暴露于同质的研究因素,所获得的资料才有可比性,不易引入偏倚。②通常,每次临床研究只观察一个研究因素的效应,此谓单因素设计。有的临床研究,研究因素虽是单一的,但可有不同的水平或等级,比如观察一种药物不同剂量的疗效,不同的药物剂量就是不同的水平,此谓单因素多水平设计。③现代统计学在研究设计方面有了长足的进展,因而有可能在一次研究中同时观察多种因素的效应,称为多因素设计。多因素设计中的每个因素可以具备不同的水平,此时即称之为多因素、多水平设计。研究人员运用多因素分析方法将多因素、多水平的研究结果加以分析,从中找出最主要的因素和最有代表性的水平等级。

然而,临床研究类型不同,其研究因素也各异。临床试验的研究因素一般是药物、手术及其他治疗措施;诊断试验的研究因素为诊断试验方法;病例-对照研究与队列研究的研究因素通常为各类致病因素、预后因素、治疗的影响因素。本章简要分述如下,详细内容参见本书相关章节。

（一）临床试验

临床试验研究因素的设计应详细写明药物或其他治疗措施的具体特征:药物的具体名称,生产药物的厂家、批号、年份。若使用安慰剂,应注明制备方法、材料与剂量及其外观。药物使用的方法,包括剂量、给药途径、每日用药次数、间隔时间与疗程。药物剂量、手术方案应根据研究的目的确定。

（二）诊断试验

诊断试验的研究因素即为诊断试验方法。设计时必须列出该方法收集标本的要求,仪器的型号与性能,具体操作步骤,判断阴性、阳性的标准,以及有关注意事项等。

（三）病例-对照研究

病例-对照研究可作一病多因的研究,因此研究的因素一般较多。以研究病因为例,在设计时应注意以下方面。

1. 应包含所研究疾病主要的可疑病因 若被研究的疾病未充分研究过,对其主要的病因还不了解或很模糊,设计时应包括尽量多的可疑因素(如致病因子、宿主与环境因素),否则可能会遗漏实际存在的病因,甚至是重要的病因;若被研究的疾病已有比较深入的研究,已对主要病因有所了解,在设计中也应列入全部主要病因,因为由此可以排除各自的混杂,从而探讨其相互间的作用方式,否则研究的结果不可能得到明晰的结论。

2. 应明确危险因素暴露量的标准与测定方法 如对于"吸烟",宜采用国际公认的定义。测定一些血清学的因素,如抗原、抗体、血脂等应尽量采用特异性强、灵敏度高的方法,否则易产生错误分类偏倚(简称错分偏倚)。饮食与体育锻炼等生活习惯,若不明确规定测量的方法与标准,也易产生错分偏倚与测量偏倚。对以饮食为重要危险因素的疾病,应用称量法或食物模型法比较精确地测定食物中有关成分的含量。这些标准均应根据当时当地的经济水平、生活条件、风俗习惯等,结合流行病学和社会学的知识等确定。

3. 研究慢性病时,对危险因素暴露情况调查的时间范围应较长 对慢性病进行调查的时间范围应为研究对象疾病确诊前 5~10 年,甚至更长时间,此时间段的确定应根据所研究疾病的潜伏期(潜隐期)的长短。因为病例-对照研究是"由果寻因"的研究,慢性病的发生发展需要致病因子很长时间的作用积累,如吸烟需经过大约 30 年的潜隐期才引起肺癌的发生。

（四）队列研究

队列研究的研究因素为事先确定的暴露因素,通常是某种致病因素、某种疾病的防治措施和预后影响因素。设计时应对研究因素的性质、强度、测量标准和方法以及与研究对象的接触方式等作详细描述,同时对可能存在的混杂因素及其相关情况进行综合考虑。

三、研究效应

研究因素作用于研究对象所产生的反应(response)或结果(outcome)即研究效应(effect),其大小需要采用恰当的指标来评价,相应指标即效应指标。常用来反映效应大小的指标有发病率、死亡率、治愈率、缓解率、复发率、毒副作用发生率、率比、率差、临床症状体征和实验室测定结果的改变量等。对应于效应指标,还应了解"观察指标"这一术语的基本概念。观察指标又称观察项目,是在研究中用来反映或说明研究目的的一种现象标志,可通过观察指标获得的各项资料进一步归纳出研究结果,效应指标就是基于观察指标获得的数据计算而得到的。就临床试验研究来说,观察指标是指能反映临床试验中药物有效性和安全性的观察项目。统计学中常将观察指标称为变量。

(一)选择观察指标和效应指标的原则

1. 关联性　选用的观察指标和效应指标须与临床研究要解决的问题有密切的关系,即所选用的指标与本次研究的目的有本质上的联系,这称作指标的关联性。如欲了解某药物对糖尿病患者主要微血管并发症的疗效,观察指标可以为新发或恶化的肾病和视网膜病变是否发生等,相应的效应指标就可以选择新发或恶化的肾病和视网膜病变的发生率等。

2. 有效性　包括灵敏度(sensitivity)和特异度(specificity)两个方面。灵敏度是指某研究因素存在时所选指标能反映其一定的效应;特异度是指某研究因素不存在时所选指标不显示研究效应。灵敏度高的指标能较好地显示出研究效应;特异度高的指标不易受其他因素的干扰,从而降低假阳性率。比如痰中结核分枝杆菌检出率是反映开放性肺结核疗效的特异性效应指标,结核分枝杆菌检出与否即特异性观察指标;又如铅中毒后血液中的锌卟啉浓度增高,用该指标诊断铅中毒的灵敏度较高,但锌卟啉浓度增高并不都是由铅中毒引起的,体内其他某些重金属含量的增加也可使血液中的锌卟啉浓度增高,故血液中锌卟啉浓度的特异度较低。因此,指标的选择上应兼顾灵敏度和特异度。

3. 客观性　临床实践中,观察指标和效应指标从性质上有客观指标和主观指标之分。客观指标是指那些不易受主观因素影响的并能够客观记录的指标,如体温、心率、心电图、化验数据和微生物培养结果等。主观指标是靠研究对象回答或研究者定性判断而不能客观检测记录的指标,研究对象陈述的某些症状,如疲倦、疼痛、头晕、食欲不佳、感觉好转等均为主观指标。这些指标易受研究对象和研究者的主观因素的影响,其真实性和可靠性难以保证,甚至可能出现误判。此外,有些指标虽是客观指标,但会受到主观因素的影响,如听到的心脏杂音、触诊测量的肝/脾大小等,也被称为半客观指标。因此,在临床研究中应尽量选用客观、定量的指标来反映研究效应。如果确需选用主观指标,则要尽量进行量化处理,如前所述针对"软"指标的量化处理。

4. 准确性　包括真实性和可靠性两个方面。真实性(又称准确度或效度)是指测得值与真实值的符合程度。考察真实性(validity)的基本方法是计算灵敏度(sensitivity)和特异度(specificity)。在选择指标时,要以金标准来考察其灵敏度和特异度。改进检测方法和研制新的仪器是提高指标真实性的主要途径。可靠性(又称精确度或信度)是指在相同的条件下多次研究结果的稳定程度。考察指标可靠性(reliability)的方法一般采用符合率,还可以进行 Kappa 一致性检验和相关分析。影响可靠性的因素有使用的仪器、生物学变异和个体差异,以及观察者间的测量变异和观察者自身的测量变异等。因此应选择变异小的指标以提高临床研究结果的可靠性。

(二)观察指标和效应指标的分类

1. 按性质分类　按照观察指标和效应指标的不同性质可将其分为三类。

(1)计数资料指标:将观察单位按某种属性或类别分组,然后计算各组观察单位的个数所得的资料称为计数资料(enumeration data)。每一个观察单位是以其性质为特点的,如性别、血型、民族、婚姻状况等。

(2)计量资料指标:对每个观察单位用定量的方法测定某项指标的大小,所得的资料称为计量资料(quantitative data),一般有计量单位,是以数量为特征的。计量资料又可分为连续型资料(身高、体重、血压等)和离散型资料(白细胞计数、牙齿个数等)两种。

(3)等级资料指标:将观察单位按照某种属性的不同程度分组,然后计算各组包含的观察单位的个数所得的资料,称为等级资料(ranked data),或称有序资料(ordinal data)。这类指标按其属性可归为计数资料指标,但各类别间存在序次关系。如在一项临床试验中,为了显示药物治疗效果的不同程度,有时会分为痊愈、显效、好转、无效四个等级,此类指标即可归类于等级资料指标。

2. 按目的分类　根据不同目的又可将其分为以下三类。

（1）判别性指标（discriminative index）：判别性指标常用于区分个体或群组间的健康或疾病状况。例如，用 BI 指数量表（Barthel index scale）得分来评估脑卒中患者的残疾状态（能独立行走，轻中度残疾，重度残疾）。

（2）评价性指标（evaluative index）：评价性指标常用于评价研究对象个体或不同组间接受研究因素后随时间的改变程度。例如，采用脑卒中康复运动功能评定量表（Stroke Rehabilitation Assessment of Movement, STREAM）得分来评估脑卒中患者为接受康复治疗入院时和出院时的上下肢肌肉张力和灵活性的改善程度。

（3）预测性指标（predictive index）：预测性指标主要用于预测结局或判断预后。例如，用脑卒中后 1 周的 STREAM 得分来预测患者 3 个月后的日常生活能力（activities of daily living, ADL）。

（三）指标的数量

一项临床研究中究竟要使用多少个观察指标并没有具体规定，这要根据研究工作的目的以及目前医学发展水平而定。由于人是一个复杂的有机体，患病后既有生物学上的改变，又有心理和社会学等方面的变化，效应可从主观和客观不同方面表现出来。但并非使用的指标越多越好：指标过多会出现混杂和交互作用，增加资料分析和解释的难度；指标的数量过少可能会损失信息，降低研究的质量，甚至可使整个临床研究失败。

（四）指标的测量

为了消除研究者和受试对象心理因素的影响，应尽可能地采用盲法对研究指标进行测量。要制订严格且具体的测量标准、测量方法、测量次数和测量间隔，并严格按照标准执行。如在开展干扰素等抗病毒药物治疗慢性乙型肝炎的多中心研究时，需要对患者外周血中乙型肝炎病毒（hepatitis B virus, HBV）DNA 载量进行测量，这时就必须对参与研究的各医院测量 HBV DNA 的方法、次数、间隔时间、仪器设备等作出严格和统一的规定，并予以标准化。

四、主要偏倚及其控制

偏倚（bias）指研究者取得的研究结果与真实结果之间的误差，又称系统误差。偏倚由研究对象的选择、资料的收集、观察指标与观察方式等标准不当或方法不正确所致，故偏倚可产生于整个研究过程。换言之，几乎实施研究的每个步骤均可出现偏倚。所以在一项研究的设计阶段即应高度重视偏倚的避免与质量控制，以保证研究所获结果的真实性和所得结论的可靠性。

临床科研中常见的偏倚主要有三类：选择偏倚、信息偏倚与混杂偏倚。这些偏倚及其控制方法将在第五章详述，本章不再赘述。

简言之，控制和消除偏倚是保证研究可靠性和科学性的主要手段，在科研设计时，主要应遵循临床科研的三大基本原则：设置对照、随机化和盲法观察。此三大基本原则及其系统理论和方法将分述于本章第四节。

第四节　临床研究设计的基本原则

科研设计的目的是在复杂的临床研究中，确保研究结果免受已知的或未知的非研究因素的干扰，获得真实可靠的研究结果。欲获得真实可靠的研究结果，需要遵循的研究设计基本原则主要包括设置对照、随机化和盲法观察。

一、设置对照

（一）设置对照的意义

1. 科学评价研究因素的效应或干预措施的效果　设置对照（control）是科学研究的核心思想和

基本要求,只有通过比较才能客观地鉴别研究因素或干预措施的真实效应或效果。观察性研究中的病例-对照研究中需要有病例组和对照组,队列研究中的对照组为非暴露组。在临床疗效评价研究中,接受治疗的患者病情好转不等于治疗一定有效,它可能完全是由非特异因素导致的,而与治疗无任何关系,因为没有接受任何治疗的患者也有可能好转甚至痊愈。如某些急性自限性疾病,像上呼吸道感染、甲型病毒性肝炎等,患者即使不治疗也可因疾病自然转归,症状消失而自愈。而慢性非自限性疾病,如系统性红斑狼疮,其疾病自然史也会有缓解和复发的交替过程,在用药物治疗该病时,若未设对照组,则极易将疾病的自然缓解误认为是药物的疗效。

2. 排除非研究因素对效应或疗效的影响　临床试验中,除研究因素外,研究对象的年龄、性别、性格特征、心理状况,所患疾病的类型、病程、严重程度以及护理因素等均可影响疗效,而且还有霍桑效应、安慰剂效应、潜在的未知因素的存在,这些均可能影响疗效的判断。因此,在临床试验中只有设置了对照才能够排除上述各种非研究因素对疗效的影响,才能衬托研究因素的效应,进而确定干预措施的真实效果。

3. 科学评价干预措施的毒副作用　评价药物疗效的临床试验中,部分患者出现不同程度的异常反应是常见的。只有与对照组比较才能正确地判断出上述反应究竟是疾病本身的表现,还是药物的毒副作用所致。未设对照的临床研究报告的毒副作用,其结果是缺乏科学依据的。同样,评价新型疫苗的毒副作用,设置对照也是必不可少的措施。

如前所述,设置对照是临床研究设计的基本原则之一,但对于一些临床试验,初期是为了观察试验药物在人体或目标人群中的耐受性和安全性,或者是为了探索试验药物合适的人体剂量或研究药物的作用机制等,此时一般采用仅有一个试验组的研究,也就是常说的单臂临床试验(single-arm clinical trial)。"单臂"顾名思义就是只有一个试验药物组,没有对照组,一般也不会设计盲法观察。单臂临床试验常用于新药研发的Ⅰb或Ⅱa期临床试验,例如肿瘤新药的Ⅱ期临床试验中,往往要对多个瘤种、多种剂量或用法进行探讨,目的是淘汰无效剂量、筛选敏感瘤种,以便进一步深入研究。因此,依据试验对照组的设置情况,可以将临床试验的设计类型简要分为单臂、双臂、三臂临床试验。双臂临床试验(double-arm clinical trial)即为设对照组的两组试验。三臂临床试验(three-arm clinical trial)是指临床试验有一个实验组、一个阳性对照组、一个安慰剂对照组。这里的"阳性对照"是一个专业表述,即一种干预方法,比如一种药物、疗法或医疗器械。阳性对照组采用的干预方法的有效性是已经明确的,可以理解为"目前已有的标准治疗方法或药物"。这种对照可以进一步说明新疗法的有效性。

设置对照的重要性不言而喻,然而在我国临床科研中,至今尚有人对此认识不够。阅读医学文献不难发现,临床医学研究论著中仍存在设置对照组不当,或应设置对照而未设置对照的问题。

(二)设置对照组的方式

不同类型的临床研究,设置对照组的方式不同。下面按实验性研究和非实验性研究两类进行阐述。

1. 实验性研究　临床科研中,实验性研究主要为临床试验。临床试验是临床科研中最多见的研究类型之一,其常设的对照有以下几种。

(1)随机对照(randomized control):按严格规范的随机化方法将研究对象分配至试验组和对照组,以此方法设置的对照类型即为随机对照。试验组给予被评价的治疗措施,对照组给予原有的治疗措施、标准疗法或安慰剂等。

随机对照试验研究是评价干预措施效果研究中科学性最强、论证强度最高的一种。随机对照的优点从理论上讲是可使试验组和对照组的研究对象除了研究因素以外的其他各因素,如年龄、性别、病情轻重和其他一些未知因素在两组间具有最佳的均衡可比性。由此,若样本量足够,在研究对象选择、结果观察中又无明显的偏倚,则两组的疗效差异可归为治疗措施(研究因素)不同所致,所获结果令人信服。设置随机对照的缺点是研究对象有时不配合,会导致依从性降低,而且对于有些药物或疾病的研究还可能涉及伦理方面的争议。

对一些慢性病或少见病的随机对照研究,需多家单位联合进行多中心协作研究,制订统一的设计方案,将研究对象进行统一编号后随机分配到试验组与对照组,多中心协作研究应保证每个单位均有一定数量、比例相当的试验组与对照组成员。上述均指以个体为单位的随机分组。对于多中心协作研究,若中心数足够,也可考虑采用群组随机对照试验(cluster-randomized controlled trial)设计,即以"中心"为单位随机分组。需要注意的是,群组随机对照试验一般需要的样本量比以个体为单位的一般随机对照试验要大得多;此外,群组随机对照试验的准备和组织实施以及统计分析也更为复杂。

(2)非随机对照(non-randomized control):是指未按照严格规范的随机化方法选择的对照类型。

非随机对照常见的方式有以下3种:①按医生或患者的意愿分配。研究者将愿意接受新疗法的患者列入试验组,不愿意的列入对照组;或者将病情适合于新疗法的列入试验组,其余的为对照组。②在多中心临床试验中,未采用群组随机对照试验设计,或因中心数不足,无法采用群组随机对照试验时,按不同医院进行分组而设置对照。比如,一所医院作为对照组,依然实施现行疗法;而另一所医院作为试验组,采用新疗法。③为了方便,研究者临时随意指定或患者随便进入任一组。

此类分配方式虽较简便易行,甚至易出现研究者所期望的"阳性"结果,但将使两组间的人口学和临床特征等不均衡,甚至有显著差异,意味着影响疗效的非研究因素在两组间不可比,由此难以判定两组间的疗效差异是治疗措施(研究因素)不同造成的,还是非研究因素存在差异引起的。

关于如何处理非随机研究的问题,在后文"非随机研究的组间均衡"中还将讨论。

(3)自身对照(self control):自身对照可在口腔科、眼科、皮肤科等科室进行。如治疗银屑病外用药的临床试验,可随机选一侧病变作为试验组,另一侧作为对照组。再比如,比较两种防龋涂料防龋效果的临床对照研究,设计左、右侧牙互为对照。此种随机自身对照为随机对照的一种特殊方式,仅针对可引起机体产生2个及其以上且较对称部位病变的疾病。

自身前后对照是自身对照的另一种形式,是将一组受试对象治疗前、后的效果进行比较,或是分为前、后两个阶段,分别施加不同的干预措施,然后比较两个阶段的疗效差异。在前一阶段结束后应有一段时间间隔,以避免前一阶段的干预效应对后一阶段的干预效应产生影响。自身前后对照的优点是可以消除研究对象自身影响药物疗效的各种内环境因素的差异,而且节省样本量。缺点是不适用于有自愈倾向的疾病,难以保证前、后两个阶段的病情完全一致。

(4)交叉对照(cross-over control):交叉对照也为随机对照的特殊方式,适用于一些慢性经过、病情在短期内变化不大的疾病,如高血压、冠心病和支气管哮喘等的非根治性治疗研究。研究仍将研究对象随机分为试验组与对照组,但整个研究分成两个阶段:第一阶段为试验组的病例在第二阶段应作为对照组,第一阶段为对照组的病例则相反。由此,同一个患者既可作为试验组成员,又可作为对照组成员。由此可见,交叉对照设计是将自身比较和组间比较的设计思路综合应用的一种设计方法,它可以较好地控制个体间的差异,节省样本量,又可使两组的均衡性、可比性更好。

采用交叉对照设计必须满足两个前提:第一,第一阶段与第二阶段之间应有一个间歇期,在此期间,对第一阶段的试验组所实施的新治疗措施的作用或对对照组所实施的标准措施(或给予安慰剂)的作用在所有研究对象的体内应完全消除,即治疗作用应在间歇期内完全被"洗脱",故间歇期又谓"洗脱期"。而且此"洗脱期"不能太长,一般不超过2周。第二,第二阶段开始前,两组病例的基本情况应与第一阶段开始时完全一样。只有符合这两条,才能进行交叉对照的设计,否则将会产生偏倚。

(5)历史对照(historical control):将一组患者作为试验组接受一种新疗法,然后与过去某个时间用某种方法治疗的同类型患者作为对照组进行比较。这是一种非随机、非同期的对照研究,对照组患者的资料可来自文献和医院病历资料。历史对照比较方便,可以缩小研究样本,节省人力、物力,且易被患者接受,避免违背医德和伦理。但该方法产生的偏倚通常较大,弊病多:一是不少文献资料缺乏研究对象有关特征的记载,有的医院病历资料残缺不全,难以判断对比的两组是否可比;二是由于科学进步的日新月异、诊断手段的改进,一些轻型或不典型患者得到早期诊断,再加上护理技术的进步,使得对比两组疗效上的差别并不能完全反映不同疗法的差异。所以,有人认为至少应符合以下条件才能使用历史对照:①必须曾是前不久的临床研究的研究对象,且具有本次试验组所具备的条件;②患者的主要特征应与本次试验组的基本相同;③应与本次试验在同一机构,由同一批医生进行;④诊断标准、纳入标准、疗效评价指标与方法等应与本次试验完全相同。在特殊情况下,如对一些预后极差的疾病,采用历史对照还是有一定说服力的。

2. 非实验性研究　临床研究中非实验性研究占相当大的比例。因其研究对象不能随机分配,故设置对照的方式和实验性研究有别。非实验性研究主要有以下3种(其对照的选择将在有关章节详细介绍,在此仅论述和设计有关的问题)。

(1)诊断试验研究:属于观察性研究,对研究对象以诊断金标准作出诊断并分组,金标准确诊为患被研究疾病者列入病例组,未患该病者列入对照组。

(2)病例-对照研究:其对照组与临床试验的不同在于研究对象不能被随机分配;而与诊断试验研究的不同在于,该研究的对照可以是未发生研究疾病或事件的其他各种疾病或事件的患者(而且包括的病种愈多愈好,可防止选择偏倚),也可以为未发生任何疾病或事件的健康人。理论上对照组应与病例组具有可比性。

此外,病例-对照研究的对照选择还应特别注意:①不应将发生与研究因素有关的其他疾病或事件的患者作为对照。如在研究吸烟与肺癌的关系时,不能将与吸烟有关的疾病(支气管炎、冠心病等)的患者作为对照,否则会低估吸烟与肺癌之间的关系,产生假阴性的结果。②不应将有意不暴露或有意排除可疑病因的疾病或事件的患者作为对照。如在研究咖啡与冠心病的关系时,对照组若纳入许多胃肠道疾病患者,由此产生的结果会高估咖啡与冠心病之间的相关关系,甚至造成假阳性的联系,这是由于这些胃肠道疾病患者可能因为需要避免胃肠受刺激而不喝或少喝咖啡。

(3)队列研究:其对照的选择主要有以下3种方法。

1)内对照:暴露组与对照组均在同一研究人群中。如关于"冠状动脉搭桥术能否降低病死率"的一项研究,将研究地区经冠脉造影确诊为冠心病、冠脉狭窄的全部患者作为研究对象,接受过搭桥术的患者为暴露组,其余为对照组。

2)外对照:暴露组与对照组不在同一研究人群中。因为某些情况下,如对职业病的研究,研究人群中的非暴露者不适合作为对照,应在其他人群中选择对照。

3)一般人群对照:是另一种外对照形式,是将研究对象所在地区整个普通人群作为对照。此类对照应注意其与暴露组在主要特征方面可比。

二、随机化

临床研究设计在进行分组时,应使非研究因素(包括已知的与未知的)在组间均衡可比,以保证研究结论真实可靠。在实际工作中若要完全做到有一定的困难,但为保证研究的科学性,应尽力按此原则进行。

为保证组间的均衡可比,最佳方法是在实验性研究时将研究对象作随机化分配,在观察性研究时使用配比法,以保证配比因素的均衡可比。当无法或无条件进行随机研究时,应尽力控制非随机所致的选择偏倚和混杂偏倚,提高科学性。

故本部分重点讨论随机化分配和非随机研究保持组间均衡的措施。

(一)随机化的意义

随机化(randomization)是临床研究的重要方法和基本原则之一。在临床研究设计中,随机化有两层含义:一为随机抽样,二为随机分组。

随机抽样(random sampling)是指在目标人群中按照随机化方法,将研究对象从目标人群中抽取出来。采用随机抽样的方法可以使目标人群中的每一个个体都有同等的机会被选作研究对象。在临床研究中,由于人力、物力和财力以及时间的限制,不可能把全部目标人群都作为研究对象纳入研究中,只能按照设计的要求,选择一定时期和数量的样本作为研究对象。为了保证样本对总体患者有代表性,采用随机化的抽样方法是主要的手段。由于不同研究人群的特征分布可能存在差异,因此,基于多中心研究的随机化抽样可以更好地保证样本对总体的代表性。

随机分组(random allocation)即应用随机化方法将研究对象予以分组的方法,使纳入研究的每一个个体都有同等的机会进入试验组或对照组。这样就能使组间的若干已知的或未知的影响因素达到基本均衡的水平,能被测量的和不能被测量的因素的分布基本相同,提高了各组间的可比性。未经随机分组而设置的对照组的论证强度往往受到质疑。随机分组除提高组间的可比性外,还具有控制研究人员(医生)与研究对象的倾向性作用,同时符合统计学要求,因为许多统计学处理方法均建立在随机化基础上;再有,随机分组可评估研究的随机误差大小。因此,随机分组能够有效保证研究的可靠性和科学性。

随机分组绝不是"随意"或"随便"的分组,其有特定的含义与具体的实施办法。以下主要讨论常用的随机分组的方法。

(二) 常用的随机分组方法

1. 简单随机化　简单随机化(simple randomization)又称单纯随机化。此类随机化的具体方法有多种。最简单的为抽签、抛硬币或掷骰子,但若样本量大,工作量会相当大,有时甚至难以做到。故最常用的是按随机数字表数字进行分配,目前可用计算机进行,常应用于大样本研究,可采用有关软件经随机数发生器产生随机数。

简单随机化法比较简单易行,样本量超过 100 时较为适用。但应注意:①各组间分配的样本数常不相等,需再按随机化原则进行调整;②样本量小于 100 时,分配到两组的研究对象的某些主要特征仍可能不均衡,此时宜选用分层随机法;③即便样本量超过 100,两组间有时也可能不均衡,因此分析时仍需作均衡性检验;④多中心研究时,使用简单随机化法很可能使各医院的两组间患者数不等,甚至相差悬殊,因而产生偏倚。为此,多中心协作研究宜用分层随机化法或区组随机化法。

此外,有些研究者为了方便,选择按患者的生日、就诊日期、住院号、就诊号等的奇、偶数进行分组。这称为半随机法或不完全随机法,实际上不是随机化方法。这种方法虽易实施,但可能发生选择偏倚;若研究人员有倾向性、质量监督不严格、方法不统一,偏倚会更大。因此此法应谨慎使用。

2. 系统随机化　系统随机化(systematic randomization)又称机械随机化(mechanical randomization)。系统随机化法是将源人群按某种与调查指标无关的特征(如门牌号、出生日期、住院号或门诊号)顺序给各个体编号,依此编号,随机地抽取一编号("抽样起点")作为第一个研究个体,此后则机械地每间隔某数量依次抽取一个个体,在满足纳入和排除标准,并取得知情同意的情况下,依序分配在试验组或对照组。

系统随机化法简便易行,样本中的个体在源人群内均匀分布,代表性较好。但分组抽样的起点必须随机选择,若使用不当,则容易产生偏倚。

3. 分层随机化　分层随机化(stratified randomization)是先在研究对象的主要特征中,选出几个(常为 2~3 个)对治疗效果(或研究因素)影响较大的特征,即可能产生混杂作用的某些因素,如性别、年龄、病情、临床类型等,然后按这些特征将样本分成若干层,再在各层内分别进行单纯随机分组。

分层随机分组有其优点,主要为:在样本较小(如样本量<100)时,将影响疗效的主要因素作为分层的指标,可使这些因素在组间保持均衡。故该随机化方法所需样本量小而效率高,研究者乐于应用。

但应注意,分层需要遵守最小化的原则,不能过细,层次不能过多,一般 2~3 个主层比较合适,否则应增加样本量,以避免造成分层后各组的样本量太少的不利局面。

4. 区组随机化　区组随机化(blocked randomization)是将研究对象先分成例数(一般 4 例或 6 例)相等的若干区组,然后在区组内按单纯随机化法进行分组。这种方法能保证区组内和区组间的病例数相等,便于进行期中分析和临时停止试验,不会因为两组例数相差太大而导致偏倚。如果已知研究对象在某些特征的分布上更趋向于一致,区组随机分组有利于保持组间的可比性。比如,若疾病的严重程度有明显的时间性或季节性,则轻、重症病例进入研究的时间可能相对集中于不同的时间段。如果用简单随机化方法分组,在研究的最早阶段,两组例数相等的机会很少,这样有可能使重症(或轻症)患者较多地被分配至某一组别,造成组间轻、重症患者的构成不同。按区组随机化分配病例有可能克服这一缺陷,这是由于同一区组的病例总是在相对集中的时间被纳入研究,他们同属于重症或轻症,而任一区组的分配结束时,两组例数又总是相等。因此,即使在研究过程的任一时点终止,在疾病的严重程度(或其他特征)有明显的时间性或季节性的情况下,组间轻、重症患者的构成(或其他特征的构成)也总是十分接近。

区组随机分组适用于研究单位比较分散或多中心研究。其对研究样本量要求不高,但每个区组内的例数不能过多。

5. 整群随机化   整群随机化(cluster randomization)是指以群组为单位进行随机分组,群组可以是一个病房、一个病区、一个医院。样本群组内所有成员,凡基于纳入和排除标准纳入的研究对象均作为相应组别的研究对象。整群随机化以整个群组为单位进行分组,简易方便,且可以避免干预因素的"沾染(contamination)"问题。但相同条件下,其抽样误差较大,故在临床试验中较少采用。

(三) 随机化分配隐藏

在随机分配受试对象的过程中,受试对象和选择合格受试对象的研究人员均不能预先知道受试者的分配方案,这称为随机化分配隐藏(allocation concealment)。分配隐藏程序使得研究人员(临床医生)和受试者不知道下一例的分组情况。分配隐藏和序列生成是不同的概念,正规的分配隐藏是严格执行某一随机分配序列而预先不知道所分配的治疗方案的保障。

上述已指出,随机化分配的作用之一是为控制研究人员(医生)与研究对象的倾向性偏倚。随机化分配的隐藏和随机化分配同样重要,若分配隐藏不当,其顺序泄露,则达不到控制偏倚的预期目的。有研究发现,与分配方案隐藏完善的试验相比,未隐藏分配方案或分配方案隐藏不完善的试验可夸大治疗效果达30%以上。

进行随机分配方案的隐藏,首先要求产生随机分配序列和确定受试对象合格性的研究人员不应该是同一个人;其次,如果可能,产生和保存随机分配序列的人员最好是不参与试验的人员。

随机化分配隐藏常用的方法为信封法和编码容器法,条件允许时也可采用中心随机化系统。①信封法:产生的随机分配序列被放入按顺序编码、密封、不透光的信封中,当研究人员确定受试对象的合格性后,按顺序拆开信封并将受试对象分配入相应的组别。②编码容器法:根据产生的随机分配序列,将药物放入外形、大小相同并按顺序编码的容器中。研究人员确定受试对象的合格性并将其名字写在容器上,然后将药物发给受试对象。③中心随机化系统:在条件允许的情况下,也可用中心随机化系统,即当研究人员确定受试对象的合格性后,通过电话通知中心随机化系统,中心随机化系统记录下该受试对象的基本情况后即通知研究人员该受试对象的入组情况。

(四) 非随机研究的组间均衡

临床科研中,非随机研究占一定比例。概括起来,非随机研究可分为两类:第一类为观察性研究,研究对象不能进行随机分配;第二类为无法进行随机化的研究。第二类的情况较复杂,归纳原因有3个方面:首先,在某些临床情况下,无法进行随机化研究,如随机化有悖于伦理、中医给予个体化诊疗等,则非随机研究是唯一的选择。其次,随机化研究所需条件严格,花费多和耗时长,不易开展。最后,随机对照研究如同目前其他任何科学研究一样,也存在局限性,和正常医疗实践不同,其研究对象的选择、资料收集的方法等均受到严格的限制,均非自然状态,因此得出的结论不能完全适用于复杂的临床实际,尚需其他类型的研究作补充,所以不能将非随机研究一概摒弃。

为增加非随机研究结果的可靠性和科学性,应尽量保持研究各组之间的均衡可比性。其主要措施如下。

1. 限制　限制（restriction）是指在研究设计时针对某些潜在的混杂因素，通过研究对象的入选标准予以限制。例如，在使用夜灯与发生近视关系的研究中，考虑父母近视为潜在的混杂因素，可以限定只选取父母不近视者为对象进行研究。在一项研究中，针对可能的混杂因素对研究对象的入选标准予以限制后，可能得到同质的研究对象，提高可比性，排除该因素的干扰，避免其导致的混杂作用。但这种方法会影响研究结果的代表性，使研究结果外推至一般人群时受限。

2. 匹配　匹配（matching）也称之为配比，是指在选择对照时，针对一个或多个潜在的混杂因素，使对照与匹配的病例（暴露者或干预对象）在这些因素上相同或相近，从而消除这些混杂因素（匹配因素）对研究结果的影响，这是观察性研究保证组间均衡的重要手段，目的是进行组间比较时排除匹配因素的干扰。对于病例-对照研究，可按病例的某些主要特征选择相应的对照匹配；对于队列研究，则按暴露组成员的特征选择对照。在临床研究中，通过匹配设计，可使试验组与对照组在可能影响研究结果的匹配因素上保持一致，将有效提高组间均衡性。

匹配设计时应注意：①选择需要匹配的特征（匹配条件）不能过多，一般 2~4 个，常见用于匹配的条件如性别、年龄、职业、民族、入院日期、病情、病程等。若匹配的特征过多，则合适的对照不易筛选，势必会降低研究效率，且易产生匹配过度（over matching）的问题。②选择的匹配条件中不能含有被研究的因素，否则此因素无法被研究，因为它在两组间的暴露率（发生率）相同。

此外，有些学者认为，匹配可能导致丧失某些信息，因为除了作为匹配条件的因素不能被研究外，与匹配条件密切相关的一些因素也受到一定影响，不能被全面而确切地研究。

诊断试验虽也有病例组与对照组，但其研究对象包括高度怀疑患所研究疾病且不易鉴别的患者，其研究目的是评价某种诊断方法鉴别真正患者的能力，因此不需病例组与对照组在主要特征方面均衡一致，实际上也不可能一致。

倾向性评分匹配法（propensity score matching，PSM）是目前医学研究处理混杂偏倚的一大热门方法。倾向性评分（propensity score，PS）这一概念由 Rosenbaum 和 Rubin 在 1983 年首次提出，其基本原理是"降维"，即用一个倾向性评分来概括多个协变量（即前述混杂变量）的影响并整合成为一个综合的分数。倾向性评分可定义为：在给定一组协变量的条件下，根据已知协变量的取值（X_i）而计算的第 i 个个体分入观察组的条件概率。倾向性评分匹配法是倾向性评分应用的一个方面，是利用统计学模型依据研究对象的特征（已知协变量的取值）计算每个个体的倾向性得分，并根据试验组（病例组）和对照组中每个个体的得分（相同或相近）进行匹配，以使试验组和对照组之间基线各特征变量的分布均衡，使得不同组之间混杂因素的不均衡性对研究结果的干扰被抵消，从而削弱或平衡协变量对效应估计的影响，达到"类随机化"的效果，故该方法又称为事后随机化。倾向性评分的其他应用请参阅相关文献。

3. 均衡性检验与分层分析　在进行资料处理时，首先要进行均衡性检验，比较组间的年龄、性别、临床特点等非研究因素是否均衡可比。如果均衡性检验提示组间差异有统计学意义，如 $P<0.05$，则认为组间不可比或称为不均衡。此时，应根据主要影响疗效、预后或其他结局的因素进行分层分析，如各层均衡可比，则可进一步分析研究因素的效应。否则研究结果的推论要谨慎，要进一步分析两组不均衡的程度和对研究结果的影响作用大小。

4. 多因素分析　非随机研究若存在组间非研究因素分布的不均衡，则可能导致存在混杂偏倚的结果，资料分析时应用相关的统计分析方法，识别、分析存在的混杂偏倚并测定其大小，采用多因素分析校正混杂偏倚，是控制混杂偏倚的重要措施之一。

三、盲法观察

（一）盲法的意义

临床研究需收集的很多资料常是通过询问病史、观察患者反应、测定一些指标获得的，因此，会出现信息偏倚问题。尤其在研究者、医生、患者、检验人员等有倾向性时，更易产生此种偏倚。研究者希望自己的研究取得阳性结果。如研究一种镇痛药,期望患者的疼痛减轻或消失,所以在询问患者时会自觉或不自觉地暗示患者;而患者为迎合医生,或知晓此药为镇痛药,可能有意或无意地反映"疼痛减轻了"。再如,当进行吸烟与肺癌关系的病例-对照研究时,研究者已知肺癌与吸烟有关,在询问吸烟情况时,对患者问得较详细,甚至进行暗示与诱导;而询问对照组的研究对象时则可能只是简略地询问。在进行诊断试验研究时,检验人员若已知被检标本是患者的,判断结果则可能倾向于阳性的考虑,若出现阴性也欲重复检测,设法取得阳性结果。凡此种种,均可由于研究人员与研究对象的主观心理作用而出现不真实的结果。因此,为避免此种偏倚,应实行盲法。所谓盲法(blinding),是指观察者(observer/data collector)和/或受试者(subject)和/或资料分析者(analyst)在实验性研究中不知道受试研究对象所属的组别,或在非实验研究中不知道受试者来自的人群,以消除研究者和研究对象主观心理因素的影响,确保观察的客观性。为避免"盲"这个字的含义所带来的混淆,部分作者将盲法称为"掩饰(masking)"。

（二）盲法的分类

根据盲法的程度,盲法又可分为单盲法、双盲法、三盲法和非盲法(开放试验),见表3-1。

表 3-1　临床试验的盲法分类

类别	受试者 (subject)	观察者 (observer/data collector)	资料分析者 (analyst)
单盲法	+		
双盲法	+	+	
三盲法	+	+	+
开放试验			

注:+为不知研究对象的分组情况和接受/给予的处理措施。

1. **单盲法(single blinding)**　研究对象不知自己所接受的措施的性质,不知自己被分配在试验组还是对照组,而收集资料的研究人员清楚。这种盲法的优点是研究者可以更好地观察了解研究对象,必要时可以及时处理研究对象可能发生的意外问题,使研究对象的安全得到保障。缺点是避免不了研究者方面所带来的测量偏倚,无法控制研究者的倾向性。

2. **双盲法(double blinding)**　研究对象与观察者均不知道研究对象的分组情况,仅研究主持者或研究主持者指定的人员知道,即需要有第三方来负责安排、控制整个试验。

双盲法比较复杂,设计应周密。若为药物临床试验,应制备大小、形状、颜色甚至味道相同的安慰剂或对照药物。实施时应随机化分配隐藏,并制定一套严格的管理与监督措施,既保证研究按步骤顺利进行,防止泄露分组密码,同时还应注意观察患者的病情。一旦研究对象在试验过程中发生事先未预料到的意外反应,需要采取紧急医疗措施时,负责此项试验研究的第三方若不能及时查明此受试对象所在的组别,将耽误治疗和抢救时机。

双盲法能充分保证研究结果不受观察者与患者(受试对象)心理因素的影响,但要求的条件严格,在有些研究(如外科手术)中较难实行。然而,此法科学性强,应尽可能采用。

3. **三盲法(triple blinding)**　研究对象、观察者与资料分析者均不知道研究对象的分组和处理情况,仅研究者委托的第三方人员掌握着密码编号,直至试验结束、结果统计分析完毕才予以揭盲。有学者提出,在论文报告初稿撰写完成后再揭盲、公布干预内容,则更为严谨,更能体现三盲设计的优点。

三盲法的效果与双盲法类似,且可进一步避免研究者在统计分析结果时可能出现的倾向性,使分析结论更客观。从理论上讲,这种设计可以完全消除各方面的主观因素的影响,但在临床实施过程中非常复杂、困难,有时难以实现,即理想化的实验设计方法虽然有高度的科学性,但缺乏实际的可行性。因此,实际工作中要兼顾科学性和可行性。

4. 开放试验(open trial)　与上述盲法相对应的是非盲法,又称开放试验,即研究对象和研究者均知道分组情况和所接受/给予的处理措施,试验公开进行。某些临床试验仅能采用这种方法,如大多数关于外科手术治疗、行为疗法或功能训练的临床试验。该类型的设计多适用于有客观观察指标且难以实现盲法的试验研究,例如,评价改变生活习惯(包括饮食、锻炼、吸烟)等干预措施的效果的研究。此类研究应尽可能以客观的健康或疾病指标为结局观察指标。采用非盲法可以使研究者更安全、更周到地作出决策,例如患者是否需要继续治疗,药物是否需要增减,是否需要联合使用其他药物等,从而使研究中的医疗决策更灵活,更符合医学伦理。其优点是易于设计和实施,研究者了解分组情况,便于对研究对象出现的意外及时作出处理。其主要缺点是容易产生信息偏倚。研究对象陈述的症状、药物副作用、同时使用的药物等都带有主观性,偏倚的影响难以避免。患者有时会自觉或不自觉地夸大疗效,或者因为认为没有得到新药、"好药"的治疗,或对疗效不满意,而要求退出试验,影响结果判断的可靠性。另外,如果研究者主观希望试验得到阳性的结果,故意将轻型患者分配到治疗组,也会夸大新药的治疗效果。

(三)临床研究中主要研究类型的盲法设计

1. 临床试验　可视情况采用单盲法或双盲法。对于那些主要根据患者主观感受判断疗效结果的试验,应该使用单盲法;对于那些主要由观察者根据受试者主诉判断试验效果的试验,应使用双盲法。

2. 诊断试验　也应实行盲法。应用被评价的诊断方法检查患者或测定患者标本时,实验操作者应不知道金标准检查的结果。

3. 病例-对照研究　询问病史、收集资料应由不了解分组情况的调查员进行。检测标本、整理和分析资料时也应采用盲法。

4. 队列研究　随访研究对象应由不了解分组情况的人员进行。对检测研究对象标本的实验室检测人员和整理、分析资料的人员,应实行盲法。

(孙业桓)

思考题

1. 什么是研究对象的依从性?如何提高研究对象的依从性?
2. 临床研究设计的科学性主要体现在哪几个方面?
3. 临床研究设计的基本原则有哪些?

第四章
临床研究方法学概述

临床研究包括病因、诊断、治疗及预后等诸多方面的问题,研究方法常涉及描述性研究、分析性研究、实验性研究、理论研究及系统综述等。本章主要对临床常见原始研究的流行病学方法进行概述,重点介绍各种常见方法的概念、分类、基本原理、特征和用途。有关诊断试验评价、系统综述等研究方法,将在本书其他章节作介绍。

第一节 描述性研究

描述性研究(descriptive study)是指利用已有资料(如各种临床积累的资料)或专门调查的资料(包括实验室检查结果),按不同地区、不同时间、不同人群特征分组,将疾病、健康状态以及暴露因素的分布情况真实地描述出来,通过比较疾病或健康状态分布差异,为进一步研究提供线索或防治策略的设想。

描述性研究主要包括病例报告、病例系列分析、现况研究、纵向研究及生态学研究等。

一、病例报告与病例系列分析

病例报告(case report)是针对临床上罕见的单个病例或少数病例(一般10例以下)进行研究的一种形式,通常是对罕见疾病的病情、诊断、治疗发生的特殊情况、经验教训等进行较为详尽的临床报告。病例报告常是识别新的疾病、不常见表现或暴露不良反应的第一线索,也常是监测临床上罕见事件的重要手段。病例系列分析(case series analysis)与病例报告相似,但病例报告较多,多在10例以上,是指将这些相同疾病的临床资料进行整理、分析、总结,用来评估疾病的诊断、预防、治疗效果或者疾病进程规律等。

(一)原理

病例报告和病例系列分析均是从新发现的"异常"(如频率、分布、临床表现、实验室检查及治疗反应等)病例中通过描述、分析,总结可能存在的规律及原因,为进一步研究提供线索。

(二)特征

病例报告和病例系列分析的特点:①快,尤其是病例报告,1例或者几例就可报告;②粗,病例报告和病例系列分析的结果重在描述,较为粗糙。

(三)用途

病例报告和病例系列分析是发现和研究新发病例、罕见病例及药物不良反应等的重要方式。由于病例报告是高度选择的研究对象,易于产生选择偏倚,其结果大多可以为后续临床研究提供线索。病例系列研究分析的样本量较病例报告有所增加,但由于缺乏对照,所得结论仍具有一定的局限性。

二、现况研究

现况研究(cross-sectional study)是对某一特定时间、特定范围内的人群的疾病、健康状态及相关因素的分布情况进行调查和分析,以了解疾病或健康问题在该人群、该时点的"存在"状态。从时间上而言,现况研究通常收集的是特定的时间断面的资料,故又称为横断面研究。从观察指标而言,现况研究常用患病率来描述,故又称患病率研究(prevalence study)。

(一)原理

现况研究是依照事先设计,采用普查或抽样调查的方法收集特定时间内、特定人群中,疾病、健康状况及相关因素的资料,描述和比较疾病或健康状况在不同特征人群中的分布情况以及某些因素与疾病之间的关联。

(二)特征

现况研究的主要特征:①以观察为主要研究手段,通过收集、描述和比较相关数据,所得结论往往只能提供病因线索。②一般不需要设立对照组,仅对人群疾病或健康状态进行客观描述。涉及暴露和疾病的因果关系推断时,因疾病或健康状况的资料与某些因素或特征的资料在调查中是同时得到的,有时难以判断因素与结局的先后顺序,因此难以得出因果关系的结论。③描述性研究虽然未设置同期外对照组,但可在群体内不同特征的人群间进行分组比较,或进行不同变量之间关系分析,有助于发现危险因素的线索。④病程长的病例较易于被抽到作为受试对象,而且常以当前的暴露(特征)代替或估计过去的情况,因此可能存在一定的选择偏倚和信息偏倚。

(三)用途

现况研究主要描述疾病或健康状态在人群中的分布、特征及其规律,可以为危险因素的发现、高危人群的确定、疾病防治策略的提出、卫生政策的制定与评估等提供基础信息。

三、纵向研究

纵向研究又称随访研究,是通过对一组人群定期随访,观察疾病或某些特征在该人群及个体中随着时间的变化而动态变化的情况。与现况研究不同,纵向研究可以对研究对象多个时点进行连续观察,例如追踪观察某一类人群中乙型肝炎表面抗原(HBsAg)携带率随时间变化的情况。

(一)原理

纵向研究(longitudinal study)是在不同时点对同一人群的疾病、健康状况和某些因素进行调查,以了解这些因素随时间的变化情况。该研究在时间上是前瞻性的,在性质上是描述性的,可以将其看作对若干次现况研究结果的分析。有关疾病的临床特征的动态变化研究大多属此类型。

(二)特征

纵向研究的最大特点就是能观察到各变量(因和果)随时间的动态变化,能展现某些暴露和结局之间的时间先后顺序。因此,在病因研究中,纵向研究结果较一般的横断面研究结果更有说服力。

(三)用途

如果临床医生善于收集资料,那他们较易于得到这类资料,如年度体检资料、随诊患者的资料等。纵向研究可以用于了解疾病的自然史;为疾病病因研究提供线索及病因假设;也可用来研究疾病的发生和发展趋势,估计预后。

四、生态学研究

生态学研究(ecological study)是描述性流行病学研究的一种,以群体为观察单位,测量观察群体的暴露和疾病信息,分析暴露因素与疾病之间的关系,为病因研究提供线索。

(一)原理

在生态学研究中,如果同一时间不同观察单位间的暴露和疾病之间存在相关性,或者同一观察单位不同时间的暴露和疾病之间存在相关性,就认为暴露和疾病之间可能存在因果关系,前者称为生态比较研究(ecological comparison study),后者称为生态趋势研究(ecological trend study)。

(二)特征

生态学研究的观察和分析单位是群体而不是个体,暴露和疾病的测量是所有个体的平均水平,暴露与疾病之间的联系是群体的联系,不能反映个体水平的联系。正因为如此,生态学研究具有如下明显特征。①易于实施：一般有现成的资料可以利用，如某年某地的烟草消耗量、药品消耗量及某病的发病率或死亡率等；②易于出现生态学谬误（ecological fallacy）：由于测量的不是个体水平的联系，加之有时还可能使用暴露和疾病的替代测量指标（如使用酒精税收数据而不是酒精消耗数据，使用死亡率而不是发病率），在分析中常常缺乏控制混杂的资料等情况，结果的真实性可能受到一定影响。

（三）用途

生态学研究主要用于获得病因线索，形成病因假设，对于检验暴露与疾病之间的联系相对容易并且花费低，但难以确定暴露和疾病的因果关系。如果通过生态学研究发现了某种可能的联系，仍需利用更可靠的研究设计对其进行更严格的检验。

第二节 分析性研究

一、队列研究

队列研究（cohort study）是将人群按是否暴露于某可疑因素或其暴露程度分为不同的亚组，追踪各自的结局，通过比较不同亚组之间结局的差异，从而判定暴露因素与结局之间有无因果关联及关联强度大小的一种观察性研究方法。这里观察的结局主要是与暴露因素可能有关的结局。流行病学中的队列是指一个特定的研究人群，一般有两种情况：一种是指特定时期内出生的一组人群，称为出生队列（birth cohort）；另一种是泛指具有共同特征或暴露经历的一组人群，如某个时期在某医院做了某种手术的人群或吸烟的人群等。

（一）原理

队列研究的基本原理是首先在一个特定人群中选择所需的研究对象，根据目前或过去某个时期是否暴露于某个待研究的因素或其不同的暴露水平而将研究对象分成不同的组，如暴露组和非暴露组、高剂量暴露组和低剂量暴露组等，然后随访观察一段时间，检查并记录各组人群待研究的预期结局的发生情况（如疾病、死亡或其他健康状况），比较各组结局的发生率，从而评价和检验暴露与结局的关系。如果暴露组某结局的发生率明显高于（或低于）非暴露组，且研究中无明显偏倚，则可推测暴露与结局之间可能存在因果关系。在队列研究中，研究对象在基线时必须是没有出现但有可能出现研究结局的人群。暴露组与非暴露组要具有可比性，非暴露组应该是除了未暴露于某研究因素之外，其余各方面都尽可能与暴露组相同的一组人群。

队列研究依据研究对象进入队列的时间以及观察终止时间的不同分为前瞻性队列研究、历史性队列研究和双向性队列研究。如果研究对象在研究开始时依据是否暴露或者不同暴露水平进行分组，此时研究结局尚未出现，需随访观察一段合理的时间后，结局在未来的某一时刻发生，这种设计称为前瞻性队列研究（prospective cohort study）。如果是根据过去某个时期是否暴露于某个待研究的危险因素而将人群分组，研究开始时研究结局已经出现，这种设计称为历史性队列研究（historical cohort study）。如果在历史性队列研究的基础上，还需要前瞻性地观察一段时间（由于历史太短，短于某暴露的诱导期，或观察人时不够等原因），这种设计类型称为双向性队列研究（ambispective cohort study）。不同类型队列研究的原理如图 4-1 所示。

（二）特征

队列研究具有以下基本特征。①属于观察法：队列研究中的暴露不是人为给予的，不是随机分配的，而是在研究之前就已客观存在的，这是队列研究区别于实验性研究的一个重要方面；②设立对照组：队列研究必须设立对照组以进行比较，对照组的设立使之有别于描述流行病学而成为分析流行学的共同特点之一；③由"因"及"果"：在队列研究中，一开始（疾病发生之前）就确立了研究对象的暴露状况，而后探求暴露因素与疾病的关系，即先有"因"，再前瞻性观察以究其"果"；④检验暴露与

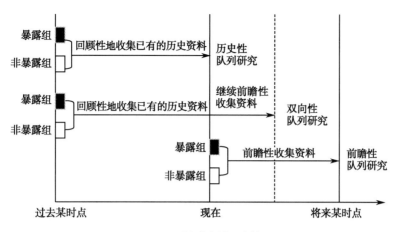

图 4-1　不同类型队列研究的原理

结局因果关系的能力较强：由于可疑暴露在前，结局发生在后，因果关系的时间顺序是合理的，加之能准确计算出结局的发生率，估计暴露人群发生某结局的危险程度，因而判断因果关系的能力较强。

（三）用途

1. 检验病因假设　由于队列研究检验病因假设的能力较强，因此检验病因假设是队列研究的主要用途之一。传统的队列研究一次一般检验一种暴露因素与一种或多种结局的因果关系。如在检验药物四咪唑与脑炎的关系时，选择服用过四咪唑者为暴露组，没有服用该药者为对照组，随访观察 3 个月，收集两组研究对象的脑炎的发生率。结果显示，暴露组观察 10 911 人，发生 5 例脑炎，对照组观察 81 435 人，无一例脑炎发生，两组脑炎发生率的差异有统计学意义，从而初步验证了四咪唑导致脑炎的假设。队列研究也可同时检验一种暴露因素与多种结局之间的关联，如可同时检验吸烟与肺癌、心脏病、慢性支气管炎等疾病的关联。

2. 评价预防效果　当某些暴露因素具有预防某些结局发生的效应时，预防措施不是按实验的方式人为给予的，而是研究对象自行选择的，可把选择某种预防措施者视为暴露组，没有选择者视为对照组，从而评价这些措施的预防效果。如可以采用队列研究来评估新鲜蔬菜和水果的摄入对预防肠癌发生的效果。这又被称为"人群的自然实验"。

3. 研究疾病自然史　临床上观察疾病的自然史通常只能观察单个个体从起病至痊愈或死亡的过程；而队列研究可以观察某人群从暴露于某因素后，疾病逐渐发生、发展，直至发生结局的全过程，包括亚临床阶段的变化与表现。队列研究不仅可以帮助了解个体疾病的自然史，而且可以了解疾病在人群中的发生、发展过程。

4. 新药上市后的监测　临床新药上市前的研究因具有样本量较小、研究时间较短、受试对象有严格限制等诸多因素，对药物不良反应的观测有较大的局限性，尤其是一些极端的不良反应在较少人群、较短时间内难以反映并被观察到。当药物上市后在更广泛的人群中、更长的时间内使用时，研究人员可能会观测到临床试验阶段没有呈现出来的不良反应。因此，队列研究常常作为临床新药上市后监测不良反应的一种设计方法。

二、病例-对照研究

病例-对照研究（case-control study）是最常用、最经典的分析流行病学方法之一，是病因学研究的重要手段。该研究具有省时、省力、成本低和出结果快的特点，在临床病因学研究中被广泛应用。

（一）原理

病例-对照研究的基本原理是选择一组病例和一组与病例具有可比性的对照，通过询问、查阅现存记录、体格检查或实验室检查，搜集既往各种可能的危险因素的暴露史，测量并比较病例组与对照组中各暴露因素的暴露比例。经统计分析，若两组暴露比例的差别有统计学意义，则认为因素与疾病之间存在统计学关联;在此基础上,若能排除各种偏倚对研究结果的影响,则可推断出某个或某些暴露因素与疾病的关系,从而达到探索和检验病因假设的目的。例如,某因素在病例组的暴露比例明显高于对照组,则推测该因素为该病的危险因素或病因,反之,则为该病的保护因素。原理如图 4-2 所示。

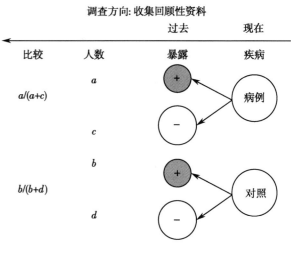

图 4-2　病例-对照研究原理

（二）特征

病例-对照研究具有如下几个基本特征。①属于观察性研究:病例-对照研究主要通过客观地观察、记录及比较病例组和对照组受试对象对暴露因素的暴露比例的组间差异,从而推断暴露因素与疾病之间的关系,不像实验性研究那样有干预因素的施加过程;②设立对照:病例-对照研究需要设立一个与病例组受试对象可比的对照组;③回顾性研究:病例-对照研究的研究方向是从"果"到"因"的,即从研究结局入手对研究对象进行分组,通过回顾性调查和收集受试对象既往的暴露史,从而分析暴露因素与结局之间的可能关系;④一次可研究多个暴露因素与疾病的关系:一项病例-对照研究依据研究结局的有无分为病例组和对照组,可以同时调查和收集多种暴露因素的情况,进而分析多种暴露因素与某种结局的关系,特别适合探索性病因分析;⑤省时、省力、成本低,出结果快,易于实施。

（三）用途

1. 探讨或检验病因假设　该方法可以同时研究多个因素与某种结局之间的关系,而且具有省时、省力、易于实施的特点,常用于病因的探索性研究以及暴发调查等。因为不需要太多研究对象,病例-对照研究特别适用于罕见病病因的探讨,有时是罕见病研究的唯一选择。

2. 影响因素分析　病例-对照研究不仅应用于病因的探讨,在其他很多方面也具有广泛的应用,例如可以用于疾病预后、临床疗效、不良反应等影响因素分析。

三、病例-对照研究的衍生类型

（一）单纯病例研究

单纯病例研究（case only study）也称病例-病例研究（case-case study）,是 Piegorsch 等于 1994 年首先提出的。其基本原理是:从理论上构想一个源人群的暴露分布,并且用这个分布代替研究中的对照,选择一个病例组,按病例-对照研究的资料分析方法估计某因素的效应。如在某些针对遗传和环境因素的流行病学研究中,常根据遗传的基本法则与某些假设而得到一个人群的或父母的特殊基因型分布,以此分布作为参照,然后研究一组病例的基因型分布,比较这两种分布可用来评价遗传和环境因素的联合效应（交互作用）。该法应用的前提条件是在正常人群中基因型与环境暴露不相关,而且所研究的疾病为罕见病。

另外一种情况是对一种疾病的两个亚型的危险因素进行对比研究。例如,出血性脑卒中与缺血性脑卒中、*TP53* 突变阳性基因型食管癌与 *TP53* 突变阴性基因型食管癌的危险因素的比较研究,可以不另外设对照组,而采取两个亚组直接比较的方法。由于比较的两组均为病例,故称为病例-病例研究。这种设计适用于研究两组病因的差异部分,但不能发现两组共同的危险因素的作用。

由于在某些病例-对照研究中,特别是在分子流行病学研究中,从无疾病的对照中去获取某种生物标本可能受到医学伦理方面的制约,而单纯病例研究则可以免除这种制约,减少研究的样本量,节约研究费用。

（二）巢式病例-对照研究

巢式病例-对照研究（nested case-control study）是将传统的病例-对照研究和队列研究相结合而形成的一种研究方法，是在对一个事先确定好的队列进行随访观察的基础上，利用队列中新发现的病例和队列中的非病例所进行的病例-对照研究。其原理如图 4-3 所示。由于巢式病例-对照研究是在队列研究的基础上设计和实施的，因此与队列研究相似，巢式病例-对照研究也可分为前瞻性和回顾性两类。

与传统病例-对照研究相比，巢式病例-对照研究具有以下特点：①巢式病例-对照研究的源人群是清楚的，有利于减少对照选择时的选择偏倚；②一般的暴露信息和生物标本都是在疾病发生之前采集的，因而在病因推断时能明确暴露和疾病的时间先后顺序；③进行详细调查和实验室检测的样本明显少于队列研究，而同于传统的病例-对照研究。

（三）病例队列研究

病例队列研究（case cohort study）是一种队列研究与病例-对照研究相结合的设计形式。其基本设计方法是在队列研究开始时，在队列中按一定比例随机抽样选出一个有代表性的样本作为对照组，观察结束时，队列中出现所研究疾病的全部病例作为病例组，与上述随机抽样选出的对照组进行比较。详细原理如图 4-4 所示。

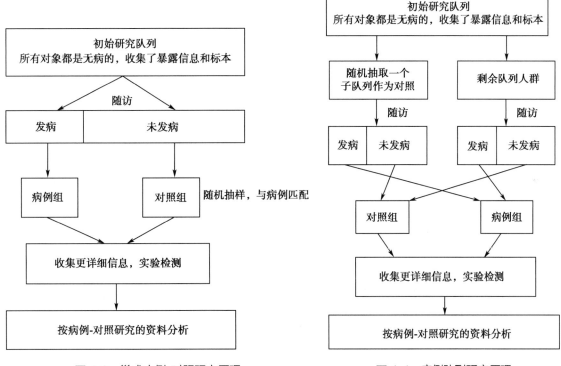

图 4-3　巢式病例-对照研究原理　　　　图 4-4　病例队列研究原理

病例队列研究的主要特点包括：①对照是在随访开始之前随机选取的，不与病例进行匹配。②随机抽样选出的对照组中的成员如在随访期发生所研究的疾病，在资料分析时既作为对照，又同时作为病例。由于病例和对照组的重叠，如果想要达到同样的统计效力，病例队列研究通常需要比同样病例数的病例-对照研究选择更多的对照。当然，如果疾病的发病率低，则病例队列研究需要的额外对照数将很少。③可以同时研究几种疾病，不同的疾病有不同的病例组，但对照组都是同一组随机样本。

巢式病例-对照研究与病例队列研究都是按队列研究设计进行的，因此具有队列研究的优点，如：资料收集与生物标本采集均在发病前，故因果关系清楚；而且没有回忆偏倚，资料可靠；对照组的选择偏倚小，论证强度高。而实验检测及资料的处理与分析又按病例-对照研究的方式，即选择较小样本进行检测和分析,节省人力、物力和财力,但所获结果与全队列研究结果基本无差异。因此,两者兼有病例-对照研究与队列研究的优点,可提高统计效率和检验效率,特别适合于精确性好但所需费用高的分子流行病学研究。病例队列研究与巢式病例-对照研究的区别在于:①病例队列研究中的对照组是在基线队列中随机选取的,不与病例进行匹配;②病例队列研究中的对照组是在队列中疾病发生之前选取的,而巢式病例-对照研究的对照是在疾病发生之后选取的;③病例队列研究可以同时研究多种疾病(即随访中发生的不同的疾病,就归到不同的病例组),但对照组可以采用同一个(即在基线随访开始时,随机抽样选出的一个有代表性的样本作为对照组),而巢式病例-对照研究中,研究的疾病结局不同,对照组不同。

(四)病例交叉研究

病例交叉研究(case-crossover study)是 1991 年由美国的 Maclure 为了研究某些短暂暴露与随后发生的某些急性事件之间的可能关系而提出的,是病例-对照研究和交叉研究相结合的衍生类型。其基本原理是:通过比较相同研究对象在急性事件发生前一段时间的暴露情况与未发生该事件的某段时间内的暴露情况,以判断暴露因素与急性事件有无关联以及关联强度大小的一种观察性方法。如果该暴露与该急性事件(或疾病)有关,那么在该急性事件发生前一段时间内的暴露频率应高于更早时间内同一时段的暴露频率。详细原理如图 4-5 所示。

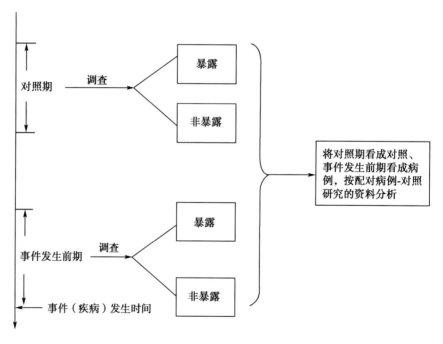

图 4-5   病例交叉研究原理

病例交叉研究类似于交叉研究的病例-对照研究,即每一个病例的一个或多个病前的时间阶段被选择为与病例配比的“对照”阶段,将疾病发生时病例的暴露状态与同一个体较早阶段暴露状态的分布情况进行比较。

病例交叉研究还可以被视为配对的病例-对照研究,因为该设计中的每一个个体都有一个事件(疾病)发生期和对照期,而且每个研究对象都有每个时期的暴露信息,那么这些病例的对照期就成为事件发生期的对照,即 1∶1 的自身对照。

病例交叉研究的应用有两个重要条件:一个条件是整个时间里个体的暴露必须是变化的。例如,眼睛的颜色或血型与疾病的关系不能用病例交叉设计来研究,因为两者均是不变的。另一个条件是暴露与效应之间的诱导时间和效应期都很短。例如心肌梗死与咖啡因的摄入、酒精的摄入、一氧化碳暴露、药物暴露和过强的体力活动等的关系的研究,都较适合采用病例交叉研究。

病例交叉研究的一个重要优点是每个病例及其匹配的对照都自动地在个体不会改变的所有特征上配比(因为是自身前后对照),因而不管是否对它们作了测量,病例交叉研究都能控制所有这些不变化的混杂因素。

第三节 实验性研究

医学科学研究的基本方法包括观察和实验两类。所谓"观察(observation)",是指在不干预的自然情况下认识自然现象的本来面目;而"实验(experiment)"则是指研究者依据研究目的,按照预先的设计方案对受试对象施加干预措施,分析和比较不同组的干预措施效果的一类方法。

在实验流行病学研究中,随机对照研究的研究对象被随机分为两组或多组,分别接受不同的干预(处理或对照)措施,随访观察一段时间后比较各组的结局。该研究具有以下特点:①属于前瞻性研究:即实验性研究是干预在前,效应在后。②随机分组:严格的实验性研究采用随机化的方法,将研究对象随机分配到实验组或对照组,以控制研究中的偏倚和混杂。③具有较均衡可比的对照组:实验性研究中,受试对象按照统一的纳入标准和排除标准进行选择,他们均来自同一总体的样本人群,其基本特征、暴露因素等非常相似,同时随机分组方法也较好地平衡和控制了试验组与对照组间混杂因素的影响。④有干预措施的施加:实验性研究有干预因素的施加,这是与观察性研究的一个根本性区别。

实验流行病学研究可以根据干预和分组的基本单位不同分为以个体为单位的实验和以群体为单位的实验。

一、以个体为单位的实验

以个体为单位的实验是指抽样和干预的单位都是个体,该类实验又依据研究现场是医院还是社区分为临床试验和现场试验两大类。

(一)临床试验

临床试验(clinical trial)是以临床为研究现场,以患者为研究对象,以个体为单位的实验方法。依据研究对象是否随机分配,分为随机对照试验(randomized controlled trial)和非随机对照试验(non-randomized controlled trial)。临床试验较多用于新药或新疗法的疗效评价,评价指标常采用治愈率、病死率、复发率和生存率等。

1. 原理 临床试验是将诊断为所研究疾病的同类患者随机分为两组,一组给予某种待评价的药物或疗法,称为试验组,另一组给予常规治疗措施(或安慰剂)作为对照组,随访观察两组的结局。如果试验组的结局优于对照组,则提示待评价的药物或疗法优于常规治疗措施。如果两组结局的差别无统计学意义,则提示待评价的药物或疗法的疗效与常规治疗措施效果相当。如果试验组的结局劣于对照组,则提示待评价的药物或疗法较常规治疗措施差。临床试验的核心是随机分组和设立对照,随机对照试验是临床试验的一个主要类型,原理如图4-6所示。

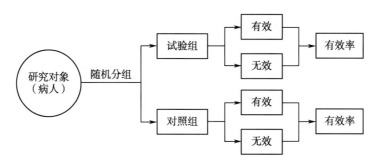

图4-6 随机对照试验的研究原理

2. 特征　临床试验的特征包括:①临床试验以医院为研究现场。为了提高所选取的受试对象的代表性,一个好的临床试验应尽可能选择多个不同级别、种类的医院作为研究现场。②临床试验所选择的研究对象应是研究目的所确定的目标人群的一个无偏样本。如欲研究某药物对各型高血压的疗效,则所选对象应是各型高血压患者的一个无偏样本;如仅研究该药物对重度高血压的疗效,则研究对象仅从重度高血压患者中选择。③随机分组:将合格的受试对象随机分配到试验组和对照组,使组间基线特征尽可能均衡、可比。④为了排除来自患者和医生两方面的主观因素的影响,减少偏倚,临床试验中常使用盲法。⑤临床依从性是试验成败的重要因素,不仅影响治疗效果,而且影响对干预措施效果的判断。因此,在实验设计阶段就应对临床依从性给予足够重视。

3. 用途　临床试验研究的主要用途有:①疗效评价,包括对药物、疗法及其他医疗服务效果等的评价。在药物临床试验中,根据研究目的,可进行优效检验、非劣效检验和等效检验。②验证病因假设:在病因研究中,通过干预试验减少危险因素的暴露水平,从而验证暴露因素对疾病的致病作用。例如通过比较佩戴防护措施与未佩戴防护措施的矿山工人的肺尘埃沉着病发病情况,分析和验证粉尘暴露与肺尘埃沉着病的关系。

(二) 现场试验

现场试验(field trial)与临床试验的原理相同,其根本区别在于现场试验的研究现场在社区,研究对象是未患所研究疾病的健康者。而临床试验的研究现场在医院,研究对象是某病的患者。现场试验的效果评价指标主要有保护率(protective rate,PR)、效果指数(index of effectiveness,IE)及抗体阳转率等。

现场试验的主要用途:①评价疫苗或药物预防疾病的效果:如通过开展疫苗的现场试验来评价疫苗的有效性、安全性。②验证病因:通过现场干预试验减少人群中某些危险因素的暴露水平,评估干预对预防疾病或促进健康的效果,从而验证病因。例如:通过评估戒烟对心脏疾病的预防效果来验证吸烟与心血管疾病的因果关系等。

二、以群体为单位的实验

以群体为单位的实验是指抽样和干预的单位都是群体,其群体往往是指一个社区人群或某一人群的各亚组人群。以社区人群整体为干预单位进行的试验研究也称为社区试验(community trial)或以社区为基础的公共卫生试验(community based public health trial)。

(一) 原理

社区试验是以未发生所要研究的结局的人群作为研究对象,以社区为单位进行抽样、分组和干预,对试验社区给予干预措施,对对照社区不给干预措施,随访观察一段时间,通过比较两个社区人群研究结局的发生情况,判断干预措施的效果。其基本原理如图4-7所示。

(二) 特征

与现场试验的根本区别是:现场试验的抽样单位和接受干预措施的单位是个体,而社区试验的抽样和干预单位是社区。这里的"社区"是一个比较广义的概念,可以是一个村(居委会)、一个乡(街道)、一个县或一个单位,研究人群一般是抽样社区

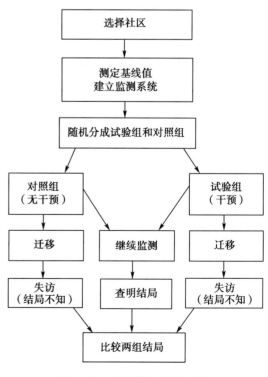

图4-7　社区试验的研究原理

的全部人群,也可以是人群的某些亚群,如某学校的某班、某工厂的某车间等。由于社区试验的抽样单位比较大,其可比性比现场试验略差,抽样误差可能更大,因此,社区试验需要较大的样本量。

（三）用途

社区试验可用于评价某干预措施的效果、检验病因假设或评价医疗保健服务的质量和效益等。当干预措施(如改水措施等)的给予不能以个体为单位而只能以社区为单位时,适宜选用该类研究,如有关媒介生物控制措施的效果考核、健康教育类干预措施的效果评价、改变环境的措施效果考核及医疗保健服务效率和质量的评价等。

三、类实验

如果一项实验研究因为受到实验条件的限制,不能随机分组或者不能设置同期平行外对照,即不能满足实验研究的基本特征,这类试验称为"类实验(quasi-experiment)"。类实验的原理和用途与经典实验相同,但其结果的可靠性较经典实验略差。尽管如此,但由于经典实验往往受到医学伦理学和诸多客观条件的限制,类实验也有较广的用途。

第四节　理论流行病学

理论流行病学(theoretical epidemiology)又称数学流行病学(mathematical epidemiology),即使用数学公式明确地和定量地表达病因、宿主和环境之间构成的疾病流行规律、人群健康状况以及卫生事件的分布及相关因素,同时从理论上探讨不同防治措施及其效果的方法。

一、原理

理论流行病学是在对某疾病(或事件)发生发展规律及主要影响因素有较细致的了解的基础上,将各因素在事件发生中的作用量化,并用不同符号代表有关病因、环境和宿主等各因素,通过数学表达式定量地阐述疾病发生发展过程,通过建模、模拟、检验、调整和修正,从而在理论上探讨疾病流行的发生机制和评价防治措施的效果。其中,数学模型是其主要工具。

二、特征

1. **属于理论性研究**　理论流行病学是借助于某些字母来代表对研究疾病发生、流行有重要影响的因素,用数学表达式将其对疾病的影响表现出来。

2. **研究对象标准化**　研究对象是假定在某种理想状态下存在的彼此无差异的相对独立的个体。

3. **研究状态理想化**　研究因素、研究对象和研究空间均在理想的状态下,具有相对的独立性,不受干扰。

4. **研究资料的完整性**　理论流行病学研究需要比较研究对象发病的理论期望值与实际观察值之间的符合程度,因此,需要有完整的实际人群的发病资料(现场资料或历史资料),包括发病时间、诊断、治疗及预防措施。

5. **研究结果对事件发展的预测性**　理论流行病学研究是为了预测疾病发生、发展趋势,探讨对疾病产生影响的本质因素及内在规律。研究结果代表疾病在未来的变化趋势,因此对将来具有预测性。

三、用途

1. **可定量地研究各种因素对疾病发生发展的影响**　模型中的各种参数定量表达了各种因素对疾病的影响。如不同地区人口的年龄构成、免疫状况、文化水平、生活习惯或时间、季节、传染源数量将导致某传染性疾病(简称传染病)的流行规模、流行面貌、流行强度等的不同,这些都可以通过模型进行演绎。如果是一个临床疾病发展模型,则可用来对不同阶段患者的发展结局进行预测。

2. 评价各种疾病防治方案效果   在疾病数学模型建立后,可用目标人群的一些基本数据模拟出某病在该目标人群中的自然传播、流行过程及转归,然后将不同控制措施输入模型,观察各种可能出现的结果,从而评价不同疾病防治方案的效果。临床上也可利用临床疾病发展模型预测各种治疗措施的效果和效益,从而为科学的临床决策提供参考。

3. 研究疾病流行的动力学特点   在计算机上可以按研究者的意图改变数学模型中的各种参数,如易感者比例、潜伏期和传染期的长短、传染力的大小、有效接触率的多少等,从而获得不同参数下的各种流行动力学过程。这在实际环境下是不可能做到的。

4. 模拟疾病的发生发展过程   利用数学模型可在远离疾病流行现场和患者的环境中再现各种疾病的发生发展过程,生动地阐明重要的流行因素在传播机制及流行动力学中的作用,并通过改变重要的参数值来观察这些因素在流行过程中的效应;也可以在严格定量意义上有预见性地判断各项可选措施的效果;还能够对某病的多种病因假设进行模拟评价,并利用现场资料作拟合检验及验证。

5. 建立计算机模拟诊断系统   该方法已被用于中医的辨证论治及老中医经验的总结传承,在西医临床方面也有大量的临床诊断和预测模型等方面的研究。

（李杏莉）

思考题

1. 试述流行病学基本研究方法的分类及各类型的特点。
2. 实验性研究和观察性研究的主要差异是什么?
3. 临床试验与现场试验的区别有哪些?

第五章

临床研究中的误差和控制

在临床研究中,无论是疾病危险因素研究,还是治疗措施的效果和/或预后评价,甚至是临床决策分析等,都期望能得到准确而真实的结果,以明确研究因素与研究结局之间的关系,并据此来指导临床实践。但是,任何临床医学研究工作,从研究设计、实施、资料收集、数据分析到结果解释等一系列过程中都难免产生各种误差,从而导致研究结果不能准确地反映真实情况,甚至会导致错误的结论。因此,正确识别误差并进行控制,确保研究结果的真实、有效,是开展高质量临床研究的核心所在。

第一节 概 述

一、误差的概念与分类

在临床研究中,各种因素的影响,如不同的研究者、研究方案及研究对象,不同的观察或测量设备和方法,以及实际操作不规范等,均可造成实际观察值与真实值不一致,即产生误差(error)。因此,误差通常指研究中所获得的实际测量值与客观真实值之间的差异。误差是客观存在的,任何研究所获得的测量结果都不可能做到绝对准确,只能在一定条件下,无限接近真实值。必须深刻认识到误差的产生原因以及各种原因产生的误差的特点,只有这样,才能在临床研究的各阶段有针对性地采取预防和控制措施,以尽量控制或避免误差。

常见的误差根据来源和性质不同,可分为随机误差(random error)和系统误差(systematic error),这两类误差贯穿于临床流行病学研究的设计、实施、分析及推论的全过程。随机误差一般是在抽样过程中产生的,而系统误差则是由研究设计、实施等过程中的失误或局限性所致。临床研究中通常通过真实性(validity)和可靠性(reliability)来评价是否存在误差及其影响程度,也称为效度和信度,前者主要反映系统误差的大小,后者主要反映随机误差的大小。研究的真实性又可分为内部真实性(internal validity)和外部真实性(external validity)。其中内部真实性是指研究结果与实际研究对象的真实情况的一致性,它强调研究结果是否正确反映了所研究因素与疾病的真实联系,即该研究本身是否真实或有效。外部真实性又称为普遍性(generalizability),是指研究结果和推论与外部对象真实情况的符合程度,考虑的是从研究中得出的联系或研究结论是否能被外推至不同时间、不同地区的不同人群。可见,内部真实性是临床研究的必要条件,研究结果的内部真实性越高,该项研究就越有价值;而外部真实性越高,研究结果越具有普遍性意义,结果的代表性和外推性就越好。如果没有内部真实性,那么也不可能具备外部真实性;但是,具有内部真实性却不一定具备外部真实性。

二、随机误差

随机误差(random error)又称为机遇误差(chance error)或偶然误差(accidental error)。在临床流行病学研究中,由于研究对象往往是来自某个特定总体的样本,故样本与总体之间因个体间的生物学变异以及测量方法本身的随机变异等原因而存在一定的差别,从而导致实测值(样本)与真实值

（总体）之间出现一定的差异,被称为"随机误差"。随机误差包括抽样误差和随机测量误差等。其中抽样误差是由于个体生物学变异的存在,表现为随机抽样研究中产生的样本统计量与总体参数间的差别,其大小随样本不同而改变。随机测量误差是指同一观察单位的某项指标在同一条件下进行反复测量时,其大小和方向以偶然的方式出现的误差。

在流行病学研究中,通常采用变异系数(coefficient of variation,CV)和标准误($S_{\bar{X}}$)来衡量随机误差或精确度的高低,计算公式如下:

$$CV = \frac{S}{\bar{X}} \times 100\%$$
式(5-1)

式中,S 为标准差;$\bar{X}$ 为样本均数。

$$S_{\bar{X}} = \frac{S}{\sqrt{n}}$$
式(5-2)

从上述公式可见,随机误差的大小主要与个体变异(标准差 S)以及研究的样本含量(n)有关,因此可以通过增加样本量或测量次数来提高研究结果的精确度,减少随机误差。

流行病学研究一般通过测量暴露因素与疾病间的联系强度来定量地反映该因素的致病/保护作用,反映关联强度的指标包括队列研究常用的相对危险度(RR)和病例-对照研究常用的比值比(OR)等。当以单一数值来表示关联强度时,称为点估计,它是以抽样得到的样本数据作为总体参数的估计值。例如,一项有关肥胖和糖尿病危险性的队列研究发现:肥胖的个体患有糖尿病的 $RR=2.5$。但由于存在抽样误差,这一单一点值无法正确反映真实值的范围,因此常采用区间估计的方法。上述肥胖与糖尿病的研究中,计算得到的 RR 的 95%CI 为 1.8~3.6,表明如果重复同样的研究 100 次,由于随机误差的存在,RR 值将有 95 次落在 1.8~3.6 的范围内。

三、系统误差

系统误差,又称为偏倚(bias),指的是研究结果与真实值间出现的倾向性差异,其存在于医学研究中的各个环节,包括研究设计、实施、分析和推断。这种误差不能通过统计学方法去估计和控制其大小;同时,系统误差不受样本含量的影响,即使增加样本量,也并不能减少系统误差。

系统误差和随机误差,在产生原因、性质、评价指标等方面都不相同,具体差异见表5-1。在医学研究中,应从两者的不同来源及性质特点出发,采用不同的控制方法和措施,以尽量减少随机误差,有效控制或消除系统误差,提高研究的质量,最终确保获得真实可靠的研究结果。

表 5-1   随机误差与系统误差的比较

类别	随机误差	系统误差
产生原因	个体生物学变异	研究方法不同
	测量方法本身的随机变异	研究条件不同
	偶然因素	测量或观察方法不同
		测量工具不同
		人为因素
大小和方向	无固定的大小和方向	有固定的大小和方向
分布	呈正态分布	呈偏态或线性分布
是否可以消除	否	是
增加样本量对误差的作用	降低	没有作用
主要评价指标	可靠性或精确度	真实性

第二节　偏倚的方向与分类

一、偏倚的方向

偏倚是影响医学研究结果内部真实性的主要因素,它可能夸大或者缩小真实效应,从而导致研究因素与研究结局间的关联强度高于或低于真实的关联,比如高估或低估了药物或干预措施的疗效。因此,偏倚是有方向性的。在研究工作中定量地估计偏倚的大小比较困难,但确定偏倚的方向相对来说比较容易。

假定某一欲观察或测量的效应值的真实值为 θ,而在样本中的观察值为 $\hat{\theta}$。不论真实效应为危险效应还是保护效应,当真实效应因偏倚被夸大时均为正偏倚,而真实效应被缩小时均为负偏倚。如果研究中的真实效应用 $RR(\theta)$ 表示:当 $RR(\theta)=1.0$ 时,即为零效应;当 $RR(\theta)>1.0$ 时为危险效应;当 $RR(\theta)<1.0$ 时为保护效应。假定 $RR(\hat{\theta})$ 为存在偏倚的 RR。

当效应值为危险效应时,即 $RR(\theta)>1.0$:

若 $RR(\hat{\theta})>RR(\theta)>1$,则偏倚夸大了危险效应,远离零效应值,故为正偏倚;

若 $RR(\theta)>RR(\hat{\theta})>1$,则偏倚缩小了危险效应,趋向零效应值,故为负偏倚。

当效应值为保护效应时,即 $RR(\theta)<1.0$:

若 $RR(\hat{\theta})<RR(\theta)<1$,则偏倚夸大了保护效应,远离零效应值,故为正偏倚;

若 $RR(\theta)<RR(\hat{\theta})<1$,则偏倚缩小了保护效应,趋向零效应值,故为负偏倚。

在上述两种情况下,无论是发生正偏倚还是负偏倚,研究因素引起的效应方向(危险效应或保护效应)均未发生变化。如果观察值的统计学检验有意义,则有偏倚的结论和方向仍然是正确的,只是效应大小被高估或低估。高估或低估的程度可使用公式 $\dfrac{RR(\hat{\theta})-RR(\theta)}{RR(\theta)}$ 来估计,如果计算结果为正值,则为高估,反之为低估。如一项高胆固醇血症与冠心病关系的队列研究,获得 $RR(\hat{\theta})=1.16$,若 $RR(\theta)=2.40$,则经上述公式计算,结果为−0.517,说明由于偏倚的存在,高胆固醇血症与冠心病之间的联系强度被低估了 51.7%。

如果真实值 $RR(\theta)>1.0$ 或 <1.0,但观察值 $RR(\hat{\theta})$ 更接近甚至等于 1,则偏倚的出现稀释(或弱化)了研究效应,使得研究结果趋向零效应值,从而降低了发现研究因素与研究结局之间真实联系的把握度。如果真实值 $RR(\theta)>1.0$,但观察值 $RR(\hat{\theta})<1$,或者真实值 $RR(\theta)<1.0$,而观察值 $RR(\hat{\theta})>1$,研究真实值与观察值的结果正好相反,此时出现的偏倚为颠倒偏倚(switchover bias)。如若发生了颠倒偏倚,则从根本上歪曲了真相,出现了完全相反的结论。

根据研究目的和观察角度的差别,偏倚的方向也可以分成趋向无效应值、远离无效应值和颠倒偏倚三种。其中颠倒偏倚如前所述;趋向无效应值(toward the null)是指研究结果比真实值更加接近零效应值(通常与"无效假设"对应),大大降低了检验效能,更容易得出无统计学意义的结论。如研究吸烟与肺癌发病的关系,真实的 $RR(\theta)=5.75$,研究结果 $RR(\hat{\theta})=2.16$,偏倚的方向趋向无效应值;远离无效应值(away from the null)是研究结果测量值比真实值更加偏离零效应值。上述例子中,若研究结果 $RR(\hat{\theta})=7.02$,则偏离的方向便为远离无效应值。

二、偏倚的分类

根据产生原因,偏倚一般分为选择偏倚、信息偏倚和混杂偏倚三大类,其中有些偏倚是某种流行病学方法所特有的,也有些偏倚是各种流行病学方法所共有的。表 5-2 列出了各类临床医学研究中的常见偏倚及其类型。

表 5-2 不同类型临床流行病学研究中的常见偏倚及其分类

临床研究类型 （方法）	常见偏倚列举	偏倚类型
诊断（筛检）试验	工作偏倚、疾病谱偏倚、领先时间偏倚、病程长短偏倚、自我选择偏倚 参考试验偏倚、测量偏倚	选择偏倚 信息偏倚
预后研究	失访偏倚、零点偏倚、集合偏倚、迁移性偏倚 测量偏倚	选择偏倚 信息偏倚
治疗性（干预性）研究	失访偏倚、自我选择偏倚、迁移性偏倚 向均数回归、霍桑效应、安慰剂效应、干扰和沾染、测量偏倚	选择偏倚 信息偏倚
病因与危险因素研究（现况研究、病例-对照研究、队列研究）	奈曼偏倚或现患病例-新发病例偏倚、检出偏倚或检出症候偏倚、伯克森偏倚或入院率偏倚、无应答偏倚、易感性偏倚、失访偏倚、自我选择偏倚、健康工人效应 回忆偏倚、报告偏倚、诱导偏倚、诊断怀疑偏倚、暴露怀疑偏倚、生态学偏倚、测量偏倚 混杂偏倚	选择偏倚 信息偏倚 混杂偏倚
系统综述与 Meta 分析	发表偏倚、索引偏倚、参考文献偏倚、语言偏倚、纳入标准偏倚 研究质量偏倚、报告偏倚	选择偏倚 信息偏倚

（一）选择偏倚

临床研究的研究对象一般难以包括所有的个体，通常选取一定的样本来进行研究。当按一定的条件选择研究对象时，如果从所纳入的研究对象中获得的有关因素与疾病的联系系统地偏离了该人群总体中该因素与疾病之间的真实联系，即认为存在选择偏倚。选择偏倚（selection bias）主要发生在研究设计阶段，是在研究对象的选取过程中，由于选取方式不当，入选对象与未入选对象之间在与暴露或疾病有关的特征上存在差异，使得样本人群难以代表总体人群，从而造成的系统误差。如表 5-2 所示，选择偏倚有多种，现选取临床研究中常见的几种进行进一步解读。

1. 入院率偏倚（admission rate bias） 又称伯克森偏倚（Berkson's bias），是指利用医院就诊或住院患者作为研究对象时，由入院率或就诊机会不同而导致的选择偏倚。

例如，研究 A 病与 C 因素的关系时，病例从社区人群中患有 A 病的患者中招募，对照则为社区人群中不患有 A 病的 B 病患者。假定：A 病患者在社区人群中约有 6 000 例，B 病患者也有 6 000 例，某 C 因素在 A 病患者和 B 病患者中各占 20%，并假定 A 病患者、B 病患者和有 C 因素者的入院率相对独立（表 5-3）。

表 5-3 社区人群中 A、B 两病及 C 因素的分布

病种	有 C 因素者	无 C 因素者	合计
A 病（病例）	1 200	4 800	6 000
B 病（对照）	1 200	4 800	6 000
合计	2 400	9 600	12 000

从表 5-3 中可见，A 病相对于 C 因素的 *OR* 为：（1 200×4 800）/（1 200×4 800）=1.0，表明在社区人群中 A 病与 C 因素暴露之间并无关联。

现假设 A 病患者的入院率为 60%，B 病患者的入院率为 25%，同时具有 C 因素者也有一定的入院率为 40%，那么如果在医院中进行病例-对照研究设计，则有：

患 A 病而无 C 因素的入院例数：4 800×60%＝2 880；患 B 病而无 C 因素的入院例数：4 800×25%＝1 200；患 A 病且有 C 因素的入院例数：1 200×60%+[（1 200−1 200×60%）×40%]=912；患 B 病且有 C 因素的患者例数：1 200×25%+[（1 200−1 200×25%）×40%]=660。相关样本的分布如表 5-4

所示。

表 5-4　医院病例样本中 A、B 两病及 C 因素的分布

病种	有 C 因素者	无 C 因素者	合计
A 病（病例）	912	2 880	3 792
B 病（对照）	660	1 200	1 860
合计	1 572	4 080	5 652

由医院住院病例样本获得的 A 病与 C 因素关联的 *OR* 为:(912×1 200)/(660×2 880)=0.58,95%CI 为 0.51~0.65,表明 C 因素可能是 A 病的保护因素,这个研究结果即系统地偏离了人群中 A 病与 C 因素的真实关联。

2. 领先时间偏倚（lead time bias）　指筛检诊断发现和临床诊断时间之差被解释为因筛检而延长的生存时间,这种表面上延长的生存时间实际上是筛检导致诊断时间提前所致的偏倚,常见于评价筛检等措施对肿瘤等慢性病患者生存时间作用的研究中。

比如在评价早期筛检对于肿瘤结局及预后的影响时,患者在筛检时被早期发现,即使临床治疗措施无效,也会因为确诊时间提前而出现上述病例的生存期长于临床确诊病例的生存期的假象。

3. 无应答偏倚（non-response bias）　在研究中,那些因为各种原因不愿回答或不能回答调查研究所提出问题的人被称为无应答者。当无应答者超过一定的比例时,由于其可能在某些重要的特征或暴露方面与应答者有差异,无应答可能会影响研究结果的真实性,由此产生的偏倚称为无应答偏倚。因此一般要求研究的应答率至少应达到 80%。

引起无应答的原因多种多样,如年龄大、文化水平低、对健康不重视、设计的问题不恰当或涉及隐私等,使得应答率低。例如,有调查研究吸烟者习惯时发现,吸烟者因出于一些自身的考虑,应答率明显低于不吸烟者。此外,不同疾病的应答偏倚也不一样,一般职业病研究的应答率较高,但癌症、传染性疾病等研究的应答率较低。

失访偏倚也可认为是无应答偏倚的一种,研究对象在随访过程中因健康原因、死亡、不合作、迁出等而出现影响疾病危险性评价的失访,可造成对关联的有偏估计。失访偏倚对研究结果的影响取决于失访的比例、失访者在比较组的分布,以及失访原因与所研究结果的关联程度等。

（二）信息偏倚

研究对象选取后,就要在研究的实施阶段进行信息采集。信息偏倚（information bias）又称观察偏倚（observational bias）,是在研究实施阶段由于测量或资料收集的方法存在问题,如资料收集不完整、仪器测量不准确等,对研究对象的暴露程度或疾病结果错误归类,影响了结果估计的真实性,因此此类偏倚又常被称为错误分类偏倚（misclassification bias）,简称为错分偏倚。如果暴露或疾病的错误分类同研究分组无关,即各组间不存在差异,则称为无差异性错分（non-differential misclassification）。它在大多数情况下模糊了研究组间的差异,一般使研究效应的估计值偏低（趋向无效应值或无关联）。如果暴露或疾病的错误分类同研究分组有关,即在各比较组间存在差异,则称为差异性错分（differential misclassification）。错误分类由于在组间存在差异的方向可能不同,故可造成高估或低估研究效应值。根据导致信息不准确的原因,信息偏倚又可分为回忆偏倚、报告偏倚、诱导偏倚、参考试验偏倚、测量偏倚（measurement bias）、向均数回归、霍桑效应、安慰剂效应、干扰和沾染、诊断怀疑偏倚和暴露怀疑偏倚、生态学偏倚及发表偏倚等。现选取临床研究中常见的几种信息偏倚进行进一步解读。

1. 回忆偏倚（recall bias）　指在调查研究过程中,由于所调查的因素发生于过去,回忆的准确性和完整性受回忆间期长短、所回忆因素对研究对象的意义以及该因素发生频率的影响,造成对研究结果的有偏估计。

例如,有学者研究孕妇腹部 X 线暴露与儿童白血病之间的关系,选择某地儿童医院患白血病的 251 名住院儿童作为病例组,同时选择同一医院、同年龄组的 251 名因其他疾病住院的儿童作为对照组,进行了病例-对照研究。两组对象的调查表相同、所用调查员经历过相同的培训、以相同询问方式被调查母亲孕期腹部 X 线的暴露情况,结果见表 5-5。

表 5-5　孕妇腹部 X 线暴露与儿童白血病的关系

X 线暴露史	病例组		对照组		合计	
有	72	(a)	58	(b)	130	(m_1)
无	179	(c)	193	(d)	372	(m_2)
合计	251	(n_1)	251	(n_2)	502	(N)

由表 5-5 结果分析可得,$OR=1.34$,95%CI:0.88~2.04,$P>0.05$,孕妇腹部 X 线暴露与儿童白血病之间不存在有统计学意义的关联,这与现有的理论不符。进一步分析发现,得出错误结论的原因可能与研究对象提供信息的准确程度有关。为了解研究对象所提供的过去暴露史的准确性,对其中 75 名研究对象比较了医院病历记录的 X 线暴露史与患儿母亲回忆 X 线暴露史的情况,结果见表 5-6。

表 5-6　不同方法获得的孕妇腹部 X 线暴露史的比较

医院记录	孕妇回忆			合计
	有	无	不清楚	
有	24	10	3	37
无	2	31	5	38
合计	26	41	8	75

从表 5-6 可见,患儿母亲的回忆结果与医院记录结果一致的有 55 例(24 例+31 例),一致率为 73.3%(55/75),存在回忆偏倚。病例组和对照组两组研究对象都可能存在一定程度的对暴露史的回忆偏倚,从而会导致研究结果偏离真实效应值,得出错误的结论。

2. **报告偏倚(reporting bias)**　指研究对象有意夸大或隐瞒某些信息而导致对疾病或暴露程度的错误分类,因此也称为说谎偏倚。例如,在临床试验中,如果研究对象知道自己服用的治疗药物是新药还是安慰剂,用新药的研究对象可能积极主动地报告疗效较好,而用安慰剂的研究对象则倾向于报告药物疗效不佳。又如,当暴露因素涉及某些个人隐私或者利益相关信息时,如梅毒感染者可能因羞耻感而隐瞒其不安全性行为暴露史,肝癌患者可能不愿承认饮酒与发生肝癌有关而故意不报告其真实的饮酒史,职业暴露者可能会为了获得更高额度的赔偿而故意夸大暴露的程度等,从而导致报告偏倚。

3. **诊断怀疑偏倚(diagnostic suspicion bias)和暴露怀疑偏倚(exposure suspicion bias)**　由于研究者或被研究者的主观倾向、愿望或偏见导致对暴露因素和/或疾病结果的错误判断,从而歪曲了暴露与疾病间的真实联系,分别称为诊断怀疑偏倚和暴露怀疑偏倚。在队列研究或实验性研究中,如果研究者事先已认为暴露于研究因素可能与疾病的发生有关,则可能对暴露或干预组进行非常严格细致的检查,而对非暴露组则不然,造成对研究结果判断的偏倚,此类偏倚称为诊断怀疑偏倚。同样,若研究对象认为所研究的因素或干预措施对疾病结果有影响,或者仅仅是从研究目的推断两者间的联系,则可能会有意无意地强调或判断自身已有相应症状或疾病结果发生。

(三)混杂偏倚

混杂偏倚(confounding bias)是由于一个或多个外来因素的影响,掩盖或夸大了所研究因素与疾病(或事件)之间的联系,从而部分或全部地歪曲了两者之间的真实联系。引起混杂偏倚的因素称为混杂因素(confounder),是指既与疾病有关又与暴露有关,而且在各比较人群之间分布不均匀,导致掩盖或夸大暴露与疾病之间真正联系的因素。混杂是流行病学设计中一个不容忽视的问题,在混杂存在的情况下估计的暴露因素与疾病间的联系强度,本质上是暴露因素与混杂因素的混合效应,是对真实联系的有偏估计。

从表面上看,混杂的发生是由外来因素在各比较组间分布不均衡所致,但外来因素在不同比较组间的分布差异本身并不是导致混杂发生的本质原因,只有当外来因素既与疾病发生有关,又与暴露因素相关时,外来因素才有可能成为混杂因素。因此,混杂因素必须具有下述三项特点。

1. 混杂因素必须与所研究疾病的发生有关,是该疾病的危险(或保护)因素之一。

2. 混杂因素必须与主要研究的暴露因素有关。

3. 混杂因素必须不是主要研究因素与疾病病因链上的中间环节或中间步骤。

例如,有关于冠状动脉旁路移植术中输血安全性的研究表明,术中输血的个体的死亡风险显著增加,即术中输血与死亡有关联。这种联系后来被证实受到年龄的影响,因为老年患者中术中输血者所占比例很高,因此年龄混淆了术中输血与死亡风险之间的关系。研究者在研究中选择的那些术中输血的患者大部分都年纪较大,而年龄可以增加术后死亡的风险。因此,在该项研究中,尽管研究者认为他们是在分析冠状动脉旁路移植术中输血的效应,但这种效应实际上也包括患者年龄的潜在影响,即年龄是混杂因素。从这一例子可见,混杂会干扰或歪曲研究结果,因此对临床流行病学研究中得出的任何一项有统计学意义的联系,在进行因果推论之前,都必须要充分排除潜在混杂因素的作用,估计和控制混杂因素的影响。

所有的观察性研究以及设计不严格的随机对照研究都可能产生上述不同类型的偏倚,对研究者的挑战是如何找出这样的偏倚并且评估和判断偏倚对研究结果的影响。表 5-7 列出了判断偏倚存在与否所需思考的问题以及偏倚对结果解释的影响。

表 5-7　观察性/实验性研究中偏倚的发现和结果的解释

选择偏倚存在吗?
- 在队列研究中,暴露组和非暴露组中的参加者除了暴露因素外,在所有其他的重要方面类似(可比)吗?
- 在病例-对照研究中,病例组和对照组除了所研究的疾病和欲研究因素外,在其他所有重要方面类似(可比)吗?
- 在实验性研究中,是否严格按照标准进行研究对象的选择? 退出和失访比例是否较低?

信息偏倚存在吗?
- 在队列研究中,暴露组和非暴露组是用同样的方法获得有关结局的信息吗?
- 在病例-对照研究中,病例组和对照组是用同样的方法获得关于暴露因素的信息吗?
- 在实验性研究中,是否实施了盲法进行观察分析?

混杂偏倚存在吗?
- 实验性研究是否采取了随机分组和实验顺序随机?
- 结果能够用一个与暴露和结局都相关,但又不在因果通路上的因素(如年龄、吸烟、性行为、饮食等)来解释吗?

如果结果不能用以上 3 种偏倚来解释,那会不会是机遇导致的结果呢?
- 相对危险度(RR)或比值比(OR)及其 95%CI 是多少?
- 差异有统计学显著性吗? 如果没有,那研究有没有足够的效力来发现临床上重要的差异?

如果以上分析都不能解释结果,提示研究结果可能反映了真实情况,值得关注。

第三节　误差的预防与控制

一、随机误差的预防控制措施

随机误差的出现从表象上看是随机的、偶然的,是无法消除和避免的,但究其本质,其分布又存在一定的规律性。这种规律是可以被认识的,如随机误差的值虽可正可负,可大可小,但是当研究对象的数量,即样本含量足够大时,随机误差服从正态分布。因此,可以利用其规律性,借助于统计学手段来控制随机误差,从而提高研究的可靠性,即精确性或精确度(precision)。

通常,可通过以下两条途径来提高研究的精确性:一是增加样本含量,通过计算获得所需的样本量。二是提高单位样本含量下所能获得的统计信息量,即统计效率(statistical efficiency),主要措施包括:在研究的设计阶段限制研究对象的特征(如只考虑某一性别的个体),平衡各比较组间的研究对象特征(如采用区组化技术);在实施阶段,充分收集和利用有价值的信息;在分析阶段,运用相对高效的统计分析方法,提高误差估计的精度等。

二、偏倚的预防控制措施

由于临床医学研究中偏倚的来源很多,研究者应仔细分析研究过程中可能产生偏倚的因素和环节,通过周密的设计、实施和分析加以控制,将偏倚降低到最低限度,使研究结果具有较高的真实性和可靠性。消除或防止产生偏倚的最有效办法是针对偏倚产生的原因采取措施,其关键是要能够清醒地预见到或估计出本研究可能出现的偏倚。根据研究工作阶段的划分,可分别在研究设计阶段、实施阶段和资料分析阶段对可能出现的偏倚予以控制。

(一)研究设计阶段

1. 选择适宜的研究方案　任何研究设计都会出现偏倚,不同类型的研究偏倚的影响程度不同。目前认为随机对照试验是偏倚最小的临床研究设计类型。描述性研究的偏倚来源广泛,控制难度较大,研究质量受偏倚的影响也最大。从病例-对照研究到队列研究,进而到实验性研究,理论上受偏倚的影响逐渐减小。因此,在研究设计之初,应根据研究的类型预测研究对象选择和研究实施过程中可能产生的各种偏倚,并采取措施以减少或控制偏倚。例如,在研究设计阶段,为减少选择偏倚,应制定合适、准确的研究对象纳入和排除标准;在研究实施过程中采取多种措施提高应答率,减少失访和无应答。为避免信息偏倚,研究设计时对暴露因素必须有严格、客观的定义,并力求观察指标定量化,要有统一、明确的疾病诊断标准和资料收集方法,要认真推敲和完善调查表,尽量收集具有客观指标的资料,提高调查技巧。

2. 随机化　在临床试验研究中,随机分组是消除混杂偏倚最好的方法,它不仅可以平衡治疗组和对照组中已知的各种可能影响疗效或预后的因素,而且可以平衡各种未知的可能影响疗效和预后的因素。随机化主要包括随机抽样和随机分组。前者是指在抽样过程中,总体中的个体按预先设定的概率(在单纯随机抽样的框架下意味着"同等机会")被抽到样本中来,使得样本对总体具有较好的代表性;后者是指在分组过程中,保证研究对象有同等机会被分至实验组和对照组。随机分组不仅能平衡已知因素,也能平衡各种未知因素对疗效比较的影响,从而提高组间的可比性。随机分组多用于实验研究,尤其是临床试验研究。

3. 限制　针对某一或某些潜在的混杂因素,在研究设计时对研究对象入选条件加以限制(restriction),以排除混杂因素的干扰。如研究年龄对急性心肌梗死预后的影响,只限于在白种人、男性、前壁心肌梗死并且无并发症的患者中进行研究,以排除种族、性别、心肌梗死部位以及并发症等因素的影响,这样才能较准确地反映年龄对心肌梗死预后的影响。通过限制对混杂因素的控制,可得到同质性较好的研究样本,在某种程度上提高研究的内部有效性,但有时因限制条件太多,难以获取足够的样本量,使得研究对象的代表性受限,并影响研究结论的外推性。

4. 匹配　为保证不同比较组间可能的混杂因素分布一致,设计时常采用匹配的方式,即在选择研究对象时,按照可疑混杂因素进行个体匹配或者频数匹配,以保证对照组人群常见的混杂因素的分布与病例组或实验组一致。匹配(matching)是控制混杂偏倚的常用方法,常见于病例-对照研究或实验流行病学研究。匹配的特征或变量必须是已知的明确的混杂因素,或者有充分的证据怀疑是混杂因素,否则不能匹配。按照匹配的方式不同,又可分为个体匹配和频数匹配两种。一般来说,对某因素进行匹配除了可以控制混杂偏倚外,还能提高统计效率。但需注意的是,一旦对某个因素进行匹配,就无法分析这个因素与疾病的关系,同时该因素与其他研究因素的关系也不能被分析。匹配的因素过多不但会增加工作的难度,还会导致匹配过度(overmatching),掩盖暴露的真实效应,这是由于在对许多因素同时进行匹配的过程中,所研究因素的作用也被消除。

(二)研究实施阶段

1. 严格遵守设计方案　研究设计方案一经确立,就不能随意更改,并需要在整个实施过程中严格遵守。所有纳入研究的对象都必须符合事先设立的纳入标准,包括疾病诊断标准和暴露测量标准。如遇到与原方案相悖的情况,需要认真讨论并寻求应对办法。在设计中若明确规定为随机抽样或者进行随机分组,则实施时必须严格遵守随机化原则。

2. 统一资料收集方法　研究项目,特别是大型多中心协作研究项目实施前,应当精心挑选调查员,认真培训,使其充分了解研究的目的、意义和项目实施过程中应具备的严谨科学的态度,训练观察、询问和填写调查表的技巧,使其掌握相应要领。调查时应采用统一的调查工具和调查方法,尽量收集具有客观指标的资料。项目实施过程中要求严格按调查员手册进行工作,制定有效的质量控制方法,包括必要的抽样复查、资料复核等,以确保研究资料的质量。

3. 采用盲法收集资料　盲法(blinding)是指观察者(observer/data collector)和/或受试者(subject)和/或资料分析者(analyst)在实验性研究中不知道受试研究对象所属的组别,或在非实验研究中不知道受试者来自的人群,以消除研究者和研究对象主观心理因素的影响,确保观察的客观性。如在病例-对照研究中调查者不知道研究对象的疾病诊断和研究内容,在队列研究中随访者不知道研究对象的暴露情况,干预试验中研究者、受试者或数据分析人员都不知道分组情况等。根据被盲对象的类别数,可分为单盲、双盲和三盲。采用盲法收集资料,可以使研究的观察者对不同组间的研究对象予以同等的重视,并采用统一的调查方法,避免报告偏倚、诊断怀疑偏倚和暴露怀疑偏倚等。

4. 提高调查技巧　针对敏感问题进行调查时,可采用随机应答技术、匿名调查等方法,以提高应答率和真实性。对于可能出现的回忆偏倚,可以在调查时选择一个与暴露史有联系的记忆明确的指标帮助研究对象联想回忆。调查过程中一旦发生无应答,应当分析原因以便补救;如果无应答者的特征与应答者无太大区别,则可仅根据应答者的资料进行分析,但在调查报告中必须交代清楚应答率、其影响因素分析及对无应答者的处理方法等,各类研究的无应答率一般应控制在10%以下。在队列研究与实验性研究实施过程中,要尽可能提高研究对象的依从性,对失访者和已随访者的特征进行比较分析,从各种途径了解失访者最后的结局,并与已随访者的最后观察结果作比较。实验性研究应在研究开始时对受试者详细说明实验的意义、规定、流程及预期结果,以取得他们的合作与支持。为防止失访,在随机分配之前,应将实验开始以后可能会失访的参与对象进行排除。在实验过程中若有失访者,应尽量通过电话或其他可能的途径进行随访调查。

5. 获得客观准确的数据　为了避免偏倚,应尽量使用客观指标或定量指标,如使用实验室检测结果、临床诊疗记录或体检报告等数据作为调查信息的来源。在调查或测量前,需要开展预实验,以便及时发现调查问卷或测量仪器可能存在的问题。检测各种生化或分子生物学指标时,应选用精良的仪器设备并事先做好校准,在整个研究过程中所用方法和试剂批号力求一致,提高测试人员测试结果的一致性,以消除可能的测量偏倚。

(三)资料分析阶段

1. 认真核实数据　在资料分析前,首先应对资料进行核查,包括对原始调查表中项目的审核、缺失数据的检查,误填、漏填项目的核准、修正,数据类型以及编码问题的考虑等,这些都是保证和提高数据分析质量的前提。原始数据尽量采取双人双机独立录入,同时结合专用程序对双人录入的数据进行核实,避免录入错误。为了减少可能出现的无应答、失访、排除或不依从对结果的影响,须对此类人员进行核实,并进行详细的描述和分析。如果失访或无应答人员较多,则应重新比较研究组间各相关指标间的差异,同时慎重考虑结果的解释和推论。

2. 估计偏倚的效应　针对研究过程中可能出现的错误分类(简称错分),可以使用灵敏度

（sensitivity, Se）和特异度（specificity, Sp）指标来分析错分的类型并估计调整后的联系强度。就病例-对照研究而言，灵敏度为暴露对象被正确分类为暴露的概率，特异度为非暴露对象被正确分类为非暴露的概率。如果病例组的灵敏度和特异度与对照组的灵敏度和特异度分别相等，两组发生的错分程度相同，即为无差异性错分；如果两组的灵敏度和特异度各不相同，两组发生的错分程度不同，即为差异性错分。根据已知或估计的 Se 和 Sp，可计算调整后的 OR。

根据表 5-6 的数据，假定病例组与对照组患儿母亲回忆的 X 线暴露史的灵敏度及特异度相同，则 $Se = 24/37 = 0.649$，$Sp = 31/38 = 0.816$。假定 a、b、c 和 d 为调整前病例-对照研究观察到的四格表（表5-5）内的相应值，A、B、C 和 D 为调整后四格表内的相应值，则：

$A = (Sp \times n_1 - c)/(Sp + Se - 1) = (0.816 \times 251 - 179)/(0.816 + 0.649 - 1) \approx 56$

$B = (Sp \times n_2 - d)/(Sp + Se - 1) = (0.816 \times 251 - 193)/(0.816 + 0.649 - 1) \approx 25$

$C = n_1 - A = 251 - 56 = 195$

$D = n_2 - B = 251 - 25 = 226$

调整后的 $OR = (A \times D)/(B \times C) = (56 \times 226)/(25 \times 195) = 2.60$

由此可见，未调整前 OR 为 1.34，调整后 OR 为 2.60，（1.34−2.60）/2.60 = −0.485，说明如果根据患儿母亲回忆的情况来分析孕期 X 线暴露与儿童白血病的关系，则会比实际情况低估了 48.5%。必须注意的是，本例假定病例组和对照组的 Se 和 Sp 是分别相等的，是无差异性错分，但实际情况中两组的 Se 和 Sp 可能不会分别相等，白血病患儿母亲回忆的孕期 X 线暴露情况会比其他疾病患儿母亲回忆得更为准确。

3. 标准化　标准化（standardization）是指在规定统一标准的条件下，调整不同组间混杂因素分布的不均衡性，以控制和消除各组内混杂因素所造成的影响，使结果具有可比性。当比较两个率时，如果两组对象内部构成存在差别足以影响结论，可用率的标准化加以校正，使两个率可比。

例如表 5-8 所示，比较两种药物治疗休克的病死率，多巴胺治疗组的病死率为 60.00%，去甲肾上腺素治疗组为 45.19%，那么是否能认为去甲肾上腺素治疗休克的效果更好，患者的病死率更低呢？显然不能，因为接受两种药物治疗的患者的休克严重程度（高、中、低）的分布不同：接受多巴胺治疗的休克患者中，42.86%（300/700）的患者属于疾病严重程度高者，而接受去甲肾上腺素治疗的休克患者中只有 14.81%（200/1 350）的患者属疾病严重程度高者。

表 5-8　药物治疗休克的病死率比较

休克严重程度分级	多巴胺治疗组			去甲肾上腺素治疗组		
	患者数	死亡数	病死率/%	患者数	死亡数	病死率/%
高	300	240	80.00	200	160	80.00
中	250	150	60.00	550	330	60.00
低	150	30	20.00	600	120	20.00
合计	700	420	60.00	1 350	610	45.19

为比较这两个率，需要进行标准化。使用两组合并的疾病程度分级的分布作为标准的构成，则多巴胺治疗组的标准化病死率为（500/2 050×80%）+（800/2 050×60%）+（750/2 050×20%）=50.24%，去甲肾上腺素治疗组的标准化病死率经计算亦为 50.24%，两种药物完全相同，说明两种药物治疗休克的病死率之差是由于接受两种药物治疗的患者中疾病严重程度高者所占比例不同而引起的偏倚。

4. 分层分析　分层（stratification）是将研究对象按某些影响因素分成不同的层（或亚组），然后在每一层内分别计算暴露与结局之间的关联。分层分析是资料分析阶段控制混杂偏倚最基本的方法。如果按可疑混杂因素分层后分析指标（如 OR 值）与分层前有较大差别，说明可能存在混杂偏倚，此时应对各层 OR 值进行齐性检验。如果齐性检验差异有统计学意义，则说明各层所代表的不是同一总体,存在异质性,需分层单独进行评价分析或进一步观察是否存在交互作用。如果齐性检验差异无统计学意义,则可以采用 Mantel-Haenszel 法(或其他方法)进行效应值的合并,计算总 OR_{MH} 值。若此 OR_{MH} 值与未分层的 OR 值相比差异有统计学意义,则说明确实存在混杂,而此时的 OR_{MH} 值已消除了混杂的作用。以病例-对照研究为例,分层分析的步骤如下。

首先按可疑混杂因素分层,将研究数据整理成表 5-9 的格式。

表 5-9　病例-对照研究的分层资料整理表

暴露史	i 层		合计
	病例	对照	
有	a_i	b_i	n_{1i}
无	c_i	d_i	n_{0i}
合计	m_{1i}	m_{0i}	t_i

将各层资料进行单独分析,计算各层资料的 OR_i,分析暴露与疾病的关联强度。

$$OR_i = \frac{a_i d_i}{b_i c_i} \qquad 式(5\text{-}3)$$

根据各层 OR_i 的计算结果进行分析:①各层间 OR 接近或一致(各层的 OR 是否一致,用同质性检验进行分析),并与未分层 OR 相差较大,则应计算总 χ^2、总 OR 及总 OR 的 95%CI,以分析可疑混杂因素是否起混杂作用;②若各层间 OR 接近,并接近于未分层的 OR,则一般此种情况说明混杂作用较微弱或无混杂作用;③各层间的 OR 相差较大,经同质性检验差异有统计学意义,可能存在效应修饰作用,应进行交互作用分析。

当各层间 OR 接近或一致,并与未分层 OR 相差较大时,则可利用 Mantel-Haenszel 提出的公式计算总 χ^2(χ^2_{MH})、总 OR(OR_{MH})及 OR 的 95%CI。

χ^2_{MH} 的计算公式为:

$$\chi^2_{MH} = \left[\sum_{i=1}^{I} a_i - \sum_{i=1}^{I} E(a_i) \right]^2 \Big/ \sum_{i=1}^{I} V(a_i) \qquad 式(5\text{-}4)$$

式中,I 为分层的总层数;i 为第几层;$E(a_i)$ 为 a_i 的理论值;$V(a_i)$ 为 a_i 的方差。其中:

$$\sum_{i=1}^{I} E(a_i) = \sum_{i=1}^{I} m_{1i} n_{1i} / t_i \qquad 式(5\text{-}5)$$

$$\sum_{i=1}^{I} V(a_i) = \sum_{i=1}^{I} \frac{m_{1i} m_{0i} n_{1i} n_{0i}}{t_i^2 (t_i - 1)} \qquad 式(5\text{-}6)$$

OR_{MH} 的计算公式为:

$$OR_{MH} = \frac{\sum_{i=1}^{I} (a_i d_i / t_i)}{\sum_{i=1}^{I} (b_i c_i / t_i)} \qquad 式(5\text{-}7)$$

OR_{MH} 的 95%CI 的计算可用 Miettinen 法或 Woolf 法公式,参见相关书籍。

例如,一项关于饮酒与食管癌关联的病例-对照研究,结果如表 5-10 所示。

表 5-10　饮酒与食管癌关系的病例-对照研究资料整理表

饮酒史	病例	对照	合计
饮酒	328	258	586
不饮酒	107	193	300
合计	435	451	886

　　经计算，$\chi^2=32.74$，$OR=2.29$，OR 的 95%CI 为 1.72~3.04，分析表明病例组与对照组的饮酒暴露率的差异有统计学意义，病例组显著高于对照组，即饮酒与食管癌发生有关联，饮酒者患食管癌的危险性是不饮酒者的 2.29 倍，OR 的 95%CI 不包括 1，且大于 1，认为饮酒为食管癌的危险因素。

　　但考虑到在饮酒者中吸烟者所占比例很高，且吸烟与食管癌发生风险有关，是个可疑的混杂因素，故按吸烟分层，分为吸烟和不吸烟两层，如表 5-11 所示。

表 5-11　饮酒与食管癌的病例-对照研究按吸烟分层的整理表

饮酒史	吸烟			不吸烟		
	病例	对照	合计	病例	对照	合计
饮酒	$260(a_1)$	$156(b_1)$	$416(n_{11})$	$68(a_2)$	$102(b_2)$	$170(n_{12})$
不饮酒	$49(c_1)$	$52(d_1)$	$101(n_{01})$	$58(c_2)$	$141(d_2)$	$199(n_{02})$
合计	$309(m_{11})$	$208(m_{01})$	$517(t_1)$	$126(m_{12})$	$243(m_{02})$	$369(t_2)$

分析步骤：

（1）计算分层 OR：以表 5-11 的资料计算分层 OR_i。

$OR_1=a_1d_1/b_1c_1=260\times52/(156\times49)=1.77$

$OR_2=a_2d_2/b_2c_2=68\times141/(102\times58)=1.62$

（2）同质性检验：判断层间 OR 值是否同质。

1）计算各层 $\ln OR_i$、$Var(\ln OR_i)$、w_i：

$$Var(\ln OR_i)=1/a+1/b+1/c+1/d \qquad \text{式（5-8）}$$

$$w_i=1/Var(\ln OR_i) \qquad \text{式（5-9）}$$

2）χ^2 检验：

$$\chi^2=\sum_{i=1}^{n}w_i(\ln OR_i-\ln OR)^2 \qquad \text{式（5-10）}$$

$$\ln OR=\frac{\sum w_i[\ln(OR_i)]}{\sum w_i} \qquad \text{式（5-11）}$$

　　式中，n 为层数；自由度为 $n-1$。

　　本例中，相关数据计算如表 5-12 所示。

表 5-12　分层后 OR 值齐性检验资料整理表

层次	OR_i	$\ln OR_i$	$Var(\ln OR_i)$	w_i
1	1.77	0.571 0	$1/260+1/156+1/49+1/52=0.049\,9$	20.040 1
2	1.62	0.482 4	$1/68+1/102+1/58+1/141=0.048\,8$	20.491 8

$$\ln OR=\frac{\sum w_i[\ln(OR_i)]}{\sum w_i}=\frac{20.040\,1\times0.571\,0+20.491\,8\times0.482\,4}{20.040\,1+20.491\,8}=0.526\,2$$

$$\chi^2=\sum_{i=1}^{n}w_i(\ln OR_i-\ln OR)^2=20.040\,1\times(0.571\,0-0.526\,2)^2+20.491\,8\times(0.482\,4-0.526\,2)^2$$

$$=0.079\,533$$

　　$P>0.05$，经同质性检验，两层 OR 差异无统计学意义。

（3）计算总 χ^2 和总 OR

$\sum E(a_i)=309\times416/517+126\times170/369=306.68$

NOTES

$\sum V(a_i)=309 \times 208 \times 416 \times 101/(517^2 \times 516)+126 \times 243 \times 170 \times 199/(369^2 \times 368)=40.25$

$OR_{MH}=[(260 \times 52/517+68 \times 141/369)]/[(156 \times 49/517+102 \times 58/369)]=1.69$

$\chi^2_{MH}=(260+68-306.68)^2/40.25=11.29$

$OR\ 95\%CI=OR_{MH}^{(1 \pm 1.96/\sqrt{\chi^2_{MH}})}=(1.25, 2.29)$

上述分析可见，OR_1 和 OR_2 分别为 1.77 和 1.62，均小于未分层 OR 值 2.29；OR_{MH} 值为 1.69，小于未分层 OR 值 2.29，说明混杂因素吸烟的作用，增加了饮酒与食管癌的关联强度。

5. 多因素分析　临床研究中，混杂因素的识别和控制是研究结论可靠性的重要保证。在临床研究中，如果需要控制的混杂因素较多，则多级分层后可能会出现层内样本含量过少而影响统计学检验效能的情况，此时多因素分析方法是一种较理想的处理手段。

多因素分析方法主要包括协方差分析和多因素回归模型(多重线性回归、logistic 回归模型、Cox 比例风险回归模型及 Poisson 回归模型)等。其中，协方差分析又称为带有协变量的方差分析，是一种综合了方差分析和线性回归的重要统计学方法。在一项研究中，当自变量(处理因素)为分类指标，结局变量和协变量均为连续性指标时，可考虑采用协方差分析，以防止偏倚的产生。当研究中有多个混杂因素需要考虑时，可根据结局变量类型选择相应的多因素回归模型进行校正。当结局变量为连续变量时，可考虑使用多重线性回归分析探讨研究因素与结局变量之间的关系，并将混杂因素或协变量纳入模型进行校正；当结局变量为二分类或多分类变量时，可采用经典的 logistic 回归分析，将研究因素、混杂因素及其交互作用纳入模型；当数据资料同时包含结局事件的发生和发生事件所需时间时，可考虑使用 Cox 模型，分析多因素对上述生存资料的影响；当结局事件的发生(如某种罕见疾病的发生)服从泊松分布时，可使用 Poisson 回归分析结局事件发生率或发生次数的均数与影响因素之间的关系，并控制混杂因素。

运用多因素分析时需要注意：一是应结合临床和流行病学专业知识来确定当前研究中潜在的混杂因素，一般既往文献报道可以提供较好的关于混杂因素的参考；二是应根据结局变量类型选择合适的多因素分析方法；三是多因素分析方法中涉及的混杂因素不宜过多，否则可能导致共线性、过度拟合等问题。无论在病因学研究或预后研究中，危险因素或预后因素与疾病的关系都非常复杂，各种因素之间互相影响，因此对研究结果的影响大小也不一样。采用多因素分析技术进行多变量分析，能够在复杂关系中平衡多种混杂因素的作用，进一步筛选出主要的危险因素或预后因素，并反映其在决定发病以及预后中的相对比重。

(马红霞)

思考题

1. 随机误差与系统误差的联系和区别是什么？
2. 临床流行病学研究中的常见偏倚有哪些？
3. 偏倚的预防和控制方法有哪些？

第六章

临床研究中的伦理问题

近年来,临床研究中的伦理问题日益受到重视。2005 年起中华医学会系列期刊的投稿须知中增加医学研究伦理相关要求,即当报告以人为研究对象的试验时,作者应该说明其遵循的程序是否符合负责人体试验的委员会(单位的、地区性的或国家性的)所制定的伦理学标准并得到该委员会的批准,是否取得受试对象的知情同意。2023 年国家卫生健康委员会发布的《涉及人的生命科学和医学研究伦理审查办法》中明确规定,所有涉及人的生命科学和医学研究活动均应当接受伦理审查。可见开展临床研究必须遵循伦理的原则和伦理管理的要求。本章将系统介绍临床研究中伦理问题产生的原因,并介绍国内外医学研究中伦理审查和知情同意的通行做法。

第一节　概　　述

医学是一门"学问渊博"的学科,深深地扎根于许多不同的学科门类,并负有运用这些学科的知识来为人类造福的使命。

——Walsh McDermott

作为一门为世人造福的学问,医学伦理是医学的属性之一。与传统医德相比,现代医学伦理学更强调价值的论证,权威性在于人的理性而不是经验。

一、医学研究与伦理学

伦理学所追求的目标是让人生活得更幸福、更有尊严,让世界变得更美好。医学研究致力于解决与健康相关的问题、提升人的健康水平。两者总目标一致,但关注的重点不同。与医学科学的事实判断不同,伦理学对行动作出的是价值判断。科学知识和技术告诉人们能够做什么,而伦理学告诉人们应该做什么以及如何做。

随着临床医学的发展,涉及人类受试者(以下简称受试者)的临床研究数量和规模日益增加。这给社会带来了巨大的收益,但也带来了伦理问题和挑战。临床研究有两个基本的伦理学问题:①能否以人为受试者开展研究,研究是否符合伦理原则;②若可以以人为受试者开展研究,应如何开展研究。其核心是如何保护受试者。

医学研究发展史中曾发生过罔顾受试者权益的案例,如美国卫生与公众服务部开展的塔斯基吉(Tuskegee)梅毒研究。1932—1972 年,位于美国亚拉巴马州的塔斯基吉研究所和梅肯县(Macon County)卫生局的研究人员对当地 399 名患梅毒的黑种人男性受试者进行了梅毒自然史的追踪观察研究。该研究项目给每位受试者提供免费食物,为他们做详尽的检查、记录和细致的护理,但并没有告诉他们所患的疾病,受试者只知道他们的血液出了问题,被称为"坏血"。虽然 20 世纪 40 年代后期已知青霉素可以有效治疗梅毒,但该项目的研究人员却隐瞒了这些情况,不但没有给予受试者青霉素治疗,反而要求受试者及其家属同意患者死后捐献器官和组织以供研究使用。该研究项目于 1972 年才被披露,司法诉讼费高达 180 万美元,赔偿金额高达 1 000 万美元。1997 年,克林顿总统代表美国政府向幸存的 8 位受试者、受试者家属和美国黑种人致歉。医学研究人员应该从该事件中吸取教训,对临床研究可能带来的伦理问题和影响有深刻和清醒的认识,避免研究者行为不当造成的伦理问题及可能引起的严重后果。

开展临床研究虽然对受试者而言存在风险,但是对整个社会而言,风险和代价则要低得多。涉及受试者的临床研究是临床医学发展所必需的,在道德上可以被接受。人类需要团结互助和相互支持,帮助那些遭受疾病和痛苦折磨的人们。因此,临床研究需要在发展临床医学与不伤害受试者之间作出合理的平衡,将对受试者可能造成伤害的风险降至最低。在临床研究中,应有合理规范的研究方案,包括伦理考虑。正如《纽伦堡法典》所指出的,研究应充分考虑受试者的利益,同时权衡对社会的价值和获益。

二、科学研究的特点和伦理原则

(一) 科学研究的特点

国际医学科学组织理事会将“科学研究”定义为:为发展和促进可被普遍化的知识而设计的一类活动,包括:理论、原则或者作为其基础的资料积累,可为公认的观察与推理的科学方法所验证。涉及受试者的研究包括:有关人的生理、生化、病理过程的研究;有关健康人或患者对某一具体干预措施(物理性、化学性、心理方面的干预措施)的反应的研究;在数量充足的研究人群中进行的关于诊断、预防或者治疗措施的对照研究,其目的是评价这些措施的特异性或可推广性;为确定具体预防或治疗措施对个体或者社区产生的效果而开展的研究;在不同情况下和不同环境中与人类健康有关的行为研究。

临床医疗应使用科学共同体公认的安全有效的方法来解决患者的健康问题,因此临床医疗给予患者的是一类有利于患者个人的干预措施。与临床医疗不同,临床研究的目的是发展和丰富医学科学知识,这些通过研究获得的知识可以被普遍化,即研究所获得的知识可以有利于未来的患者和社会。研究中的受试者不同于一般患者,受试者一旦进入研究,就随时准备接受在自身试验一种可能从未应用于人类的诊疗措施。受试者可能从新的诊疗措施中获益,但也可能从中受到伤害,甚至遭受生命危险。受试者可能承受的研究风险包括:身体上的风险、心理和精神上的风险、社会适应性方面的风险,甚至经济上的风险。因此受试者有权对参与研究的过程充分知情,受试者对于是否参与研究有完全的自主权。

(二) 临床研究的伦理原则

1. 尊重(respect)　尊重个人的原则至少包括两个方面:①视每个人为自主的人(个人应是自主的)。研究人员必须为受试者提供他们作出是否参加研究的理性决定所必需的信息。不能强制(包括变相强迫)潜在受试者参加临床研究,要给潜在受试者充足的时间,以便他们可能获得各种资源的支持,从而作出是否参与研究的决定。对人的尊重要求受试者是自愿参与研究的,并能够获得充足的信息,称为知情同意。②自主性差的人可能需要额外的保护。对于理解力严重受限或者不能作出知情选择的潜在受试者(如儿童、昏迷患者、痴呆患者等),需要有额外的保护措施。对没有完全行为能力的潜在受试者,应该给他们表达自己是否愿意参加研究的机会,他们的意愿应该受到尊重。

2. 有益(beneficence)　受益包括:受试者本人的受益,未来类似患者可能的受益,知识增长的受益和社会的受益。不仅要尊重受试者的选择权,保护他们不受伤害,还要努力保护他们的健康福祉。如研究要获取血标本时,要尽量减少取血量,或利用临床检验后剩余的废弃血标本。平衡风险/受益比是一个重要的伦理学考虑。

3. 公正(justice)　风险/受益比的伦理考虑引出了公正的问题。应从第三方公立的角度充分考虑在研究中谁承受参与研究的负担、谁受益,以及受试者选择的程序公正等问题。针对承担研究风险者,应设计发生相应风险时的处理预案,并考虑适当的补偿;同时需要分析和考虑在研究者选择过程中是否让符合要求的研究对象都能公平地参与研究等问题。在临床研究过程中应不断注意公正地没有偏倚地分配风险和获益。

第二节　临床研究伦理评价

一、常规诊疗与临床研究的联系与区别

当受试者误认为临床研究的主要目的是临床诊疗时,可能产生误解甚至出现医患纠纷。因此,当受试者同意参与研究时,研究人员应该将临床医疗和临床研究明确区分开,并使受试者意识到这两种不同活动的区别,相关说明应包含在知情同意中。患者是指接受临床常规诊疗的患病的人,其接受的诊疗方法已经得到学术界肯定,疗效和安全性受医疗行政部门的监督管理。受试者是指参加临床研究的人,其接受的诊疗方案虽多与患者相同,但至少采用了一种新的诊疗方法。新的诊疗方法尚未被学术界公认,在临床中应用存在一定的不确定性,需要通过临床研究验证其有效性和安全性。

在临床研究中,研究对象是患病的人,具有双重身份,既是患者,又是受试者,两者既有共同之处,也有差异。

二、评估风险/受益比

临床研究中多数诊疗措施都包含风险和负担。每一项临床研究开始前必须仔细评估对参与的个人和社区带来的可预测的风险和负担,并将其与给受试者以及其他患病个人和社区带来的可预见的受益进行比较。除非研究者确信参与研究的风险已得到充分评估且能得到满意的处理,否则研究者不应开展临床研究。当研究者发现风险超过了潜在的受益,或已经得到阳性和有利于结果的结论性证据时,研究者必须立即停止研究。

在涉及人的生物医学研究中,研究者必须保证对可能的受益与风险已作了合理权衡,且风险已最小化。对这类“有益的”干预措施或操作的风险,必须结合它们对受试者个人的预期受益来进行合理性论证。对不能带来直接获益的干预措施,必须将其对受试者个人的风险与它们对社会的预期受益(即可普遍化的知识)相结合来进行论证。这类干预措施带来的风险对于所获得的知识而言必须是合理的。

根据《涉及人的生命科学和医学研究伦理审查办法》,应“研究的科学和社会利益不得超越对研究参与者人身安全与健康权益的考虑。研究风险受益比应当合理,使研究参与者可能受到的风险最小化”。伦理委员会重点审查的内容之一是“研究参与者可能遭受的风险与研究预期的受益相比是否在合理范围之内。”

临床研究中保护受试者的重要措施之一是对受试者风险/受益比进行评估。在风险/受益比评估中要考虑的维度有:①风险的类型、程度以及风险的可能性。风险的类型包括身体上的风险、心理和精神上的风险、社会适应性方面的风险(比如违背保密协议可能给受试者带来的歧视和污名化)以及经济上的风险。风险的程度通常分为:不大于最小风险、低风险、中度风险及高风险四个等级。②受益的程度和谁受益。受益者可以是受试者,也可以是未来的患者群体,以及科学知识的增长和社会的受益。那种认为研究必须使受试者个人受益的观点存在偏颇,因为某些临床研究并不着眼于受试者本身受益,比如Ⅰ期临床试验、诊断性研究等。研究中风险由受试者承担,受益者可能不是受试者,这种不对称的情况增加了风险/受益比的分析难度。预期受益低的研究(Ⅰ期临床试验)通常风险高,而预期受益高的研究(Ⅲ期临床试验)通常风险低。平衡受试者个体风险和社会受益是一项艰难的挑战,但至少不能为平衡所期望的社会受益而罔顾受试者的风险。

对于没有能力知情同意的人(如昏迷、痴呆、精神疾病等患者),只有直接受益超过风险时才能考虑允许其参加临床研究。而对受试者没有直接受益的研究,往往要求其风险不可大于最小风险,即不高于日常生活或在身体或心理常规检查/检测中的风险与不适。

三、伦理审查与科学审查

临床研究的伦理审查包括科学判断和评估。缺乏专业科学知识而进行伦理评估往往无从着力、力不从心。缺少临床专业知识者很难判断研究方案中选择的干预措施是否符合受试者的利益,也难以评估受试者在参与研究过程中可能发生的风险。只有结合临床研究所涉及的各种专业知识,才有可能从科学视角准确评估参与研究的受益和风险。

符合科学标准的研究不一定是符合伦理学标准的研究;但是不符合科学标准的研究,一定是不符合伦理学标准的研究。例如,临床研究常需要取血化验,检测哪些指标和检测次数决定了取血量和采血次数。一些研究者为了提高科学性,认为指标和检查次数都是越多越好,这种做法在伦理上无法接受,原因是采血为有创检查,取血过多,可能对受试者的健康造成潜在危害;同时采血会引起疼痛,甚至有感染风险,取血次数过多会增加受试者的风险。因此,在评估这类临床研究的伦理问题时,往往要结合研究需要,将采血次数和采血量控制在最低的可接受水平。

伦理审查委员会由多学科专业的人员组成,其中有临床医学专家、临床流行病学专家、伦理学专家、法律专家等,原因之一是伦理审查应建立在科学判断的基础上,必须包括科学性评价。

第三节　临床研究伦理准则和管理规范

关于临床研究的伦理管理应该如何做的问题,经过多年实践,国内外学术界和政府管理部门已经形成许多共识,出台了一批重要的文件,并在操作层面上明确了伦理审查委员会审查批准和受试者知情同意等具体要求。

一、几个重要的伦理文件

1.《赫尔辛基宣言》 1964 年在芬兰赫尔辛基召开的第 18 届世界医学大会上宣读并被大会采纳的 "涉及人体试验的医学研究的伦理准则" 被称为《世界医学协会赫尔辛基宣言》(简称《赫尔辛基宣言》)。此后于 1975 年、1983 年、1989 年、1996 年、2000 年、2008 年、2013 年分别经第 29 届、第 35 届、第 41 届、第 48 届、第 52 届、第 59 届、第 64 届世界医学大会修订,是世界各国公认的医学研究伦理的纲领性文件。

《赫尔辛基宣言》对临床研究中涉及的伦理问题进行了详细的说明,提出临床研究应该通过专门成立的委员会进行伦理审查,批准后方可实施;受试者应在充分知情并自愿同意的基础上才能参加临床研究。

2.《涉及人的生物医学研究伦理审查办法》 2016 年国家卫生和计划生育委员会颁发了《涉及人的生物医学研究伦理审查办法》,对我国生物医学研究(包括临床研究)中的伦理审查提出了具体的管理要求,共 7 章 50 条。该办法明确提出,从事涉及人的生物医学研究的医疗卫生机构应设立伦理委员会,并采取有效措施保障伦理委员会独立开展伦理审查工作。若未设立伦理委员会的,不得开展涉及人的生物医学研究工作。医疗机构中的伦理委员会受国家级和省级医学伦理专家委员会的指导,应当建立伦理审查工作制度或者操作规程,保证伦理审查过程独立、客观、公正。该文件对机构伦理委员会的组织建设、工作范围、任务和相关内容、监督管理等提出了具体的要求和规定,是一个重要的卫生行业主管部门颁布的规范性文件。

3. 药物和医疗器械临床试验的质量管理规范 1999 年国家药品监督管理局颁布了《药品临床试验管理规范》,该规范先后于 2003 年和 2020 年进行了修订,现行的《药物临床试验质量管理规范》共 9 章 83 条。该规范是我国第一个药物临床研究领域涉及伦理管理的政府规范性文件,该文件第三章 "伦理委员会" 全面、系统地规范了药物临床试验中伦理委员会的组成、职责、工作内容,明确规定参加药物临床试验的受试者必须是在知情同意的情况下才能参加临床试验。《医疗器械临床试验质量管理规范》于 2016 年颁布并于 2022 年修订,阐述了医疗器械临床试验的伦理要求,参照了《药物临床试验质量管理规范》的内容。

4. 医疗卫生机构开展研究者发起临床研究管理办法　2020 年 12 月国家卫生健康委员会发布了《医疗卫生机构开展研究者发起的临床研究管理办法(征求意见稿)》并向社会公开征求意见,后于 2021 年 7 月发布试行稿,在北京市、上海市、广东省和海南省先行试点实施。试行稿共 8 章 49 条,对研究者发起临床研究进行了更规范的管理。其中第四章明确规定:医疗卫生机构伦理(审查)委员会按照工作制度,对临床研究独立开展伦理审查,确保临床研究符合伦理规范;对未通过科学性审查和伦理审查的研究不予立项;医疗卫生机构应当建立受试者和研究对象损害风险预防、控制及财务保障机制。

5.《中华人民共和国人类遗传资源管理条例》　2019 年 5 月国务院公布了《中华人民共和国人类遗传资源管理条例》(以下简称《条例》),于 2019 年 7 月 1 日起施行。该条例由 1998 年科技部和卫生部联合制定的《人类遗传资源管理暂行办法》发展而来。《条例》共 6 章 47 条,明确要求:采集、保藏、利用、对外提供我国人类遗传资源,应当符合伦理原则,并按照国家有关规定进行伦理审查;应当尊重人类遗传资源提供者的隐私权,取得其事先知情同意,并保护其合法权益。遗传资源的保藏要注意保护研究对象的隐私,需要去标识且保证匿名保存和使用。依据 GB/T 38736—2020《人类生物样本保藏的伦理要求》,关于样本保藏活动的知情同意分为全部同意、广泛同意和特定同意三类。其中,全部同意指同意生物样本用于所有科学研究和商业目的;广泛同意则指同意用于所有疾病的科学研究;而特定同意可仅同意用于一种特殊疾病的研究或用于某一项研究。

6.《中华人民共和国个人信息保护法》　2021 年 11 月 1 日起正式施行的《中华人民共和国个人信息保护法》是一部保护个人信息权益、规范个人信息处理活动的法律,共 8 章 74 条。临床研究中收集的个人信息及对个人信息的处理适用该法。其中明确规定:应在个人充分知情的前提下自愿、明确作出同意后,才能处理个人信息;且个人信息的处理目的、处理方式和处理的个人信息种类发生变更的,应当重新取得个人同意。

除了以上文件外,还有许多重要的文件涉及干细胞研究、克隆技术等研究领域的伦理原则。这些文件仅涉及部分临床研究,在此不作介绍。

二、机构伦理审查委员会

机构伦理审查委员会(institutional review board,IRB):一个由医学专业人员、法律专家及非医务人员组成的独立组织,其职责为保护受试者合法权益,维护受试者尊严,避免公共利益受损,促进涉及人的生命科学和医学研究规范开展;对本机构或委托机构开展的涉及人的生命科学和医学研究项目进行伦理审查,包括初始审查、跟踪审查和复审等。

机构伦理审查委员会不仅对参与研究的受试者的利益负责,还要考虑研究者的利益和需要,并尊重相关的管理机构和法律。各级机构伦理审查委员会必须确保《赫尔辛基宣言》等文件的规定在所有涉及受试者的生物医学研究中得到贯彻实施。

机构伦理审查委员会审查研究方案,维护和保护受试者的尊严和权益;确保研究不会将受试者暴露于不合理的危险之中;对已批准的研究进行监督和检查,及时处理受试者的投诉和不良事件。

机构伦理审查委员会需要平衡两个方面的要求:促进科学研究发展与保护受试者的权利和福祉。科学的利益永远不应该凌驾于受试者的安全、健康和福祉之上。

机构伦理审查委员会通常设立在开展临床研究的机构(如医院),承担该机构临床研究项目的伦理审查工作。机构伦理审查委员会成员至少应由 7 人(通常为单数)组成,成员应当从生命科学、医学、生命伦理学、法学等领域的专家和非本机构的社会人士中遴选产生,并且应当有不同性别的委员,少数民族地区应当考虑包含少数民族委员。机构伦理审查委员会应制定章程、工作流程、管理文件,设置日常工作机构和人员(可以兼职),开展伦理审查,定期组织伦理教育和培训。

　　机构伦理审查委员会承担临床研究基金申请前的伦理审查工作,承担临床研究项目实施前的临床研究实施方案的伦理审查工作,承担临床研究项目执行过程中的伦理监查和管理工作。机构伦理审查委员会有权对不符合伦理的临床研究项目作出不予批准申请基金/临床实施的决定,有权要求临床研究项目对不符合伦理的做法进行修改,有权将已批准的项目暂停或终止,以保证项目符合伦理管理的要求。

三、知情同意

　　受试者知情同意是伦理审查的重要内容。知情同意(informed consent)包括"知情"和"同意"两部分。"知情"是指受试者在参加临床研究前,研究者应该通过口头和书面方式告知,使受试者了解临床研究项目的来源、目的、意义,受试者参加临床研究可能的获益和风险,以及发生不良反应/不良事件时的处理方法和可能的后果。"同意"是受试者在充分知情和认真考虑的前提下,自愿同意参加临床研究,并在知情同意书上签字的过程。知情同意应保证以下4点:信息的告知、信息的理解、同意的能力和同意的意愿。对于未成年人、没有独立意识和认知的受试者(如昏迷患者、精神疾病患者等),则可以由法定监护人代理同意并签字;年满8周岁的儿童则应儿童和法定监护人均签字。知情同意书的内容应简明易懂,避免使用英语缩写,常包含的内容和要素如表6-1所示。

表6-1　知情同意书的基本内容

序号	项目	具体内容
1	研究一般信息	研究名称、申办方、研究性质
2	研究简介	研究的背景、目的、研究设计方案、计划纳入的研究对象的数量、研究对象的纳入和排除标准、实施时间、大致研究流程
3	受试者职责	应遵循的研究步骤(若涉及创伤性操作,应明确告知)
4	生物样本	生物样本的采集、保存和使用,剩余样本的处理
5	风险揭示	与研究相关的不便、预期风险、不适和不良反应,发生研究相关损害时可获得的治疗和补偿
6	预期获益	参与研究是否获益以及具体的可能的获益
7	备选治疗	治疗性研究中除了研究治疗措施外的备选治疗措施
8	相关费用	研究涉及的费用由谁承担,是否提供相关补偿
9	隐私保护	对受试者信息、生物样本等隐私的保护措施,哪些人可获取相关信息
10	受试者权利	自愿参与研究,有拒绝参与研究和随时退出研究的权利
11	联系人和联系方式	存在权利问题或受到相关伤害时的联系人和联系方式
12	签名	知情同意声明、研究者、受试者(和/或法定代理人)签字

四、知情同意及其签字的豁免

　　临床研究以人为研究对象,必然涉及伦理及其管理问题,所有临床研究必须符合伦理管理规范的要求。但在实际工作中,某些特殊情况下可能不具备获取知情同意的可行性,处理这类问题也有相应的管理规范。

　　某些研究仅使用废弃的人体生物样本,生物样本的获取源于临床常规工作,在获取时符合临床伦理管理规范要求,但不知道患者是否符合临床研究入选要求,因而无法履行科研知情同意并获得相应的签字,在这种情况下可以申请豁免知情同意及其签字。如利用临床常规检查后剩余的血清作试剂盒验证,研究者应在提交实施方案的同时提交豁免知情同意及其签字的申请,机构伦理审查委员会评审通过后将出具批件,允许研究者组织方案执行。在这类研究论文投稿时,可以提交机构伦理审查委员会批件,同时提交豁免知情同意及其签字的申请材料来代替知情同意书。类似的情况还有真实世界临床研究中常回顾总结病例资料,或利用石蜡包埋的组织进行回顾性临床研究等,此时获得研究对象的知情同意不可行,也可申请豁免知情同意及其签字。需要注意的是,虽然这些情况下可以豁免知情同意及其签字,但研究者仍需保护研究对象的隐私信息,做好去标识等工作。

对于某些临床研究,如果获取个人信息和知情同意签字将影响临床研究的内在质量和执行,可考虑在知情同意的同时豁免知情同意签字。如敏感问题调查,可以作受试者知情同意的工作,但无须让受试者签字。在伦理辩护时,研究者可以参照上面的做法,提交豁免知情同意签字的情况说明和申请材料。这一过程应有文件支持,如研究流程中有知情同意的安排,能够提供知情同意的文字材料等。

我国的临床研究伦理管理经过了 20 余年的发展正在不断完善。越来越多的临床研究者了解和熟悉了伦理的基本原则,也更重视临床研究中的伦理问题。"夫医者,非仁爱之士不可托也,非聪明理达不可任也",研究者需要在研究工作中不断学习,不断提高,严格按伦理学规范的管理要求做好每项研究工作。

五、临床研究伦理管理

临床研究伦理管理包括立项及立项前管理、过程管理和成果相关管理。

1. 立项及立项前管理　包括临床研究基金申报前的伦理审查和临床研究课题实施前的伦理审查两部分。基金申报前,研究者应将基金申请标书送所在单位机构伦理审查委员会审查,获得批件(机构伦理审查委员会审查批准书)同意标书申报后,将批件作为附件与标书一并上报基金会。批件是标书形式审查的组成部分,如果不提供批件或批件不符合要求,该课题申报将因未通过形式审查而自动终止。目前国内多数临床研究基金立项管理都严格按照这一标准执行。研究者获得基金资助后不能立即组织临床病例资料收集,应设计实施方案(包括知情同意书),并将实施方案上报所在单位机构伦理审查委员会审查,获得批件同意临床研究方案实施后才能进入方案执行阶段,入选病例开展研究。

2. 过程管理　在实施方案的执行过程中,机构伦理审查委员会将对实施方案是否按计划执行进行定期和不定期检查,发现问题及时通报并纠正。如果研究者在实施方案的执行过程中发现问题,需要调整方案或修改知情同意书,需将调整方案和修改后的知情同意书上报机构伦理审查委员会,获批后才能按新的方案和知情同意书执行。在研究实施过程中如果发生了不良事件,研究者也需要及时上报机构伦理审查委员会,并做好受试者的风险管理。

3. 成果相关管理　论文发表过程中的伦理管理已有规范的流程。网络投稿页面有机构伦理审查委员会批件和知情同意书样板电子文档的上传入口,这些作为必选项要求投稿人提供,如不能提供,相应论文则无法完成投稿流程。国内越来越多的成果评审机构已开始要求研究工作符合伦理,要求申请人及其所在单位提供与申报成果相关临床研究的伦理管理证明材料。

（詹思延　曾　琳）

思考题

1. 临床研究的伦理原则有哪些？具体要求是什么？
2. 负责开展伦理审查的组织的名称是什么？其一般职责有哪些？

3. 规范的临床研究伦理管理包括什么？

4. 试述知情同意的含义和基本过程。

5. 哪些临床研究可以豁免知情同意？如果需要豁免知情同意，需要在伦理审查中提交什么材料？

第七章

诊断试验的评价

疾病的诊断是临床干预的基础,诊断试验的评价是临床流行病学的一个重要内容。对诊断试验评价原则及注意事项的正确了解不仅可加强对诊断试验内涵的认识,还可避免对诊断试验的误用或滥用。然而不规范的诊断试验评价设计会造成诊断试验的效能被错估,误导临床医生,给医疗实践带来负面的影响。本章希望读者掌握诊断试验评价的基本原则,特别是领会金标准、盲法评价等重要概念,掌握评价诊断试验真实性的常用指标及统计推断。

第一节 概　　述

随着医学科学的不断发展,新的诊断试验不断涌现,或用于替换旧的诊断项目,或用于联合应用等,临床医生有必要掌握对诊断试验的真实性、可靠性及其临床应用价值的评价方法。应用临床流行病学方法,规范地进行诊断试验评价研究,有助于正确认识诊断试验的临床应用价值,科学地解释诊断试验的结果,从而提高临床医生的诊断水平。

一、诊断试验的概念

诊断的本质是将患者与非患者区别开来,任何用于疾病诊断的方法均可称为诊断试验。临床上利用诊断试验对疾病和健康状况作出确切的判断。理想的诊断试验应该是准确、可靠、简便、迅速、安全、无损和低成本的。诊断试验的含义可以是广义的,涵盖所有临床测量,包括:病史采集和体格检查;各种实验室检查,如生化、血液学、细菌学、病毒学、免疫学、分子病理、基因检测等项目;影像学检查,如超声诊断、计算机断层扫描(CT)、磁共振成像(MRI)和分子影像检查等;各种器械诊断,如心电图、内镜等检查;以及各种诊断标准,如诊断系统性红斑狼疮的 2019 EULAR/ACR 诊断标准等。同时需要理解的是,诊断只是疾病诊疗过程中的一部分,诊断的目的是改变临床决策,从而取得更好的临床疗效。所以诊断可以被看作是疾病诊疗过程中的中间结果。

诊断试验的数据类型可以有分类(categorical)变量和定量(quantitative)变量等。前者又可分为二分类变量(dichotomous variable)和多分类变量(polytomous variable)。诊断试验中多分类变量数据通常是顺序变量分类数据。无论诊断数据属于何种类型,临床应用时,原则上都要先简化数据形式,大多数顺序类诊断数据就是临床应用的例子,如肿瘤分化程度的分级。有时将复杂的数据更简单地分为二分类数据(正常/异常、有/无、疾病/健康),如高血压的诊断,血压的测量值是一个等距资料,相邻数据间的距离为 1mmHg,但临床应用时简单地将收缩压≥140mmHg 和/或舒张压≥90mmHg 者诊断为高血压。

二、诊断试验的目的与意义

诊断试验的目的主要是进行疾病诊断,诊断对指导治疗有决定性意义,因而会影响患者预后。诊断过程并不总是完美的,在获得最终的临床诊断之前,医生利用各个诊断试验所提供的信息不断修正其诊断,比如排除某个疾病,或倾向于某个疾病,利用诊断试验估计就诊者患某病或不患某病的概率。所以诊断试验的评价对临床工作有非常重要的意义。诊断试验的研究与评价方法学缺陷会导致不少新的诊断试验在刚开始应用于临床时,其临床价值被夸大,但随着资料的累积,有些诊断试验被证实并不理想。例如,癌胚抗原在开始应用于临床时被认为对结肠癌的诊断有很高的价值,后来发现其他恶性肿瘤也会产生这种抗原,并且在非肿瘤的吸烟者中也有近 20% 的阳性率。准确理解临床流行病学对诊断试验的评价方法有助于正确认识诊断试验的实用性及其诊断价值,避免凭经验选择的盲目性和片面性。

第二节　诊断试验评价的设计

诊断试验的评价包括对试验的真实性(validity)、可靠性(reliability)和临床应用价值(clinical applicability)的评价。一个诊断试验从研发到临床应用,通常需要经过多个阶段的研究。不同阶段有不同的问题,针对不同问题提供不同级别的诊断证据。

第 1 阶段关注理想情况下两组人群之间的区别,回答一个诊断试验在患有某病的人群中与健康人群中的结果是否有不同的问题,可以将其理解为试验的科学有效性,其定义为诊断试验与临床状况或生理状态的关联。这意味着对于定量变量的诊断试验,患病组和对照组测试的平均值应该不同。对于多分类变量或二分类变量,两组中阳性或阴性测试结果的百分比应该不同。在这个阶段,应用双门设计(two-gate design),通过病例估计灵敏度,通过对照(可以是健康者)获得特异度。病例的定义基于公认的参考标准,而对照的选择则基于不同的标准。这种设计的选择都比较极端,往往会选典型患者作为病例组,使该组的阳性率高,而选择健康者作为对照组则会导致该组的阳性率低。所以其结果提示的潜在诊断价值无法转化为临床诊断。如果无法证明这个试验的科学有效性,就没有必要继续后续的研究。

第 2 阶段关注技术有效性。如果一项诊断试验有能够区分患者和非患者的"潜力",应确保这种区分不是偶然的结果。因此,技术有效性关注诊断试验的可靠性,即重复性和再现性。诊断试验的评价可以是关于影像检查评价者之间一致性的研究,也可以是关于仪器分析灵敏度(最低可检测水平)的研究等。对于定量变量的试验结果,分析可变性可能影响测试(校准)的准确性及其精度(一致性、再现性)。对于连续测试结果,重要的是测量要稳定:如果重复多次,是否会产生相同的结果?这可以使用 Blande-Altman 图进行研究,将其中两次测量结果的平均值与两次测量结果的差值进行对比。对于二分类或多分类变量的试验结果,重复性和再现性也很重要,通常被称为评估者间可靠性。可以用 Kappa 统计数据量化观察者之间的一致性或测量结果。

第 3 阶段回答的是在临床疑似患者中,能否用诊断试验区分真正患病者和无病者的问题。这个阶段的设计涉及之前提到的有关诊断试验准确性的各个要求,在后文中会详细讨论。

第 4 阶段回答的是应用该诊断试验后能否改变临床结局的问题,这是诊断试验临床应用的最高目标。

从整个临床诊疗的过程来看,最终评估诊断试验是否影响患者健康结局的研究设计是随机对照试验,试验组将接受待评价的诊断试验,并将根据结果进行治疗,而对照组根据不同方式(可以是另一个试验,或常规方式)的指导进行治疗。

一、诊断试验的真实性评价

真实性是指诊断试验的结果与实际情况的符合程度,也称准确性或效度。研究诊断试验的真实性,最基本的方法是将待评价的试验与诊断该病的金标准(gold standard)进行盲法比较。一般而言,真实性反映诊断试验实际测量结果与真实值之间的符合程度,是诊断试验研究与评价的最主要内容。这里需要强调两个关键词:"金标准"和"盲法",它们是实现诊断试验真实性评价的基础。真实性研究的设计首先必须确立金标准;其次是选择研究对象,根据金标准将这些对象划分"患病组"与"无病组";最后,用被研究的诊断试验测试这些研究对象,将获得的结果与金标准的结果相比较,应用相关指标来评价该试验的诊断价值。将诊断试验的结果与金标准的结果进行比较时,应实施独立的盲法评价。所谓"独立",是指所有研究对象都要同时进行诊断试验和金标准方法的测定,不能根据诊断试验的结果有选择地进行金标准方法测定;所谓"盲法",是指诊断试验和金标准方法的结果判断或解释不受相互的影响。

这些内容是保证诊断试验准确性的基本要求。然而,我们还可以看其他不同研究设计方法的诊断试验的准确性,慎重对待这些证据。

（一）诊断试验的金标准

所谓"金标准"是指公认的疾病诊断标准,又称为标准诊断(standard diagnostic test)或参考标准(reference standard test)。它是指目前医学界公认的诊断某种疾病最准确的、可靠的方法。常用的"金标准"有病理学诊断(组织活检和尸体解剖)、手术发现、特殊的影像学检查(如冠状动脉造影诊断冠心病),也可采用公认的综合临床诊断标准(如 Jones 诊断标准等)。长期临床随访所获得的肯定诊断也可用作标准诊断。

必须注意,如果待评价的诊断试验不与金标准进行对比,就无法证明诊断试验对疾病诊断的准确性。但若金标准选择不妥,就会造成对研究对象"患病组""无病组"划分上的错误,从而影响对诊断试验的正确评价。进行针对癌症、慢性退行性疾病的筛检时,有时甚至将长期随访的结果作为金标准。需要说明的是,金标准具有相对性,任何一个金标准只是特定时期下医学发展的产物,它有相对稳定性,但不具有永恒性。对有些疾病,如精神心理疾病等,往往缺乏诊断金标准,即使是恶性肿瘤,诊断试验评价相关研究中也有约 20% 的研究无明确金标准。有关这种情况下如何评价诊断试验,有专门的讨论和探索。

（二）研究对象

诊断试验方法在临床应用时应具有普遍适用性和鉴别疾病的能力,在诊断试验方法的评价中,选择的研究对象应能代表试验检查对象的目标人群(受检对象总体)。在建立诊断试验研究的初期,正常人可作为无病组(对照组),患病组可以是典型的患者。随后,研究对象应选择早期和病情轻微的患者,还包括会干扰诊断试验结果的有合并症的患者。例如评价 CT 诊断肺癌的能力时,在这个阶段,研究对象应包括那些有肺小结节的患者和合并肺结节、间质性疾病的患者。无病组应包括其他肺病患者,如患有间质性疾病但未合并肺结节的患者。在诊断试验评价研究的后期,最好能纳入多中心、随机或连续病例,以保证这组研究对象能代表目标临床人群,包括该病各种临床类型的患者,如不同病情严重程度(轻、中、重)、不同病程阶段(早、中、晚)的患者,表现出不同症状和体征(典型和不典型)的患者,有和无并发症者,还有那些确实无该病但易与该病相混淆的其他疾病患者,以使试验的结果具有代表性。这样的诊断试验评价的结果真实性最高,具有较大的科学意义和临床实用价值。例如评价 CT 诊断肺癌的能力,在这个阶段,研究对象应该是临床上需进一步诊断的患者,如持续性咳嗽或痰中带血的门诊患者。

（三）样本量

样本量估计是在保证研究结论具有一定可靠性的前提下,获得研究所需要的最小样本数,其意义是估计研究中的误差与降低研究中的抽样误差。样本量过小,诊断指标就可能不稳定,影响对诊断试验结果的评价。诊断试验评价研究的样本量通常根据被评价的诊断试验的灵敏度和特异度,分别计算研究所需的患病人数和无病人数,应用总体率的样本含量计算方法。样本大小估计与显著性水平 α 值、允许误差 δ、试验灵敏度和特异度有关。α 值越小,所需样本量越大,一般取 $\alpha=0.05$。δ 越大,样本量越小,一般 δ 取 0.05 或 0.10。

当灵敏度和特异度接近 50% 时,样本量估计公式为:

$$n = u_\alpha^2 \times p \times (1-p)/\delta^2$$

式(7-1)

式中,u_α 为正态分布中累积概率为 α 时的 u 值;p 为待评价筛检方法的灵敏度或特异度。

例如:估计被评价的诊断试验的灵敏度大约为 70%,特异度为 75%,试估计评价该诊断试验所需的样本量。

设 $\alpha = 0.05, \delta = 0.05$。即 $u_a = 1.96$

$n_1 = 1.96^2 \times 0.70 \times (1 - 0.70)/0.05^2 \approx 323$

$n_2 = 1.96^2 \times 0.75 \times (1 - 0.75)/0.05^2 \approx 289$

评价该诊断试验需要的患病组人数为 323 例,无病组人数为 289 例。在诊断试验评价的后期,由于研究对象入组时并不知道其患病还是无病,但大致了解这个目标人群的患病率,研究者还需进一步测算需要多少样本量才能最后同时满足在这组中至少有 323 例患病者和 289 例无病者。

当灵敏度和/或特异度≤20% 或≥80% 时,资料呈偏态分布,需对率进行转换,其公式为:

$$n = [57.3u_\alpha / \sin^{-1}\delta / \sqrt{p(1-p)}]^2 \qquad 式(7-2)$$

(四)诊断试验真实性的评价指标

根据诊断试验的结果与金标准诊断结果建立一个四格表(表 7-1),有 4 种情境:真阳性(患病组中诊断试验阳性)、假阳性(无病组中诊断试验阳性)、假阴性(患病组中诊断试验阴性)和真阴性(无病组中诊断试验阴性)。通过这个表格,可以很简单地计算出试验的灵敏度、特异度和似然比等。

表 7-1 诊断试验评价的资料整理

诊断试验结果	金标准诊断结果		合计
	患病	无病	
阳性	真阳性(TP)	假阳性(FP)	阳性总数(TP+FP)
阴性	假阴性(FN)	真阴性(TN)	阴性总数(FN+TN)
合计	患者总数(TP+FN)	非患者总数(FP+TN)	TP+FP+FN+TN

1. 灵敏度(sensitivity, Se) 又称敏感度、真阳性率,是实际患病且诊断试验结果为阳性的概率,反映被评价的诊断试验发现患者的能力。该值愈大愈好。灵敏度只与患病组有关,其计算公式为:

$$灵敏度 = \frac{TP}{TP+FN} \times 100\% \qquad 式(7-3)$$

灵敏度标准误的计算公式为:

$$SE_{(Se)} = \sqrt{\frac{Se(1-Se)}{n}} \qquad 式(7-4)$$

式中,n 为上述整理表中实际患病的总患者数。

假阴性率(false negative rate, FNR),又称漏诊率(omission diagnostic rate, β),是实际患病但诊断试验结果为阴性的概率,与灵敏度为互补关系,也是反映被评价的诊断试验发现患者的能力,该值愈小愈好。其计算公式为:

$$假阴性率 = \frac{FN}{TP+FN} \times 100\% = 100\% - 灵敏度$$

2. 特异度(specificity, Sp) 又称真阴性率,是实际未患病且诊断试验结果为阴性的概率,反映鉴别未患病者的能力,该值愈大愈好。特异度只与无病组有关。

$$特异度 = \frac{TN}{FP+TN} \times 100\% \qquad 式(7-5)$$

特异度标准误的计算公式为:

$$SE_{(Sp)} = \sqrt{\frac{Sp(1-Sp)}{n}} \qquad 式(7-6)$$

式中,n 为实际总的非患者数。

假阳性率(false positive rate, FPR),又称误诊率(mistake diagnostic rate, α),是实际未患病而诊断

试验结果为阳性的概率,与特异度为互补关系,也是反映鉴别未患病者的能力。该值愈小愈好,其计算公式为:

$$假阳性率 = \frac{FP}{FP+TN} \times 100\% = 100\% - 特异度$$

3. 符合率(agreement rate) 又称一致率或准确度(accuracy),表示诊断试验中真阳性例数和真阴性例数之和占全部受检总人数的百分比,反映正确诊断患者与非患者的能力。准确度高,真实性好。

$$符合率 = \frac{TP+TN}{TP+FN+FP+TN} \times 100\% \qquad 式(7-7)$$

4. 约登指数(Youden index,YI) 又称正确诊断指数,是一项综合性指标。约登指数于 0~1 之间变动,用于判断诊断试验正确判断患病和无病的能力,并比较不同的诊断试验。其计算公式为:

$$约登指数 = (灵敏度 + 特异度) - 1 \qquad 式(7-8)$$

约登指数的标准误的计算公式为:

$$SE_{(YI)} = \sqrt{\frac{Se(1-Se)}{n_1} + \frac{Sp(1-Sp)}{n_2}} \qquad 式(7-9)$$

式中,n_1 为总患者数;n_2 为非患者总数。

5. 似然比(likelihood ratio,LR) 在应用灵敏度和特异度评价诊断试验时,两者彼此是独立进行的。但实际上,诊断试验中两者的关系存在本质的联系,相互牵制,不可截然分开。不同的试验临界值具有不同的灵敏度和特异度。灵敏度升高,特异度下降;特异度升高,灵敏度下降。因此,在评价诊断试验时,单独描述灵敏度和特异度远不能反映诊断试验的全貌。似然比也是反映诊断试验真实性的一个指标,是反映灵敏度和特异度的复合指标,从而全面反映诊断试验的诊断价值。并且似然比非常稳定,比灵敏度和特异度更稳定,不受患病率的影响。似然比是诊断试验的某种结果(阳性或阴性)在患病组中出现的概率与无病组中出现的概率之比,说明患病者出现该结果的概率是无病者的多少倍。在四格表中,阳性似然比(positive likelihood ratio,LR+)为诊断试验阳性结果在患病组中出现的概率(真阳性率)与在无病组中出现的概率(假阳性率)之比。阴性似然比(negative likelihood ratio,LR−)为假阴性率与真阴性率之比。似然比是评价诊断试验真实性的重要综合指标,阳性似然比愈大愈好,它表明阳性结果的正确率高,结果为阳性的受查对象的患病概率高。阴性似然比愈小提示结果为阴性者的患病可能性愈小,阴性结果的正确率愈高。值得注意的是,似然比的应用并不仅限于诊断试验结果为阳性或阴性的二分变量,如果诊断试验是连续变量,还可以针对某一区间进行分析,计算某个区间的似然比。如某试验结果为<30、30~50、>50~100 和>100 四组,可以计算 LR(30~50)。详细可参考相关教材。

$$LR+ = \frac{TP/(TP+FN)}{FP/(FP+TN)} = \frac{灵敏度}{1-特异度} \qquad 式(7-10)$$

$$LR- = \frac{FN/(TP+FN)}{TN/(FP+TN)} = \frac{1-灵敏度}{特异度} \qquad 式(7-11)$$

例:假设为了评价甲胎蛋白(AFP)对肝癌的诊断价值,对 1 000 例肝癌高危人群进行了 AFP 检测,结果如下(表 7-2)。现以表 7-2 中的数据为例说明诊断试验评价中各项指标的计算。

表 7-2 应用 AFP 在高危人群中诊断肝癌的结果(虚拟数据)

AFP 检测结果	金标准诊断结果		合计
	肝癌	非肝癌	
阳性	56	178	234
阴性	44	722	766
合计	100	900	1 000

灵敏度 = 56/100 × 100% = 56.0%　　　　特异度 = 722/900 × 100% = 80.2%

假阴性率 = 44/100 × 100% = 44.0%　　　　假阳性率 = 178/900 × 100% = 19.8%

阳性似然比 = (56/100)/(178/900) = 2.83　　阴性似然比 = (44/100)/(722/900) = 0.55

符合率 = (56 + 722)/1 000 × 100% = 77.8%　　约登指数 = 0.560 + 0.802 − 1 = 0.362

似然比对疾病诊断非常有帮助,它的统计含义是诊断试验结果,使验前比提高或降低了多少比例。根据试验前研究对象的患病率,即验前概率(pre-test probability),结合似然比,估计研究对象新的患病率,即验后概率(post-test probability)。步骤如下:

$$验前比(pre\text{-}test\ odds) = 验前概率/(1 - 验前概率) \qquad 式(7\text{-}12)$$

$$验后比(post\text{-}test\ odds) = 验前比 \times 似然比 \qquad 式(7\text{-}13)$$

$$验后概率 = 验后比/(1 + 验后比) \qquad 式(7\text{-}14)$$

请注意概率必须先转化成比(odds)后才能与似然比相乘,而相乘后得出的验后比,也要再转变为概率,即验后概率。

似然比大于 1,则表明诊断试验后疾病诊断的概率增大;小于 1,则表明诊断试验后疾病诊断的概率减小。临床实践中若似然比 >10 或 <0.1,验前概率到验后概率发生决定性的变化,基本可确定或排除诊断;似然比为 1~2 或 0.5~1 提示检查结果对疾病诊断帮助不大。

例如,某女性患者,30 岁,体检发现肝实质性占位性病变而来医院进一步确诊。需要鉴别的疾病有原发性肝癌或肝良性占位性病变。根据文献得知,30 岁女性原发性肝癌的患病率为 5/10 万,根据公式计算验前比:

验前比 = 验前概率/(1 − 验前概率) = 0.000 05/(1 − 0.000 05) ≈ 0.000 05

如果发现肝脏实质性占位性病变(其似然比 ≈10),可计算其验后比和验后概率:

验后比 = 验前比 × 似然比 = 0.000 05 × 10 = 0.000 5

验后概率 = 验后比/(1 + 验后比) = 0.000 5/(1 + 0.000 5) = 0.000 5 = 50/10 万

以上结果说明,当该患者经检查发现存在肝脏实质性占位性病变后,她患原发性肝癌的概率就从 5/10 万升高到 50/10 万。该患者又接受了有关 HBV 和丙型肝炎病毒(HCV)感染的相关检查,结果均为阴性(其似然比 ≈0.11)。

验前比 = 验前概率/(1 − 验前概率) = 0.000 5/(1 − 0.000 5) ≈ 0.000 5

验后比 = 验前比 × 似然比 = 0.000 5 × 0.11 = 0.000 055

验后概率 = 验后比/(1 + 验后比) = 0.000 055/(1 + 0.000 055) ≈ 0.000 055 ≈ 5.5/10 万

检查 HBV/HCV 感染相关指标后,患者患原发性肝癌的概率又降为 5.5/10 万。

6. 诊断比数比(diagnostic odds ratio,DOR)　是病例组阳性比值与对照组阳性比值之比,它是评价诊断试验准确性的综合指标,不受患病率的影响,但不易于直接转化为临床应用。

$$DOR = LR^{+}/LR^{-} \qquad 式(7\text{-}15)$$

DOR 不受患病率影响,DOR 值的范围为 0~∞。DOR 越大,诊断试验的效能越好。DOR 常用于诊断试验的 Meta 分析。

（五）ROC 曲线下面积

ROC 曲线即受试者工作特性曲线(receiver operator characteristic curve,ROC curve)。诊断试验结果以连续分组或计量资料表达时,将分组或测量值按大小顺序排列,随意设定出多个不同的临界值,从而计算出一系列的灵敏度/特异度(至少 5 组),以灵敏度为纵坐标,"1 − 特异度"为横坐标绘制出曲线,这个曲线就是 ROC 曲线(表 7-3,图 7-1)。ROC 曲线下的面积(area under the ROC curve,AUC)反映了诊断试验的准确性。ROC 曲线下的面积为 0.5~1.0。面积为 0.5 时,说明该诊断试验没有诊断价值;面积为 0.5~0.7 之间,说明该诊断试验有较低的准确性;面积为 0.7~0.9 之间,说明该诊断试验有一定的准确性;面积 >0.9 则提示该诊断试验有较高的准确性。

可以通过比较 ROC 曲线下面积的大小,得知诊断试验的诊断效率,并可以比较多个诊断试验的

表 7-3　诊断试验 ROC 曲线的建立

诊断试验测量值	原始数据		界值	不同界值时灵敏度/特异度	
	患病者例数	无病者例数		灵敏度/%	特异度/%
1	3	33	≥1	100.00	0.00
2	2	6	≥2	94.12	56.90
3	2	6	≥3	90.20	67.24
4	11	11	≥4	86.27	77.59
5	33	2	≥5	64.71	96.55
—	—	—	>5	0.00	100.00

诊断效率。ROC 曲线还被用来确定连续变量测量值的最合适界值。最直接的 AUC 计算方法是根据梯形原理,即连接 ROC 曲线上相邻的两个截断点并由该两点作横坐标的垂线,与横坐标组成一个梯形,求每个梯形的面积,再将多个梯形面积求和,即可估计出 AUC。截断点越多,曲线越平滑,估计的面积也越接近真实值,否则估计的面积会低于真实值。目前常用的估计 AUC 及其标准误的方法是非参数统计分析方法,AUC 面积的 95%CI 为 AUC±1.96SE。非参数的计算过程中涉及很多统计内容,实际应用中借助于常用的统计软件可以简单实现,有兴趣的读者可以阅读相关参考文献。

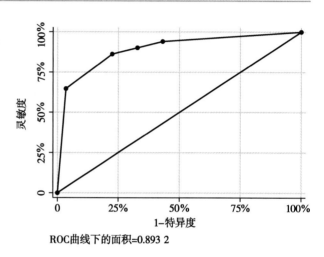

ROC曲线下的面积=0.893 2

图 7-1　诊断试验 ROC 曲线建立示意图

（六）诊断试验评价有关指标的统计学推断

诊断试验真实性评价有关指标如灵敏度、特异度、ROC 曲线下面积等均可作统计学推断,这里介绍应用 ROC 曲线下面积比较两个诊断试验的诊断效率的统计学推断方法。评价单个诊断试验,可计算 ROC 曲线下面积及其标准误,然后对 AUC 与 0.5（即该诊断试验无判别能力）之间差别作统计学检验,即 $Z=\dfrac{AUC-0.5}{Se}$,Z 服从标准正态分布。若比较两个诊断试验的优劣,则 $Z=\dfrac{AUC_1-AUC_2}{Se_{合并}}$,其中两次独立的诊断试验的 AUC 的标准误 $Se_{合并}=\sqrt{Se_1^2+Se_2^2}$。正如上文中提到,诊断只是临床诊疗过程中的中间结果,只有当证据表明新的诊断试验比现有的能更好地改善患者健康时,才将其引入临床实践。应用诊断试验-治疗随机对照试验（test-treatment trial）,或整合证据的决策分析模型比较诊断试验对健康结局的影响,从而验证新的诊断试验的优越性。

（七）诊断试验界值

开展诊断试验的根本目的是帮助临床医生正确判断被检查人群患病或无病,所以诊断试验结果的正常与异常要有明确的界定,这个值称为界值（cut-off point）。在临床实践中,患病者与无病者的诊断试验结果数据常会重叠,这就需要有一个判断的标准,将其分为阳性或阴性。不同类型的诊断试验有不同的判断标准和方法。

1. 诊断试验指标的类型　诊断试验指标也可以根据指标的主客观属性分为以下 3 类。

（1）主观指标:根据被诊断者的主诉确定,如疼痛、失眠等,一些诊断量表也可归属此类。

（2）客观指标:用仪器客观测定的指标,如体温、血压、生化检查指标、CT 成像等。

（3）半客观指标:根据诊断者的主观感知来判断的指标,如肿块的质地等。

2. 连续变量测量值的界值确定

原则　诊断试验的界值需要一致性,以保证其可比性。如高血压的诊断通常采用 WHO 规定的标准,即收缩压 ≥140mmHg 和/或舒张压 ≥90mmHg 是高血压的诊断标准。若在不同地区或不同时期采用的标准不一致,则诊断结果也会不同。

临床医生希望所用诊断试验的灵敏度和特异度都很高,即患病者均阳性,无病者均阴性的理想结果,这时患者与非患者的测定值完全没有重叠(图 7-2A),但这种情境在临床中并不常见。由于诊断试验本身存在的缺陷以及疾病的复杂性,大多数时候患者的结果和非患者的结果相互重叠,不能完全区分开(图 7-2B)。

临床实际中,图 7-2B 的情境更常见,这时需要确定一个划分阳性和阴性的界值。不同的界值选择会影响诊断试验的灵敏度和特异度等指标(图 7-3)。在实际选择诊断试验的界值标准时,不能单以总符合率高或 AUC 大小而定,一般要遵循以下原则。

（1）高灵敏度诊断试验标准的确定原则:对于预后差、漏诊后果严重,有有效的治疗手段,尤其是早期治疗可获得较好治疗效果的疾病,则应该将诊断试验的阳性标准定在高灵敏度的水平,尽可能诊断出所有的患者。但这时试验的特异度降低、假阳性增多,导致需要进一步确诊的可疑病例增多,从而增加检查成本。这类疾病如结核病等。

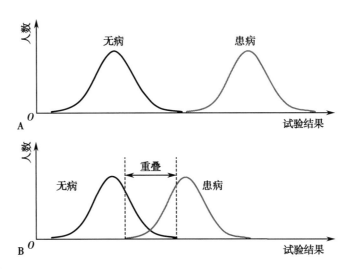

图 7-2　患者与非患者的诊断试验结果分布示意图

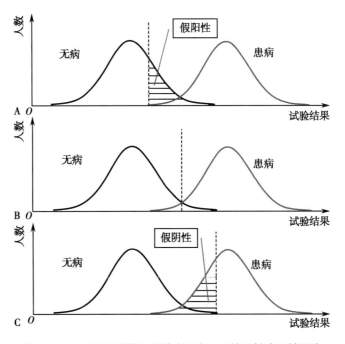

图 7-3　不同的试验结果界值水平有不同的灵敏度和特异度

（2）高特异度诊断试验标准的确定原则:对于治疗效果不理想的疾病,确诊和治疗费用比较昂贵的疾病,或疾病预后不严重且现有治疗方法不理想,或将非患者误诊为患者时后果严重,可能对其心理、生理和经济造成严重影响时,应将诊断的阳性标准定在高特异度的水平,尽量排除非患者,如肺癌等。

（3）较高灵敏度和特异度的诊断试验标准的确定原则:当假阳性和假阴性的重要性相等时,一般可以将诊断试验界值标准定在患者与非患者分布的分界线处,即应该将诊断试验标准定在灵敏度和特异度均较高的位置,或定在正确诊断指数的最大处。

3. 确定诊断试验界值的基本方法

对于测量值为连续变量的诊断试验,需要选择一个区分正常与异常的诊断界值,通常有以下 4 种确定方法。

（1）正态分布法:当测量值呈正态分布时,确定正常和异常的界限为 95% 的正常人的测量值均在此范围内(图 7-4)。双侧常用"均数 ±1.96× 标准差"表示其双侧正常值范围,即两端各有 2.5% 的测量值是异常的;单侧过小异常则用测定值高于"均数+1.64×标准差"来界定正常值范围;单侧过大异常则用测定值低于"均数-1.64×标准差"来界定正常值范围。

（2）百分位数法:由于多数诊断试验测定值为偏态分布或分布不明的数据,可用百分位数法制定正常和异常的界值。若为双侧界值,则用$P_{2.5}$~$P_{97.5}$来界定,单侧界值则用P_{95}或P_5界定。

（3）ROC曲线法:根据ROC曲线左上方的

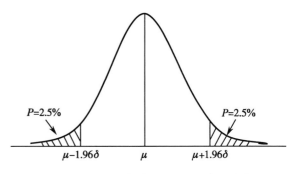

图7-4   正态分布曲线下面积分布百分比

拐点,可选取理论上最合适的界值,使试验的灵敏度和特异度达到最优,如图7-1中通常认为取测量值=3为界值点比较合适。目前ROC曲线法是确定诊断试验界值的常用方法,实际应用时界值的确定应与研究目的相结合。

（4）临床判断法:在临床上,一个诊断试验的测定值达到什么水平才需要治疗,常根据人群调查中某水平测量值是否系危险因素来判断。例如,随着对高血压危害的不断认识,世界卫生组织在不同时期多次对高血压的诊断标准予以修订:原来的高血压诊断标准是收缩压≥160mmHg和/或舒张压≥95mmHg;1999年,参照美国高血压全国联合委员会第六次报告（JNC6）重新修订为凡血压≥140/90mmHg为高血压;2003年5至6月,在美国高血压全国联合委员会第七次报告（JNC7）与欧洲高血压协会（ESH）高血压指南中,对其诊断标准进行了修订。这些界值标准是通过不断更新循证医学证据后得出的结论。

二、诊断试验的可靠性评价

可靠性亦称重复性（repeatability）或信度（reliability）,指诊断试验在完全相同的条件下进行重复试验获得结果的稳定性。在研究中所有测量几乎都存在测量变异（measurement variation）,其可来自观察者间的变异、观察者的自身变异、测量仪器或试剂的变异及研究对象的生物学变异（个体内及个体间）等,这些变异可同时存在,且互相累加。诊断试验可靠性评价的设计与真实性评价不同,评价指标主要用来评价测量变异的大小。

（1）计量资料:常采用标准差及变异系数（CV）来评价。变异系数=标准差/均数×100%。变异系数和标准差越小,可靠性越好。或是通过对2名观察者的试验结果或同一观察者的2次试验结果的均数差异进行比较,以评价重复试验获得结果的稳定性。

（2）计数资料:常采用观察符合率与卡帕值（Kappa value）来评价。观察符合率又称观察一致率,指两名观察者对同一事物的观察或同一观察者对同一事物两次观察结果一致的百分率。前者称观察者间观察符合率,后者称观察者内观察符合率。

例如:两名放射科医生分别对100名粉尘工人的胸片进行读片,结果如表7-4所示。

表7-4   两名放射科医生对100名粉尘工人的胸片的读片结果

甲医生的诊断	乙医生的诊断		合计
	无或轻度尘肺	中或重度尘肺	
无或轻度尘肺	$A(52)$	$B(18)$	$R_1(70)$
中或重度尘肺	$C(14)$	$D(16)$	$R_2(30)$
合计	$C_1(66)$	$C_2(34)$	$N(100)$

$$观察符合率=(A+D)/N×100\%$$
$$=(52+16)/100×100\%$$
$$=68\%$$

Kappa 值是判断不同观察者间校正机遇一致率后的观察一致率指标,其含义是实际符合率与最大可能符合率之比。计算过程如下:

$$观察符合率(P_0)=\frac{A+D}{N}\times100\%$$

$$机遇符合率(P_C)=\frac{R_1C_1/N+R_2C_2/N}{N}\times100\%$$

$$实际符合率=观察符合率-机遇符合率=P_0-P_C$$

$$最大可能符合率=1-机遇符合率=1-P_C$$

$$Kappa 值=\frac{实际符合率}{最大可能符合率}=\frac{P_0-P_C}{1-P_C} \qquad 式(7\text{-}16)$$

根据这些公式,计算上例中的 Kappa 值:

$$Kappa 值=\frac{P_0-P_C}{1-P_C}=\frac{0.68-0.56}{1-0.56}=0.27$$

Kappa 值充分考虑了机遇因素对结果一致性的影响,Kappa 值范围介于 -1 到 1,通常大于 0。Fleiss 提出三级划分:Kappa 值为 0.75~1.00 提示符合很好,0.40~0.74 提示符合一般,0.01~0.39 提示缺乏符合。

三、诊断试验临床应用价值的评价

前面从诊断试验方法本身讨论了诊断试验的真实性和可靠性。但诊断试验最终必定要应用于临床,所以对诊断试验临床应用价值的评价也必不可少。临床应用价值是诊断试验有关临床收益的内容,包括预测值的估计、新确诊病例和经济学评价等。

(一)预测值

灵敏度是指患者中的诊断试验阳性率,特异度是非患者中的诊断试验阴性率,但这种方式并不符合大多数临床医生的思维习惯。临床医生在应用诊断试验时,更希望根据试验的结果来判断诊断对象真正患病可能性的直接证据,而不是考虑灵敏度、特异度的间接证据,这样就出现了预测值的概念。预测值(predictive value,PV)是反映应用新诊断试验的检测结果来估计受试者患病或不患病可能性大小的指标。根据诊断试验结果的阳性和阴性,将预测值分为阳性预测值和阴性预测值。

(1)阳性预测值(positive predictive value,PV+):是诊断试验结果为阳性者中真正患者所占的比例。对于一项诊断试验来说,PV+ 越大,表示诊断试验结果为阳性的对象的患病概率越高。

(2)阴性预测值(negative predictive value,PV-):是诊断试验结果为阴性者中真正无病者的概率。PV- 越大,表示诊断试验结果为阴性的对象为无病者的概率越高。其计算公式如下:

阳性预测值=TP/(TP+FP)×100%

阴性预测值=TN/(FN+TN)×100%

仍以表 7-2 的结果为例。阳性预测值=56/234×100%=23.9%,阴性预测值=722/766×100%=94.3%。通过计算,临床医生可以了解,在这个目标人群中,若 AFP 阳性,诊断肝癌的可能性为23.9%;若 AFP 阴性,诊断为非肝癌的可能性为 94.3%。

(二)影响预测值的因素

与诊断试验预测值有关的因素包括灵敏度、特异度和疾病的患病率。预测值与三者的关系如下:

$$PV+=\frac{p\times Se}{p\times Se+(1-p)\times(1-Sp)} \qquad 式(7\text{-}17)$$

$$PV-=\frac{(1-p)\times Sp}{p\times(1-Se)+(1-p)\times Sp} \qquad 式(7\text{-}18)$$

式中,p 为目标人群的患病率;Se 为灵敏度;Sp 为特异度。

当患病率固定时,诊断试验的灵敏度越高,则阴性预测值越高,当灵敏度达到100%时,若诊断试验结果为阴性,那么可以肯定受试者无病;试验的特异度越高,则阳性预测值越高,当特异度达到100%时,若诊断试验阳性,可以肯定受试者患病。

当诊断试验的灵敏度和特异度确定后,阳性预测值和患病率成正比,阴性预测值和患病率成反比。一般来说,人群中某病的患病率越高,所诊断的病例数就越多,阳性预测值也就越高。然而,当患病率很低时,即使诊断试验的灵敏度和特异度均较高,其阳性预测值也不高。所以将诊断试验用于人群疾病筛检时,患病率很低,会出现较多的假阳性,阳性预测值也会很低。

第三节 提高诊断试验效率的方法

一、选择患病率高的人群应用诊断试验

预测值的大小受诊断试验的灵敏度、特异度及目标人群患病率的影响。当诊断试验的界值确定后,其灵敏度和特异度就固定了,此时的预测值主要受患病率的影响。如将诊断试验用于患病率很低的人群,则阳性预测值很低;用于高危人群,则阳性预测值可显著提高。

在实际应用中,可先选用灵敏度高、价格低的方法进行初步诊断。试验阳性人群中其患病率增加,然后再进一步用昂贵的诊断试验确诊。

二、采用联合试验

为了提高诊断试验的灵敏度与特异度,除了探索新的试验方法之外,可以将现有的2种及以上的试验结合起来,称复合试验(multiple test)或联合试验。如将血清中甲胎蛋白(AFP)检测与影像学检查联合诊断肝癌作为肝癌诊断规范。

联合试验有两种方式:①平行试验(parallel test),亦称并联试验,是指同时作几个诊断试验,只要有其中一个试验阳性即可认为试验阳性,只有全部试验结果均为阴性才认为试验为阴性。该法可以提高灵敏度,降低特异度。采取并联试验不易漏诊,阴性预测值提高,有利于排除其他诊断,但其代价是降低了特异度,容易造成误诊。②系列试验(serial test),亦称串联试验,是指依次做多个诊断试验,只有当所有试验结果皆阳性才认为试验为阳性,只要任何一项诊断结果为阴性就认为试验为阴性。所以当前一个试验出现阴性时就可终止,直接判定为阴性。选用系列试验可以提高诊断的特异度,减少误诊。在作系列试验时,先后次序上应该考虑各个试验的临床价值、风险和价格等因素。

在作联合试验时,既要交代各单项试验的评价指标,还必须计算联合试验的相关指标。理论上,如果两个诊断试验的结果彼此完全独立,应用概率论原理可以估计联合试验后的灵敏度和特异度。但在临床实践中,能够诊断同一种疾病的多个诊断试验,彼此独立的可能性很小。

例如:AFP联合超声检查在高危患者中诊断肝癌的结果如表7-5所示。

表7-5 高危人群中应用AFP联合超声检查诊断肝癌的结果

试验结果		金标准		合计
AFP结果	超声结果	肝癌	非肝癌	
+	+	52	24	76
+	−	4	154	158
−	+	32	28	60
−	−	12	694	706
合计		100	900	1 000

AFP 试验： 灵敏度 = 56/100 × 100% = 56.0%

特异度 = 722/900 × 100% = 80.2%

超声检查： 灵敏度 = 84/100 × 100% = 84.0%

特异度 = 848/900 × 100% = 94.2%

平行试验： 灵敏度 = 88/100 × 100% = 88.0%

特异度 = 694/900 × 100% = 77.1%

系列试验： 灵敏度 = 52/100 × 100% = 52.0%

特异度 = 876/900 × 100% = 97.3%

从上面的结果可以看出不同的联合方式的灵敏度和特异度的变化规律,根据不同的临床情况,合理地选用联合方式可以提高效率。

第四节　诊断试验评价中常见的偏倚

诊断试验评价中同样会出现偏倚,有病情检查偏倚、疾病谱偏倚、参考试验偏倚、缺乏无患者群试验结果的信息造成的偏倚等。

一、病情检查偏倚

病情检查偏倚(work-up bias)指只有对诊断试验出现阳性结果者才进一步用金标准方法加以确诊,除非有充分的理由,试验结果阴性者通常不再作进一步检查就简单地认定为无病,造成假阴性资料的缺乏。而评价诊断试验准确性的研究需要获得表 7-1 中的 4 个数据,不然无法获得全面的评价。

这种偏倚在癌症诊断试验评价研究中非常普遍,如应用 AFP 检测诊断肝癌,AFP 阴性者常会被认为未患肝癌,但实际上原发性肝癌中 AFP 的灵敏度只有 60% 左右,这样会出现很大一部分结果假阴性的患者,造成灵敏度虚高,特异度虚假。应用储存的人群血样本或组织库能部分解决这个问题。Gann 等通过检测那些确诊为前列腺癌和非前列腺癌患者的储存血样本,结果发现以前列腺特异性抗原(PSA)4.0μg/L 为界值,以后 4 年诊断为前列腺癌的灵敏度为 73%,特异度为 91%。研究者可以大致获得四格表中的 4 个数据而不需要对试验阴性者作进一步检查。

二、疾病谱偏倚

诊断试验研究对象要能很好地代表目标临床人群,包括该病各种临床类型的患者,如不同病情严重程度、不同病程阶段、有和无并发症的患者,还有那些确实无该病但易与该病相混淆的其他疾病的患者等。有些诊断试验评价研究的研究对象为明确的健康者与诊断明确的患者,因为没有纳入易与该病相混淆的其他疾病的患者,亦即没有纳入检验结果呈“灰色带”的患者,从而高估了该诊断试验的各项参数。这种诊断试验评价研究的研究对象不能代表该诊断试验应用的目标人群情况,从而产生疾病谱偏倚(spectrum bias)。

三、参考试验偏倚

参考试验偏倚(reference test bias)是指诊断试验的金标准不妥造成的偏倚。由于金标准不够准确,会造成错分(misclassification),即将患病者判为无病者,而将无病者判为患病者,这将会影响诊断试验评价的准确性。任何一个金标准只是在特定历史条件下医学发展的产物,其真实性是相对的,过去可能是金标准,现在不一定是,因此认真选择金标准是提高诊断试验评价研究质量的关键。若被评价的诊断试验要比金标准更灵敏,则待评价的诊断试验的阳性病例在“金标准”下就成了假阴性。相对于原先的金标准试验,被评价的诊断试验总是无法超过原先的金标准。这时需要研究者慎重解读结果,若有生物学证据表明被评价的诊断试验可能会更优越,应考虑采用一个更复杂、更准确的金标准。

四、缺乏无患者群试验结果的信息造成的偏倚

如果诊断试验的评价只在病例组中进行,缺乏无患者群试验结果的信息,就会造成这种偏倚。例如评价磁共振成像(MRI)对腰背痛患者病因诊断的价值,如果只在腰背痛的患者中进行评价,可以发现许多患者有椎间盘膨出,故常用此结论来解释腰背痛的原因,并给予治疗。而事实上,有一篇文章曾报道,在 98 例无症状的志愿者中进行 MRI 检查,结果发现 2/3 无症状者也有椎间盘膨出,其发生率略低于有症状者,两者的差异在统计学上无显著性,说明前者的结论存在偏倚。

第五节　诊断试验研究的质量评价

诊断试验准确性研究的设计及实施质量是决定诊断结果真实性的关键。各个阶段发生问题都会影响最终结果:①纳入研究对象时,可发生选择偏倚和疾病谱偏倚;②实施诊断试验准确性研究时,可发生测量偏倚;③使用参考标准或金标准时,可出现病情检查偏倚、标准不一致偏倚、时间滞后偏倚等;④在数据分析与结果报告时,可发生结果解读偏倚。循证医学针对诊断试验证据的质量评价开发了专门的工具,如评价诊断试验准确性的报告标准(STARD)和评价诊断试验准确性的研究方法学质量评价工具(QUADAS-2)。完整版的 QUADAS-2 工具资源参见 QUADAS 官方网站。QUADAS-2 工具主要由 4 个部分组成:病例选择、待评价诊断试验、金标准、病例流程和进展情况。这 4 个组成部分都要进行偏倚风险评估,其中前 3 部分也会在临床适用性方面被评估。

(张博恒)

思考题

1. 诊断试验真实性评价的研究设计中,关键要素有哪些?
2. 试述诊断试验中研究对象的选择要求。
3. 试述确定诊断试验界值的常用方法。
4. 试述诊断试验真实性评价的常用指标及其计算方法。
5. 试述阳性预测值的定义及其影响因素。

08章

扫码获取
数字内容

第八章

筛检的评价

医学的最终任务是预防与控制疾病流行、降低严重疾病的死亡率及促进人群健康。对人群实施一级预防和二级预防措施是实现上述目的的主要预防策略,减少人群中的高危个体和早期发现临床前期患者则是一级和二级预防的重要内容。要实现这一点,需要利用简便、廉价和快速的医学检查方法,对某一特定的目标人群进行逐一的健康检查。筛检便是在这样的背景下发展起来的一种方法。

第一节　概　述

医学的最终任务是预防与控制疾病及促进健康,不同的学科实现该任务的策略和手段不尽相同。如临床医学通过对患病个体实施有效治疗,缓解症状,促进康复(三级预防策略);而预防医学则通过对人群实施病因学预防和疾病早期防治,降低人群的疾病发病率及死亡率等,实现人群健康(一级和二级预防策略)。其中,筛检(或称筛查,screening)便是在一级和二级预防策略下发展起来的一种具体措施,即用有效的方法或手段对人群进行健康检查,发现高危人群及处于临床前期的患者,并对其采取有针对性的预防措施,控制疾病流行,促进人群健康。

筛检起源于19世纪的结核病防治,之后应用于慢性病的早期发现、早期诊断和早期治疗("三早"措施)。20世纪中期以后,筛检的应用范围扩展到对高危人群的筛检,实施病因预防。可见,筛检已成为促进人群健康的一种重要的措施。医生和公众都有一种根深蒂固的信念,即认为疾病的"早期诊断"和"早期治疗"对疾病的预后是有益的。实际上,这种直观的信念代表了一种"外科"观点:针对恶性病灶,在某个早期阶段发现和定位,就可以在其发生局部扩散或者广泛转移之前将其成功切除,因此,许多人便认为筛检一定是有效的。然而,疾病预防与控制的医学实践告诉我们,由于人群、疾病以及筛检试验本身等诸多原因,筛检措施并不必然导致人群健康和疾病预后的改善,其在现代医学实践中经常被错误理解和错误应用。因此,在推广应用并实施一项筛检之前,有必要对其适用性、风险、收益以及筛检后进一步的诊断、治疗效果进行有效的评价,以提供循证决策的证据。

一、筛检的概念

1951年美国慢性病委员会正式提出了筛检(screening)的定义和要求:"通过快速的检验、检查或其他措施,将可能患病但表面上健康的人同那些可能无病的人区分开来。筛检试验不是诊断试验,仅是一种初步检查,对筛检试验阳性者或可疑阳性者,必须进行进一步确诊检查,并对确诊患者采取必要的措施。"上述定义沿用至今,根据定义可知,筛检是在目标人群中开展的、以早期发现某种疾病患病个体为主要目的的一种快速的流行病学调查,所用的检验、检查或其他手段称为筛检试验(screening test)。基于筛检的目的,筛检试验应是简便、快速、经济、安全、有效、群众乐于接受的检测方法。对于由研究者或提供保健服务的个人或机构主动提出的,在目标人群中实施的有计划、有目的的筛检工作,文献中也称之为筛检项目(screening program)。

图 8-1 所示为筛检过程流程图。首先利用筛检试验将外表健康的受检人群根据筛检试验结果分为两部分:结果阴性者为健康人群,结果阳性者为可疑患病个体;依据筛检方案,建议后者采用更完善的诊断试验方法作进一步的诊断,从而将疑似患该病但实际无该病的人与实际患该病的人区别开来;

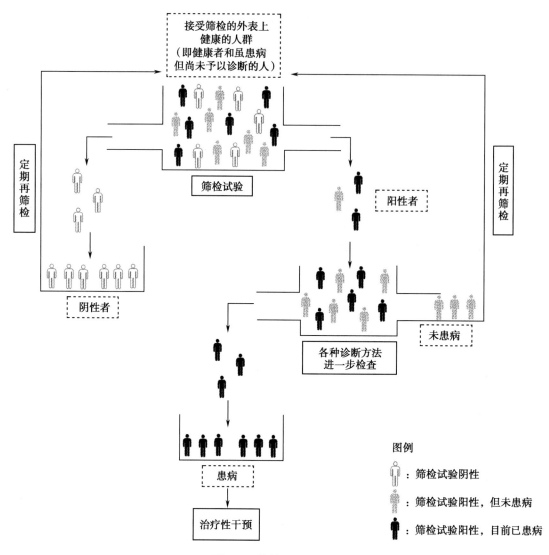

图 8-1　筛检过程流程图

如果诊断试验结果也为阳性,则判断为患者,需接受相应的治疗或其他干预,对目前健康的人开展持续的定期随访。由图 8-1 可知,筛检不是一项一劳永逸的工作,而应依据不同疾病的特征,定期地、有计划地开展。

图 8-2 为采用巴氏涂片作为筛检试验方法进行宫颈癌筛检的示例。由图 8-1 和图 8-2 可以看出,筛检是一个复杂的系统工程,需要科学设计、整体规划实施,并非仅仅采用一种筛检试验进行一次检测即可完成。

二、筛检的目的

近年来,筛检的应用范围进一步扩大,目前主要有下述 5 个方面的用途。

(一) 疾病的早期发现、早期诊断和早期治疗

疾病的早期发现是以可识别的疾病标志为筛检试验指标,查出那些处于疾病潜伏期、临床前期及尚未出现临床症状或体征的临床初期患者,以便早期诊断,达到早期治疗、改善预后、提高治愈率的目的,这是筛检方法建立以来最主要的用途,属疾病二级预防的内容,对疾病的防治作出了很大的贡献。如结核、高血压、糖尿病、某些恶性肿瘤(如宫颈癌)的筛检,孕期筛检 21 三体综合征和神经管畸形等出生缺陷风险,以及对新生儿进行的遗传性代谢缺陷(苯丙酮尿症)的筛检等,其用途都属于这一类。

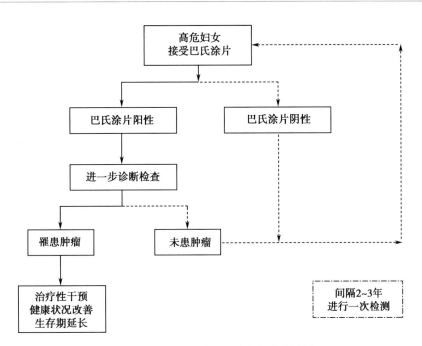

图 8-2　巴氏涂片法筛检宫颈癌高危人群的流程图

（二）检出某种疾病的高危人群

高危人群（high-risk population）指该人群发生某种疾病的可能性显著高于一般人群。传统的筛检主要从疾病的形成阶段入手，以早期发现患者为目的。随着流行病学的发展，疾病防治的需要强调筛检从健康阶段入手，检出某病的高危人群，实施相应的干预，以预防疾病发生，降低疾病的发病率，促进群体健康。如筛检高血压以预防脑卒中，筛检高胆固醇血症以预防冠心病。近年来在筛检疾病易感基因和有害基因方面也做了许多工作，如某种人群的精神分裂症易感基因的筛检，某地区家族性腺瘤性息肉病致病基因的筛检等。这类筛检属疾病的病因学预防，即一级预防。

（三）传染性疾病和医学相关事件的预防与控制

在一些特殊人群和职业人群中，探查和控制传染源或某些医学相关事件的诱因，以保护人群中的大多数人免受其伤害和影响，如对餐饮业人员进行伤寒沙门氏菌和痢疾杆菌等感染标志的筛检，对静脉吸毒人群进行人类免疫缺陷病毒（HIV）感染标志的筛检等。

（四）了解疾病的自然史，开展流行病学监测

筛检要求按计划定期进行，有助于了解疾病的自然史，同时也起到疾病监测的作用。

（五）指导合理分配有限的医疗卫生资源

如利用高危评分方法，筛检孕妇中的高危产妇，然后将危险性较低的产妇留在当地基层医疗卫生机构分娩，而将高危产妇安排在医疗保障条件较好的医院分娩，以降低产妇死亡率。

三、筛检的类型

依据不同的指标和要素，筛检可以划分为不同的类型。

（一）依筛检的目的不同可将筛检划分为治疗性筛检和预防性筛检

如果筛检是为了早期发现、早期诊断和早期治疗某种疾病的患者，称为治疗性筛检（therapeutic screening），如乳腺癌的筛检；如果筛检的目的是查出某病的高危人群，从而对这类人群进行健康教育等干预和必要的治疗性干预，以预防某种疾病，则称为预防性筛检（preventive screening），如筛检高血压以预防脑卒中。

（二）依筛检对象的范围不同可分为整群筛检和选择性筛检

整群筛检（mass screening）指在疾病患（发）病率很高的情况下，对一定范围内人群的全体对象进行无差异的普遍筛检,筛检的对象是整个目标人群,如某社区结核病的筛检。选择性筛检(selective screening)又称为高危人群筛检(high-risk population screening),是指选择疾病的高危人群进行筛检,筛检的对象是目标人群中的一个亚群或有某种特征的人群,如对某社区 55 岁以上的人群进行老年性痴呆的筛检,对矿工进行硅沉着病的筛检等。

（三）依所用筛检试验方法的多寡可分为单项筛检和多项筛检

筛检可以将某一种筛检性质的检查方法作为筛检试验而在人群中筛检某种疾病,这种方法称单项筛检(single screening),如采用餐后 2 小时血糖测定筛检糖尿病;也可同时用多种筛检试验检查方法进行筛检,这种方法称为多项筛检(multiple screening),如联合应用胸部 X 线检查、痰中结核分枝杆菌培养和结核菌素试验来筛检结核病。此外,在筛检中同时应用多种筛检试验方法可以同时进行多种疾病的筛检,如在女性中开展的"两癌(乳腺癌和宫颈癌)"筛检。多病种筛检有助于最大限度地节约卫生资源。

四、筛检的实施原则

在一项筛检实施前,要认真考虑一系列与筛检项目实施有关的实施原则,即衡量标准。美国健康保险组织(Group Health Cooperative)提出了衡量筛检项目的 6 条规范化标准。Wilson 和 Jungner 在 1968 年提出了实施筛检计划的 10 条标准。在此基础上,世界卫生组织提出了筛检计划成功与否的 7 条标准。2008 年,世界卫生组织在总结过去 40 年来各国筛检工作经验的基础上,提出了开展筛检项目的 10 条标准。概括起来,制订筛检计划时,应考虑如下 6 个方面。

1. 所筛检疾病或相关健康状态应是该地区现阶段重大的公共卫生问题,能对人群健康和生命造成严重危害,患病率或死亡率较高,是目标人群的主要死因之一。

2. 对所筛检疾病的自然史有比较清楚的了解,该疾病应有足够长的临床前期,且早期干预能够显著降低死亡风险,提高生存率。同时还应对疾病不同病程阶段的干预效果及其不良反应有清楚的认识。

3. 所筛检疾病有可被识别的疾病标识,有可检测疾病标识的筛检试验方法,且该方法要快速、简便、经济、可靠、安全及易于被受检者接受。

4. 对筛检阳性者,有相应的进一步的诊断和治疗方法,或者有可行的预防措施。应确保早期治疗的效果优于晚期治疗。

5. 有保证筛检计划顺利完成的人力、物力、财力和良好的社会环境条件。

6. 开展筛检的资源投入有较好的社会效益、经济效益,筛检项目的成本-效益合理。

总之,较为理想的筛检是每一项标准均能达到,满足的标准越多说明筛检项目越成熟。然而实际情况总会有一项或多项标准不能满足,尽管如此,对于某些疾病的筛检仍值得实施。筛检应满足最基本的条件:有适当的筛检方法、确诊方法和有效的治疗手段。三者缺一不可,否则将导致卫生资源浪费,导致给筛检试验阳性者带来生理和心理上的伤害等不良后果。

筛检工作虽已普遍推行,也就是说已被广泛地作为预防手段应用于各种疾病的控制方案之中,但对不同疾病的防治效果很不一致。近年来对目前常用的筛检的评价结果表明,高血压、先天性髋关节脱臼、铁缺乏、苯丙酮尿症经筛检后早期治疗有效;癌症筛检则是希望在患者出现临床症状前,或者在肿瘤发生浸润前,能借助于各种检查手段将其检出,从而使患者有可能得到及时的治疗而彻底治愈,借此改变肿瘤的预后而达到降低发病率和死亡率的目的。对于肿瘤的筛检,公认肯定有效的是对 20~70 岁的妇女每隔 3 年进行一次宫颈检查和刮片检查,可降低宫颈癌的死亡率。乳腺癌、胃癌、大肠癌、肝癌等筛检的效果未有定论。因此,世界卫生组织制定的 10 条标准中,特别强调了应从项目最初即开始项目的评价,评价内容包括:目标人群是否明确,筛检-治疗程序是否有效,是否有卫生经济学价值,是否符合公平性、可及性以及伦理学原则,人群获益是否超过伤害。此外,还需要对筛检的质控、经费保障及项目风险应对机制等方面进行评估。

对那些不具备筛检条件的疾病进行筛检,往往会造成一系列不良结果,主要表现在下述几方面。

1. 造成卫生资源浪费,比如筛检患病率很低的疾病。

2. 常给患者或高危人群带来很大的精神压力,比如筛检尚无有效治疗方法的疾病。

3. 对社会造成一定的压力。

五、筛检试验的选择原则

筛检试验(即筛检检测方法)是筛检项目实施的必要条件。作为筛检试验的检测方法首先必须安全、可靠,有较高的灵敏度和特异度,能有效地区别患者和非患者。其次还需考虑价廉和易于被被检查者所接受。一种价格昂贵、对被检查者有创伤或造成被检查者痛苦的检测方法一般不能用于筛检,用于诊断也要慎重。另外,筛检检测方法还要求快速、简单和容易进行。

一般认为一项好的筛检试验应具备以下 5 个特征。

1. **简便** 指易掌握、易操作,即便是非专业人员经过适当的培训也会操作。

2. **价廉** 费用效益是评价筛检的一个重要标准,筛检试验的费用越低,则筛检的费用效益越好。

3. **快速** 指能快速得到检测结果。

4. **安全** 指不会给被筛检者带来任何身体和心理的创伤。

5. **易接受** 指易于被目标人群接受。

筛检试验和诊断试验(详见第七章)并无本质的区别,当一项诊断试验的方法满足筛检试验的基本特征并应用于筛检工作中,即是筛检试验。筛检试验的评价方法与前文所述的诊断试验的评价方法是相同的。二者之间的相对区别见表 8-1。

表 8-1 筛检试验与诊断试验的区别

项目	筛检试验	诊断试验
对象	健康人或无症状的患者	患者或筛检阳性者
目的	发现可疑患者,把患者及可疑患者与无病者区分开	进一步把患者与可疑患病但实际无病的人区分开
要求	快速、简便、安全、易于接受、灵敏度高	复杂、特异度高,相对于筛检试验的结果,诊断试验的结果具有更高的准确性
费用	经济、廉价	一般花费较高,多应用实验室检测、医疗器械检查等手段
针对阳性者的下一步措施	用诊断试验确诊	严密观察和及时治疗

六、实施筛检的伦理学问题

不论是在医疗实践中还是在医学研究中,受试者都可能面临一定程度的风险。筛检也不例外,对受试者的影响同样具有不确定性,因此在实施时,必须遵守知情同意、有益无害、公正等一般伦理学原则。

1. **知情同意原则** 筛检的宗旨是给受试者带来益处,但作为计划的受试者,有权利对将要参与的计划所涉及的问题知情。研究人员也有义务向受试者提供足够的信息,包括参与这项计划的获益与风险,并使他们理解研究人员所提供的信息,据此作出理性的选择,决定是否同意参加。

2. **有益无害原则** 由于筛检的对象是健康人群,因此筛检必须安全、可靠、无创伤性,不会给被检查者带来身体和心理上的伤害,结果有益于提高社区人群的整体健康水平。对筛检试验阳性者,有进一步的诊断、治疗方法,不会因为给他们带来明显的心理负担而对健康产生负面影响。另外,筛检获得的是受试者个人的健康资料,因此个人的隐私权应受到尊重,应对受试者的个人信息保密,除非得到本人允许,否则不得向外泄露。

3. 公正原则　公正原则要求公平、合理地对待每一个社会成员。如果筛检的价值和安全性已确定，并将用于医疗实践，给群众带来益处时，无论受试者的年龄、职务、性别、经济地位及与医务人员的关系如何，均应受到平等的对待。此外，考虑到筛检研究中对照人群的贡献，在筛检项目推广时，应优先在该人群中实施。

4. 遗传易感性（基因）检测的伦理问题　随着人类基因组计划的完成，特别是近年来新技术和新发现的涌现，基因检测方法更实用、成本更低廉，遗传易感性检测的应用领域也越来越广泛。然而，基因技术及其应用已经引起一系列伦理、法律及社会问题，应进行冷静而深入的思考。基因检测应遵循的伦理原则如下。

（1）知情同意原则：参与基因检测要得到受试者本人的同意，并且同意是在知情基础上获得的，应告知当事人实验的性质、检测目的、检测步骤、对个人和家庭的风险、检测结果和遗传咨询的不确定性、个人撤回权利等，让其认识到方案有何益处、可能发生的损害以及伤害事故发生之后的解决途径。《世界人类基因组与人权宣言》规定，每个人均有权决定是否要知道一项遗传学检测的结果及其影响，并且这种权利应受到尊重。基因检测完成以后，检测机构应如实告知检测结果。

（2）基因隐私保护原则：基因检测可以获取一个人的基因信息，基因提供者对其享有的权益应视为一种隐私权来予以保护。因为基因信息具有独特性、概率性、家族性和不可控制性等特点，只要是与公共利益无关的基因信息，都有权隐瞒，并防止其受到歧视（如就业、入学、婚姻和保险中的歧视）或其他不公平待遇。通过立法对就业、医疗、保险等容易发生基因歧视的领域尤其要特别规定一些保护基因隐私的措施，因为这些部门往往有可能掌握个人的基因资料，稍有疏忽，就有泄露和侵犯基因隐私权的可能。

（3）尊重个人遗传特征原则：坚持尊重遗传特征原则，倡导基因尊重观念，这是基因科学研究以及成果运用所独有的伦理准则。基因科学研究直接破解人类遗传的奥秘，而个体的基因是存在差别的，这种基因差别可能导致所谓"优质基因"和"劣质基因"的人群分类，从而带来新的歧视——基因歧视。《世界人类基因组与人权宣言》在第一章中提到：人类基因组意味着人类家庭所有成员在根本上是统一的，也意味着对其固有的尊严和多样性的承认，象征性地说，它是人类的遗产。将宣言中的这些原则变为有效保护个人不受歧视威胁的实际行动，是国际社会、各个民族、国家以及正在从事基因检测的专业团体和商业团体必须肩负的道义责任。

（4）有益于社会原则："有益于社会，有益于他人"，这是整个科学研究应当遵循的伦理规则，也是基因科学研究以及成果运用应当遵循的伦理规则。人类基因组研究以及基因知识的应用不应该给受试者以及利益相关者造成伤害，在利害均存在的情况下，应进行权衡，让受试者充分了解并自己选择。

（5）基因检测准入原则：哪些机构有资格进行基因检测，从业人员应当具备哪些资质，由哪个管理部门进行监督，管理部门如何对相关检测机构进行监测，基因检测的运用范围等虽有待完善，但均应遵守相关法律法规，遵循医疗技术公正性原则、遵守意识自主原则、遵守诊断安全性原则、遵守信息保密原则等。

（6）WHO建议的遗传筛检和遗传检验的伦理准则：①遗传筛检和遗传检验应为自愿而非强制性的，下述"第⑧点"提出的情况为例外（自主）；②在遗传筛检和遗传检验之前应针对筛检或检验的目的和可能的结果，以及有几种合适的选择提供适当的信息（自主、无害）；③为流行病学目的作匿名筛检，可在通知要加以筛检的人群后进行（自主）；④未经个人同意，不应将结果透露给雇主、保险商、学校或其他人，以避免可能发生的歧视（自主、无害）；⑤在极少的情况下，透露信息可能符合个人或公共安全的最佳利益，这时医疗卫生服务提供者可与透露信息方一起商讨，使其作出决定（行善、无害、公正）；⑥得出检验结果后应随即提供遗传咨询，尤其是在检验结果不利的时候（自主、行善）；⑦如存在或可以得到有效的治疗或预防措施，应尽早予以提供（行善、无害）；⑧如早期诊断和治疗有益于新生儿，则新生儿筛检应为强制性的且不予收费（行善、公正）。

（7）WHO建议的症状前检验和易感性检验的伦理准则：①对有心脏病、癌肿或可能有遗传因素的其他常见病家族史的人们,应鼓励进行遗传易感性检验,检验提供的信息可有效地用于预防或治疗(行善);②所有易感性检验应出于自愿,在检验之前应提供适当信息,并得到本人的知情同意(自主);③在正确咨询和取得知情同意之后,即使缺乏治疗措施(自主),对处于风险的成年人也应提供所需的症状前检验;④对未成年人的检验,只应在对未成年人可能有医学上的益处时才进行(自主、行善、无害);⑤不应让雇主、保险商、学校、政府部门或是其他单位等第三方接触检验结果(无害)。

　　总体上,基因检测作为一项新兴的科学技术是造福人类的,但由于目前相关的法律法规尚不够完善、人们的认识还不够充分、监督管理尚不够规范等,会产生一些社会伦理问题。但是只要遵循一定的伦理原则就能使基因检测充分发挥作用。如何加强管理监督、制定基因检测准入规则是一项紧迫的工作。我国现有的法规或规章制度更多的是关于规范基因检测和诊断的技术要求和实验室认证方面。为了保护被检测者及其家属的权益,由国家人口与健康科学数据共享平台肿瘤转化医学专题服务发起,联合中国医师协会医学遗传医师分会、中国医师协会病理科医师分会、全军临床病理学研究所、*Journal of Bio-x Research*(《生物组学研究杂志》)和《中国医学伦理学》杂志的相关专家共同组成《分子遗传学基因检测送检和咨询规范与伦理指导原则》共识制定专家组。专家组针对我国基因检测实践中的应用现状,包括全外显子测序(whole exome sequencing,WES)和全基因组测序(whole genome sequencing,WGS)等多基因检测的应用现状和前景,参考国际普遍做法,结合我国分子遗传检测的实际需求,草拟完成《分子遗传学基因检测送检和咨询规范与伦理指导原则 2018 中国专家共识》。该共识为分子遗传学基因检测送检和咨询的总体指导原则,结合分子遗传学基因检测的基本程序和潜在主要问题提出了相应的指导意见。

第二节　筛检评价的研究设计

对筛检项目进行评价可采用随机研究和非随机研究两类方法。

一、随机研究

　　随机研究(randomized study),即随机对照试验,随机研究是对筛检实施的效果、成本进行客观评价的最可靠的手段。经过预试验确定目标疾病或健康状态、筛检方法、筛检方案及目标人群后,将人群随机分成筛检组和对照组,筛检组按统一方案实施筛检,筛检组和对照组按相同的时间频度进行随访,记录新发的目标疾病、状态或预后。筛检的随机研究是前瞻性研究,其终点指标是所研究的疾病在目标人群中发病率和死亡率的改变,往往需要长期的随访。与临床试验不同,筛检项目评价性研究很少做到双盲,且难以做到个体随机分组,可行的方法是采用整群随机化对照试验研究(cluster randomized controlled trial)。但如果可能的话,在结果分析时应采用盲法。随机研究的不足之处在于存在伦理问题,组织一项大型、有效的社区或人群干预实验研究受经济条件的制约。最有名的针对筛检的随机研究可能是在“大纽约健康保险计划(The Health Insurance Plan of Greater New York,HIP)”中进行的乳腺 X 线摄影(俗称钼靶摄影)筛检乳腺癌的研究。Shapiro 及其同事以 HIP 计划中登记的女性为研究对象进行了一项随机试验,以评价对 40~65 岁妇女作乳腺癌筛检的效果(effect)。该研究将 62 000 名妇女随机分配到两个组,筛检组每年作乳腺 X 线摄影检查、乳房体格检查,对照组接受了 HIP 计划中的常规医疗服务,但没有接受上述两项检查。10 年后比较上述两组的死亡率,结果显示筛检组的死亡率明显低于未筛检的对照组,在 50 岁和 50 岁以上的妇女中更为突出。该研究已成为文献中通过随机研究设计报告筛检益处评价的经典,可以作为未来此类研究的范例之一。现以图 8-3 说明筛检项目评价的随机研究设计。

二、非随机研究

　　非随机研究(nonrandomized study)即观察性研究,在不可能随机化确定筛检人群和对照人群、

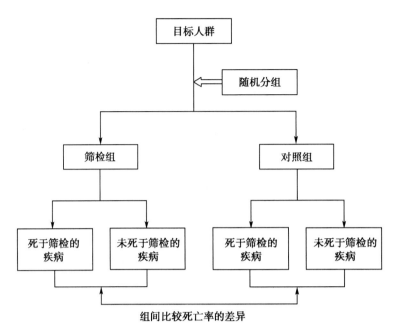

图 8-3   评价筛检项目的随机研究设计图示

无法实施随机研究的情况下,可应用观察性研究设计方案进行筛检项目的评价,可以采用如下设计类型。

(一)自身前后对照研究

评价筛检项目的非随机研究方案之一是在一个确定的目标人群对实施筛检项目前后的发病率、死亡率和生存率进行对比研究,以判断筛检的效果。为避免时间趋势带来的偏倚,拟定的筛检地区要有 10 年以上疾病发病率和死亡率的可靠资料,可以此作趋势的预测和结果分析。同时为了保证研究的效能,随访的时间应足够长,人群样本也应比随机对照试验研究更大。

(二)病例-对照研究

病例-对照研究设计作为筛检效果评价的一种方法,近年来已引起越来越多的关注。该研究设计方案中,以筛检项目所筛检疾病的患者为"病例","病例"已处于疾病晚期阶段,筛检的目的是通过筛检预防疾病;以未发生拟定筛检疾病的人群为对照,相对于筛检的目的来说,"对照"处于非晚期疾病阶段;筛检作为暴露因素,通过回顾两组人群的筛检暴露史并比较组间暴露率的差异来评价筛检项目的有效性(图 8-4)。若筛检项目有效,则对照组有筛检史的比例应高于病例组,由此资料计算的 *OR* 值应小于 1。

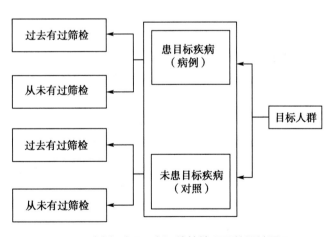

图 8-4   病例-对照研究评价筛检项目的设计图示

(三)队列研究

队列研究应用于评价筛检项目的有效性是根据参与筛检与否分为暴露组(筛检组)和非暴露组(未参与筛检人群),通过比较筛检组和非筛检组的发病率、死亡率、病死率和生存率等指标的改变,评价筛检的效果(图 8-5)。队列研究结果的证据强度高于其他的观察性研究设计方案,但相对于随机研究,其结果会受到更多其他因素的影响,因此,应慎重考虑偏倚对结果的影响。

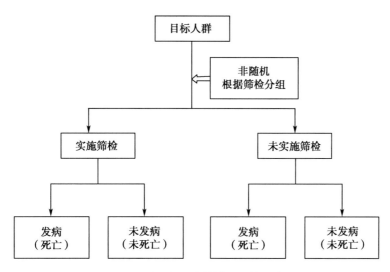

图 8-5　队列研究评价筛检项目的设计图示

（四）其他非随机研究设计

1. 筛检地区与未筛检地区的横向比较　通过比较筛检地区与未筛检地区的发病率、死亡率和生存率等指标评价筛检效果。其存在的不足是地区间疾病的诊治水平差异，使结果的解释存在一定困难。

2. 不同诊断时间的系列病例分析　通过比较不同诊断时间的病例的病死率和生存率评价筛检效果。其存在的不足是筛检病例中自我选择的志愿者可能较多，这些人的收入水平可能较高，医疗条件较好，易实现在疾病的早期阶段就诊，由此导致领先时间偏倚，并且这些人的病情可能不太严重。

第三节　筛检的有效性评价

与评价任何类型的卫生服务项目一样，可以使用过程指标或终点指标来对筛检项目进行评价。筛检项目的评价标准应根据筛检的目的来制定，筛检目的主要包括：提高目标人群的筛检认知度和参与度，提倡首次筛检人群的参与，改善试验（或实验室）性能，降低不必要医疗程序的利用，降低疾病发病率、死亡率、病死率，提高筛检者的生活质量等。

一、筛检项目评价的终点指标与筛检早、中期替代终点指标

1. 筛检项目评价的终点指标　筛检项目评价的最终指标主要有病死率、死亡率、生存率、相对危险度（RR）、率差与需筛检人数等。

（1）病死率：可比较所筛检疾病的患者的病死率是否低于未经筛检的患者。使用该指标时，应考虑时间性，否则比较的意义不大。

（2）死亡率：可比较筛检人群与未筛检人群之间被筛检疾病的死亡率的差异。筛检组的疾病归因死亡率下降是最有说服力的指标之一，是筛检效果评价的远期终点指标。但要准确地估计死亡率指标，需要严格的研究设计（如大样本的 RCT 或队列研究）和长时间的随访，需要花费大量的资源。死亡率指标受观察时间长短的影响，观察时间越长，存活者越少，筛检人群与未筛检人群的年死亡率之差就会减小。此外，由于不能控制筛检阴性者中新病例和死亡的发生，而这部分死亡病例与筛检作用无关，用总死亡率作分析时，会低估所观察到的筛检的效果。

（3）生存率：是评价筛检效果的一项比较好的指标，常用 1 年、3 年、5 年筛检组和非筛检组的生存率来评价癌症的筛检计划。

（4）相对危险度（relative risk/risk ratio，RR）：是队列研究或随机对照试验研究中较常用的指标。

该指标应用于筛检项目评价时,是筛检组的发病率或死亡率与对照组的发病率或死亡率之比。若 $RR<1$,表明筛检是有益的。

(5)率差(rate difference,RD)与需筛检人数(number needed to screen,NNS):筛检效果的大小一般采用死亡率的相对危险度来表示。但是,由于一种癌症在一般人群中的死亡率很低,即使相对危险度很大,筛检一定人数所能预防的癌症的死亡数也可能很小。因此,对于筛检效果的报告,应同时描述绝对效果的大小,如率差和需筛检人数。率差是指筛检组和对照组在有关癌症死亡率上的绝对差值或称绝对危险度降低(absolute risk reduction,ARR)。需筛检人数为率差的倒数($1/ARR$)。需筛检人数的意思是,在一定期间内,需要筛检多少人才能预防 1 例疾病的死亡。实际工作中需筛检人数对于评价筛检项目的效果具有简单明了、易于理解的特点。

总之,在筛检项目总效果的评价中,除了使用传统的指标以外,结合使用 NNS 可以为筛检项目评价和干预决策的选择提供更多的信息。以肿瘤为例:在>50 岁女性中进行乳腺 X 线摄影检查以筛检乳腺癌,据估计,预防 1 例疾病的死亡需筛检人数为 543 人;为识别结直肠癌进行的粪便隐血检测,相应的需筛检人数范围为 600~1 000 人;对于罕见肿瘤,如发达国家的口腔恶性肿瘤,需筛检人数变得极其庞大,在英国,为减少 1 例死亡,估计需筛检人数>53 000 人,若为了减少 1% 的口腔癌死亡率,估计需筛检人数>1 125 000 人。因此,当疾病变得更为罕见时,假阳性人数超过真阳性人数,势必造成追逐假阳性结果和浪费经费等危害。

2. 筛检早、中期替代终点指标　筛检的终点评价指标结果一般需长期随访才能得出,在筛检的早、中期,可用其他替代的研究终点指标作评价,包括人群的筛检率、检出病例数、检出早期病例的比例、检出病例的生存期以及检出病例的年龄是否提前等。在采用替代指标作评价时,尤应注意偏倚的影响。

二、收益

收益(yield)系指经筛检后能使多少原来未发现患病的患者得到诊断和治疗。筛检的收益与以下几个因素有关。

1. 筛检试验的灵敏度　一项筛检试验必须能筛出相当数量的病例。如果灵敏度低,试验只能筛检出少量患者,不管其他因素怎样,收益依然是低的。

2. 人群中某病的患病率　患病率越高,筛检出的病例数就越多。所以筛检宜针对高患病率人群,即选择性筛检。

3. 筛检的次数　首次在人群中作筛检时,筛出的病例数较多。如经一段时间后再作筛检,筛出的病例数就会减少。但目前确定筛检某种疾病的最佳次数是比较困难的。随着对疾病自然史、治疗疗效、危险因素单独和联合作用的理解逐步深入以及知识的积累,就可以提出关于某种疾病筛检次数的建议,并不断地加以改进。

4. 多种疾病筛检　多种疾病筛检即在一次筛检中应用多种试验或方法筛检几种疾病,优点为花费少、效率高。如在某些筛检工作中,不但筛检不同部位的癌变,还筛检高血压和青光眼。由于要检验多种疾病,发现任何阳性结果的概率将会增加。当然,每一项筛检方法均会产生一些假阳性。另外,随着开展筛检项目的增加,整个随访的费用也将增加。

5. 参加筛检及随访　除非人们既参加筛检,又于发现任何问题后能按筛检的要求采取行动,否则筛检就不能促进群体健康。某些心理和社会因素与筛检工作的成败密切相关,如:人们对疾病的危害是否有所了解、对筛检的意义是否认同等。显而易见,目标人群中有些人未参加筛检会使结果产生误差,从而影响筛检工作的收益。

三、筛检效果的卫生经济学评价

从公共卫生的角度讲,筛检效果的评价还应包括卫生经济学评价。原则上,一项好的筛检计划,特点是：要求发现和确诊的患者多，而投入的卫生资源少。有关卫生经济学评价，第十三章有详细介绍。本章仅就筛检效果的卫生经济学评价简要介绍。

1. 成本-效果分析（cost-effectiveness analysis，CEA）　指分析实施筛检计划投入的费用与获得的健康产出，这些健康产出表现为健康改善的结果，用非货币单位表示。通常可估计每个病例的平均筛检成本（直接与间接成本）及在健康改善方面所取得的效果（临床指标的改善和生存期的延长等），并以此计算成本效果的比值（每延长 1 年生存期所消耗的成本）。成本-效果分析的基本思想是以最低的成本去实现筛检项目确定的计划目标，使达到计划方案既定目标的成本较低，或者使消耗的一定卫生资源在使用中获得最大筛检效果，即从成本和效果两方面对筛检的经济学效果进行评价。

2. 成本-效用分析（cost-utility analysis，CUA）　是把生命数量和质量的结果加以综合研究，分析实施筛检计划投入的费用与经质量调整的健康产出，它是成本-效果分析的一种发展。这里的"效用"指在卫生领域中，人们对不同健康水平和生活质量的满意程度，一般采用质量调整寿命年（quality-adjusted life year，QALY）和伤残调整寿命年（disability-adjusted life year，DALY）等生命质量指标来表示。

3. 成本-效益分析（cost-benefit analysis，CBA）　指分析实施筛检计划投入的费用与获得的经济效益的比值。成本-效益分析是将投入与产出均以货币单位来衡量，是卫生经济学评价的最高境界。可用直接和间接投入的成本与直接和间接获得的效益进行比较。比如，在结肠癌筛检中对粪便隐血的检测，这种检测方法本身成本不高，但要计算这种筛检的总成本，必须包括那些被检测为"阳性"的人在初次检测后进行结肠镜检查的费用，以及结肠镜检查中不常出现的并发症的诊疗费用。

四、筛检项目评价性研究的偏倚问题

在实际工作中由于可行性难以保证，人们常常无法开展随机对照试验对筛检进行评价，因此，多采用非随机筛检评价研究即观察性研究。如前所述，主要包括：在非随机分配的人群中比较由筛检检出的和根据临床症状诊断出的病例的病死率；比较筛检人群和非筛检人群某病的发病率和死亡率；观察筛检工作的深度和广度与发病率或死亡率之间的关系，以及在一个人群中评估开展筛检前、后某病的发病率和死亡率；另外还包括采用队列研究和病例-对照研究设计方案的评价研究。筛检项目评价的非随机对照研究更可能受到偏倚的影响。与筛检项目评价有关的偏倚主要有以下几种。

（一）选择偏倚

1. 自我选择偏倚（self selection bias）　也称为志愿者偏倚（volunteer bias）或转诊偏倚（referral bias）。筛检参加者与不参加者之间，某些特征可能存在不同。许多研究表明，志愿者比普通人群更健康，更有可能遵循医疗建议，平时比较注重健康问题，可能对身体出现的异常症状也较为警惕，这些都会对今后的生存率产生影响，使得通过筛检发现的病例的预后较临床期确诊的病例的预后好。如果从一开始就有较好预后的患者被转诊或自我选择进行筛检，即使早期发现对改善预后没有任何作用，也可能会观察到筛检组的死亡率较低。当然，志愿者也可能包括许多高危人群，他们自愿接受筛检，因为他们对阳性的家族史或自己的生活方式产生过焦虑。问题是，研究人员不知道这种选择偏倚会在哪个方向上起作用，也不知道它会如何影响研究结果。应用随机对照试验研究可有效控制患者自我选择偏倚。

2. 病程长短偏倚（length bias）或称预后偏倚（prognostic selection）　疾病的自然史包括临床阶段和临床前阶段，不同人群、不同个体的疾病临床阶段不同（即每类人群的临床疾病参数都有一个自然分布）。例如，一些结肠癌患者在确诊后不久就会死亡，而另一些患者则会存活多年。看似相同的疾病可能包括临床阶段长度不同的个体。有数据支持这样的观点，即长的临床期与长的临床前期相关，而短的临床期与短的临床前期相关。处于临床阶段的患者会在通常的医疗照护过程中被识别，而筛检的目的是识别处于临床前阶段（即在任何疾病迹象或症状出现之前）的病例。临床前阶段越长，筛检程序越有可能在该病例仍处于临床前阶段时被发现。假设如果每年筛检一次，对于临床前阶段只有 24 小时的疾病，显然会错过临床前阶段的几乎所有病例；然而，如果疾病的临床前阶段长达 1

年,则会发现更多的病例。一些恶性程度低的肿瘤患者常有较长的临床前期,而恶性程度高的同类肿瘤患者的临床前期较短。因此,前者被筛检发现的机会较后者大,而前者的生存期又比后者长,从而产生筛检者要比未筛检者生存时间长的假象(图 8-6)。

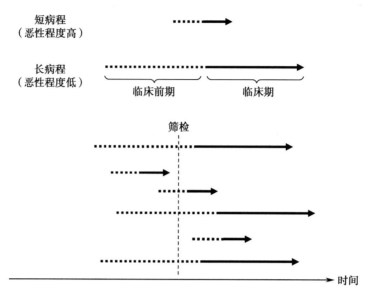

图 8-6　病程长短偏倚示意图

　　为了控制病程长短偏倚,可以采用以下方法:在设计时利用随机化的方法;在资料分析阶段对每组的所有成员(即接受筛检和未接受筛检的人)应用生存率进行分析,在筛检组中,计算那些通过筛检发现疾病的人和那些在临床阶段发现疾病的人(即所谓的间隔病例)的存活率。

　　(二) 领先时间偏倚

　　领先时间偏倚(lead time bias):领先时间(lead time)是指通过筛检试验,在慢性病自然病程的早期阶段,如症状出现前(临床前期),提前作出诊断,从而赢得提前治疗疾病的时间,即领先时间就是从筛检发现到临床诊断发现所能赢得的时间。但在实际工作中观察到,筛检虽然能早期发现患者,并及时作出诊断,但却不能推迟该患者的死亡时间,实际观察到的是从诊断到死亡的间隔增长了。这样,比较各非随机人群组的存活率时,可以看出自诊断那一时刻算起,经筛检而检出的病例组的存活时间要比根据症状确诊的对照组长。领先时间偏倚是指筛检诊断时间和临床诊断时间之差被解释为因筛检而延长的生存时间,也就是与筛检相关的虚假的寿命延长。这种表面上延长的生存时间,实际是筛检导致诊断时间提前所致的偏倚(图 8-7)。

　　控制领先时间偏倚的方法有 2 种,一种是用年龄别死亡率代替生存时间进行资料分析;另一种是如果可以估算出领先时间,则可去除领先时间后进行比较。

　　(三) 过度诊断偏倚

　　过度诊断偏倚(overdiagnosis bias):过度诊断(overdiagnosis)是另一个潜在的偏倚来源。有时,发起筛检计划的人对该计划几乎有无限的热情。即使是细胞病理学家判读宫颈癌的巴氏涂片也可能变得非常热情,以至于他们可能倾向于过度阅读涂片,一些正常的女性将可能被纳入巴氏涂片阳性组中,换句话说,病理学家可能作出假阳性诊断。因此,异常人群将会被没有癌症的女性"稀释"。如果筛检组中的正常人比未筛检组中的正常人更有可能被错误地诊断为阳性(即被标记为"癌症患者",而实际上他们并没有患病),人们可能会因为筛检的阳性结果多而得到错误的印象,即早期癌症的检出率和诊断率都有所提高。此外,由于筛检组中许多被诊断为癌症的人实际上未患癌症,势必会导致较高的存活率,因此对被认为患有癌症的人进行筛检后的存活率的估计结果将被夸大,从而导致错误的结论,即筛检被证明可以提高这一人群的癌症存活率。在此类涉及生存指标的研究中,诊断过程必

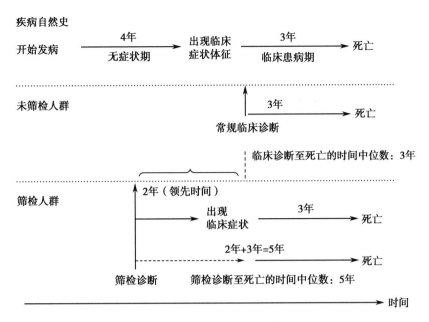

图 8-7　领先时间偏倚示意图

须严格标准化,以尽量减少过度诊断的潜在问题。

过度诊断必将浪费医疗资源,而且过度诊断引发的进一步的检测和治疗则会对受检者造成损害,因此有必要重视筛检中可能存在的过度诊断偏倚。

五、评价筛检效果的随机对照试验的内容清单

对筛检项目效果的评价最终取决于有关随机对照试验的结果。Welch 教授以循证医学工作组评价治疗和预防措施的框架为依据,提出了一个评估筛检效果随机对照试验的内容清单,包括"研究是否适用于我的临床实践?""研究的结果是否真实?""结果是什么?"具体内容如下,读者可以参考该清单对筛检效果的随机对照试验进行评价。

（一）研究是否适用于我的临床实践?

1. 研究适用于哪些人?

2. 我是否能完成筛检的相关检查并具有诠释结果的能力?

3. 研究实施之后筛检试验技术是否有所改变?

（二）研究的结果是否真实?

1. 筛检初步检查开始时,两组人群的特征是否一致?

2. 结局判断是否采用了盲法?

3. 数据分析是否维持了原随机分组（意向性分析）?

（三）结果是什么?

1. 筛检初步检查的结果

（1）筛检组是否查出了更多的早期患者?

（2）筛检组是否查出了较少的晚期患者?

2. 筛检的总效果（即早诊断、早治疗的总效果）

（1）筛检组晚期患者的比例是否低于对照组? 筛检组的疾病别死亡率是否低于对照组? 两组死亡率的绝对差别是多少?

（2）早期检查和治疗是否产生了净收益? 两组全死因死亡率的差别是什么?

（孙业桓）

思考题

1. 参照筛检的实施原则,选择一种目前在我国适合开展筛检的疾病,以该疾病为例分析开展筛检工作的基本条件有哪些。

2. 一项临床上广泛使用的诊断试验能否作为筛检试验用于筛检? 从哪几个方面加以考虑?

3. 筛检试验和诊断试验的主要区别有哪些?

第九章

疾病预后研究

在临床实践中,患者或家属和医生都会关心疾病的发展进程及其结局。前者常常关心的是该病有无危险性,治疗过程是否痛苦,能否治愈,有无并发症,复发的可能性,可能的存活时间,是否存有后遗症及其是否影响今后的工作和生活等。医生主要考虑采用什么样的治疗方法才能使患者获得一种良好的预后结局。

临床医生几乎每天都会遇到患者及家属提出的各种关于预后的问题。要回答这些问题,医生首先需要根据已有的证据对所诊治疾病的预后有一个比较明确的估计,然后根据证据结果及患者的实际病情,采取一种适合该患者的治疗选择,以达到最理想的预后效果。例如,一位患者被诊断为肺癌后,要考虑肺癌是早期还是晚期,是哪一种病理类型,有无转移及转移的程度,手术的最佳时期,是否进行化学治疗(简称化疗)、放射治疗(简称放疗)、心理治疗,结合该病群体的预后概率结果,选择能使该患者获得最佳预后的方案。此外,临床医生还需要考虑:为什么诊断为同一种疾病的患者会有不同的结局;在整个疾病的发展过程当中,除了干预因素外,其他因素对预后扮演着什么角色,是危险因素还是保护因素;要提高某种疾病的治疗水平,除了干预手段外,还应该从何处入手。这些问题提示我们,不仅要考虑疾病发生不同结局的概率,还应同时考虑影响疾病结局的因素。

综上所述,有关预后的问题可以概括为以下几个方面:将会有什么样的结局发生;发生此种结局的可能性有多大;这样的结局会在什么时候发生;影响结局发生的因素有哪些。要回答上述问题,仅靠临床医生的经验是不够的,还要以较大量患者构成的群体为观察对象,研究不同疾病的预后及其影响因素。

第一节 概 述

一、疾病预后的概念及研究意义

(一) 疾病预后的概念

预后(prognosis)是指在疾病发生之后,对该病未来的发展过程和不同结局(治愈、复发、恶化、并发症发生、伤残、死亡等)作出的事先估计。这种估计多是以较大的研究样本为观察单位,通常以概率形式表示,如生存率、治愈率、复发率等。临床上,有的疾病的预后很清楚,有的则不明确。疾病预后研究的主要内容包括疾病各种结局发生概率的估计及影响预后的各种因素分析。

(二) 疾病预后研究的意义

1. 了解或者明确各种疾病的发生、发展的规律性以及判断各种不同结局发生的可能性。由于有的疾病是自愈性疾病,有的疾病经过治疗可以控制其发展,有的疾病目前尚无有效的治疗方法,只有对疾病发展趋势和结局有了清楚的了解才能帮助临床医生作出正确的治疗决策。

2. 研究影响疾病预后的各种因素。因为疾病结局不仅与干预因素有关,还受多种因素的影响,有些是有利因素,有些是不利因素。只有了解疾病预后的影响因素,才有可能改变疾病的结局,提高临床水平。

3. 用于正确评价治疗措施的效果。临床上,对同一疾病的治疗措施并非一种,可能是两种甚至是多种。究竟哪一种具有更好的治疗效果,通过预后研究就可以回答这一问题。此外,疾病的治疗方法在不断发展和变化,一种新的手术方法、新的药物是否带来了更好的治疗效果也可以通过疾病预后研究加以评价。例如,可以对某个医院两个时期的食管癌术后生存率进行比较,以反映该医院近期对食管癌的治疗水平是否有所提高,但需要结合疾病预后的评价原则进行合理评价。

二、疾病的预后因素

(一) 预后因素的定义

预后因素(prognostic factor)是指影响疾病结局的一切因素,强调患者若具有某些因素,其病程发展中可能会伴有某种结局的发生。疾病的预后存在不同可能:有的患者可以痊愈或生存期较长,预后较好;有的患者预后较差,甚至可以发生残障或死亡。这主要是因为在疾病的发生发展过程中不同患者受各种因素的影响各异。预后因素多种多样,可以影响到疾病的全过程。因此,临床医生必须对疾病的全过程作细致的观察和详细的记录,以便发现影响结局的各种因素。

(二) 预后因素的常见种类

影响疾病预后的因素复杂多样,主要包括以下几个方面。

1. **疾病本身特征**　主要包括疾病的病情、病期、病程、临床类型、并发症等诸多方面。无论是传染病还是非传染病,疾病本身的特征对预后的影响都很大。如:恶性肿瘤的生长部位、组织类型、有无淋巴结转移及转移程度;急性心肌梗死患者的梗死部位、梗死范围、有无休克及心律失常等;同样是 HIV 感染的患者,病毒载量大、CD4$^+$T 细胞水平低、伴有并发症的患者的预后就很差。在临床上,医生很注重疾病本身特征对预后的影响,尽管这一点很重要,但还应该知道影响疾病预后的因素除了疾病本身特征外,还存在着其他多种因素。

2. **患者的机体状况**　主要包括营养状况、体质强弱、体重、精神心理状况、内分泌及免疫系统状况等。体质状况对预后的影响很明显,如癌症患者,不管接受放疗还是化疗,身体素质差、营养状况不良者很难耐受达到治疗效果的剂量,从而无法控制病情的发展,导致预后不良,而身体素质好的患者可以比较从容地接受正规的放疗及化疗,使病情得以控制,甚至达到治愈的效果。精神心理状况对疾病预后的影响也十分突出,如同一类型和分期的肺癌患者,性格开朗者的预后和内向者的预后可能明显不同。

3. **患者的依从性**　这是影响疾病预后的另一个重要方面。依从性是医护人员、患者对医嘱的执行程度,可以分为完全依从性、部分依从性及拒绝医嘱。显而易见,一个好的临床治疗方案若要达到好的治疗效果,一定是以患者和医护人员的配合为前提的,否则治疗效果无从谈起。例如,降压药的种类较多,尽管临床医生花费很大气力为患者选择了一种合适的降压药,但如果患者本人不能坚持每天服用,再好的药物也无法得到良好的治疗效果。因此,对于不同预后结果的分析,除了要考虑治疗方法外,还要考虑依从性是否在起作用。

4. **医疗条件**　不同级别医院的差别主要是医疗条件的差别,而医疗条件直接影响疾病的预后。同样的一种疾病,其预后在不同医疗条件的医院可能明显不同。如一位重症感染的患者,在医疗条件差的医院治疗,医生可能仅凭临床经验选择抗生素,结果可能难以获得好的疗效;而在医疗条件好的医院,医生则可以结合细菌培养、药物敏感试验合理地选择抗生素,往往会获得良好的预后。但需要注意的是,由于患者的疾病严重程度不同,医疗条件好的医院中某种疾病的预后不一定优于医疗条件差的医院。医生的治疗水平也是医疗条件的重要方面,主要包括治疗方法、用药种类、用药剂量水平、有无药物副作用等。在临床实践中,医生如果能采取恰当的治疗方法,选择合理的治疗方案,对疾病预后的影响也将十分明显。

5. **早期诊断、早期治疗**　对于有些疾病,能否早期诊断及早期治疗对预后的影响非常大。如各种恶性肿瘤,一般来讲,越能早期发现、早期治疗,其预后就越好。如果没有早期发现,并已出现全身多处转移,失去了根治性手术的机会,只能进行姑息治疗,预后就会很差。例如,如果能坚持经常自查乳腺或常规体检,由此发现的乳腺癌的患者的生存率会明显高于因出现症状而就诊发现的患者。有报道称早期发现的乳腺癌,患者生存 5 年后再活 10 年的概率为 85% 以上。由此可见,如能早期发现疾病并采取适当的治疗方案,患者常会得到较好的预后。

6. 患者、家庭、社会因素　主要包括患者的年龄、性别、家庭经济状况、文化程度、社会医疗体制、社会保障制度等。这些因素对预后的影响也是显而易见的。如年龄大的患者的预后往往不如年轻者;经济困难的患者就诊时往往由于延误,表现为病情较重,导致预后不良;不同的文化程度导致患者对疾病的认识、对疾病的态度不同,对预后也有影响。

（三）预后因素与危险因素

预后因素与危险因素在应用和意义方面有一定的区别。

危险因素(risk factor)是指能增加疾病发生概率的任何因素,多指在健康人群中由于暴露于某种或某些因素,疾病发生的可能性增加,即以疾病的发生作为事件。由此可知,危险因素常常用于病因学研究中。

预后因素是强调在已经患病的情况下有哪些因素会影响疾病的结局。即若患者具有某种或某些影响因素,其病情发展过程中出现某种结局的发生概率可能会改变,即以结局(死亡、存活等)的出现作为事件。

危险因素和预后因素并非无任何关系。对于某种疾病,有时某一因素既可以是该病的危险因素,又可能是该病的预后因素。在多数情况下,同一疾病的危险因素及预后因素差别较大,甚至有时同一因素在某病发生及预后的作用上是相矛盾的。例如,关于急性心肌梗死的发病和预后,年龄对急性心肌梗死发生及其预后均有关系,即随着年龄的增加患病的危险性增加,预后也不良;而血压的高低意义正相反,即低血压可以减少罹患急性心肌梗死的机会,但若患者正处于急性心肌梗死期间,血压低是一个不良的征兆,提示预后较差;而性别、吸烟史、血清胆固醇水平是急性心肌梗死发作的危险因素,与预后无关;心前壁梗死、充血性心力衰竭、窦性心律失常仅仅是影响急性心肌梗死的预后因素,不是其危险因素。

三、疾病自然史

疾病自然史(natural history)是指在没有任何医学干预的情况下,疾病自然发生、发展直至最终结局所经历的过程,包括以下几个不同阶段。

1. 生物学发展期　又称易感期,是指病原体或者致病因素作用于人体,引起有关脏器的生物学反应,发生较为复杂的病理生理学改变。

2. 亚临床期　指病变的脏器受损害加重,出现了亚临床期的改变,患者没有表现出明显的症状,往往处于"亚健康"状态。

3. 临床期　指患者的病变脏器损害进一步加重,发生了形态学改变和功能障碍,出现了较为典型的症状、体征和实验室检查结果的异常,从而被临床医生诊断并治疗。

4. 结局发生期　指疾病经过上述的发展变化过程最终出现了结局,如治愈、死亡、伤残、复发等。

每一种疾病的发生、发展都要经历这几个阶段,但不同疾病的演变过程是完全不同的。有些疾病的自然史较简单,阶段清楚,变化小,结局不复杂,如一些急性感染性疾病的预后。但有些疾病的自然史较复杂,持续时间长,有的甚至不清楚,如恶性肿瘤、心血管疾病、糖尿病等。

疾病自然史是疾病预后研究的基础,同时对病因研究、早期诊断和疾病防治效果评价都有重要的意义。

四、临床病程

临床病程(clinical course)是指疾病的临床期,即首次出现症状和体征到最后结局所经历的全过程。在此期间,患者通过临床医生所采取的各种治疗措施接受了各种医疗干预,使得疾病的病程得到了一定的改变。不同疾病的临床病程是不同的,而不同的临床病程与疾病预后关系密切。因此,清楚地了解和掌握各种疾病的临床病程特点对预后的判定具有重要意义。

与疾病自然史不同,疾病病程可以因受到各种治疗措施的影响而发生改变,从而使疾病预后发生变化。在不同病程时期对疾病进行干预治疗的效果是不同的。如在病程早期就采取积极的治疗措施,可以明显地改变预后;而在病程较晚时期进行医疗干预,治疗效果可能就不明显,预后往往较差。

第二节　疾病预后研究的设计与实施

如同疾病疗效评价和病因研究一样,许多临床上常用的研究设计方法均可以被用于疾病预后的研究,如描述性研究、分析性研究(队列研究、病例-对照研究)、实验性研究(随机对照试验)等。可以根据不同的研究目的对这些方法加以选择,其中队列研究更为常见,以下以队列研究为例介绍预后研究的设计与实施。

一、队列研究的设计与实施

队列研究(cohort study)是指在"自然状态"下,根据某暴露因素的有无将选定的研究对象分为暴露组和非暴露组,随访观察两组疾病及预后结局(发病、治愈、药物反应、生存、死亡等)的差异,以验证暴露因素与结局事件之间有无因果联系的观察性分析方法。队列研究属于分析性研究,是疾病预后研究设计方法中的最优设计。例如,一组诊断明确、临床基线可比性好的肺癌术后患者,有的愿意接受化疗及放疗,另一些则由于各种原因而选用中药治疗或者不接受任何治疗。拟研究肺癌术后放、化疗的疗效及其对远期预后的影响,研究者采用队列研究的设计,将术后接受放、化疗者作为一个队列(即暴露组),接受中药或者不接受任何治疗的作为另一队列(非暴露组),进行同步随访观察,追踪两个队列的病死率及生存率,以评价肺癌术后接受放、化疗患者的预后是否优于对照队列。上述患者"暴露"的有无是在自然状态下产生的,既非随机分组也非人为实施干预。队列研究是从因到果的研究,所得结果有较强的论证强度,但往往弱于实验性研究。

(一)研究对象的选择

预后研究的研究对象都是患有同一种或同一类型的疾病的患者。在设计中,要明确疾病预后研究的客观标准,包括诊断标准、纳入标准、排除标准、预后结局判定标准等。各种标准要客观、具体,尽可能采用国际或国内公认标准。队列研究中,研究对象最好是刚发生或刚诊断患有某种或某类特定的疾病,并且没有发生预后研究中所确定的目标结局的患者。其他需要注意的事项与相应设计类型的研究相同,包括对象的代表性、应答率、依从性等。考虑代表性,可以收集多家不同规模的医院中不同病情程度的病例。部分疾病从出现首发症状到初次确诊的时间差异很大,这时应该以首发症状的出现时间为观察始点。始点又称"零点(zero time)",指在随访队列中的成员被随访的开始点。采用不同的始点,对预后的影响很大。例如对肺癌预后的研究采用诊断日期、手术日期、出院日期作为不同的始点会产生不同的预后结果,因为三个不同始点所对应的患者状况有很大差别。因此,在开展一项疾病预后研究的设计时,必须明确规定预后研究的始点,以保证不同队列每一个被观察对象的始点相同。还应注意的是,即便在一次研究中选用了相同的始点,也不能保证每一患者均处在同一病程期。因此要明确始点的标准,不能模棱两可。

(二)样本量的估计

样本量的计算在预后研究中并没有特殊性,可按照队列研究的样本量估计方法进行样本量的估算。估计样本量的公式有两组率的比较和两组样本均值的比较两类常用的样本量计算公式。前者需要知道对照组的结局事件发生率或暴露因素的暴露率,两组率的比值或差值,即相对危险度与绝对危险度,以及Ⅰ类误差及Ⅱ类误差的概率。均值比较的样本量估计需要的参数包括人群中该指标的标准差、两组均数的预期差值及容许误差、Ⅰ类误差及Ⅱ类误差的概率。实际样本量还需要考虑失访率,将估计的样本量适当扩大 10% 左右。目前,普遍使用的估计样本量的方法包括公式法、查表法、简易的计算机程序及软件等。

（三）资料的收集与随访

1. 资料的收集　预后研究需要收集的资料大致包括下面几类。①结局资料:各种预后相关的结局事件、反映病情变化的指标及生存质量等;②暴露因素资料:即研究的暴露因素或预测标志物;③潜在的干扰因素:即可能影响暴露与结局关联的潜在混杂因素;④患者的一般资料:包括联络资料、一般人口学和社会经济学资料及临床特征等,这类资料除了用于联络研究对象以方便今后随访,个体特征也用于判断研究对象的代表性和干扰因素的控制。

2. 随访　预后研究是否成功的关键点之一就是随访问题,研究对象的随访是队列研究中一项十分艰巨和重要的工作,随访的对象、内容、方法、时间、随访者等都直接与研究工作的质量相关,因此,应事先计划、严格实施。在研究中,最好将队列失访率控制在 10% 之内,此水平一般认为对最终结果不会有较大影响;如果失访率大于 10%,需要引起注意;如果失访率大于 20%,则会严重影响结果的真实性,从而失去参考和应用价值。

（1）随访对象与方法:所有被选定的研究对象,不论是暴露组或对照组都应采用相同的方法同等地进行随访,并坚持追踪到观察终点。对失访者需要进行补访,未能补访到的应尽量了解其原因,以便进行失访原因分析。同时,可比较失访者与继续观察者的基线资料,以估计可能导致的偏差。

随访方法包括对研究对象的面对面访问、电话访问、自填问卷、定期体检、环境与疾病的监测、医疗机构与工作单位的出勤记录的收集等。随访方法的确定应根据随访内容、随访对象及投入研究的人力、物力等条件来考虑。应该强调的是,对暴露组和对照组应采取相同的随访方法,且在整个随访过程中,随访方法应保持不变。

（2）随访内容:一般与基线资料内容一致,但随访收集的重点是结局变量,其具体项目视研究目的与研究设计而不同。将各种随访内容制成调查表在随访中使用,并贯彻始终。有关暴露状况的资料也要不断收集,以便及时了解其变化。

（3）观察终点:指研究对象出现了预期的结果,到达了观察终点,就不再对该研究对象继续随访。这里强调的是出现预期结果,如观察的预期结果是冠心病,但某研究对象患了高血压,不应视为已达到观察终点,而应继续将其当作对象进行追踪。如果某对象猝死于脑卒中,尽管已不能对其随访,但仍不作为到达终点对待,而应当看作是一种失访,在资料分析时作出失访处理。

一般情况下,观察终点可以是疾病或死亡,但也可以是某些指标的变化,如血清抗体的出现、血脂水平升高及其他生物学标志的出现等,根据研究的要求不同而不同。对观察终点的判断应在设计中规定出明确的标准和判断方法,这种规定自始至终不能改变,即使是实际医疗工作中已有所改变但在本研究中也不能改变,以免造成疾病错分的误差。发现终点的方法要灵敏、可靠、简单、易接受。

（4）观察终止时间:指整个研究工作截止的时间,即预期可以得到结果的时间。终止时间直接决定了观察期的长短,而观察期长短是以暴露因素作用于人体至产生目标结局的时间为依据的;另外,还应考虑所需的观察人年数。要在考虑上述两个因素的基础上尽量缩短观察期,以节约人力、物力,减少失访。观察时间过短,可能得不出预期的结果;但追踪时间越长,失访率越高,消耗越大,结果可能也受影响。

（5）随访期:随访的持续时间对随访率有明显的影响。如果随访时间不充分,在观察至截止时间时大部分被观察者均未发生任何结局,会产生大量的截尾数据,未获得期望的研究结果。若随访时间过长,则可能容易产生较大量的失访,使结果的真实性下降。因此,随访期的确定应结合病程,尽量保证足够的随访时间;随访的间隔时间取决于具体的病种,病程短的疾病随访的间隔时间可以短些,病程长的疾病随访的间隔时间可以长一些。如果观察时间较短,在观察终止时一次搜集资料即可。但如果观察时间较长,则需多次随访,其随访间隔与次数将视研究结局的变化速度以及研究的人力、物力等条件而定。

（6）随访者：根据随访内容的不同，调查员可以是普通的询问调查者，也可以是实验室的技术人员、临床医生等，但随访调查员必须进行严格培训，可以采取一些措施提高随访率，如建立专人随访负责制、强化随访管理制度、认真帮助患者解答和处理随访期间出现的问题、采用方便快捷的随访手段、加强对患者随访意义的宣传工作等。

（四）资料的整理和分析

1. 资料整理　资料分析前，首先应对资料进行审查，了解资料的正确性与完整性。对有明显错误的资料应进行重新调查、修正或剔除；对不完整的资料要设法补齐。在此基础上先对资料做描述性统计，即描述研究对象的组成、人口学特征、随访时间及失访情况等，分析两组的可比性及资料的可靠性，然后才作推断性分析，分析两组率的差异，推断暴露的效应及其大小。

2. 预后评估常用指标　疾病预后的评价不仅包括疾病生存状况，也包括症状的改善、病理变化、生化变化、生活质量等方面的内容。因此，预后评价的指标较多，主要包括以下指标。

（1）生存率（survival rate）：生存率是指在接受某种治疗的患者或者患某病的人中，经过一段时间的随访（通常为 1、3、5 年）后，尚存活的病例数占观察病例的百分比。

$$n\ \text{年生存率} = \frac{\text{随访满}\ n\ \text{年尚存活的病例数}}{\text{随访满}\ n\ \text{年的病例数}} \times 100\% \qquad \text{式（9-1）}$$

生存率适用于病程长、病情较重、致死性强的疾病，如恶性肿瘤、心血管疾病、结核病等的远期疗效观察，多用寿命表法或 Kaplan-Meier 分析方法进行分析。

（2）病死率（fatality rate）：病死率是表示在一定时期内，患某病的全部患者中因该病死亡者的比例。

$$\text{病死率} = \frac{\text{某时期患某病的死亡人数}}{\text{同时期患某病的患者总人数}} \times 100\% \qquad \text{式（9-2）}$$

病死率主要用于短时期内可以发生死亡的疾病，如各种急性传染病、中毒、脑卒中、心肌梗死及迅速致死的癌症，如急性粒细胞白血病等。

（3）治愈率（cure rate）：治愈率是指患某病被治愈的人数在因为该病而接受治疗的患者总数中的比例。

$$\text{治愈率} = \frac{\text{患某病被治愈的患者人数}}{\text{患该病接受治疗的患者总数}} \times 100\% \qquad \text{式（9-3）}$$

治愈率多用于病程短、不易引起死亡并且疗效较为明显的疾病。

（4）缓解率（remission rate）：缓解率是指某种疾病患者经过某种治疗后，病情得到缓解的人数在治疗总人数中的比例。临床上缓解可分为完全缓解、部分缓解和自身缓解。

$$\text{缓解率} = \frac{\text{治疗后病情得到缓解的患者数}}{\text{接受同种治疗的患者总数}} \times 100\% \qquad \text{式（9-4）}$$

缓解率多用于病程长、病情重、死亡少见但又不易治愈的疾病，在整个患病期间，疾病的临床过程比较复杂。

（5）复发率（recurrence rate）：复发率是指某病患者中在缓解或病愈后的一段时期内又复发者所占的比例。

$$\text{复发率} = \frac{\text{某病复发者人数}}{\text{接受治疗后缓解或病愈患者总人数}} \times 100\% \qquad \text{式（9-5）}$$

同缓解率一样，复发率也多用于病程长、反复发作、不易治愈的疾病。

（6）致残率（disability rate）：致残率是指出现肢体及器官功能障碍者占接受观察的患者总数的比例。

$$\text{致残率} = \frac{\text{出现肢体及器官功能障碍的患者人数}}{\text{接受观察的患者总数}} \times 100\% \qquad \text{式（9-6）}$$

致残率多用于病程长、病死率低、病情重又极难治愈的疾病。

（五）质量控制

队列研究费时、费力、消耗大。加强实施过程,特别是资料收集过程中的质量控制显得特别重要。一般的质量控制措施包括下列几点。

1. 调查员的选择　调查员应有严谨的工作作风和科学态度、诚实可靠的品质,一般应具有高中或大学文化程度,并具有调查所需的专业知识。另外,调查员的年龄、性别、种族、语言、社会经济状况等最好与研究对象相匹配,这样的调查员更具有亲和力,使调查易于进行。

2. 调查员培训　调查员的工作作风、科学态度、调查技巧与技术、临床和实验室工作的经验等都将直接影响调查结果的真实性和可靠性。因此,在资料收集前,应对调查者进行严格的培训并进行考核,使其掌握统一的方法和技巧。

3. 制定调查员手册　由于队列研究所涉及的调查员多、跨时长,因此需详细编写一本调查员手册,列出全部操作程序、注意事项及调查问卷的完整说明等。

4. 监督　常规的监督措施包括:①由另一名调查员作抽样重复调查;②人工或用计算机及时进行数值检查或逻辑检错;③定期观察每个调查员的工作;④对不同调查员所收集的变量分布进行比较;⑤对变量的时间趋势进行分析;⑥在访谈时使用录音或使用其他多媒体技术等。应注意将监督结果及时反馈给调查员。

二、其他研究方法

(一)随机对照试验

随机对照试验(randomized controlled trial,RCT)属于实验性研究,是通过随机分组、设立对照、实施盲法等手段有效防止若干偏倚或混杂因素的干扰,确保研究对象具有一定的代表性以及各组间基线的可比性,以科学地评价某种措施的效果。RCT与队列研究有相同之处,即它们都是前瞻性研究,都需要设立对照组等。两者主要的不同点是RCT需要将患者随机分为试验组及对照组,并通过随机手段人为施加干预措施,而队列研究的组别和干预因素的选择都是在自然状态下形成的。

例如,拟采用RCT方案评价放疗及化疗对肺癌生存率的影响,首先选择符合诊断标准的合格患者,并按年龄、病期、病理类型等因素进行分层,随机分成接受化疗组和接受放疗组,最后观察两组各自的生存率,以得到哪种疗法更优的结论。由于RCT的设计比队列研究更科学,所以其结论更可靠。

随机对照试验是治疗性研究设计的首选方案,获得研究结果的真实性最佳,因此被誉为临床试验的金标准方案。但在预后研究中,由于受某些条件的限制,随机对照试验并非首选方案,而是在一定条件下才可以选用。

(二)病例-对照研究

病例-对照研究(case-control study)是根据同类疾病患者的不同结局分为"病例组"和"对照组",然后比较两组患者过去某个期间所接受的治疗措施及人口学特征等方面的差异性,以找出影响不同预后的措施或因素。如将死亡、恶化、出现并发症、复发等的患者作为"病例组",而将无此类表现的同类患者作为"对照组"。同样,也可以用生存时间较短的患者作为"病例组",以生存时间较长的患者作为"对照组",比较两组过去的治疗措施的差异性,有显著意义的措施就可能是影响预后的因素。

例如,采用病例-对照研究方法探讨患者自控静脉镇痛(PCIA)引起术后认知功能障碍(POCD)的危险因素,以择期行骨科手术而接受全身麻醉并使用PCIA的病例(包括发生POCD者103例和未发生POCD者103例)为研究对象进行1∶1配对病例-对照研究,以年龄、性别为匹配条件,探讨影响POCD的影响因素。研究结果发现,PCIA引起POCD的危险因素为曾经有过脑外伤史、视觉模拟评分法(VAS)评分低下,而受教育程度高可能是其保护因素。

第三节　疾病预后研究的分析方法

疾病预后研究的内容主要包括 3 个方面：一是采用生存分析的方法描述生存过程,主要包括估计生存率、平均存活时间、中位生存时间并绘制生存曲线等；二是采用时序检验法比较生存过程；三是采用多因素分析的方法研究影响预后的因素,包括有利因素和不利因素。

一、生存分析估计生存率

(一)生存分析的基本概念

1. 生存时间(survival time)　常用字母"t"表示,在生存分析中称为时间变量。狭义的生存时间是指患某种疾病的患者从发病到死亡所经历的时间。广义的生存时间是从某种"起始事件"开始到被观察对象出现某种"终点事件"所经历的时间,又称失效时间(failure time),例如,从疾病的"确诊"到"死亡",从疾病的"治愈"到"复发"等。临床研究中,生存时间的单位可以根据具体情况而定,可以是年、月、周、天等。

2. 起始事件与终点事件(死亡事件、失效事件)　起始事件是反映生存时间起始特征的事件,如疾病确诊、手术出院等。终点事件是指反映随访观察效果特征的事件,它依据研究目的而确定,终点事件并不一定是"死亡",也可以是其他事件,如复发等。在生存分析中,只能将所研究疾病的终点事件作为分析纳入的事件,而发生的其他疾病事件则不能视为终点事件。

起点事件和终点事件在设计时需要有明确的定义,否则在分析时会遇到麻烦。

3. 完全数据(complete data)和截尾数据(censored data)　完全数据是指有明确的结局及确切的生存时间的这类个体提供的数据。截尾数据又称不完全数据,在随访过程中,由于某种原因未能观察到患者的明确结局(即终点事件),不知道该患者的确切生存时间,因此,其生存时间信息是不完全的,这些个体提供的数据称为截尾数据。

(二)生存资料收集的内容及特点

生存资料收集的内容主要包括开始观察日期、终止日期、结局以及相关的研究因素等。

生存时间资料的分布是偏态的,一般为正偏态分布；常常存在截尾数据；效应变量有两个,一是生存时间,二是结局。

(三)生存率的计算

生存率常用的计算方法有 3 种：直接法(又称粗生存率法)、Kaplan-Meier 分析法(乘积极限法)和寿命表法。现将这几种方法作简要介绍。

1. 直接法　在病程的某一时点(如症状出现时、诊断时或治疗开始时)收集某病病例的队列,而后对他们进行随访,直至患者出现所欲观察的结局。一般可按性别、年龄分组。

直接法生存率计算公式：

$$_nP_0 = \frac{随访满\ n\ 年存活病例数}{随访满\ n\ 年病例总数} \times 100\%　\qquad 式(9-7)$$

式中,P 代表生存率；P 后下标 0 代表随访第 0 年(即随访开始)；P 前下标 n 代表随访经过的年数,$_nP_0$ 即随访第 0 年开始经过 n 年的生存率。

标准误计算公式：

$$S(_nP_0) = \sqrt{_nP_0 \times _nQ_0 / _nN_0}　\qquad 式(9-8)$$

式中,$_nQ_0 = 1 - _nP_0$；$_nN_0$ 为观察满 n 年的病例数。

直接法计算生存率简便,在病例较多时误差不大,但例数少时可能会出现后一年的生存率比前一年高的不合理现象。这种方法获得资料的效率低,目前该方法已经不再推荐使用。

2. Kaplan-Meier 分析法　属于非参数法,是用乘积极限法估计生存率,故又称为乘积极限（product-limit）法。该方法适用于小样本和大样本，可充分利用截尾数据，也不需要对被估计的资料分布作任何假定。随访观察的时间单位越小，估计的精确性越高。

实例：急性白血病 A 疗法缓解时间的随访资料，以周为单位记录，见表 9-1。

表 9-1 急性白血病某疗法生存率与标准误

生存时间 （X）/周 （1）	死亡数 （d） （2）	终检数 （W） （3）	期初病例数 （n） （4）	生存比 （P） （5）=[（4）−（2）]/（4）	生存率 [P(X>t)] （6）	生存率标准误 [$S_{P(X>t)}$] （7）
6	3	1	21	0.857	0.857	0.076 3
7	1	1	17	0.941	0.807	0.087 0
10	1	2	15	0.933	0.753	0.096 4
13	1	0	12	0.917	0.690	0.106 8
16	1	3	11	0.909	0.627	0.114 0
22	1	0	6	0.857	0.538	0.128 3
23	1	0	6	0.833	0.448	0.134 5

第（6）栏中的生存率，即活过各时点的生存率。计算公式为：

$$P(X>t)=\prod P=\prod (n-d)/n \qquad \text{式（9-9）}$$

第（7）栏中生存率标准误的计算公式为：

$$S_{P(X>t)}=P(X>t)\sqrt{\sum [d/(n-d)n]} \qquad \text{式（9-10）}$$

生存率的置信区间（CI）计算：有了生存率与标准误，即可估计生存率的 CI，即 $P(X>t)\pm 1.96S_{P(X>t)}$。由此可知急性白血病 A 疗法 7 周生存率的 95%CI 为 0.636 5~0.977 5。

生存曲线（亦称 Kaplan-Meier 曲线）：是以时间（t）为横轴，生存率 P(X>t) 为纵轴，可直观地对某一病例任意时刻的生存率作出估计（图 9-1）。如有 2 种或 2 种以上疗法，可再画一条或数条曲线以作比较。

3. 寿命表法 寿命表（life table）法也称间接法，是利用概率论的乘法定律估计各个观察组在任一特定随访时期患者的生存率。寿命表法适用于大样本或者无法准确得知研究结果出现时间的资料。可充分利用各种数据，例如在随访期间内的失访者的数据，以及观察年限不到的病例与死于其他原因者（不是死于所研究的疾病）的数据。寿命表法还可用于描述其他结局，例如癌症复发、移植的排斥或再感染等任何定期随访资料的分析比较。寿命表法也可以作生存曲线，含义同上。

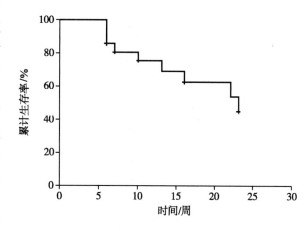

图 9-1 急性白血病某疗法的生存曲线

实例：用寿命表法对某大学附属医院胃癌根治术作生存分析。按年代分成两组，一组为 1961—1969 年共计 95 例（表 9-2），另一组为 1973—1982 年共计 252 例（表 9-3）。

（5）栏：校正人数（$_1N_x$），即期初人数减去终检人数的一半作校正。$_1N_x=L_x-1/2(_1W_x+_1D_x)$。如 4 组校正人数 $_1N_4=39-1/2(8+0)=35$。

（9）栏：各年限的生存率（$_nP_n$）。根据乘法定律，将各年生存概率相乘即可得出各年限生存率。如 1 年生存率为 $_1P_0=0.086\ 32$，2 年生存率为 $_2P_0=_1P_0\times _1P_1=0.863\ 2\times 0.804\ 9=0.694\ 8$，3 年生存率为

表 9-2　95 例胃癌根治术后生存率寿命表计算（1961—1969 年）

术后年数 (X~)	期内终检人数 (1Wx)	期内死于其他原因患者数 (1D'x)	初期观察人数 (Lx)	校正人数 (1Nx)	期内死于胃癌人数 (1Dx)	死亡概率 (1qx)	生存概率 (1Px)	生存率 (X+1年存活率 nPn)	1Px × 1Nx	1qx / 1Px × 1Nx	(11)的累计数	各年生存率标准误 (SnPn)
(1)	(2)	(3)	(4)	(5)	(6)	(7)=(6)/(5)	(8)=1-(7)	(9)	(10)=(8)×(5)	(11)=(7)/(10)	(12)	(13)=(9)×√12
0~	0	0	95	95.0	13	0.136 8	0.863 2	0.863 2	82.004 0	0.001 668	0.001 668	0.032 250
1~	0	0	82	82.0	16	0.951 0	0.804 9	0.695 6	66.001 8	0.002 956	0.004 624	0.047 250
2~	1	0	66	65.5	17	0.259 5	0.740 5	0.514 5	48.502 8	0.005 350	0.009 974	0.051 380
3~	7	0	48	44.5	2	0.044 9	0.955 1	0.491 4	42.501 1	0.001 056	0.011 300	0.051 610
4~	8	0	39	35.0	2	0.057 1	0.949 2	0.463 3	33.001 5	0.001 730	0.127 600	0.052 330
5~	9	0	29	24.5	5	0.204 1	0.795 9	0.368 8	19.499 6	0.010 470	0.023 230	0.562 100
6~	8	0	15	11.0	1	0.090 9	0.909 1	0.335 2	10.000 1	0.009 090	0.322 300	0.602 600
7~	4	0	6	4.0	1	0.250 0	0.750 0	0.251 4	3.000 0	0.083 333	0.115 653	0.085 500
8~	0	0	1	1.0	0	0	1.000 0	0.251 4	1.000 0	0	0.115 653	0.085 500
9	1	0	1	0.5	0	0	1.000 0	0.251 4	0.500 0	0	0.115 653	0.085 500

表9-3 252例胃癌根治术后生存率寿命表计算（1973—1982年）

术后年数 （X~） （1）	期内终检人数 （₁Wx） （2）	期内死于其他原因患者数 （₁D'x） （3）	初期观察人数 （Lx） （4）	校正人数 （₁Nx） （5）	期内死于胃癌人数 （₁Dx） （6）	死亡概率 （₁qx） （7）=（6）/（5）	生存概率 （₁Px） （8）=1−（7）	生存率 （X+1年存活率,ₙPn） （9）	₁Px×₁Nx （10）=（8）×（5）	₁qx/₁Px×₁Nx （11）=（7）/（10）	（11）的累计数 （12）	各年生存率标准误 （SₙPn） （13）=（9）×√12
0~	0	0	252	252.0	31	0.123 0	0.870 0	0.877 0	221.004 0	0.000 56	0.000 56	0.020 75
1~	36	0	221	203.0	24	0.118 2	0.881 8	0.773 3	179.005 4	0.000 66	0.001 22	0.027 01
2~	19	0	161	151.5	16	0.105 6	0.894 0	0.691 4	135.441 0	0.000 78	0.002 00	0.030 92
3~	26	0	126	113.0	9	0.079 6	0.920 4	0.536 3	104.005 2	0.000 77	0.002 77	0.033 49
4~	16	0	91	83.0	3	0.036 1	0.963 9	0.613 4	80.003 7	0.000 45	0.003 22	0.034 81
5~	16	0	72	64.0	4	0.062 5	0.937 5	0.575 0	60.000 0	0.001 04	0.004 26	0.037 53
6~	13	0	52	45.5	0	0	1.000 0	0.575 0	45.500 0	0	0.004 26	0.037 53
7~	16	0	39	31.0	0	0	1.000 0	0.575 0	31.000 0	0	0.004 26	0.037 53
8~	17	0	23	14.5	0	0	1.000 0	0.575 0	14.500 0	0	0.004 26	0.037 53
9	6	0	6	3.0	0	0	1.000 0	0.575 0	3.000 0	0	0.004 26	0.037 53

$_3P_0 = {_1}P_0 \times {_1}P_1 \times {_1}P_2 = {_2}P_0 \times {_1}P_2 = 0.6948 \times 0.7405 = 0.5145$，其余依此类推。

二、生存率的比较

在临床实践中，经常需要进行生存率的比较，包括对比不同病情、不同治疗方法对疾病预后的影响以及不同时期的预后差别等。最常用的比较方法是 Log-Rank 检验（log-rank test），又称时序检验。它可以用来比较两个或多个生存率，运用 χ^2 检验分析实际观察值与理论值之间的差别意义大小。现用上例比较两个时期胃癌根治术的生存率（表 9-4）。

表 9-4　两个时期胃癌根治术生存率的 Log-Rank 检验

随访年数 (1)	1961—1969 年			1973—1982 年			合计	
	N_1 (2)	D_1 (3)	T_1 (4)	N_2 (5)	D_2 (6)	T_2 (7)	$\sum N$ (8)	$\sum D$ (9)
0~	95.0	13	12.046	252.0	31	31.954	347.0	44
1~	82.0	16	11.509	203.0	24	28.491	285.0	40
2~	65.5	17	9.961	151.5	16	23.039	217.0	33
3~	44.5	2	3.108	113.0	9	7.892	157.5	11
4~	35.0	2	1.483	83.0	3	3.517	118.0	5
5~	24.5	5	2.492	64.0	4	6.508	88.5	9
6~	11.0	1	0.242	45.5	0	0.805	56.5	1
7~	4.5	1	0.101	31.0	0	0.899	34.5	1
8~	1.0	0	0	14.5	0	0	15.5	0
9~	0.5	0	0	3.0	0	0	3.5	0
合计		57	40.942		87	103.505		

表 9-4 中 N_1、N_2 分别为两个时期的校正观察人数，其校正方法同寿命表法（见前述），D_1、D_2 分别为两个时期观察到的实际死亡人数，T_1、T_2 各为两个时期的理论死亡人数。

$\sum N$ 和 $\sum D$ 为两组校正人数和实际死亡人数的总和。理论值 T：

$$T = (\sum D / \sum N) \times N_j \qquad\qquad 式（9-11）$$

例如 0~组：1961—1969 年 $T = 44/347 \times 95 = 12.046$；1973—1982 年 $T = 44/347 \times 252 = 31.954$，依此类推。两个生存率差异的检验公式：

$$\chi^2 = \sum [(D-T)^2/T] \qquad\qquad 式（9-12）$$

本例 $\chi^2 = (57-40.942)^2/40.942 + (87-103.105)^2/103.105 = 6.298 + 2.516 = 8.814$

$\chi^2 > \chi^2_{(0.01)}$，即 8.814 > 6.63，自由度 = 1，$P < 0.01$。

结论：根据检验，可以认为两个时期胃癌根治术的生存率差异有统计学意义。

三、影响疾病预后因素的分析方法

在疾病预后研究中，探讨影响疾病预后的因素对于指导临床工作有重要的价值。近年来，随着统计学方法的发展及计算机分析软件的开发利用，多因素分析方法有了很大的发展，目前已有一些成熟的统计分析模型可以用于疾病预后因素的分析，其中多元线性回归、logistic 回归模型、Cox 模型就是代表。下面将简要介绍这几种方法在临床预后研究方面的应用。关于各方法的原理、计算步骤、方程的产生等内容可参考有关书籍。

（一）多元线性回归

对因变量是定量反应指标并存有多个自变量的资料，多元线性回归（multiple linear regression）是预后因素分析最常用的方法。多元线性回归要求因变量与各自变量之间具有线性关系,各例观测值相互独立,因变量具有相同的方差,并且服从正态分布。

现以孕期补充维生素 D 观察分娩后其孩子的血钙水平的研究为例,将基于文献或者单因素分析获得的与婴儿血钙水平可能有关的因素,纳入多元回归分析,结果见表 9-5。首先把每个因素进行赋值(X_i),如:治疗组,对照 = 0,维生素 D = 1;性别:女 = 0,男 = 1;社会阶层:记分为 1~5 等。

表 9-5　探讨影响婴幼儿血钙水平的因素的多元回归分析

因素(I)	X_i	C_i	SE	P 值
(a) 完全模型				
1. 治疗组	对照 = 0,维生素 D = 1	+0.354	0.103	<0.001
2. 喂养类型	AF = 0,BF = 1	+0.717	0.115	<0.001
3. 婴儿性别	女 = 0,男 = 1	+0.256	0.100	= 0.01
4. 母亲年龄	岁	−0.025	0.270	>0.05
5. 经产次数	经产次,<3 次 = 0,≥3 次 = 1	−0.014	0.058	>0.05
6. 社会阶层	1~5	−0.067	0.054	>0.05
7. 婚姻状况	已婚 = 0,未婚 = 1	−0.025	0.192	>0.05
8. 出生体重	kg	+0.070	0.120	>0.05
9. 孕期	>37 周,≤37 周 = 1	+0.053	0.047	>0.05
10. 特护单位(SCU)	未在 SCU = 0,在 SCU = 1	−0.254	0.170	>0.05
11. 产前子痫毒血症(PET)	无 PET = 0,有 PET = 1	−0.425	0.470	>0.05
(b) 精简模型				
1. 治疗	对照 = 0,维生素 D = 1	+0.336	0.101	<0.001
2. 喂养	AF = 0,BF = 1	+0.771	0.111	<0.001
3. 性别	女 = 0,男 = 1	+0.254	0.098	<0.01

注:AF,人工喂养;BF,母乳喂养。

可用多元回归模型预测每一婴儿的血钙水平(Y):

$$Y = C_0 + C_1 X_1 + C_2 X_2 + C_3 X_3 + \cdots + C_{11} X_{11} \qquad 式(9\text{-}13)$$

式中,C_0 是截距,又称常数项,表示自变量均为 0 时 Y 的估计值。$C_1 \cdots\cdots C_{11}$ 是偏回归系数,表示某因素对因变量的贡献大小,指在其他自变量不变的条件下,X_i 每改变一个测量单位时所引起的 Y 估计值的平均改变量,可以采用最小二乘法予以估计得出。根据 C_i 值就可估计每一婴儿的血钙水平。多元回归决定 C_i 值的选择,使实际 Y 与预期 Y 的标准差变得最小,使得预后因素和因变量 Y 之间得到了最好的拟合。

由表 9-5 可见维生素 D 试验的结果,每一变量 X_i 有一估计的回归系数(C_i)与其标准误(SE)。用 t 检验可以分析回归系数的显著性,有统计学意义的回归系数有意义。如 C_1 为 +0.354 的意义是在调整其他预后因素后,用维生素 D 治疗可以使血钙水平平均增加 0.354mg/100ml,CI = 0.354±2×0.103 = (0.418~0.560)mg/100ml。$t = 0.354/0.103 = 3.44$,提示在调整后均值差异仍有统计学意义。

在表 9-5(a)的完全模型中,除治疗因素外仅有 2 个预后因素,即性别与喂养类型的回归系数有显著性意义,因此认为其他因素不影响血钙水平,可以不把它们保留在多元回归方程中。故用表 9-5(b)精简模型对每一婴儿血钙水平予以预测:

预期血钙水平(mg/100ml) = 8.686 + 0.336(如果经维生素 D 治疗) + 0.771(如果母乳喂养) + 0.254(如为男性)。

(二) logistic 回归模型

当把患者分类为有反应及无反应的定性反应时,如治愈与未愈、生存与死亡、发病与未发病等,由于 Y 是二项分类资料,因此用多元线性回归分析是不合适的,此时可用多元 logistic 回归模型(logistic regression model)进行分析。logistic 回归是一种适用于变量为二项分类的多因素曲线模型,现在也已用于因变量为多项分类资料的分析。

在进行疾病预后因素的 logistic 回归分析时,首先把治疗及每个因素进行赋值(X_i),例如在氯贝丁酯试验中,把有高胆固醇水平的男性随机分为氯贝丁酯组及安慰剂组。表 9-6 中,用数字变量 $X_1 \sim X_6$ 表示治疗和其他 5 个预后因素。定性反应(应变量)是各个研究对象在以后是否患缺血性心脏病(ischemic heart disease,IHD)。

每个患者有获得一种反应的概率 P。本例中 P 作为获得 IHD 的概率。表 9-6 是氯贝丁酯试验的 logistic 回归分析结果,表示 P 是怎样依赖于预后因素 X_i 的。

表 9-6　氯贝丁酯试验中 IHD 发生的 logistic 模型

因素(Ⅰ)	X_i	C_i	t 值
1. 治疗	安慰剂 $=0$,氯贝丁酯 $=1$	-0.32	2.9
2. 年龄	log 年龄	3.00	6.3
3. 吸烟	非吸烟者 $=0$,吸烟者 $=1$	0.83	6.8
4. 父亲是否在世	父存活 $=0$,父死亡 $=1$	0.64	3.6
5. 收缩压	单位是 mmHg	0.011	3.7
6. 胆固醇	单位是 mg/dl	0.009 5	5.6
		$C_0 = -19.16$	

$$\ln[P/(1-P)] = C_0 + C_1 X_1 + \cdots + C_6 X_6 \qquad \text{式}(9\text{-}14)$$

式中,$C_1 \cdots\cdots C_6$ 是 logistic 回归系数;$\ln[P/(1-P)]$ 称为患 IHD 比值比的自然对数,简称对数比值比(log odds),也称为 logit odds,它表示在其他自变量不变的条件下,X_i 每改变一个测量单位时所引起的比值比的自然对数的改变量,可用最大似然法来估计 C_i 值。取此值的反自然对数就可以求出 OR 值。

由表 9-6 可见氯贝丁酯试验的结果,每一变量 X_i 有一 logistic 系数 C_i,并有标准误能用来计算 t 值。全部 6 个变量的 t 值都大于 2.58($P<0.01$),对作为患 IHD 概率的原因都是有意义的。

治疗的 logistic 回归系数是负的,说明该治疗措施可以减少 IHD 的发生。其他 5 个系数都是正的,说明患 IHD 的可能性将受年龄、吸烟、高血压、高胆固醇水平及遗传的影响而增加,并可用系数确定每个因素作用的大小,例如 $e^{C_1}=0.73$,是氯贝丁酯与安慰剂相比较后患 IHD 的估计相对危险度,在调整预后因素后,氯贝丁酯使患 IHD 的可能性降低了 27%。C_1 的标准误为 0.11,C_1 的 95%CI 为 $-0.32 \pm 1.96 \times 0.11 = -0.54 \sim -0.10$,$e^{-0.54}=0.58$,$e^{-0.10}=0.90$。因此,通过氯贝丁酯治疗使患 IHD 的可能性减少 10%~42%。

该研究结果说明采用药物治疗高胆固醇血症的男性患者可以减少 IHD 的发生,但若仅仅采取治疗措施而未同时采取预防措施(如告诉患者戒烟、控制血压、限制高脂饮食等),则不会获得理想的治疗结果。

(三) Cox 模型

在临床医学中,对患者治疗效果的评价有时需要用时间长短来衡量。生存时间的长短与治疗措施、患者体质、病情轻重及免疫状态等因素有关,由于时间 t 往往不满足正态分布和方差齐性的要求,不便用多元线性回归来分析生存时间与预后因素之间的关系,有时用其他生存分析模型来拟合也会感到困难。

Cox 模型(Cox model)以顺序统计量为基础,对生存时间的分布形式没有严格的要求,它可以允许存在截尾数据以及随访时间迟早不一、随访时间长短不一及资料失访的数据,因此,在临床上有很大的应用价值。

在 Cox 模型中,强调某患者生存到 t 时刻的死亡风险函数 $h_i(t)$ 是基础风险函数 $h_0(t)$ 与预后因素函数 $f(\beta X)$ 的乘积,即 $h_i(t) = h_0(t) \times \exp(\beta_1 X_{i1} + \beta_2 X_{i2} + \cdots + \beta_p X_{ip})$,此式经自然对数转变后为:

$$\ln[h_i(t)/h_0(t)] = \beta_1 X_1 + \beta_2 X_2 + \cdots + \beta_p X_p \qquad 式(9\text{-}15)$$

式中,模型参数 β 为回归系数,其临床意义是,当预后因素 X_j 每改变一个测量单位时所引起的相对危险度的自然对数改变量。从而可知,在作 Cox 模型分析时,可以得到相对危险度(HR)值。其求法与 logistic 回归中基于回归系数计算 OR 值一致。

例如:应用 Cox 模型分析影响食管癌切除术后的预后因素研究,选择 $X_1 \sim X_{13}$ 为预后因素,经 Cox 模型分析发现了如下因素有意义,见表9-7。

表9-7　食管癌切除术后的预后因素

变量	β	标准误	HR	HR 置信区间
淋巴结转移数	0.265 4	0.046 6	1.30	1.20~1.39
TNM 分期	0.155 3	0.043 8	1.17	1.08~1.26
侵及程度	0.338 8	0.101 7	1.40	1.20~1.60
肿瘤部位	0.278 8	0.105 5	1.32	1.11~1.53
肿瘤长度	0.715 4	0.339 6	2.05	1.38~2.71
组织类型	0.154 5	0.076 3	1.17	1.02~1.32

上述结果表明,这 6 个因素将会影响食管癌切除术的预后。

第四节　疾病预后研究中常见的偏倚及其控制

预后研究同样存在混杂及偏倚的影响。偏倚主要产生在队列的收集、队列的变换、队列的随访和结局的测量中。

一、疾病预后研究中常见的偏倚

在临床研究中,无论是进行哪一方面的研究,研究过程中存在的偏倚都可以概括为三大类,即选择偏倚、信息偏倚(包括失访偏倚、测量偏倚等)和混杂偏倚。但不同的研究内容所具有的特征性偏倚有所不同。

（一）选择偏倚

选择偏倚(selection bias)指暴露人群和非暴露人群在一些重要因素方面存在差异,如疾病的严重程度、病程的长短、有无并发症、病期、疾病类型、既往史及既往治疗史以及个体特征等;选择偏倚也可以发生在其他方面,如选定的研究对象中有人拒绝参加、部分对象的记录资料不完整、早期患者在研究开始时未能被发现等,都可以产生选择偏倚从而导致非真实性的研究结果。

（二）失访偏倚

失访偏倚(lost to follow-up bias)是疾病预后研究中的一种重要偏倚。它是指在研究过程中,研究对象可因种种原因脱离了观察队列,使得研究者无法继续随访以获得完整资料,由此对研究结果所造成的影响。该种偏倚多由研究观察时间长、药物的副作用,观察对象迁移、外出及死于非终点事件等原因造成。失访偏倚本质上也属于选择偏倚。通常认为失访率不超过 10% 的情况下对研究结果的影响不大。

（三）测量偏倚

测量偏倚（measurement bias）是在对研究队列实施随访观察的过程中所采用的观察方法或测量方法不准或不一致所致。如果某个队列里病例的结局检出机会多于另外的队列，就可能产生测量偏性。有些疾病的结局，如死亡、脑血管意外等是明显的，不易产生遗漏，但有些则不是十分清楚。

（四）混杂偏倚

混杂偏倚（confounding bias）是指由于某个第三变量的作用，研究因素与结果的联系被歪曲，这个第三变量称为混杂因素。混杂因素是既与所研究的疾病结果有关，又与所研究的暴露因素有关，且不是二者的中间环节；它在暴露组与非暴露组的分布是不均衡的。

二、偏倚的控制

选择样本时，对研究对象随机抽样，如可根据不同医院进行分层随机抽样，综合考虑疾病的严重程度和病程等因素，以尽可能使各组研究对象间除暴露因素外的其他因素分布一致。在预后研究中，虽然所有研究对象不能同时患病，但是应尽可能在观察的起始时刻，使研究对象的所研究疾病处于发展的同一阶段。

对于失访偏倚，可以选择符合条件且依从性好的研究人群，尽可能提高研究对象的依从性。

减少测量偏倚的方法有：制定明确的结局定义，选择精确稳定的测量方法，对仪器、试剂使用统一标准，做好调查员、测量员的统一培训，对所有研究对象均要同等对待，尽可能采用盲法判断结局。

控制混杂偏倚的方法包括：在设计阶段对研究对象采用随机化、限制和匹配的方法，在资料分析阶段采用标准化、分层分析和多因素分析的方法。

（尹智华）

思考题

1. 何谓预后因素？预后因素与危险因素的主要区别是什么？
2. 为什么说预后研究常用的方法是队列研究而不是随机对照试验？
3. 预后研究对随访工作有什么要求？
4. 预后研究中常见的偏倚有哪些？如何控制这些偏倚？
5. 为何要进行预后因素的调整？常用的方法是什么？

第十章

治疗性研究

临床治疗性研究是临床流行病学的重要内容之一。随着新药、新的治疗方法的不断出现,许多疾病的治疗药物和治疗手段已经趋于多样化。临床医生在作出正确的诊断之后如何在众多的治疗措施中选择安全、有效的措施和方案已成为一项重要任务。

第一节 概　　述

一、治疗性研究的概念

治疗性研究是指在临床实践中以人为研究对象,应用医学科研的理论和方法,通过科学、严谨的设计和精确的测量对所研究或选择的治疗措施的效果进行客观的评价,以达到提高治愈率,降低病残率及病死率,提高生存质量,改善人体健康的目的。

二、治疗性研究的特点

1. **以患者为研究对象**　人有社会属性,受精神因素和心理因素影响,与动物实验相比,外来影响因素更难以控制,同时必须在保证患者安全的前提下进行试验,试验应符合医学伦理要求。因此,治疗性研究的要求更高,实施难度更大。

2. **设立对照组**　有比较才有鉴别,治疗效果是根据试验组和对照组效应差别来评价其真实效果的,不设对照,不能排除试验措施以外的干扰因素对效果判定的影响,如疾病的自然缓解、自愈倾向、安慰剂效应等,不能真实评价治疗措施的效果。

3. **有治疗措施**　治疗性研究有治疗干预措施,治疗的目的在于人为干预疾病的自然病程,疗效评价就是评价干预效应。传统的病因研究,暴露因素在人群中是自然存在的,而治疗措施是人为给予的。

4. **特殊的前瞻性研究**　治疗性研究是给予干预措施后,前瞻性观察干预效应;是前瞻性研究的一种特例。除研究因素是人为干预外,两个比较组在观察期间对影响干预效应的因素控制得更严,一般要求在试验前必须进行科学的设计,在试验中必须严格按设计方案实施,只能对试验组施以干预措施;如需另外附加干预措施,两组必须同时给予,不得单独对试验组或对照组附加有类似疗效的措施。因此,临床治疗性试验设计比一般队列研究更为严谨。

三、治疗性研究的种类

治疗性研究通常分为实验性研究和非实验性研究。

（一）实验性研究

实验性研究有多种分类方法。例如,按设计方法分为平行设计、交叉设计、析因设计和序贯设计等;按对照形式分为安慰剂对照、标准对照、空白对照、交叉对照等;按随机化单位分为个体随机和整群随机;按是否同时实施干预措施分为阶梯设计和推迟起点设计等;按实验的目的分为解释性试验（效力）和实用性试验（效果）。下述为一些常见的实验设计类型。

1. 随机对照试验（RCT）　随机对照试验,尤其是平行 RCT（parallel design RCT）,是治疗性研究首选的设计类型。RCT 通过随机分组、设立平行对照、实施盲法,可有效防止若干混杂或偏倚因素的干扰,确保研究对象基线可比,因此,获得研究结果的真实性最佳,被誉为临床试验的金标准方案。

具体而言,在随机对照试验中,所有的研究对象理论上可按照研究设计分配到治疗组和对照组。随机分组使得各种已知或者未知的影响因素（如年龄、性别、病情程度和并发症等）最大限度地均匀分配到两组,因此在组间均衡的情况下,结果的差异可以归因于所实施治疗的不同。但是这样严格的标准在具体实施时具有一定难度,同时也可能带来一些伦理问题。

2. 交叉设计试验（cross-over design trial）　经典的 RCT 采用平行对照,进行"头对头"的比较。但在临床研究实践中,对于某些慢性、非根治性疾病,特别是患者来源及研究时间有限时,若采用平行随机对照试验,尽管最佳,但往往会遇到患者来源不足、研究周期长等诸多困难。因此,综合考虑科学性与可行性,可采用交叉试验设计。

交叉设计分为两个阶段:在前一阶段（期）,将合格的研究对象随机分配至试验组或对照组,分别接受相应的干预治疗,疗程结束后分别统计分析疗效的结果及其差异;然后经过一定的洗脱期后,在后一试验阶段（期）,试验组和对照组的患者接受的干预治疗则与前一阶段（期）的干预治疗互相调换,即试验组患者接受对照组的干预措施,而对照组患者后期接受试验干预措施,疗程结束后,再分别统计分析疗效及其差异;最终可将两个阶段的治疗结果进行综合分析。交叉对照适用于一些慢性、病情短期变化不大的疾病,如高血压、冠心病和支气管哮喘等的非根治性治疗。例如,地尔硫䓬治疗肥厚型心肌病的随机交叉试验,一组先服用地尔硫䓬,而另一组服用安慰剂,经过一段时间的治疗后,两组进行交叉,最后综合比较地尔硫䓬和安慰剂的效果。

由于这种设计方案采用了随机、对照及盲法,且试验本身又可消除个体内在环境的差异,即同一个患者既可做试验组成员,又可做对照组成员,节省了样本数,又使两组均衡性、可比性更好;尽管疾病前、后两个阶段可能有病情程度的不同,但最后的综合性分析在一定程度上可弥补这一不足。因此,从总体上看,其科学性不逊于 RCT,且更具可行性。

交叉设计的局限性在于:①应用的病种范围受限,对于急性重症疾病或者无法恢复至第一阶段治疗前状况的疾病不适用;②洗脱期需要根据病种、病情和治疗药物本身的疗效特征决定,过长或过短都可能会对结果有一定的影响;③每阶段治疗期的长度受限,可能导致药效尚未充分发挥;④整体研究观察期较长,导致病情和观察指标的波动,以及影响研究对象的依从性。

3. 析因设计试验（factorial design trial）　也叫作全因子试验设计,是指试验中所涉及的全部处理因素（研究因素）及各水平的全面组合形成不同的试验条件,每个试验条件下进行 2 次或 2 次以上的独立重复试验。它不仅可以检验每个处理因素各水平间的差异,还可检验各处理因素间的交互作用。最简单的两种药物的析因设计叫作 2×2 析因试验,这样的试验需要 4 个比较组,即 A 药组、B 药组、A 药和 B 药联合用药组（AB 组）以及既无 A 药也无 B 药的安慰剂组（U 组）。比较组的形成应该通过随机分配获得。

与 U 组比较,可以获得 3 个率差,分别是 RD_A、RD_B 和 RD_{AB}。RD_A 代表 A 药的单独作用,RD_B 代表 B 药的单独作用,RD_{AB} 代表 A 和 B 联合用药的作用。如果 $RD_{AB}=RD_A+RD_B$,说明 A 药和 B 药间无交互作用;如果 $RD_{AB}>RD_A+RD_B$,说明两药存在相互加强的作用;如果 $RD_{AB}<RD_A+RD_B$,说明两药存在相互削弱的作用。

4. 单病例随机对照试验（N of 1 RCT）　尽管随机对照试验是研究药物有效性和安全性的最佳方案,但其结果往往仅反映研究对象对药物的平均效应水平,因此一项结果明明有效的随机对照试验,对于某个具体患者,其疗效可能低于平均水平甚至无效。此时可考虑选用单病例随机对照试验。

单病例随机对照试验是将随机对照试验的原理应用于单一病例所进行的试验。在试验过程中,受试者交替接受试验药与对照药。试验的目的在于明确哪一种药物对患者更有效。因此,其随机分配的对象是药物（试验药物与对照药物）或干预措施,而不是患者,研究过程中要求采用双盲法。在每个观察期间及每轮试验间歇设有一段合理的药物洗脱期。当试验结果达到试验药物的预期研究目标时,则可终止试验。单病例随机对照试验并非适合于所有疾病以及所有干预措施的研究,它仅适用于某个慢性病患者,因同时服用多种有效或无效药物而需要进行筛选抉择试验。因此,要充分考虑研究的必要性和可行性等。

5. 自身前后对照试验 (before-after study in the same patient)　自身前后对照试验的特点是仅设一组合格试验对象,其分别接受前、后两个阶段(期)的药物干预治疗。通常采用随机法分配前、后两种不同的干预对照药物,如随机法确定先用对照药物(前期),那么后期则用试验药物,期间应有适当的停药洗脱期,最后将前、后两个阶段的效果进行综合统计分析和评价。例如,采用自身前后对照试验评价地尔硫䓬治疗肥厚型心肌病的疗效:首先让全部研究对象服用安慰剂,观察其疗效;此阶段结束后,对研究对象停用一切药物约一周,然后让全部研究对象服用地尔硫䓬,继续观察疗效;最后对服用安慰剂和服用地尔硫䓬的两阶段疗效进行比较。

自身前后对照试验的适用范围和应用指征与交叉试验相同,但科学性不及交叉试验。

6. 序贯试验 (sequential trial)　又称序贯分析,与一般临床试验不同的是,序贯试验设计事先不规定样本量,而是随着试验进展情况而定。其试验设计是对现有样本一个接着一个或一对接着一对地展开试验,循序而连贯地进行,直至出现规定的结果便可结束试验,所以称之为序贯试验。由于逐一试验逐一分析,一旦观察到所预期的结果时,即可停止试验并作出结论,所以,这种方法比固定样本法节省 30%~50% 的试验对象。序贯设计的最大特点是省时、省力、省样本,克服了组间比较的盲目性;此外,这种安排方法十分符合临床实际,因为试验是逐个进行的,患者就医或入院也是陆续而来的,所以很适用于临床研究。在临床研究中,特别是在需要尽快作出判断的单因素研究中,序贯试验常可很快解决问题。例如,需要判定某药是否有减轻疼痛、降低血压、升高白细胞计数等单一作用时,均可采用这种设计方法。若欲观察某一疗法的长期疗效或是进行一种多因素的研究,则序贯设计难以满足要求。序贯试验的劣势是仅适用于单指标的试验,对于观察结果为多指标的情况可考虑将其综合成单指标。

7. 多中心临床试验 (multi-center clinical trial)　多中心临床试验是指由一个或几个单位的主要研究者总负责,多个单位的研究者合作,按同一方案进行的临床试验。这种研究方案的特点是:收集病例快、病例多、试验规模大,因此完成临床试验需要的时间较短;研究范围广,样本的代表性好,结论外推性强。但由于参加的单位多、人员多,故不易进行质量控制和标准化,需要的研究经费也较多。

8. 历史对照试验 (historical controlled trial, HCT)　是将现在患某病的患者作为试验组,对之采取新的干预措施,对照组不是在同时期确立的,而是将过去某一时期患同种病的病例作为对照组,这些患者患病时接受过传统疗法或干预措施,然后比较两组的疗效。可用文献资料作为对照,也可以将本单位的历史资料作为对照。本设计方案的主要优点是患者和临床医生均易接受采用的临床治疗措施,所以较易实施。该方案最主要的缺点是试验组和既往治疗组间的可比性较差,而且偏倚因素太多,其研究结论的真实性备受质疑。

9. 非随机对照试验 (non-randomized controlled trial, NRCT)　作为临床前瞻性对照试验,非随机对照试验的设计通常是不可取的。因为非随机化的样本分组,发生人为选择偏倚的概率太大,故研究结果的真实性远不及 RCT。其关键的缺陷就发生在随机化的分组环节。因此,从临床流行病学的角度看,在临床科研设计方面应予以避免。

(二) 非实验性研究

RCT 虽然是临床治疗性研究首选的方案,具体的设计方法也有很多种,但并非唯一的选择。例如对某种疾病进行两种或多种疗法/药物试验时,有时患者需要主动选择;有些患者,如老人、儿童、孕妇在很多情况下是无法作为 RCT 的纳入对象的。鉴于尊重患者的选择权利和医德的原则,在某些特殊的医疗环境下或真实的临床环境中,可以设计非实验性的研究方案,同样可以达到研究的目的,因此国际上提出了观察性疗效比较研究 (observational comparative effectiveness research)。代表性的方法为队列研究(cohort study)和病例-对照研究(case-control study)。现以队列研究作为代表予以阐述。

在治疗性队列研究设计时,将符合某病诊断标准及所设计的纳入标准的患者,根据其自愿选择的某一治疗措施,分别纳入相应的队列,以接受相应的治疗,最后进行队列间的疗效分析与评价。例如,腹腔镜肝切除和微波消融均可以用于 3~5cm 原发性肝癌患者的治疗。某学者采用回顾性队列研究设计,将过去 10 年间 1 289 例初诊单发 3~5cm 原发性肝癌患者的治疗效果数据进行分析。一组接受腹腔镜肝切除手术,一组接受经皮微波消融,采用倾向性评分匹配后两组基线主要特征均衡可比。经过 35.8 个月的随访,结果发现,微波消融组与腹腔镜肝切除组的总生存期无统计学差异($HR=0.88$,95%CI:0.65~1.19)。这为 3~5cm 原发性肝癌的微创治疗提供了新的证据。

四、新药临床试验的分期

在治疗性研究中,很大一部分是新药的临床试验研究。新药的临床试验可分为 4 期。

Ⅰ期临床试验是在人体进行新药试验的起始期,包括药物耐受性试验与药代动力学研究。其目的是在健康志愿者中研究人体对药物的耐受程度,并通过药代动力学研究,了解药物在人体内的吸收、分布、消除的规律,为新药临床Ⅱ期试验提供安全、有效、合理的试验方案。不过,对于治疗癌症的一些药物,由于药物本身可能就有致癌作用或具有较强的毒性,因而多数是由患者参加Ⅰ期临床试验。此期需确定可用于临床的安全有效剂量范围及合理给药方案。

Ⅱ期临床试验通常是剂量探索研究,对药物的治疗作用进行初步的评价,即对新药的疗效、安全剂量范围、适应证、不良反应进行详细考察。一般通过随机对照试验对新药的安全性和有效性作出确切评价。

Ⅲ期临床试验为扩大临床试验,这个阶段是对新药的治疗作用与安全性进行确认的阶段,一般在多数医院或全国范围内进行,有的在国际范围内进行。目的是在较大目标人群范围内对新药的疗效、适应证、不良反应、药物相互作用等进行详细评价。

Ⅳ期临床试验是在新药批准上市后进行的,为上市后临床试验或称为上市后药物监察,目的是对已在临床广泛应用的新药进行社会性考察,着重于新药的不良反应监察。Ⅳ期临床试验还包括未能在上市前进行的某些特殊患者的安全性和有效性考察,如新药对老年人、幼儿、孕妇、肝肾功能异常患者等的临床试验,这些应在肯定新药安全有效并已批准上市后进行。但具体情况需具体分析,专用于老年人、小儿或终止妊娠等的新药就有必要在有关的特殊病例中进行Ⅱ期或Ⅲ期临床试验。

五、治疗性研究与评价的重要性

传统的临床治疗性研究多属经验性总结,以回顾性研究为主,缺乏严格设计的前瞻性研究,因而研究结果的真实性常常受到质疑,临床应用的重复验证也存在一些问题。近数十年来,由于临床流行病学的发展,催生了循证医学。两者均十分注重临床研究的随机对照试验,因此,RCT 的研究成果也随之日益增加。尽管报道的 RCT 结果并非均为"一流",但有一些高水平的 RCT 研究否定了某种(些)"传统有效药物或措施"的效力,如冰冻疗法治疗溃疡性出血、胸廓内动脉结扎治疗顽固性心绞痛、抗心律失常药物预防急性心肌梗死导致的猝死等,极大促进了临床治疗的进步。

临床治疗性研究的对象是患者,因此,凡是人体外研究的基础医学研究结果在未经临床治疗性研究证实之前,是不允许直接用于临床治疗的。例如,体外实验证实阿糖胞苷(Ara-c)有干扰嘧啶合成的作用,可抑制多种 DNA 病毒,能抑制播散性带状疱疹病毒;然而经临床试验发现,Ara-c 不仅对播散性带状疱疹病毒的临床治疗无效,反而有害。

面对众多临床治疗性研究的试验结果,需应用临床流行病学关于治疗性研究的原则和国际公认的评价标准进行严格评价(critical appraisal),方能肯定有价值的研究结果,提高临床治疗水平。同时,在这一评价过程也能提高批判性思维能力与临床医学研究水平。

第二节　治疗性研究的设计与实施

一、立题依据的确定

一项治疗性试验研究,一定是针对临床实际中需要治疗并提高疗效的疾病。因此,研究本身应具有科学依据、临床重要价值以及明确的研究目的。

(一)研究问题的确定

立题依据可以来源于基础研究的提示,也可以是动物实验结果在人体的进一步验证,更多的是来源于临床医生的实际观察和总结,以及来自对人群流行病学的观察和研究。但无论来自哪一方面,其创新性及实用性是必不可少的。

治疗性研究主要用于评估医学干预措施的作用,即回答一个干预措施是否有效、是否益处大于害处的问题。例如,与无治疗相比,辛伐他汀是否可以在血脂中度偏高的心血管病高危男性人群中降低心血管病的 5 年发病和死亡的危险,就是一个典型的治疗性研究问题。这类研究问题一般含有 4 个主要内容:疾病和患者(patient)、干预措施(intervention)、对照措施(comparison)、临床结局(outcome)。循证医学将这 4 个要素简称 "PICO",立题的实质就是对这 4 个方面详细准确地考虑、定义和解释。

医学的研究问题是多样的,不仅仅是药物治疗方面,还包括其他治疗措施(如外科手术)、诊断、服务管理模式、卫生政策,以及医疗卫生系统等方面。

(二)明确研究的目的及内容

临床治疗性研究应根据被研究疾病的具体情况,以及所采用的干预措施(或药物)的治疗效力,明确研究所假设的预期目的,主要有 3 种情况:一是临床治疗或根治,目的是力求提高治愈率,降低病死率、伤残率;二是预防疾病并发症与复发,通过干预研究达到降低并发症发生率、复发率和改善预后的预期目标;三是缓解症状,提高生存质量。不同的预期目的在试验方案的选择和研究实施方面都有所不同。研究内容主要包括:对干预措施本身的有效性和安全性进行评估,以及与其他同类措施进行比较,决定它们的相对价值。

不同患者、不同干预措施的组合构成了不同的研究目的,以化学治疗的药物为例,随机对照试验的研究目的不外乎为以下几种:①评估效果不明或可疑的药物;②研究一个药物的剂量-效应关系;③比较不同给药方式的效果差别;④评估老药新用的效果;⑤比较不同药物的效果;⑥研究药物间的交互作用;⑦确定药物在特定患者中或特定环境下的效果;⑧重复验证重要的研究。

(三)干预措施的科学依据

治疗性试验的对象是人体(患者及健康人),因此在制订研究方案时,必须充分分析和权衡科学性、可行性、伦理性。用于治疗性干预试验的措施或药物,务必要通过基础医学的有关实验研究(如药物化学、药理学、毒理学、药物动力学、病理学等研究),且要被证明具有治病效力、有可靠的安全性。在新药临床试验中,要依次经过基于适量健康人开展的Ⅰ期临床试验,被证明无明显不良反应者(具有若干科学的量化指标),经行政部门审核批准,方可进行Ⅱ/Ⅲ期临床试验。任何临床试验,一定要符合临床试验的伦理学要求,充分保障受试者的安全和人权(参考本教材第六章)。如果有 2 种或 2 种以上的干预措施(药物)可用于同一种疾病及其同一治疗研究目的,则应从中比较并优选其一作为临床治疗性试验的对照性干预。

如研究某药物是否可以预防肝癌的发病危险,往往需要长期追踪观察成千上万的健康人。从科学性上讲,每个入选的患者必须经过彻底的检查,如通过询问病史和使用各种血液、生化、影像学和组织活检等检查,以排除现患肝癌的可能性,但这样的检查花费很大,往往是不可行的。只排除医生明确诊断的肝癌,就是可行性导致的让步,也不会明显降低研究的科学性。为了排除一例肝癌,使成千上万的人接受肝组织活检,也不符合伦理学原则。另外,虽然这样的预防性研究最好追踪观察到每一个研究对象都死亡为止,但由于人力、物力和财力的限制,对研究对象进行终生观察几乎是不可能的,因此随访时间可能只限于5到10年。在随访过程中,研究对象可能患了肝癌而失访,因此任何放松追踪随访的做法都会降低研究的科学性。但对所有研究对象进行彻底严格的检查,包括使用昂贵的影像学检查和肝组织活检,是不可行的,然而对怀疑患有肝癌的研究对象,必须进行彻底严格的检查,以确定肝癌诊断的准确性,任何简单的做法都会造成误诊,降低研究的科学性,是不可取的。

二、研究对象的选择

根据研究的目的确定研究对象。首先要确定病例的来源,包括来自哪一个地区、哪一级医院,是门诊患者还是住院患者。如果是研究某一疾病的药物治疗效果,则对该疾病的诊断依据(或标准)、病情程度或病期都要有明确的规定。

在此基础上,为了维持研究对象主要特点的相对均质性,根据研究的要求制定出研究对象的纳入标准和排除标准。在排除标准中,应特别列出不宜使用该药的情况,如心、肺、肝、肾功能不全者和小儿、孕妇、哺乳期妇女等均不应选作受试对象,以及对该类药物过敏和其他不宜参加这项研究的情况,如依从性差、刚结束其他药物的临床试验的对象等。此外,根据医学伦理学的原则,对参加临床试验的对象,都要征得本人的知情同意。

为了提高两组病例分配的均匀性,减少分配误差,应该尽量限制影响试验结果的因素,如限定病变程度和发作性疾病的频度等。在分层、随机区组设计中,在进行某种特定的区组随机对照试验时,有时要把不符合分层或配对条件的病例也排除在外。但是,纳入标准的制定也不宜过严,排除标准亦不宜过多,否则就可能影响研究结果的代表性及适用性,有时也可能造成在研究期内不能获得足够数量的合格的研究样本。

(一)病例的选择

1. 来源 在临床试验设计时,应根据研究的目的、试验要求的样本量以及技术力量等来选择不同来源的病例。一般认为,门诊患者人数较多,尤其轻型病例较多,容易获得足够的样本,在研究轻型病例时,代表性较好,可在短期内获得试验的结果。但是门诊病例的依从性差、失访率高,外来干扰因素多且不容易控制,难以保证研究的科学性。当有足够数量的住院病例时,尽可能少选择或不选择门诊病例作为研究对象。选择住院病例的优点是外加干扰因素相对较少,研究对象的依从性较好,可按设计方案给予治疗与进行疗效测量。但是,住院病例一般症状偏重,其结果外推受限,病例数相对较少,尤其是某些发病率低或病情轻的疾病,住院患者更少,因此若只选择住院病例,即使延长研究时间,也难以满足试验的需要,何况试验期太长,又会带来新的偏倚。选择某医院一段时间内符合纳入标准的连续病例,比有意挑选的病例的代表性好,可避免研究者主观因素所带来的选择偏倚。

多中心临床试验比单中心临床试验的样本代表性好,多所医院患者的病情、经济、文化水平等更具有代表性,同时能在相对短的时期内提供足够数量的研究对象,能够吸引、组织更多的技术人员参加试验。但多中心研究更要严密组织,周密计划,必须统一设计、统一诊断标准、统一疗效测量方法与疗效判定标准,才能保证结果的可靠性。

2. 诊断标准 病例应当根据统一的、公认的诊断标准进行选择。诊断标准一般由有关学科国际性、全国性或地区性学会制定。有的疾病没有统一的诊断标准,则需自行制定。诊断标准要尽可能利用客观的诊断标准,如病理组织学、微生物学、免疫学、生物化学以及X线、内镜、心电图、造影等客观指标。例如,不能仅凭黄疸性肝炎或HBsAg阴性就诊断为甲型肝炎,应以抗甲型病毒肝炎免疫球蛋白M(IgM)阳性结合临床表现及血中谷丙转氨酶(ALT)浓度升高作为甲型肝炎的诊断标准。即使用客观诊断标准,有时也需多次检查。例如,对原发性高血压的诊断,应排除精神紧张、情绪激动或体力活动等引起的暂时性血压增高的情况。X线片应由2人或2人以上读片,以互相核对,避免诊断错误。治疗性试验中把非患者选入,或临床分型、病情判断错误,可导致错误分类偏倚。有的疾病不但应有诊断标准,还应有统一的分类诊断标准,例如我国《中国高血压防治指南》2023年修订版将高血压分为 1 级、2 级和 3 级高血压(表 10-1),就可以将该分级标准作为随机分组时的分层依据。

表 10-1 《中国高血压防治指南》(2023 年修订版)中血压水平的定义和分类

	收缩压/mmHg	条件	舒张压/mmHg
正常血压	<120	和	<80
正常高值血压	120~139	和/或	80~89
高血压	≥140	和/或	≥90
1 级高血压(轻度)	140~159	和/或	90~99
2 级高血压(中度)	160~179	和/或	100~109
3 级高血压(重度)	≥180	和/或	≥110
单纯收缩期高血压	≥140	和	<90
单纯舒张期高血压	<140	和	≥90

注:当收缩压和舒张压分属于不同级别时,以较高的分级为准。

3. 纳入与排除标准

(1)规定研究的纳入标准:诊断明确的病例不一定都符合研究的要求,要根据研究的目的和具体条件,慎重制定研究纳入标准。决定一项研究纳入标准应有一定的理由和根据。标准定得太高,增加工作量,而且不易找到足够的研究对象;定得太低,则可能影响试验的结果。标准一经确定,就应坚持执行,不轻易改变。在制定纳入标准时应考虑两个方面:①尽可能选择对干预措施有反应的病例作为研究对象,以便较易取得阳性结果。一般而论,旧病例、重症病例有时不能充分反映药物疗效,对常见病、多发病应尽可能选择新病例作为临床试验的对象。待新病例取得肯定效果后,可再扩大纳入对象的范围,进行深入评价。对罕见病,如果仅用新病例,则可能不得不在许多单位长时间招募,有时可能混入新的干扰因素;即使已经治疗过的患者,再给予未用过的药物,对治疗性试验有时并无妨碍。当试验有可产生特殊效果的治疗方法时,选用经多种方法久治无效的患者作为试验对象,其病例本身就类似于自身前后对照。总之,选用旧病例时,应具体分析,区别对待,疗效分析时尤其要慎重。在评价预防措施的效果时,应选择易感者为试验对象。②研究对象要具有代表性:样本应具备总体的某些基本特征,如性别、年龄、疾病类型、病情轻重比例等均要能代表总体。轻型病例虽然可能对药物治疗的反应更好,但也有自然康复的倾向,即使设立了严格的对照,得到的阳性结果也仅说明对轻型病例有效,还不能说明对各型的病例都有效。当然,可以根据具体情况,先把纳入标准规定在易取得效果的人群内,证明有效后,再放宽标准,开展新的研究,在更广泛的人群中验证其效果。例如美国退伍军人协会为了研究高血压的治疗效果,第一个临床试验选择舒张压在 115~129mmHg 范围内的研究对象,证明有效后又设计第二个临床试验,放宽标准,证实对舒张压在 90~104mmHg 的患者也是有效的。

(2)明确排除标准:排除标准有两层含义,一是在开始试验前的排除标准,二是试验过程中因特殊原因而退出试验的标准。在试验前应考虑当患者患有另一种影响疗效的疾病时,不宜将其作研究对象。例如,患有胃肠道疾病时,不宜选作某些口服药物的研究对象,因为胃肠道疾病可能影响药物的吸收。一般而言,研究对象不宜患有研究疾病以外的其他严重疾病。例如,在作心脏病研究时如果选择有严重肝肾疾病、癌症等的患者,这类患者在试验过程中可能死亡,或因病情严重而被迫停止参与试验。已知对所研究的药物有不良反应者也不应被纳入研究对象,例如有胃溃疡出血病史者不应作为抗炎药物试验的研究对象。

纳入和排除标准应明确具体,可操作性强。例如在用呋喃唑酮治疗消化性溃疡的临床试验中,纳入标准规定为:经胃镜证实为活动性溃疡的病例。排除标准为存在以下情况之一者:①胃手术后吻合口溃疡;②伴有严重肝病;③伴有胃癌;④对呋喃唑酮过敏。此外,应注意医学伦理学问题,除非专门研究妊娠有关课题,否则不应选择孕妇作为药物试验对象。但是,应当指出,排除标准所包含的条目

也不能太多,否则样本失去代表性。例如某一项重大研究课题有 17 项排除标准,按其推算,有 90%
左右的患者被排除,纳入课题的对象仅为该病全部患者的 10% 左右,即使这种研究获得了肯定的结
论,但样本代表性不好,其实用性和推广范围也是很有限的。

在试验开始后,排除标准应规定入选后的病例在何种情况下退出试验,如因病情严重需调整治疗
方案或转科、死亡,或者依从性差,随访测量次数少等,例如在评价药物试验的观察期内,因药物无法
控制病情而必须手术治疗者。但是必须指出,开始入选的病例必须全部报告,中途因特殊原因退出者
应一律作具体交代,退出研究的人数不能超过入选人数的 10%,否则影响结果的真实性。

还应当说明,单个临床试验由于对受试人群的性别、年龄、病情等均作了一定的限定,受试的人数有
限,应用的地区还较局限,因此代表性受到一定的影响。在结果的解释和下结论时应充分考虑其局限性,
外推只能局限在相应范围内。若开展多次临床试验,随着受试人群范围的逐渐扩大,代表性亦逐渐增强。

(二) 对照组的选择

设立对照组的必要性:临床试验的目的就是观察干预措施是否能改变疾病的自然进程,使之向痊
愈方向发展,或延缓其自然发展。评价干预措施效果是根据比较组间效应的差别来判定的,如果不设
立对照组,就得不出效应差值,用比较患者治疗前、后临床状况的方法评价疗效可能产生误解。而设
立对照组可以抵消以下因素对效果判定的影响。

1. 抵消疾病自愈趋势的影响　一种病的临床过程如果完全可以预料,则设立对照组的重要性就
小些。如对亚急性细菌性心内膜炎,不予治疗的后果肯定是极差的;对于完全性肠梗阻,不作手术就
不会恢复。可是大多数疾病,特别是慢性病,其自然病程难以预料。不同患者之间,其疾病的临床经
过极不相同,采用治疗前、后病程及病情的改变来评价疗效是不可靠的。

某些疾病常会自然好转,许多急性自限性疾病,如上呼吸道感染、甲型肝炎和胃肠炎,患者往往在
症状最严重时就诊,在诊治后即可开始恢复。这时疾病的好转主要是由疾病的自然发展过程决定,而
与医生所给予的治疗可能关系不大。对于此类疾病的治疗性试验,若无对照组,则很难区分疾病的好
转是自然康复的结果还是治疗的效果。

2. 抵消安慰剂效应和霍桑效应　安慰剂效应(placebo effect)是指患者由于受到医生特别的关
心,无论是接受一种被评价的新药治疗,还是接受与疾病毫无关系的、无治疗作用的药物(如维生素
C、生理盐水等)"治疗",均会改变他们的行为,或使其心理上、精神上得到安慰,使所患疾病得到改
善,而这种改善其实与他们正在接受的干预性措施的特异性作用无关。在作治疗性试验时,一方面,
医生总希望自己的试验得到阳性结果,对试验组患者的治疗或检查不同于其他患者;另一方面,患者
感觉受到了医生的特殊关照,从而自觉疾病症状好转,此即霍桑效应(Hawthorne effect),是指人们因
成为研究中特别感兴趣和受关注的对象而产生一种生理效应,这种效应与他们接受的干预措施的特
异性作用无关。从许多应用安慰剂对照治疗性试验的结果可以看出,安慰剂确有一定的效应。例如:
有人用呋喃唑酮治疗消化性溃疡,发现治疗组溃疡完全愈合者的比例为 73.0%,而安慰剂组溃疡完全
愈合者的比例为 24.2%,这反映药物治疗消化性溃疡有安慰剂效应;某些镇痛药、降压药等在某些患
者中也可呈现明显的安慰剂效应。一般认为,药物治疗的安慰剂效应可达 30% 左右,因此无对照组
的临床试验常不能准确反映干预的真实效果,无法区分是安慰剂效应或是药物效应。而如果设有对
照组,两组均同等受到医护人员的关心,安慰剂效应在比较时就能被抵消或评估。

3. 抵消影响疾病预后的其他因素干扰　一个患者的病情好转,除受到试验措施的影响外,还受
到很多个体的生物学变异和社会、心理因素等其他因素的影响,例如试验开始时会受到疾病的轻重、
病程、患者的基本情况(如年龄、性别)、附加治疗措施(如辅助治疗、护理、心理治疗等措施)的影响;外
科手术措施的效果还受到手术者技术操作水平的影响等。如果不设对照,仅根据治疗前、后病情变化
来评价治疗措施的效果,那么如果所选择的患者病情轻,年轻体壮,接受了良好的护理措施或接受了
类似治疗措施的附加措施,其预后自然会更好,但这并不一定是所评价的干预措施的真实作用;反之
预后差,也不一定是由于治疗措施的效果不好。如果设立了对照组,则要求比较组间在病情、患者年

龄、附加治疗措施、护理措施等方面都均衡可比,可以抵消这些干扰因素的影响,而显示出所评价的干预措施的真实效果。

由此可见,治疗的特异作用、非特异的安慰剂效应和霍桑效应、疾病自然转归作用、其他影响预后的因素交织在一起,共同影响疾病的转归。若仅有一组接受治疗的患者的资料,则无法将这些因素的作用彼此区分。为了确定治疗的特异性作用的存在和大小,设立相对于治疗组的对照组,使两组非特异性作用大小相当、相互抵消,那么组间临床结局之差将真实反映治疗的特异作用的大小。可以说,对照是准确评价治疗作用的基础。

（三）设立对照组的方法

对照组的设立按干预措施可分为安慰剂对照、标准治疗对照、空白对照等,按分组是否随机化分为随机对照和非随机对照,按时间分为同期对照和历史对照,简述如下。

1. 安慰剂对照　安慰剂(placebo)通常是由乳糖、淀粉、生理盐水等成分构成,不加任何有效的药物,但经加工后,其外形、包装、大小、味道与试验药物极为相近。安慰剂虽对人体无害,但亦无疗效,必须注意使用范围,按照《赫尔辛基宣言》的规定,任何临床试验,包括对照组的患者都应得到最佳的诊断和治疗方法。因此安慰剂以不损害患者的利益为前提,只用在所研究的疾病尚无有效治疗药物或者使用安慰剂对该病病情、临床经过、预后的不利影响小或无影响时,一般与盲法结合使用。

2. 标准对照　也常称为药物对照或有效对照,标准对照是临床试验中最为常用的一种对照,是以常规或现行的最好疗法作对照,适用于已知有肯定治疗方法的疾病。如抗结核的新药试验,可以将链霉素和异烟肼作为对照,而不以疗养或一般对症药物作为对照。以一种低疗效的干预作对照来提高试验疗法的效果是毫无意义的,甚至是有害的。当比较几种疗法或不同剂量的药物对某病的疗效差别时,可将合格的研究对象分为几个比较组,各组间可互为对照。

3. 空白对照　即对照组不施加处理措施。一般不设空白对照,仅在不便于实施盲法的研究中或尚无有效疗法时,探索措施效果的评价中使用。

三、试验药物或措施的选择与标准化实施

（一）试验药物或措施的选择

治疗性试验所应用的药物或措施,首先要有科学的证据,要有临床前期的观察,证明其有效性和安全性,同时具有一定的创新性。如果没有这些最基本的科学依据,任何药物或措施是不容许作临床治疗性试验的。因为临床治疗性试验的对象是患者,试验务必遵循《赫尔辛基宣言》的规范原则。对照试验如应用阳性对照药物或安慰剂,应该在外观、色泽、气味和制剂等方面与试验组药物一致,服用方法和疗程也需要一致,否则会影响结果的真实性。

（二）随访观察期的确定

随访就是在一定时间范围内对研究对象的追踪观察。随机对照试验的随访的主要目的包括:①提高患者对治疗的依从性;②减少患者的退出和失访;③收集有关资料;④发现和处理治疗的不良反应。

随访时间的长短需要兼顾科学性和可行性的原则。观察期过长会造成浪费,过短则可能会导致药物或干预措施出现假阴性结果。治疗观察期的选择必须根据研究的目的,并在基础研究的基础上,参考临床达到治疗最佳水平的时间而定。如骨质疏松的防治性研究应考虑到骨代谢的周期较长,短于1年很难得出结果;而研究降压药的降压效果,观察半年就可能看到药物的效果。但如果要观察该药物降低心血管病死亡危险的效果,随访时间可能需要几年甚至更长。

一般情况下,临床试验应该在预先计划的终止时间结束。但是,如果中期分析发现试验组和对照组的结局事件发生的频率已出现显著的差别,可以考虑提前结束试验。试验中药物出现严重的毒副作用,也是提前终止试验的一个常见原因。相反,在研究计划的随访时间结束时,两组比较提示试验治疗可能优于对照,但又不足以作出肯定的结论时,可以考虑适当地延长随访时间。总之,观察时间

的长短与临床结局有密切关系,在观察时间内必须出现足够的临床结局。

(三)干预措施的标准化与实施

干预措施的标准化对干预效果的评价很重要。统一的干预方案是干预效果评价的前提,而标准化的目的就是为了统一。对某药物的疗效评价,涉及该药的剂型、剂量、疗程、依从性、失访、沾染和干扰等问题;对一组干预措施的效果评价,除上述因素外,还必须有统一的干预方案,一旦规定了统一的干预方案,一般情况下不应更改。很显然,如果对受试者都辨证施治,干预措施也随受试者不同而变化,则很难评价其真实效果。所以,在临床试验中,应尽量按规定的标准方案实施,在评价时,应如实报告干预方案的执行情况。

1. 统一干预方案　在试验设计时,应明确规定干预措施实施的起点、终点、强度与持续时间以及实施方法。治疗药物应明确规定药物的剂量、剂型、给药途径、疗程或操作方案等。有的药物治疗性试验,在正式试验前应有一个导入期,如用过有类似效果的药物,应有一个洗脱期,在洗脱期间服安慰剂,洗脱期的长短视药物的半衰期长短而定。例如一般降压药为 2 周,必要时 4 周;抗心律失常药应为 5 个半衰期,即一般为 2 周,如服用长效胺碘酮,则至少须有 5 个月的洗脱期。

2. 统一附加干预措施　除试验药物外,如必须附加辅助治疗措施的话,还应规定统一的附加干预措施。各比较组均要统一施以附加措施,不能只施以试验组或对照组,附加措施也应标准化。例如,要评价 α-干扰素对治疗慢性乙肝的效果,除对 α-干扰素的剂型、剂量、给药途径、疗程作具体规定外,试验组和对照组同时给予保肝药治疗,对保肝药的种类、剂型、剂量、给药途径、疗程也应统一。

试验组与对照组除附加治疗措施相同外,还要求护理方案、护理措施也相同,以抵消因护理措施不同对疾病预后引起不同的影响。例如,如果拟评价某手术材料的治疗效果,除了要保证各比较组患者基线情况均衡可比以外,还需抵消手术医生的技术操作水平、护理措施等的影响。

四、样本量的估算

样本量的估算是根据研究设计的有关类型(如 RCT 或队列研究等),以及有关研究假设的相关参数水平(如干预措施差异的显著性水平,容许的 I 型错误的水平等),科学地计算研究课题需要的最低样本量,以避免样本不足影响研究质量。

(一)计算样本量时考虑的因素

1. 试验组与对照组显著性差异的设定　样本量估算首先应当提出试验组与对照组两组间疗效的显著性差异水平的假设。计数资料以试验组和对照组有效率的差值作为有效假设的基础,计量资料则以试验组和对照组均值差作为有效假设的基础,二者分别作为组间疗效差异的参数来计算样本量。如差异程度越大,则样本量就越小,反之样本量就越大。

2. I 型错误(α)和 II 型错误(β)的水平

(1) I 型错误(α):即试验设计所容许的假阳性错误水平,通常限定不超过 0.05(5%)。I 型错误越小,所需要的样本量越大。

(2) II 型错误(β):即试验设计所容许的假阴性错误水平,通常限定为 0.1,不宜超过 0.2。$1-\beta$ 为检验效能(power),又称把握度。β 值越小,$1-\beta$ 越大,要求的样本量也越大。

3. 失访率　在临床试验中,由于种种原因,患者很难全部随访到。因此,在用估计方法计算出样本量后,还要增加一定数量(如 10%~20%)的病例,以防患者的脱落造成最终病例数的不足。

(二)计算样本量的方法及类型

以临床实践中较常用的两组比较,且组间样本量之比为 1∶1 为例进行介绍。

1. 两组率的比较　其样本量估计可采用以下公式:

$$n=\frac{\pi_1(1-\pi_1)+\pi_2(1-\pi_2)}{(\pi_2-\pi_1)^2}\times f(\alpha,\beta) \qquad \text{式(10-1)}$$

式中,n 为计算所得一个组的样本量;π_1、π_2 为试验组和对照组的事件发生率(如有效率);$f(\alpha,\beta)$

为限定假阳性和假阴性水平时相应的数值,可以由表10-2查出。

表10-2 常用 $f(\alpha,\beta)$ 数值表

α	β			
	0.05	0.10	0.20	0.50
0.10	10.8	8.6	6.2	2.7
0.05	13.0	10.5	7.9	3.8
0.02	15.8	13.0	10.0	5.4
0.01	17.8	14.9	11.7	6.6

例如:某一研究课题选用甲、乙两种药物对糖尿病患者进行治疗,甲药的有效率为70%,此作为有效药物的对照组;乙药为新药,假设有效率为90%,此作为新药试验组。现要进行随机对照试验,设 $\alpha=0.05$, $\beta=0.10$,那么每组至少需要多少病例?

已知 $\pi_1=70\%$, $\pi_2=90\%$, $\alpha=0.05$, $\beta=0.10$,查表 10-2 得, $f(0.05,0.10)=10.5$,代入公式:

$$n=[0.70\times(1.00-0.70)+0.90\times(1.00-0.90)]/(0.90-0.70)^2\times10.5=79$$

结果表明,每组需观察 79 个病例。

2. **两组均数的比较** 其样本量估计可采用以下公式:

$$n_1=n_2=2\times\left[\frac{(u_\alpha+u_\beta)\times S}{\delta}\right]^2 \qquad 式(10-2)$$

式中, n_1、n_2 分别为两样本所需含量,一般需要相等;S 为两总体标准差的估计值,一般假设其相等或取合并方差的平方根;δ 为两均数的差值;u_α 和 u_β 分别为检验水准 α 和 II 型错误的概率 β 相对应的 u 值。

例如,观察两种药物治疗肌痉挛的疗效,其中 B 药使肌痉挛分数平均减少 2.16,L 药使肌痉挛分数平均减少 1.66,设两种药物疗效的标准差相等,均为 0.7,要求 $\alpha=0.05$, $\beta=0.10$,若要得出两药疗效差别有统计学差异的结论,需要多少研究对象?

已知:$\delta=2.16-1.66=0.50$, $S=0.7$,双侧 $\alpha=0.05$, $\beta=0.10$,查 u 值表得:$u_{0.05}=1.96$, $u_{0.10}=1.28$,代入式(10-2)得:

$$n_1=n_2=2\times[(1.96+1.28)\times0.7/0.50]^2=41.2$$

故认为两个药物组各需 42 例患者,两组共需要 84 例。

在实际工作中,可以采用下述公式进行计算,较为方便且更为常用。

$$n=\frac{2\delta^2\times f(\alpha,\beta)}{(u_1-u_2)^2}\times f(\alpha,\beta) \qquad 式(10-3)$$

式中,n 为每组所需的例数;u_1、u_2 分别为两组的预期均数;δ 为两组的合并标准差或对照组的标准差;$f(\alpha,\beta)$ 可由表 10-2 查出。上例用此公式计算的结果相同。

上述两类样本的计算方法简单且较为实用,但由于各种研究方案的不同以及设计的有关假设参数各异,因此,样本量的计算方法也多种多样,可根据需要查阅相关统计学书籍。另外,目前治疗性研究中常采用优效性试验和等效性试验,其样本量估算方法简介如下。

3. **优效性试验(superiority trial)** 优效性试验的主要研究目的是显示所研究药物的反应优于对照组药物(阳性或安慰剂对照)。以高优指标为例进行介绍。

(1)两组率的比较:需要预先指定的参数为如下。π_c:对照组率;π_t:试验组率;$\pi_t=\pi_c$;$\delta=\pi_c-\pi_t$;Δ:优效性界值;α 容许的 I 型错误的水平;β:容许的 II 型错误的水平;Z_α、Z_β 为标准正态分布的分位点。

则每组样本量为：

$$n=\frac{(Z_\alpha+Z_\beta)^2[\pi_t(1-\pi_t)+\pi_c(1-\pi_c)]}{(\Delta-\delta)^2}$$

式（10-4）

$(Z_\alpha+Z_\beta)^2$ 相当于公式 10-1 中的 $f(\alpha,\beta)$，具体数值可查表 10-2。不过需要注意的是：因为优效性检验是单侧检验，要用 $f(\alpha,\beta)$ 值，只需要以 2α 的数值代替表 10-2 中的 α 值即可。如 $\alpha=0.05$ 时，可查表中 $\alpha=0.10$ 的 $f(\alpha,\beta)$ 值即为 $(Z_\alpha+Z_\beta)^2$ 的数值。如 $\alpha=0.05,\beta=0.20$，则以表中 $\alpha=0.10$、$\beta=0.20$ 查得 $f(\alpha,\beta)=6.2$，即为 $(Z_\alpha+Z_\beta)^2=6.2$。

（2）两组均数的比较：需要预先指定的参数如下。μ_c：对照组均数；μ_t：试验组均数；$\delta=\mu_c-\mu_t$；Δ：优效性界值；σ：标准差（假设两组标准差相同）；α：容许的 I 型错误的水平；β：容许的 II 型错误的水平。

则每组样本量为：

$$n=\frac{2(Z_\alpha+Z_\beta)^2\sigma^2}{(\Delta-\delta)^2}$$

式（10-5）

同样，在查表 10-2 时，要用 2α 代替 α。

4. 等效性试验（equivalence trial） 多数临床试验希望检出两种处理或两种药物的效果差异，但有时却希望两组的差别没有统计学意义，例如希望一种不良反应较少或价格更低廉的药物与标准治疗药物一样好，这时就用到等效性试验。所需样本大小的计算公式如下。

（1）两组率的比较：预先确定的参数如下。π：预期的总有效的百分数；Δ：优效性界值，即如果两个总体率的差别不超过 Δ 时，认为这种率的差别是没有实际意义的；α、β：容许的 I 型错误和 II 型错误的水平。

则每组所需样本量为：

$$n=\frac{[2(Z_\alpha+Z_\beta)^2\pi(1-\pi)]}{\Delta^2}=\frac{[2\pi(1-\pi)f(\alpha,\beta)]}{\Delta^2}$$

式（10-6）

式中 $f(\alpha,\beta)$ 的值可以由表 10-2 查得。

（2）两组均数的比较：与定性试验基本是一样的，但需要有标准差的估计值。其公式如下：

$$n=\frac{2(Z_\alpha+Z_\beta)^2\sigma^2}{\Delta^2}=\frac{2\sigma^2f(\alpha,\beta)}{\Delta^2}$$

式（10-7）

5. 非劣效性试验（non-inferiority trial） 随着医学的快速发展，在已有非常有效的治疗手段的基础上，进一步证明某种新手段的疗效显著优于现有疗法通常是非常难的；同时对于某些疾病，出于伦理学考虑，并不总能进行安慰剂对照的优效性试验设计，需要选择阳性药物或标准治疗来作对照。这就需要用到非劣效性试验设计（non-inferiority design），即证明某一新药（医疗器械）的疗效不差于已知的有效药物。现在已经有越来越多的新药和医疗器械都是通过非劣效性试验设计完成了临床试验，并通过药品/器械审批部门的审批上市。所需样本大小的计算公式参见优效性试验。

五、随机分组

（一）随机分组的原理

影响转归的因素在组间可比是准确估计和比较干预效果大小的前提。要获得组间的可比性，分组的程序必须与任何已知和未知的可能影响患者转归的因素无关，这种分组方式就是常说的随机分组。随机分组是获得组间可比性最可靠的方法，目的是使非研究因素在组间分布均衡，以减少偏倚，增加试验结果的准确性。随机分组是随机对照试验的重要科学基础之一。

例如，在比较保守疗法与手术疗法对胃溃疡合并穿孔的疗效时，把全身情况好、不伴有休克、穿孔范围小者分到保守疗法组，而把全身状况严重、穿孔范围大、不得不进行手术者分到手术组，结果必然低估手术疗法的疗效。又如比较新疗法与旧疗法的疗效,把症状轻的新病例分到新疗法组,而把久治不愈的老病例分在旧疗法组,比较结果必然高估新疗法的效果。正确的分组应遵循随机化的原则。随机化是将临床试验的受试对象随机分配到所设的治疗组和对照组的方法。在分组前,无论是研究者还是受试对象都不能预料到每个具体受试对象将被分到哪一组。随机分组时,每一受试对象均有完全相同的机会被分配到治疗组或对照组。当样本量足够大时,随机化可保证治疗组和对照组病例具有相似的临床特征和可能影响疗效的因素,即具有充分的可比性。同时,随机化是正确运用统计学方法的基础,因为临床试验中常用的统计学方法是以处理随机化研究所取得的数据资料为前提的。

(二)随机分组的方法

随机分组意味着所有的受试者具有相同的(或一定的)概率被分配到试验组或对照组,分组不受研究者、临床医生和受试者喜好的影响。随机分组可以用抽签、掷硬币、抛骰子等方法,更科学、更可靠的是使用随机数字进行分组。

尽管随机分组看上去非常简单,但还是经常会有误解和误用。比如,按照出生日期(奇偶年份)、医院病案记录数字或受试者参与试验的时间(单双日),交替将患者分配到不同研究组的方法经常被用作随机分组的方法,但是这些方法都无法使受试者有相同的机会进入不同的研究组。因此,这些方法不是严格意义上的随机分组,属于伪随机分组(pseudo-randomization)或类随机分组(quasi-randomization)。下面介绍几种常用的随机分组方法。

1. 简单随机分组　是最简单易行的一种随机分组方法,可先将病例编号,如按入院顺序号或就诊序号编号,再利用随机数字表或按计算器随机键出现的随机数字等方法进行分组。

绝大多数临床治疗性试验的受试者是逐个进入试验的,实际上是根据受试者进入试验的序号(门诊或住院顺序)在试验前就预先分好,一旦患者进入临床,只要符合纳入研究条件即可进行试验,不得随意更改。

简单随机分组方法:设 A 和 B 分别代表试验组和对照组,分组步骤是先给受试者 1 个顺序编号,然后给每个编号产生一位随机数,并规定随机数的个位数为 0~4 者分配到 A 组,5~9 者分配到 B 组(表 10-3);如果分 3 组,可规定随机数 1~3 为 A 组,4~6 者为 B 组,7~9 者为 C 组,随机数为 0 时略去;同理,分 4 组时可规定随机数 1~2 为 A 组,3~4 者为 B 组,5~6 者为 C 组,7~8 者为 D 组,随机数为 0 和 9 时则略去。

表 10-3　简单随机分组(本例分为 2 组)

受试者序号	1	2	3	4	5	6	7	8	9	10	11	12	……	n
随机数个位数	3	4	9	2	2	0	1	6	9	9	8	7	……	5
组别	A	A	B	A	A	A	A	B	B	B	B	B	……	B
随机数	53	44	09	42	72	00	41	86	79	79	68	67	……	55

简单随机分组不能保证两组例数相等,如果样本 >200,两组悬殊的概率较小。如果发现相差悬殊,可以重新制定随机化分配表,或用随机化方法,从例数较多的一组中随机抽取一部分补充到例数较少的一组,使两组例数相等。

2. 分层随机分组　在正式作 RCT 前,应对入选者测量基线及试验的始点。为了确保比较组间基线一致,当发现某因素(如病情、年龄等)对疗效影响较大时,可根据影响因素的不同类别将病例先分为若干层,然后在每层内再用简单随机分组将患者分配至试验组和对照组。分层随机分组的目的是使治疗组和对照组患者的临床特点和影响预后的因素具有相同的分布,可比性强。在受试对象数量较大的临床试验中,简单随机分组即足以保证试验组和对照组的可比性,则不需要进行分层随机化。而中小样本量的临床试验,最好采用分层随机分组。但分层因素不宜太多,一般 2~3 个。在临床实践中,患者是陆续就医的,不可能待患者都集中后再分组治疗,而应在研究开始前按就医的序号分

NOTES

好组,一旦患者就医并符合入选条件,就应确定患者是分在试验组还是对照组。分层随机分组可参照下列模式(图 10-1)在试验前分好组,可使患者入院后立即得到治疗。

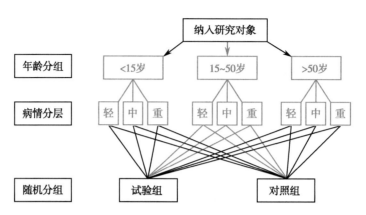

图 10-1　分层随机分组示意图

3. 区组随机分组　所谓区组随机(block randomization)分组是将研究对象按一定的数目编成一个个小组,通常以 4 位为一组者多见,这 4 位依顺序排列为 1~4,再查随机数字表依次相匹配,往往只查第一个和第二个对应的随机数字就可以了。例如,第一个随机数字是"36",第二个随机数字是"18",这样第一和第二位研究对象的随机数字都是偶数,令其归为 B 组,其后的两位研究对象自然就是 A 组,即排列为"BBAA";反之,如第一和第二位对应的随机数字分别为"73"和"19",都为奇数,则第一和第二位研究对象则属于 A 组,后两位属于 B 组(AABB);但如果随机数字表的第一个数字为"85",第二个数字为"18",那么第一位研究对象属于 A 组,而第二位研究对象则属于 B 组,此时应继续按顺序查第三个随机数字,如为"76",那么第三位研究对象属于 B 组,而第四位研究对象就自然属于 A 组,即"ABBA",反之必呈"BAAB"的排列式。以上是以 4 位研究对象为一个区组的区组随机分组法分配的结果,实际上呈现出 6 种排列组合的形式:ABAB、BAAB、BBAA、AABB、ABBA 和BABA。当对各研究对象入组实践时,则依次编号使其分别进入试验组和对照组,这里即可发现每 4 位对象的分配组间均等。

区组随机分组法常用于较罕见疾病的随机对照试验,由于病例来源有限,又需要组织多中心试验,因而采用区组随机分组法分配对象,这种方法有利于将多个研究单位在较为短期内收治的对象进行分配,于组间能维持数量上的平衡。

这里需要注意:每个区组的长度至少是研究组数目的 2 倍,建议区组长度设置为 4~10。如只有两组,区组长度可以是 4、6、8 等。此外,区组数目不宜过多,否则会造成过多的排列组合,且易出差错,同时也会失去该法的本意。

4. 整群随机分组　整群随机(cluster randomization)是以群组为分组单位进行的随机分组方法,通常用于群组内部不适宜以个体为单位进行随机分组的研究。群组可以是班级、科室、社区、村等。如果一个群被分配到试验组,则该群内的所有符合条件的研究对象均接受试验组的干预措施。

如某研究拟评估病房改造是否能降低住院患者的跌倒发生率,由于病房防跌倒改造会影响到该科室的所有住院患者,因此需采用整群随机分组,以科室作为分组单位,比较经过病房防跌倒改造科室与未经过病房防跌倒改造科室的患者跌倒发生率的差异。再比如开展高血压的健康教育,如果以个体为单位进行随机分组,可能不可避免地会出现同一个家庭或社区内的对照组研究对象受到干预组研究对象的沾染,进而对试验有效性产生影响,这时采用整群随机分组则可以较好地解决这一问题。

(三)随机化分配隐藏

随机化分配隐藏(concealed random allocation)亦称隐匿随机分组,指参与研究的所有人员,包括研究人员(医生)与研究对象等均不知道随机分组的顺序。

上述已指出,随机分组的作用之一为控制研究人员(医生)与研究对象的倾向性偏倚。随机分组的隐匿与随机分组同样重要,随机分组联合分组隐匿才是真正意义上的随机分组,若分组隐匿不当,其顺序泄露,则达不到控制偏倚的目的。国外学者分析妇产科和儿科领域 250 个对照试验的随机化实施,发现随机顺序隐匿不当或不清楚的研究,其疗效被夸大 30%~40%。

随机化分配隐藏常用的方法为采用编号的、不透光的密封信封或药品容器,有条件的,也可用中心随机化系统。随机分组隐匿和盲法的作用有区别。前者主要控制一种选择偏倚,即倾向性偏倚;后者除此之外,尚能控制信息偏倚。值得强调的是,至今国内外尚未对随机分组隐匿给予足够的重视。有学者针对 2018 年中医药科技期刊发表的 669 篇随机对照试验报告质量进行分析,有 90.0% 的文献报告了随机化方法,但仅有 6.4% 的文献报告了分配隐匿。

综上所述,随机分组的特点是:①分到哪一组完全由随机数字决定;②分组隐匿是随机分组不可缺少的组成部分;③每人在分组前有同等或特定的机会被分到任何一组;④随机分组无选择地平衡所有可能的混杂因素;⑤样本越大,组间可比性越好;⑥无须知道混杂因素,无须收集资料,无须作统计调整。

六、盲法

(一)盲法(blinding 或 masking)的意义

为避免测量偏倚,增强结果的真实性,在临床试验中应实行盲法观察和评价。盲法的意义详见第三章第四节。

(二)盲法的分类

盲法的分类详见第三章第四节。

七、疗效指标的选择与测量

(一)疗效指标的选择

任何药物或措施所呈现的治疗效应,包括疗效及药物不良反应,都要采用某种测量方法和指标加以度量,并将这些指标作为最后判断治疗效果的依据。总的要求如下。

1. 灵敏度要高 对于治疗引起的客观反应,测试指标要能敏感地发现并能度量。如评价结核菌素免疫疗法治疗乙型肝炎的效果时,若用琼脂扩散法测试乙肝病毒标志,其敏感性比放射免疫法要差得多,如果将该法作为测量治疗反应的方法和指标,必然大大地增加假阴性率。因此疗效的测试方法的灵敏度要高。

2. 特异度要强 对治疗反应的结果,采用的测试方法和指标除了灵敏之外还要特异。例如,冠心病急性心肌梗死应用溶栓疗法,在治疗前后采用冠脉造影,比较分析冠脉狭窄和闭塞的改善程度,以此作为疗效的测量指标。这种指标的特异度强,有助于保证结论的可靠性。

3. 经济可行 在考虑灵敏度和特异度的基础上,应从多种方法中选择经济及可行性良好的测试方法和指标。如在评价输卵管阻塞患者复通术的效果时,为了了解术后输卵管的通畅情况,可选用输卵管子宫碘油造影或腹腔镜下通入亚甲蓝。这两种方法的灵敏度和特异度均较高,但前者较为经济,操作相对简便,对患者的创伤小,故应优先考虑。

4. 注意远期效果的测定 对于某些慢性病治疗措施的效果,除测试和评价近期效果外,还要追踪观察远期效果,这样有助于获得更为可靠的结论。例如,高血压患者的治疗不仅要观察用药后血压的控制水平,而且要观察高血压所致的心、脑、肾不良事件的发生情况。这表明建立远期临床治疗效果的测试方法与指标是很重要的。

5. 测试的终点指标 测试指标的选择应该以治疗性试验的终点目标而定,如治疗的终点目标是降低病死率和非致死性事件发生,则测试指标定为病死率、生存率以及非致死性事件发生率(如冠心病发生心肌梗死、心力衰竭等)。验证治疗措施本身的有效性,则采用临床公认的有效或无效的效果判断标准,精选有关临床及实验室的定量及定性指标予以测量,如用血压计测量降压效果,用血糖水平评价降血糖药治疗糖尿病的效果等。

6. 实验室观测指标的数量　对于同一观测目的所设计的实验室指标要少而精,因为测试指标越多,假阳性的发生概率就越大,有时甚至会影响疗效测试的真实性。

临床试验可能使用的结局有很多不同的特征和属性,而一项临床试验不可能测量所有相关的结局,结局的确定和测量是研究成功的关键之一。哪种结局更重要,取决于看问题的角度。患者认为重要的结局必须给予充分的重视,例如:癌症治疗中的患者可能认为生活质量比生存时间更重要;抗高血压药降低血压是益处,而引起头晕则是害处,必须兼顾重要的益处和害处的指标。研究者必须对干预措施在各种可能的结局方面的作用进行分析,确定并测量相关、重要、敏感的结局。另外,结局指标的选择还必须兼顾可行性和伦理学的要求。

（二）疗效指标的测量

原则上均应采用盲法观察、测量和评价。有学者主张对于主要根据患者主诉症状来判断治疗效果的试验,应该使用单盲法,例如镇痛药和催眠药等的疗效试验。对于主要以患者主诉症状及医生物理诊断中的"软"指标作为试验效果指标的,应该采用双盲试验。

而对用客观测量指标判断疗效的试验则不一定要用盲法。采用病死率、生存率或病理学、生化、微生物学、免疫学指标,只需采取重复测量、严格测量、质量控制等措施,仍可保证试验结果的质量。例如观察某药对细菌性痢疾的治疗效果,除了临床症状、体征达到治愈标准外,还有粪便培养连续 3 次痢疾杆菌阴性这一"硬"指标,就不一定用盲法试验。对病情复杂或危重的病例,需要随时调整治疗方案,应以患者利益为重,不用盲法。某些药物会引起特殊反应,很难做到双盲;即使在作双盲试验时,也需要严密观察,一旦疗效不佳或出现药物不良反应,宜早作破盲处理。

（三）常用的几类指标

1. 主要和次要指标　主要指标是研究的主要终点,能够确切反映药物的有效性或安全性;次要指标是与次要研究目的相关的效应指标,或与试验主要目的相关的支持性指标。主要指标在试验进行过程中不得修改,通常为一个;次要指标可以多个,但不宜过多。

2. 复合指标　当单一主要指标难以确定时,可以将多个指标组合构成一个复合指标。例如临床上常用的量表包括精神心理类指标、生存质量等,就是复合指标。

3. 替代指标　在难以评价临床效果时,可用其他的指标替代以间接反映其临床效果。选择替代指标可以缩短临床试验期限,但也存在一定风险,因为替代指标的表现不一定真实反映受试者长期的临床获益。

4. 转化指标　根据研究需要,将定量指标按照一定标准转化为定性指标或者等级指标。具体应用时需要注意指标转化的前提要具有临床意义且已被公认。

八、治疗性研究的经典设计——随机对照试验

（一）实例

公认的第一个随机对照试验是 1948 年英国医学总会进行的链霉素治疗肺结核的试验,其主要目的是确定链霉素治疗肺结核的效果。

该试验对 107 例急性进展性双侧肺结核新发病例进行了研究。符合入选标准的患者,55 例被随机分入链霉素组,52 例被分入卧床休息组。治疗组患者接受链霉素治疗和卧床休息,对照组只卧床休息。随机分组的方法是基于随机数字表产生随机分组序列,并通过密闭信封的应用,使得医生和患者无法预先得知随机分组的方案。信封上只有医院名称和一个编号。当患者符合入选标准时,随机分组中心将通过医生给予患者一个信封,信封中的卡片将决定患者分配到链霉素组或卧床休息组,这一信息将同时反馈到随机分组中心登记备案。试验开始前,链霉素组患者不知道将接受的是特殊的治疗,卧床休息组患者也不知道他们在住院期间将会作为被特殊研究的对照组患者,通常他们和链霉素组患者不住在同一个病房。链霉素组患者接受 4 次/日（每隔 6 小时 1 次）共计 2g 的链霉素注射治

疗,未发现由于毒副作用而需要终止治疗的患者。

6个月后,结果发现:7%的链霉素组患者和27%的卧床休息组患者死亡;影像学显示51%的链霉素组患者和8%的卧床休息组患者的病情有明显改善,18%的链霉素组患者和25%的卧床休息组患者略有改善。链霉素组患者的临床症状的改善也比卧床休息组患者明显;8例链霉素组患者和2例卧床休息组患者的结核分枝杆菌试验结果呈阴性。

(二) 基本框架

图10-2 和图10-3 描述了随机对照试验的基本框架和每个研究阶段的工作目的、内容和方法。

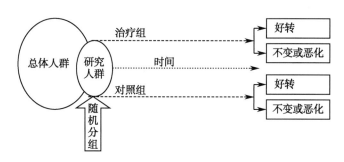

图 10-2　随机对照试验的基本框架

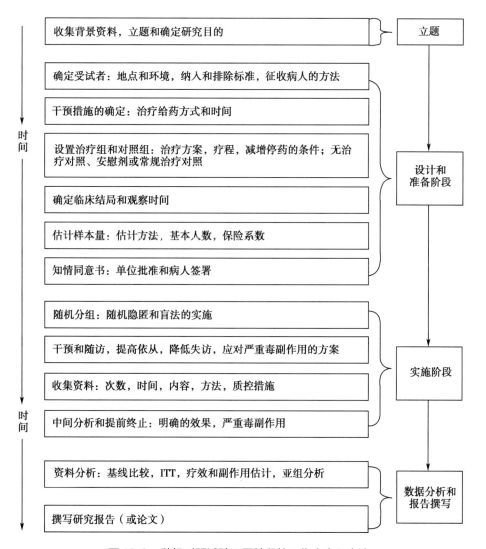

图 10-3　随机对照试验不同阶段的工作内容和方法

第三节　治疗性研究的结果分析

一、资料的整理

治疗性研究结果的分析与其他研究一样,需在原始资料完整、准确的基础上,采用正确的统计分析方法分析处理资料。对获得的原始记录(包括病历、观察表、临床化验及各种功能检查结果)要进行详细的核查,然后通过计算机建立数据库并将所有的资料输入计算机保存以用于统计分析。

资料整理时要注意以下对象的资料。

1. 不合格(ineligibility)的研究对象　在资料整理时,一般要把不合格的研究对象剔除,包括不符合纳入标准者、一次也没有接受干预措施或没有任何数据者。

但须注意的是,在实验研究时,研究者对试验组往往观察仔细,因此试验组中的不合格者比较容易发现,结果造成试验组中因不合格而被剔除的人数多于对照组。另外,研究者对某些研究对象的反应的观察与判断可能有倾向性,如对效果差者可能特别注意,造成更易于从中发现其不符合标准并将其剔除,而留在组内的往往是效果较好的研究对象,由此而得出的结论往往比实际的效果要好。为了防止因对研究对象的剔除产生偏倚,有的学者主张在随机分配后发现不符合标准者,可根据入选标准将研究对象分为"合格者"和"不合格者"两个亚组分别进行分析,如果两者结果不一致,则在下结论时应慎重。

2. 不依从(noncompliance)的研究对象　是指研究对象在随机分组后,不遵守实验所规定的要求。试验组成员不遵守干预规程,相当于退出或脱落(withdrawal,drop-out)试验组;对照组成员不遵守对照规程而私下接受干预规程,相当于加入(drop-in)试验组。研究对象不遵守试验规程的原因一般有以下几种:①试验或对照措施有副作用;②研究对象对试验不感兴趣;③研究对象的情况发生改变,如病情加重等。

在资料整理时可以根据研究对象的依从性进行分组并分析。例如,一项随机对照干预试验有以下4种结果(表10-4),可进行以下3种结局分析。

表 10-4　随机对照干预试验实际依从和分组

实际依从情况	A 治疗		B 治疗	
	未完成 A 治疗或改为 B 治疗	完成 A 治疗	完成 B 治疗	未完成 B 治疗或改为 A 治疗
资料整理后分组	①	②	③	④

(1)意向性治疗分析(intention-to-treat analysis,ITT):比较①组 + ②组与③组 + ④组,即对所有纳入随机分配的患者,不管最终是否接受分配的治疗,在最后资料分析中都应包括在内。其结果反映了原来试验意向干预的效果。意向性治疗分析防止预后较差的患者在最后分析中被排除在外,确保样本量足、具有可比性的随机化分配的优点,使得结论真实可靠。缺点是如果 A 干预措施确实有效,该种分析往往会低估其效果。

(2)符合研究方案分析(per-protocol analysis,PP):比较②组和③组,而不分析①组和④组,即对入组后完全遵循医嘱完成全方案治疗的患者的资料进行分析。它只对试验依从的人进行分析,能反映试验药物的生物效应,但由于剔除了不依从者,可能高估干预的效果,因为不依从者常由于药物不良反应或疗效差而离开试验。

(3)接受干预措施分析:比较②组 + ④组(其中接受 A 治疗者)和③组 + ①组(其中接受 B 治疗者)。它是对接受了实际干预措施者进行分析。但因为比较的对象非随机分组,可能存在选择偏倚。

上述分组分析说明,不依从会对实验研究的真实效应造成影响,在评价随机对照干预试验的效应时,单独用上述任何一种结果进行分析均存在一定的局限性。所以建议同时使用上述 3 种分析方法,以获得更全面的信息,使结果的解释更为合理。意向性治疗分析虽然可能高估或低估处理的生物效应,但因为它反映了选择人群对研究措施的事实效应,因此是分析中不可缺少的部分。

3. **失访(loss to follow-up)的研究对象**　是指研究对象因迁移或与本病无关的其他疾病死亡等而失访。在实验流行病学研究中应尽量设法减少失访,一般要求失访率不超过 10%。在实验中出现失访时,尽量用电话、其他通信方式或专门访视进行调查。

在资料收集和分析时,应考虑两组失访率的差异。若失访率不同,则资料分析结果可能产生偏倚;即使两组的失访率相同,但如果失访原因或失访者的特征不同,则两组的效应也可能不同。

不合格、不依从、失访均可导致原定的样本量不足、破坏原来的随机分组,使研究工作效率低。如果不合格、不依从、失访在试验组和对照组分配不均衡,更会对研究结果的真实性产生影响。

二、描述疗效常用的指标

1. **有效率**　指经过治疗后治愈或好转的人数占全体接受治疗人数的百分比,在判定疗效时,常用显效、有效(缓解)、无效、加重等几个等级指标来表示。在计算有效率时,显效和有效均按有效计算。各个等级指标的标准及内容因疾病而异,一般按国际、全国或地区所制定的判断标准。没有标准者,则自行制定客观可行的标准。标准一经制定,对该次试验的所有患者都用统一的标准判定。例如,冠心病的心绞痛症状及心电图的疗效评定参考标准规定:显效为症状基本消失,基本不用硝酸甘油;有效(改善)指心绞痛明显好转,硝酸甘油减量一半以上;心电图改善指缺血型 ST 段降低恢复正常或升高 0.05mV 以上,否则视为无变化。又例如治疗心律失常的疗效评定标准为:①显效:注射药物后 1 分钟内心律失常消失者;②有效:心律失常消失,但窦性心律维持不足 5 分钟者;③无效:注射后心律失常不变者。

2. **病死率**　某病患者中死于该病患者所占的百分比,适用于病程短、病死率较高的疾病。

3. **复发率**　疾病临床痊愈后经过一定时间复发的患者占全部痊愈者的百分比。

4. **阴转率或阳转率**　某病患者中,该病的病原体或血清学指标经治疗后,由阳性变为阴性者或阴性变为阳性者占所有治疗患者的百分比。

5. **生存率**　指从病程某时点起,存活到某时点的患者在全体患者中所占的百分比,适用于病死率较高的慢性疾病。在疗效判断中,通常以疗程结束为起点,观察 3 年或 5 年生存率。

三、统计分析方法的选择

1. **不同性质的资料要用不同的统计学方法**　治疗性研究资料中最常见的是计数资料、计量资料和等级资料。计数资料主要是试验组与对照组的各种百分率,如有效率、治愈率、病死率等,常用的显著性检验方法为卡方检验。计量资料是测量所得的记录,如身高、体重、血压、各项血液生化指标的定量测定数值及体液内微量物质或药物的测定数值等。计量资料需先计算出均数±标准差(非正态分布时可计算中位数及四分位数间距),然后进行显著性检验,常用的检验方法包括 t 检验(小样本)、u 检验(大样本)及 F 检验(多因素方差分析)、非参数检验。等级资料是将某一指标划分为若干等级,常用的显著性检验方法为 Ridit 分析及非参数检验等。

2. **多组间的比较**　如治疗性研究本身有两组以上的结果比较,必须先作多组间差异的显著性分析,只有多组间差异存在显著性时,才能作多组间的两两比较。

3. **配对与非配对的比较**　治疗性研究设计中,试验组和对照组的研究对象有的是配对的,有的是非配对的。由于两种设计的原理不同,因此分析处理的方法也不同,两者不可混淆。

4. **单侧检验或双侧检验**　根据研究设计选择单侧或双侧检验。若评价干预组与对照组疗效有无差异,则采用双侧检验;若需要肯定试验的新药(或措施)疗效比对照的老药(或措施)效果好,即需要采用优效性设计时,则用单侧检验;同样,非劣效性试验设计也应采用单侧检验。

5. 治疗效果的多因素分析　任何治疗效果的产生,除了治疗措施本身的效力之外,还与患者的生理及病理状态以及诸多环境因素有关,例如年龄、营养状态、病情、药量、疗程、并发症等,它们与治疗反应几乎都有关系。为明确治疗措施和其他因素对疾病的影响,应在单因素分析的基础上,选择具有显著意义的有关变量作多因素分析,进一步评价疗效。

在临床治疗性研究资料的分析中主要应做到:详细列出主要的和次要的数据分析方法,详细列出各个亚组的分析方法;说明在分析中如何处理缺失的数据以及如何解释结果的意义,详细比较进入试验组和对照组患者的基线特征;说明失访、退出和脱落病例的情况;分析试验结果的有效性和安全性等。不要夸大研究结论,尤其是对亚组分析更是如此,不管结果如何,都要如实地报告。

第四节　影响研究质量的常见因素与处理方法

临床治疗性研究中,往往存在很多影响研究结果真实性和可靠性的偏倚及机遇,如果在研究中不加以识别和控制,研究的结果将会受到歪曲。

一、机遇

机遇(chance)即随机误差或抽样误差。机遇因素在治疗性研究中不可能消除,只能在研究设计中,通过限制 I 型错误和 II 型错误的容许水平,将机遇因素的影响控制在容许的范围之内,使假阳性率及假阴性率降到可容许的最低限度。

二、偏倚

在临床治疗性试验中,存在选择偏倚、信息偏倚和混杂偏倚。

1. 选择偏倚(selection bias)　选择偏倚在治疗性试验中的出现,往往是由于研究者从被研究的目标人群(如高血压总体患病人群)中,人为地按其所愿去选择自己感兴趣的研究对象进行治疗性"研究",或者对被选择的研究对象人为地主观分组,因此,其研究的结果自然不具备较高的真实性与代表性,从而使研究结果缺乏临床价值。避免治疗性试验中的选择偏倚的方法是采用真正的随机抽样与随机分组方法。

2. 信息偏倚(information bias)　是指在资料的观察、测量及收集过程中,在信息的准确性方面由于受到人为因素的影响而降低了真实性所造成的偏倚。盲法、标准化法以及测试一致率等可以控制这类偏倚。

3. 霍桑效应(Hawthorne effect)　控制霍桑效应的最好方法是严格实施盲法。

4. 干扰(co-intervention)　当试验组除接受研究措施以外,还单独接受了有类似效果的附加措施的治疗时,这些附加措施称为干扰。干扰会扩大试验组和对照组间的疗效差异,甚至会得出假阳性结果。

5. 沾染(contamination)　当对照组接受了试验组特有的治疗措施或有类似效果的治疗措施时,称为沾染。沾染会使试验组和对照组间的疗效差异缩小,甚至得出假阴性的结果。

6. 向均数回归现象(regression to the mean)　在初次测试时,有些患者的某些测试指标(如血压或某些生化指标)可以在异常水平,然而,在未干预或无效治疗的条件下再次测试,其结果可能恢复到正常水平。这种现象表明两次测量值(高或低)都在均值之上或之下波动,可能属生理性波动,而非干预的结果,但这种情况可造成"治疗有效"的假象。克服的方法是对同一个体的有关测量指标在相同条件下、不同时间内进行多次测定,取均值以排除其干扰。

三、依从性

依从性(compliance)是指患者忠实执行医嘱的程度。全面、认真地执行医嘱,按规定的药物剂量和疗程接受治疗,称为依从性好;反之,则为依从性不好(低)或不依从(non-compliance)。

在治疗性研究中,尽管某治疗药物疗效很好,但医嘱得不到执行,如有的患者拒绝服药或不按规定服用,其试验结果显然不真实,有时甚至导致试验失败。例如,某研究者开展使用某药治疗轻度高血压的试验,结果研究对象的血压下降不明显,但进一步分析发现,治疗组319例患者中,不依从者(未坚持治疗或未治疗者)高达270例,占比达84.6%。显然,低依从性是影响疗效评价的重要原因之一。

依从性差的原因包括:单纯的遗忘、误解药物的使用方法、不能耐受药物的副作用、讨厌服药或费用不足等。治疗时间长(如几个月)或治疗方案复杂对依从性也有较大的影响。

在临床实践中,要求全部患者做到100%的依从常常是不容易办到的事情,患者可因种种心理、经济和社会因素影响而忘记服药、中断治疗,也可因病情变化而需要调整治疗。在进行治疗性研究的试验设计时,应当充分考虑到依从性的影响,并制定提高依从性的措施。在治疗方案实施过程中,要对依从性进行核查估计,发现不依从时要采取补救措施。在结果分析中对不依从情况作出相应的交代,对依从程度作分析,估计其对研究结果的影响,以保证结论的准确性。

解决依从性问题最主要的方法是使患者充分理解试验的目的、要求及参加这项试验的意义,使患者在理解的基础上给予合作。此外,还必须在增强研究人员的责任感以及改善服务态度和方法的基础上,加强试验工作的管理,从客观上减少不依从的可能性。具体而言,在临床治疗性研究中,为提高依从性可采取以下措施:①改进治疗方案,提高效力。治疗方案应力求简单、有效、副作用小、疗程短、费用低。当然,各方面均满意的治疗方案较少,但在制订方案时,要尽可能使方案方便患者、可接受性强和便于推广。②减少检测次数,避免损伤性检查。③选择依从性好的患者作试验对象。例如住院患者比门诊患者的依从性好,如选择门诊患者作观察对象,需要制定切实可行促使其定期随访的措施。④改善医疗服务质量,促使患者依从。如对患者要作好宣传教育,关心患者健康;专家亲自诊病,有助于提高患者的信心;以优良的服务态度和优质的服务水平促使患者依从;为了方便患者,必要时进行家访,送医、送药上门,减少失访。⑤对参加试验的患者、负担医疗费用有困难者,可酌情减免治疗费用,避免因经济原因不坚持治疗。

(刘 淼)

思考题

1. 简述治疗性研究的特点。
2. 简述随机对照试验设置对照组的必要性。
3. 如何提高治疗性研究中患者的依从性?
4. 治疗性研究中疗效评价为何要采用盲法? 盲法使用的局限性有哪些?

第十一章

病 因 研 究

顾名思义,病因(cause of disease)就是导致疾病发生的原因。广义地讲,任何事情的发生都有前因后果,疾病也不例外。临床医生对疾病的诊断、治疗和预防都离不开对疾病病因的认识,基础、临床和预防医学也从各自的角度去研究病因。因此,医学教科书中"病因(etiology)""发病(pathogenesis)""机制(mechanism)""危险因素(risk factor)"等多个标题下均会有关于病因的论述。一方面说明病因问题是医学的基础问题,对病因的探索需要多学科的综合研究,另一方面也提示不同学科对病因的解读和探究方式不尽相同。例如,动脉粥样硬化的发生就有血栓形成、炎症、脂质浸润、损伤反应等各种致病学说,到底是什么导致了动脉粥样硬化,目前仍未完全阐明。虽然确切的病因和发病机制不清楚,但并不妨碍动脉粥样硬化的防治,究其原因,实际上是医学工作者对病因的认识在不断发展,已不仅仅局限于从基础医学的角度探究发病机制,还会从宏观的视角理解病因(又称危险因素)。因此,了解流行病学的病因概念及其研究方法,对正确认识疾病的发生和流行,进行有效的诊断和防治均具有重要的意义。

第一节 概 述

一、病因的概念

(一)病因概念的发展

随着文明和科学的发展,人们对疾病发生原因的认识也不断深入。远古时代,人们对自身和自然的认识都十分有限,常将疾病归因于鬼神和天意,通过求神灵保佑来消灾灭病。后来,人们注意到疾病与环境有密切关系,认为不洁的水和土壤里散发出来的"污浊之气"(瘴气)是使人发病的原因,由此提出"瘴气学说(miasma theory)",故而强调应设法清除贫民窟和其他不卫生地方的"瘴气",以期减少疾病。19世纪末,Pasteur等首先证明了某些动物与人类的疾病是由微生物感染所致,不同的病原微生物可导致不同的疾病。随着病原微生物不断被发现,逐渐形成了疾病发生的单病因论或特异病因论。Henle和他的学生Koch提出了推断独特的活微生物导致特异疾病的Henle-Koch原理,对推动人类病因学研究作出了巨大的贡献。这一时期病因观的特点是主要考虑生物学致病因素的单一病因论,但忽视了社会和环境等因素对疾病的影响作用。随着医学科学的进一步发展,人们在实践中发现疾病的发生并不单纯依赖特异的病原物,还与外界环境和人的自身免疫状况有关。例如,在结核病的发生过程中,除了特异的结核分枝杆菌外,人的居住条件、营养和免疫状况等因素也起着重要的作用。此外,大量的非传染性疾病目前也几乎找不到特异的病因,一种疾病的发生往往是多种因素综合作用的结果,而且多种致病因素的危害性要比其中单一因素存在时严重得多。例如,肥胖、高血压、血脂异常、糖尿病都与冠心病的发生有关,如果多个因素同时存在,构成了代谢综合征,发生冠心病的风险就更高。因此,现代病因学中多病因论得到了普遍的认可。

(二)现代流行病学的病因概念

20世纪80年代,美国的流行病学家Lilienfeld首次在其所著的《流行病学基础》一书中给出了流行病学病因的定义,即"那些能使人群中发病概率升高的因素就可以被认为是病因,当其中一个或多个因素不存在时,人群中的疾病频率就会下降"。另一位著名的流行病学家 MacMahon 也认为,流行病学的实际目的是发现能够预防疾病的联系,从这个目的出发,因果关联可以实用地定义为:事件或特征之间的一种关联,改变某一类别(X)的频率或特性,就会引起另一类别(Y)的频率或特性的改变,这样 X 就是 Y 的原因。因此,流行病学的病因观是符合概率论因果观的,流行病学层面的病因一般称为危险因素(risk factor),这无疑体现了多病因论的思想,冲破了单病因论的束缚。概率论因果观的病因学定义不仅具有病因理论上的科学性和合理性,而且具有重要的公共卫生学意义。

二、病因模型

病因模型以简洁的概念关系图表达因果关系,这种在已有理论和经验基础上构建的概念关系图为我们提供了因果关系的思维框架。由于对因果关系有不同的理解或不同的侧重,所以研究者构建了多种类型的病因模型。以下介绍几种有代表性的病因模型。

(一)流行病学三角

流行病学三角(epidemiologic triangle)以传染病病因为基础,强调病原体-宿主-环境三者的平衡与健康的关系。其主要特点是在一个等边三角形上,病原体、宿主及环境各占一角(图 11-1)。它的主要优点是:充分考虑到环境因素在疾病发生中的重要作用,比单一病因论有较大的进步,有助于人们对疾病发生条件的进一步认识。其缺点是三种因素等量齐观,失之偏颇;另外,这种病因模式也不适用于多病因的慢性疾病。

(二)轮状模型

与上述模型相比,轮状模型(wheel model)将病原体置于宿主和环境之中,由流行病学三角的三维模型变成了二维模型,强调健康或疾病就是宿主和环境相互作用的结果,同时将环境又分为生物、物质和社会因素,宿主还包括遗传因素,并且各种因素分别被置于层次不同的圆环之中(图 11-2)。另外,轮状模型各部分的相对大小可随不同的疾病而有所变化,如在胰岛素依赖型糖尿病中遗传因素的比例较大,而在麻疹中机体因素(免疫状态)和生物因素(空气传播)所占比例较大。虽然该模型也不十分完善,但它仍是当前流行病学研究中应用最广泛的模型之一。

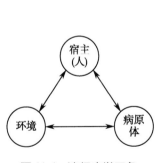

图 11-1　流行病学三角

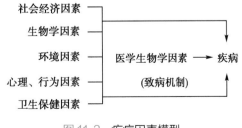

图 11-2　轮状模型

(三)疾病因素模型

疾病因素模型在病因分类上相对比较清晰,在实践中有较强的可操作性,具有实践上的指导意义。其主要特点是将疾病的危险因素分为内、外两个层次:外围的远因和致病机制的近因(图 11-3)。外围的远因包括社会经济,生物学,环境,心理、行为和卫生保健等五大类主要因素。内层的近因主要是指与发病直接相关的医学生物学因素,如致病基因、生理性缺陷或病理性改变。流行病学的危险因素主要指外围的远因。通常,基础或

图 11-3　疾病因素模型

临床医学的病因主要是指近因(致病机制),而临床流行病学的病因学研究系以临床为基础,具有近因与远因相结合的特色。

(四)病因链与病因网络模型

1970年,MacMahon等提出了病因作用的网络模型,从致病机制的角度考虑,勾勒病因与疾病以及病因之间的相互关系,将病因细分为直接病因和间接病因、近因和远因。该模型认为,根据流行病学三角、轮状模型或疾病因素模型提供的框架可以寻找多方面的病因,这些病因存在相互联系,按时间先后连接起来就构成一条病因链(chain of causes),当多条病因链存在相互联系,交错连接起来时就形成病因网(web of causation),它提供了因果关系的完整路径。

在病因链或病因网中,所有与疾病发生直接相关的病因称为直接病因(direct causes),对应于上述疾病因素模型中的近因;其他与疾病间接相关的致病因素称为间接病因(indirect causes),对应于疾病因素模型中的远因。以世界卫生组织(WHO)2005年提出的主要慢性病的病因链为例(图11-4),高血压、高血糖、血脂异常和超重/肥胖这些中间危险因素就是所谓的直接病因或近因,是医学界更关注的主题。它们在病因链上距离疾病结局近,病因学意义相对明确,但是越靠近病因链近端的因素,涉及的人群面越窄,预防的机会也越小。而个体层面的不健康饮食、体力活动少、吸烟则是上述直接病因共有的、最重要的、可改变的危险因素,有效干预这三种危险因素可以预防80%的心血管疾病、2型糖尿病和40%的肿瘤;再往病因链的更远端看,还有"病因的原因",即根本的社会经济、文化、政治和环境因素,又称"健康的社会决定因素(social determinants of health,SDH)"。此类远端影响因素作为间接病因,与疾病之间的因果机制可能不是那么明确,但涉及的人群面广,预防的机会大,通过改善这类因素降低总疾病负担的预防效率会很高。因此,WHO健康社会决定因素委员会于2007年从此环节入手,以实现健康公平为基本价值的目标,建立起完整的"健康的社会决定因素概念框架"(图11-5)。这些关于病因的认识和探讨势必会对疾病防治策略的调整产生深远的影响。

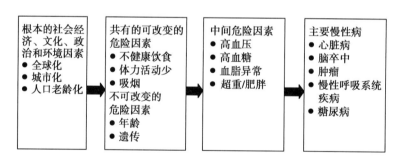

图 11-4　主要慢性病的病因链

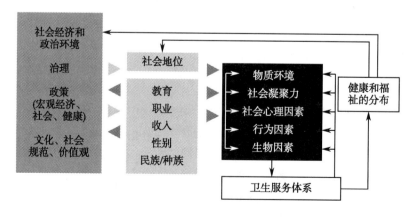

图 11-5　健康的社会决定因素概念框架

三、寻找病因的指南

上述病因模型指出了寻找病因的大致方向、类别或联系方式(病因网),但是这些模型相对而言还是比较抽象,不便于实际操作。在实际工作中,为了增加寻找病因的可操作性,人们总结了具体的寻找病因的指南(表11-1)。

表11-1 寻找病因的指南

分类	具体内容
宿主因素	
先天的	基因、染色体、性别
后天的	年龄、发育、营养状况、体格、行为类型、获得性免疫、既往史
环境因素	
生物的	病原体、感染动物、媒介昆虫、食入或接触的动植物
化学的	营养素、天然有毒动植物、化学药品、微量元素、重金属
物理的	电离辐射、噪声、振动、气象因素、地理因素(位置、地形、地质)
社会的	社会/人口因素(人口密度、居室环境、流动性、都市化、交通、战争、灾害)、经济因素(收入、财产)、家庭因素(构成、婚姻状况、家庭功能)、生活方式[包括饮食习惯、嗜好兴趣(烟、酒、茶、运动、消遣)等]、教育文化、医疗保健、职业(种类、场所、条件、福利、劳保设施)、政治因素、宗教、风俗

四、病因作用的联结方式

病因作用的联结方式是研究病因作用途径和机制的重要内容,也是构建上述各种病因模型的重要基础,并具有预防措施上的指导意义。其内容包括单因单果、单因多果、多因单果、多因多果等模式,见图11-6。

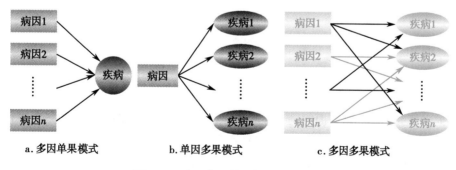

a.多因单果模式　　　b.单因多果模式　　　c.多因多果模式

图11-6 病因作用的联结方式示意图

(一)单因单果模式

单因单果模式与决定论的病因观相对应,在逻辑上病因是疾病发生的充分必要条件。这类病因模式在实际中比较少见,常见于一些严重的显性遗传病或急性物理性或化学性损伤等,如21三体综合征、放射病、烧伤和烫伤等。

(二)多因单果模式

多因单果模式是指多个病因引起单一疾病,例如:高血压、高脂血症、肥胖、糖耐量异常、高胰岛素血症与吸烟均会引起急性心肌梗死。从疾病的多因性来看,这无疑是正确的,但是这并不意味着这些病因仅仅导致单一的疾病。

(三) 单因多果模式

单因多果模式是指单一病因引起多种疾病,例如:吸烟可引起肺癌、慢性支气管炎和冠心病。从病因的多效应来看,这无疑是正确的。同理,这也并不意味着这一疾病仅仅具有这种单一的病因,即可能有其他病因。

(四) 多因多果模式

多因多果模式是指多个病因引起多种疾病,例如:高脂膳食、缺乏体力活动、吸烟和饮酒可引起脑血栓形成、心肌梗死、大肠癌和乳腺癌。这些疾病的多个病因可能完全相同,也可能部分相同。多因多果实际上是将单因多果与多因单果模式结合在一起,全面地反映了事物的本来面目。

第二节　病因研究的基本过程与设计方法

病因作为重要的临床问题之一,可以根据对疾病的认识和掌握资料的程度分阶段进行研究。基本过程和可能采用的方法如图 11-7。

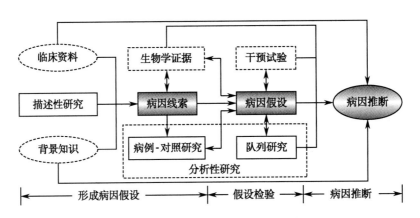

图 11-7　流行病学病因研究与推断的基本过程

一、病因研究与推断的基本过程

(一) 发现病因线索

首先,临床医生要有敏锐的洞察力和浓厚的研究兴趣,能够从日常繁杂的临床工作中发现不寻常的情况,提出研究问题。这方面的例子不胜枚举,例如,美国圣文森特纪念医院的 Herbst 医生在1966—1969 年间接诊 7 例 15~22 岁的阴道腺癌患者后,并不仅仅限于常规的临床诊治,而是产生了高度警觉——因为阴道癌在女性生殖系统肿瘤中仅占 2%,且主要发生在 50 岁以后,通常属于鳞状上皮细胞型,而腺癌又只占阴道癌的 5%~10%。他查阅 1930—1965 年间麻省总医院和 Pondville 州立肿瘤医院的病历后发现,68 例阴道癌中只有 2 例为阴道腺癌。如此罕见的年轻女性阴道腺癌病例的集中出现,使 Herbst 这位妇产科医生怀着极大的兴趣开始了对病因的探究。因此,一个称职的医生,面对的应该不仅仅是个体患者的症状,还要关注症状背后的病因,要对临床情况的特殊性产生警觉,意识到其中的不同寻常之处。

在临床实践过程中,可以通过描述性研究,如病例报告、病例系列分析、监测数据、横断面调查等方法,并结合可能利用的临床资料和一些背景资料,进行流行病学"三间分布"(时间、地区与人群分布)的描述和分析,从中发现病因线索。

（二）提出病因假设

假设是根据已知的科学原理和科学事实,对未知的自然现象及其规律性所给出的假定性说明或推测性解释。面对原因不明的疾病时,提出病因假设是关键的一步。

对不明病因的疾病进行病因学研究,首先必须依据该疾病在人群中的分布特点、临床表现、病理损害的定位及其损害的程度,以及现有水平的各种化验、检查结果,作出一系列的排除诊断,然后检索相关文献,在进行系统综合分析的基础上,作出可能的"假设"诊断,这就是要提出的病因假设。

例如,Herbst 最初的假设是患者可能存在反复的阴道刺激而导致肿瘤的发生。因此,首先从 7 例患者的共同点出发寻找线索,发现 7 例患者都没有使用阴道局部刺激物、阴道冲洗或阴道塞的病史。除一例发病后结婚外,均否认有性交史。病例发病前均未使用过避孕药。在描述性研究未获阳性发现的情况下,Herbst 认为应当详细了解这些病例从胚胎期至发病前的情况,以及她们的母亲在妊娠期的情况,如妊娠时的出血史、流产史等。由此,Herbst 将病因假设扩展到患者的胚胎期暴露……

在实际工作中形成一个好的假设对整个病因推断过程而言是十分重要的。要做好这一步,除了要掌握基本的逻辑推理方法外,更重要的是研究者要有深厚的专业知识背景,对研究对象及其环境也要有深刻的了解,只有这样才能抓住问题的核心,提出切合实际的病因假设。

（三）检验和/或验证病因假设

提出病因假设后,可以采用病例-对照的研究方法对可疑致病因素进行筛选,形成初步病因假设。进一步根据重复性原则,进行多次病例-对照研究,并尽可能多地收集其他生物学上的证据,如动物实验或特殊的化验检查等,以强化形成的病因假设。进一步可以采用前瞻性或回顾性队列研究、干预试验,甚至动物模型等方法对病因假设进行检验和/或验证。

例如,Herbst 在提出病因假设后,首先进行了 1∶4 的病例-对照研究。除了前述的 7 个病例之外,还将 1969 年波士顿另一所医院的一名 20 岁阴道透明细胞癌女性患者也包括在内。这样,Herbst 共收集到 8 个病例,每个病例匹配 4 个未患阴道腺癌的患者作为对照。对照候选人为出生时与病例在同等级病房,出生时间前后不超过 5 天的女性,优先选择与病例出生时间最接近者为对照。然后,由经过培训的调查员使用统一的调查表,对病例、对照以及她们的母亲进行访问调查。对诸多调查因素的比较表明,多数因素在两组间无明显统计学差别,但有 3 个因素在两组间的差别有统计学意义,分别是母亲妊娠期间使用过己烯雌酚激素治疗（$P<0.001$）、母亲以前有流产史（$P<0.01$）和此次妊娠时有阴道出血史（$P<0.05$）。而三者的关系是:因为有后两个因素才使用己烯雌酚治疗。因此,通过 8 个病例与 32 个对照的病例-对照研究,Herbst 肯定了其假设,认为母亲在妊娠早期服用己烯雌酚使她们在子宫中的女儿以后发生阴道腺癌的危险性增加（表 11-2）。

表 11-2　病例-对照研究部分资料

病例号	母亲年龄/岁		母亲吸烟史		此次妊娠出血史		既往流产史		此次妊娠时使用过雌激素		是否母乳喂养		此次妊娠时接受过 X 线照射	
	病例	4 个对照平均	病例	对照	病例	对照	病例	对照	病例	对照	病例	对照	病例	对照
1	25	32	有	2/4	否	0/4	有	1/4	有	0/4	否	0/4	否	1/4
2	30	30	有	3/4	否	0/4	有	1/4	有	0/4	否	1/4	否	0/4
3	22	31	有	1/4	有	0/4	否	1/4	有	0/4	否	0/4	有	0/4
4	33	30	有	3/4	有	0/4	否	0/4	有	0/4	有	2/4	否	0/4
5	22	27	有	3/4	有	1/4	否	1/4	有	0/4	否	0/4	否	0/4

续表

病例号	母亲年龄/岁		母亲吸烟史		此次妊娠出血史		既往流产史		此次妊娠时使用过雌激素		是否母乳喂养		此次妊娠时接受过X线照射	
	病例	4个对照平均	病例	对照	病例	对照	病例	对照	病例	对照	病例	对照	病例	对照
6	21	29	有	3/4	有	0/4	有	0/4	有	0/4	否	0/4	否	1/4
7	30	27	否	3/4	有	0/4	有	1/4	有	0/4	有	0/4	否	1/4
8	26	28	有	3/4	有	0/4	有	0/4	有	0/4	否	0/4	有	1/4
合计			7/8	21/32	6/8	1/32	6/8	5/32	7/8	0/32	3/8	3/32	1/8	4/32
平均	26.1*	29.3*												
χ^2 自由度为1**			0.53		4.52		7.16		23.22		2.35		0	
P			0.50		<0.05		<0.01		<0.000		0.20			
OR			5.7		8.0		10.5		28.0		10.0		3.0	

注:* 配对 t 检验,$S_{\bar{x}}=1.7$(岁)。** 用 Pike 与 Morrow 的配对对照 χ^2 检验公式。

再以沙利度胺引起短肢畸形为例,当1961年年底临床医生给《柳叶刀》(The Lancet)杂志写信,怀疑短肢畸形可能与母亲妊娠期服用沙利度胺有关后,联邦德国等国的学者开展了一系列的研究来检验或验证其因果关系。

Weicker H. 等采用成组病例-对照研究设计,调查了200个病例和300个健康婴儿的母亲,以广泛探索病因。在排除了放射线、避孕药、堕胎药、去污剂等因素后,只有沙利度胺有意义(表11-3)。

表 11-3　沙利度胺与短肢畸形的病例-对照研究

服用沙利度胺史	病例组的母亲	对照组的母亲
有	12	2
无	38	88
合计	50	90
有沙利度胺服用史的比例	24.0%	2.2%

注:表中数据经统计分析后,$OR=13.9$(95%CI:2.8~131.2),$\chi^2=16.94$,$P<0.001$。

随后,McBridge W. G. 报告他们的双向队列研究结果。某妇产科的医生曾在孕妇中应用沙利度胺,当沙利度胺被怀疑有致畸作用后,他们立即根据孕妇在妊娠早期是否服用沙利度胺而将其分为暴露组和未暴露组,再随访观察出生儿的结局,结果见表11-4。可见,母亲妊娠早期服用沙利度胺者发生短肢畸形的相对危险度高达175,特异危险度为41.76%。该结果进一步说明沙利度胺与短肢畸形有关。

表 11-4　沙利度胺与短肢畸形的前瞻性观察结果

分组	新生儿例数			肢体缺陷的发病率/%
	有肢体缺陷者/例	无肢体缺陷者/例	合计/例	
妊娠8周内有沙利度胺服用史者	10	12	22	45.46
妊娠早期无沙利度胺服用史者	51	21 434	21 485	0.24

注:根据表中数据进行统计分析得出,$RR=42\%/0.24\%=175$(95%CI:102~303),$AR=42\%-0.24\%=41.76\%$(95%CI:22%~61%)。

此外,生态学研究,尤其是药物撤市作为干预研究的例证也从宏观层面检验了沙利度胺与短肢畸形之间的因果关系。图 11-8 是前联邦德国沙利度胺销售量与短肢畸形病例数的时间分布。由图 11-8 可见,沙利度胺自 1960 年起其销售量迅速上升。1960 年年底至 1961 年年初,这种短肢畸形病例数亦随之上升。两条曲线相隔 3 个季度,故沙利度胺的销售量曲线与这些病例的母亲妊娠期正好相吻合。1961 年 12 月沙利度胺在联邦德国撤市,1962 年下半年以后出生的新生儿便很少发生这种畸形。

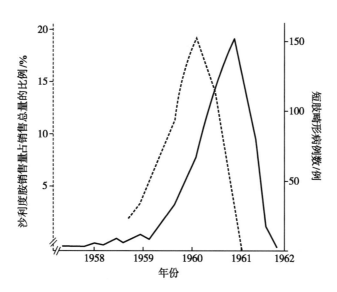

图 11-8　联邦德国沙利度胺的销售量(虚线)与短肢畸形病例数(实线)的时间分布

沙利度胺事件发生后,一些学者还进行了动物实验研究,结果也表明沙利度胺有明显的致畸作用,而且显示其致畸作用有种属特异性。

二、病因研究的常用设计方法

应用"描述—分析—实验"的流行病学研究设计方法研究病因,是流行病学病因研究的三部曲。首先通过描述流行病学方法(横断面研究、病例报告、生态学研究等)收集资料,运用逻辑推理等提出病因假设;其次,用分析流行病学方法(病例-对照研究、队列研究)验证假设,有时还需要实验流行病学(临床试验、社区试验等)进一步证实病因假设;最后,对疾病与暴露之间的关联作出是否为因果关联的推断。如在吸烟与肺癌关系的研究中,先后应用了描述性研究(现况研究和生态学研究)、分析性研究(病例-对照研究和队列研究)和实验性研究方法,这是运用流行病学方法探讨慢性病病因的范例。

第三节　因 果 推 断

一、统计学关联与因果关联

统计学关联和因果关联是病因推断中最常用的两个概念,充分认识两者的区别与联系是掌握病因推断的关键。统计学关联(association)主要是指相关(correlation),表示的是变量间的一种数量变化关系;而因果关系是事物间存在的一种固有的内在规律。"相关不等于因果",例如,一个儿童每年身高增长的速度可能与其家中的一棵小树的生长速度高度相关,但是两者之间不存在根本的因果关系。显然,如果小树死了,儿童的身高不受任何影响。另外,在流行病学研究中,偏倚或混杂的影响常常会使一些病因作用表现为不相关。

当可能病因（暴露）与疾病之间存在统计学关联时，只说明两者的关联排除了偶然性（随机误差）的干扰，但并不一定存在因果关联。要确定因果关联，还需要排除选择偏倚、信息偏倚和混杂偏倚这些系统误差的干扰，以及确定暴露与疾病的时间先后关系。在排除或控制了这些偏倚的干扰后，如果还有统计学关联，或者统计学关联虽然有所改变（增强或减弱）但仍存在，就说明存在真实的关联，可以用因果判定标准进行综合评价，得出不同程度的因果关系结论，包括判断有无因果关系或存在因果关系的可能性。整个因果关联的判断进程如下：

暴露 E 与疾病 D→有统计学关联否？→有偏倚否？→有时间先后否？

（提出假设）　（排除偶然关联）（排除虚假关联）（前因后果）

关联的分类总结如下：

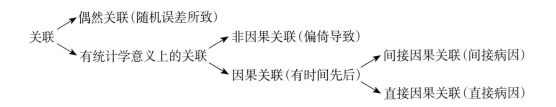

二、因果推断标准

在排除虚假关联后，仍有联系的因素才有可能与疾病存在因果关联。美国吸烟与健康报告委员会于 1964 年根据吸烟与肺癌的研究提出的 5 项标准是病因推断标准的第二个里程碑。此后 Austin Bradford Hill（1965）又对这 5 项标准加以发展和精细化表达，形成了 8 条标准。之后 Delong Su（1980）和 Lilienfeld 等（1994）也在此基础上作了少许变动。尽管学者们有不同的表述，但其关于病因因果推断标准的主要内涵没有根本的差别。在实践过程中，常用的因果推断标准主要表述如下。

（一）关联的时间顺序

关联的时间顺序（temporality of association）指"因"必须先于"果"发生的时间关系，是判断因果关系的必要条件。时间顺序是任何一项流行病学研究必须提供的证据，例如在队列研究伊始，收集了患者的可疑病因，但尚不明确结局事件是否会发生。在时间顺序的可信度上，临床试验和队列研究的效能最强，病例-对照研究、生态学研究和横断面研究的效能依次降低。

这种时间顺序关系有时判断起来较为容易，比如，海豹状短肢畸形儿童出生数的增加发生在沙利度胺销售量上升后 8~9 个月。但这种时间顺序关系有时较难以判断，尤其是在可疑病因的暴露与疾病同时出现在一个人身上时，如在横断面研究中，发现糖尿病患者往往合并心血管疾病，对于哪个是"因"、哪个是"果"，必须持审慎态度来判断。

适用此标准时，还需要注意"因"与"果"之间往往会有一定的"潜伏期"。尤其是慢性病的研究中，比如证明乙肝病毒感染导致原发性肝癌，则病例中乙肝病毒感染一定发生在相当长的时间以前。当然，自然界中毫无因果联系的例子也有很多，先发生的不一定都是"因"，古人云"鸡鸣而天晓"就是一个很好的例子。

（二）关联强度

关联强度（strength of association）是暴露于病因后所增加的疾病发生的概率，一般用相对危险的指标，如相对危险度和比值比来衡量。关联强度指标也是任何一项关于因果关系的流行病学研究必须提供的信息。两个因素间关联强度越高，该结果完全由于偏倚而产生的可能性就越小，二者间存在因果关联的可能性就越大。如果设计和分析都正确，且得出的 *RR* 或 *OR* 值在 2.5 以上，则按照一般经验很难完全用混杂或其他偏倚来解释。有研究表明，吸烟与肺癌的相对危险度可达 13，说明吸烟极有可能是肺癌的病因之一。一般可参照表 11-5 所列的相对危险度大小来估计关联的强度。

表 11-5　相对危险度（*RR*）数值范围及暴露与疾病联系的意义

RR 值范围	意义	*RR* 值范围	意义
0~0.3	高度有益	1.2~1.6	微弱有害
0.4~0.5	中度有益	1.7~2.5	中度有害
0.6~0.8	微弱有益	>2.5	高度有害
0.9~1.1	不产生影响		

（三）关联的剂量-反应关系

如果随着暴露剂量的增加（或减低），联系强度也随之增加（或降低），则表明这二者之间存在剂量-反应关系（dose-response relationship）。在无偏倚的研究中发现明显的剂量-反应关系，则强有力地支持因果联系。比如，关于吸烟与肺癌的研究表明，随着吸烟量的增加，患肺癌的危险性也增加（*RR* 增大），吸烟与肺癌呈现明显的剂量-反应关系。

需要注意的是，没有发现剂量-反应关系并不能否定因果联系，可能是剂量没有达到发生反应的"阈值"，或者已达到饱和。一般仅在一定的剂量范围内才发生剂量-反应关系。

（四）关联的重复性

关联的重复性（consistency of association）也称为关联的一致性或恒定性，指不同时间、不同地点、不同人群、不同研究者使用类似的研究方法得出的研究结果是一致的，且被重复的次数越多，一致性越高，因果关系存在的可能性也就越大，这是因为许多研究者犯同样错误、出现同样偏倚的可能性不大。如关于吸烟与肺癌关系的流行病学研究，全世界大型的研究有 30~40 个之多，所有研究均有相似的结果，因而加强了二者因果关联成立的可能性。

（五）关联的合理性

关联的合理性（plausibility of association）是指某因素作为某病的病因，在科学上应"言之有理"，即能用现代医学理论进行合理性的解释，符合疾病的自然史和生物学原理等；或者研究者、评价者从自身的知识背景出发支持因果假设。当然，如果缺乏合理性的解释，也不能完全否定因果关联的存在，因为有时受科学水平的限制，可能目前还没有合理性的解释，应允许等待一段时间来作出肯定或否定的结论。例如，百余年前 John Snow 调查伦敦霍乱大流行时，认为污染的水是引起霍乱流行的因素，但由于当时瘴气学说盛行而得不到支持，若干年后霍乱弧菌的发现才证实了他的假设。

（六）分布的一致性

分布的一致性（consistency of distribution）是指研究中的病因的分布应与疾病的地理分布及其他分布符合或基本符合。如果暴露因素与疾病有相似的"三间分布"，则存在因果联系的可能性较大。例如，海豹状短肢畸形与沙利度胺销售的"三间分布"是一致的，从而证明它们之间有因果联系。

（七）实验证据

实验证据（experimental evidence）在病因研究中的地位很重要，指关于某关联的实验性研究证据，即有动物实验、细胞实验或人群实验的结果。例如，用人群的随机对照试验证明了应用药物降低乙肝患者的乙肝病毒载量可以降低肝癌的发病率，该结论即为实验证据，这一结果极大地支持了乙肝病毒感染与原发性肝癌的病因假设。

当然，各种研究设计对于证实病因的能力是不同的，因果研究的设计类型与其论证强度存在密切的关系，一个较好的研究设计类型除了满足上述的时间顺序和重复性之外，主要还能较好地控制各类偏倚的干扰,所获结论不易被后来的研究所否定。一般而言,在因果论证强度上,实验性研究大于观察性研究,有对照的研究大于无对照的研究,以个体为分析单位的研究大于以群组为分析单位(生态学)的研究。防治效应的因果性研究最好采用随机化对照试验,对于大样本人群也尽可能采用非等同对照试验。病因研究最好采用前瞻性队列研究,如果有去除病因的干预试验则更好。当然,研究设计类型的选择与研究所处的进展阶段、研究的资源条件和医学伦理有关。实验性研究尤其需要考虑伦理问题,已经怀疑有危害的因素再进行人群试验是有悖伦理的。实验性研究控制偏倚的能力大于观察性研究,研究结论本身更可靠,但实验的条件可能脱离真实环境,将其推论到现实情况时受限。而观察性研究正因为更接近真实环境,使其推论到现实情况时更可信,但是,研究结论本身较容易受到干扰。不同研究设计类型的因果论证强度和可行性如表 11-6 所示。对于特定的研究设计类型,如果还存在研究者造成的其他具体设计缺陷,因果论证强度还要受到削弱。无论如何复杂的统计分析方法,都不能挽救一个设计差的研究。

表 11-6　不同病因研究设计类型的因果论证强度和可行性

研究设计类型	因果论证强度	可行性
随机对照试验	++++	±
队列研究	+++	++
病例-对照研究	++	+++
现况研究	+	++++
生态学研究	±	++++

(八) 关联的特异性

关联的特异性(specificity of association)是指特定的暴露总是与特定的疾病相联系,这一条件原是针对传染性疾病而提出的,对于多病因的非传染性疾病,则是非必需的条件之一。如研究吸烟与肺癌的关系时,一方面应考虑到,吸烟除引起肺癌外,还可引起膀胱癌、口腔癌、心肌梗死及胃溃疡等,另外,肺癌也可由其他因素引起,因而两者不存在严格的特异性。但另一方面,吸烟与肺癌的关系主要表现在吸纸烟与支气管鳞状上皮癌之间的关系,因此,又可认为两者存在一定的特异性。总之,当关联具有特异性时,可加强病因推断的说服力,但当不存在特异性时,也不能因此排除因果关联的可能。

因果关联的判断是复杂的,一个因果研究本身必须要满足第 1 条和第 2 条标准(前因后果,关联强度),剂量-反应关系、关联的重复性及实验证据具有非常重要的意义,其余 3 条可作为判断病因时的参考。在因果关系的判断中,8 条标准中满足的条件越多,则其关系成立的可能性越大。但当满足的条件较少时,并不能因此排除因果关联。

三、病因推断标准应用举例

1998 年夏季,某省中部相邻的 4 个县(市)同时发生临床症状相似的病例,这些病例的临床表现复杂,病情凶险,多表现为多器官损害和衰竭,死亡率极高。有些病例的临床表现与国外 20 世纪 90 年代报道的链球菌中毒性休克综合征(streptococcal toxic shock syndrome,STSS)相似。接到疾病报告后,该省疾病预防控制中心组织多学科的专家迅速对同类疾病开展流行病学和病原学调查,并证实该类疾病的感染源为病猪或病死猪。经采取禁宰病猪、死猪等综合性措施后,疫情迅速得到控制。其中,病因推断依据如下。

1. 关联的时间顺序　当地人出现疾病之前,就有大量猪病死。人群疫情略晚于猪群疫情的发生。当年 7 至 8 月份是猪疫情最严重的时期,而人群中的病例也主要发生在 7 月下旬到 8 月上旬。人群流行的终止早于猪群疫情流行的终止。此外,所有患者发病前均有与病猪、死猪密切接触史,符合暴露在前、发病在后的因果关联时序。

2. 关联的强度　选择临床症状典型、诊断依据可靠的中毒性休克综合征和脑膜炎型病例与同村（同乡）、同性别、同年龄组的健康人和未患病屠夫作 1∶4 配对的病例-对照研究，调查内容包括基本情况、病猪或死猪接触史及接触方式、皮肤有无破损、病猪肉或死猪肉食用史、家庭内有无病猪或死猪、与患者及疫水接触史等，用条件 logistic 回归模型进行单因素分析和多因素分析，计算各因素的优势比（OR）。显著性检验采用最大似然比检验方法。单因素分析得到的有意义的危险因素为：家庭患病/死猪、患病/死猪接触史和皮肤破损。而多因素逐步回归分析后发现，只有"患病/死猪接触史"有统计学意义（$\beta = 3.718\,0, U = 3.423\,4, P = 0.000\,6, OR = 40.886\,9$）。

3. 剂量-反应关系　通常认为，一次性侵入机体的致病菌的数量越多、毒力越强，机体发病就越快，病情越凶险。当然病情的严重程度与具体侵入部位也密切相关。本例发病的 25 例患者中，有 7 例（28%）有明显的手指皮肤破损史，屠宰病猪和/或死猪者如伤口多且较大，患者多数表现为发病的潜伏期短，且病情严重。这可能与病猪和/或死猪内脏、血液等含有大量的致病菌，通过人体破损的皮肤伤口直接侵入，并且菌量较大有关。国外已有猪链球菌感染动物引起链球菌中毒性休克综合征（STSS）的报道，并且其剂量-反应关系得到了验证。本次猪链球菌病疫情发生后未进行剂量-反应关系的动物实验，仅仅通过临床症状、体征和流行病学调查结果间接推断剂量-反应关系。

4. 关联的合理性　猪链球菌病是一种人畜共患病，人类的感染来源于病畜。猪链球菌病的流行无明显季节性，但有夏/秋季多发、潮湿闷热的天气多发的特点。在潮湿闷热的季节，猪的免疫力低下，猪链球菌作为机会致病菌易导致猪发病。拥挤、通风差、气候骤变、混养、转群、未接种疫苗以及其他疾病（如猪瘟、猪伪狂犬病、猪肺疫、猪蓝耳病）的流行都将促进猪感染猪链球菌 2 型。在大型养猪场，尤其是高密度的猪群中，猪易感染猪链球菌。本起人猪链球菌病疫情与当地猪疫情，在时间和地区分布上都能得到医学的合理解释。本次人疫情发生地与猪疫情发生地范围一致。人发病时间集中在 7 月下旬到 8 月上旬，而猪疫情早于人疫情的发生，晚于人疫情的终止。

采用 1∶1 配对的条件 logistic 多因素回归分析，对流行区和非流行区的 100 户村民进行基线调查。按流行区与非流行区基本情况、群众生活习惯、经济收入、生猪饲养情况、猪病流行情况等进行 1∶1 配对。调查结果表明，流行区和非流行区村民在年人均收入、养猪数量（即猪密度）两方面的差异有显著性，流行区的年人均收入比非流行区低，而养猪密度显著较高。调查中还发现，流行区的养猪方式都为室内圈养，通风差、卫生条件差。而在非流行区，猪圈与人的居住环境独立分开、通风好。这也为疾病的流行提供了医学上的合理解释。

5. 因子的去除带来患病率的下降　现场调查中采取措施并观察其效果，是认识疾病传染源、传播机制的重要内容。本起疫情通过初步调查后，很快发现病因线索，经专家组反复论证，提出其病因假设，即"来源于病死猪能产生较强毒素的细菌感染"，其感染途径为直接接触。当地政府迅速落实了以禁宰病猪、死猪为主的综合性防治措施。严格执行措施 2 天后再未出现新发病例，而当地的猪疫情比人疫情滞后了 10 天才有所缓解。通过切断传播途径、去除病因，使疾病得以有效控制。

6. 因子与疾病的分布相一致　猪疫情发生于相邻的 4 个县（市）的 23 个乡（镇），共涉及 25 个村庄。人病例的地区分布与猪疫情的地区分布完全一致，呈连村式或跳跃式分布，病例的地区分布特点为相对集中、高度散发。猪疫情最严重的地方人群中的病例也最多，猪疫情较轻的县（市）人间发病人数也较少。

7. 关联的特异性　采集患者的血液、脑脊液以及病猪、死猪的内脏，经无菌操作将其接种于血培养基，在有氧和厌氧条件下分离培养细菌。病猪、死猪中分离的病原与从人体无菌部位（如血液或脑脊液）分离的病原一致，均为猪链球菌 2 型。

8. 关联的可重复性　通过检索相关文献，发现本起疫情中发生败血症的患者与国外 20 世纪 90 年代报道的链球菌中毒性休克综合征（STSS）患者的临床表现非常相似，同样都有病猪和/或死猪的密切接触史,每个病例均具有相同的传染、传播途径和非常相似的疾病结局。本起疫情中发生脑膜炎的病例的感染来源、临床特征和转归与国外文献报道也基本一致。

(刘雅文)

思考题

1. 现代流行病学的病因概念是什么?
2. 简述慢性病防治中"健康的社会决定因素概念框架"的重要意义。
3. 简述病因研究的基本过程和方法。
4. 因果推断的主要标准是什么?

第十二章
疾病相关频率的指标与应用

疾病频率指标及其测量贯穿在临床诊疗实践和临床科学研究的始终。本章着重介绍疾病频率指标及其在临床流行病学中的应用,重点介绍率、比的概念及其差异,主要发病指标、患病指标、死亡指标、寿命相关指标等频率指标的概念、计算方法、相关指标间的联系与区别,以及相关指标在临床流行病学中的应用及其应用时的注意事项;同时介绍了临床研究中疾病频率相关指标的资料来源与收集,简要介绍了疾病监测、临床资料、人口学资料以及疾病统计。

第一节　概　述

一、临床研究常用的疾病相关频率指标

临床医疗实践中所获得的信息是将对个体的观察汇集成群体的结果。这些结果常用群体的数量来反映,以进行相互比较,发现差异,指导诊断和治疗等决策。临床研究常用的疾病相关频率指标包括:反映发病与患病水平的指标,如发病率与患病率等;反映疾病危害居民生命严重程度的指标,如死亡率、某病病死率等;反映疾病对劳动生产力影响程度的指标,如缺勤患病率、因病伤缺勤率、平均每例缺勤天数等;以及反映疾病防治效果的指标,如治愈率、有效率、生存率、病死率等。随着临床流行病学研究范围的扩展,为评价疾病的危害和人群的生命质量,近年来出现了一系列新的指标,应用较多的有病残率、与期望寿命相关的指标(包括潜在减寿年数、伤残调整寿命年和质量调整寿命年等)。依据这些指标揭示不同疾病在防治工作中的重要性,以确定防治重点。关于反映疾病对劳动生产力影响程度的指标,请参阅职业卫生等有关书籍;关于治愈率、有效率等,请参阅实验流行病学相关书籍。

二、率和比的基本概念

许多临床问题需要通过不同情况下事件的共性来解释。临床事件的共性常用率和比来表示。

1. 率　率(rate)是指某事件实际发生数与某时间点或某时间段可能发生该事件的观察单位总数之比,用以说明该事件发生的频率或强度。率包括速率和频率两类。

速率即单位时间内某事件的发生频率。计算时其计算公式中作为分母的观察单位总数引入时间因素即为(速)率,如某病的发病密度,取值范围是$[0, +\infty)$,其计算公式可表达为:

$$发病密度 = \frac{观察时段内某现象发生数}{可能发生某现象的观察人时数} \times K \qquad 式(12-1)$$

频率为事件所包含的基础事件数在总体基础事件数或事件发生次数中所占的比例,计算时当分母没有引入时间因素时为频率(frequency)。此时,分子是分母的一部分,其取值在 0~1 之间,如常见的发病率、病死率、治愈率等指标,均属于频率型指标,其实质是比例。

尽管在计算时频率的分母中没有引入时间这个因素,但实际获得的频率指标可分为两类:一类是静态指标,在此亦即静态频率。静态指标是指反映某一时点的某种状况的指标,它所表示的是连续不断的变化过程中的一个瞬间静止情况,通常称为时点指标,如时点患病率。另一类是动态指标,在此

亦即动态频率,表示在一定时期内某事件所发生的变化情况(动态),它反映一定时间内,发生某种变化者占全体的比例,如发病率、死亡率、病死率等。

频率的计算公式可表达为:

$$频率 = \frac{同时期实际发生某现象的观察单位数}{某时期可能发生某现象的观察单位总数} \times K \qquad 式(12\text{-}2)$$

式中,K 为比例基数,可以是 100%、1 000‰、100 000/10 万等。K 的选择主要根据习惯用法或使计算结果保留 1~2 位整数,以便阅读。

2. 比　比(ratio)亦称相对比,表示两个有关联的指标的比值。比的分子不包含于分母之中,说明一个指标是另一个指标的几倍或几分之几。这两个变量的单位可以相同,也可不同。分子和分母本身可以是绝对数,也可以是相对数或平均数,如出生性别比等。相对危险度(RR)和比值比(OR)也属于比的指标。其公式为:

$$比 = \frac{甲指标}{乙指标}(或 \times 100\%) \qquad 式(12\text{-}3)$$

如 1990—2010 年的 20 年间,全球缺血性脑卒中死亡发病比从 0.310(95%CI:0.278~0.352)下降到 0.245(95%CI:0.219~0.285),出血性脑卒中死亡发病比从 0.847(95%CI:0.692~1.009)下降至 0.571(95%CI:0.471~0.676)。

3. 比例与构成比　比例与构成比是表示事物或现象的各个部分在全体中所占的比重,即表示同一事物局部与总体之间数量上的比值。其分子和分母的单位相同,且分子包含于分母之中,常用百分数表示。计算公式为:

$$构成比 = \frac{某一组成部分的观察单位数}{同一事物各组成部分的观察单位总数} \times 100\% \qquad 式(12\text{-}4)$$

例如,某单位有职工 2 000 人,男性 1 200 人,女性 800 人,其男、女构成比分别为 60% 和 40%。构成比和率是两个意义不同的统计指标,构成比通常只能说明比重,不能说明发生的频率或强度。

4. 应用率和比时应注意

(1)率的计算必须有一定数量的绝对数作基础,计算的率才稳定。例如某临床试验中如果用某种疗法治疗 4 例患者,那么有效者相差 1 例,其有效率就会产生很大的波动。

(2)构成比不能代替(频)率。分析临床资料时,常见的错误之一是用构成比代替率来说明问题。如表 12-1 为某地不同年龄居民的高血压患病情况。60~75 岁年龄组高血压的患病率是 64.63%,明显高于 35~<60 岁年龄组(41.21%);而 60~75 岁高血压患者的构成比为 48.74%,低于 35 岁年龄组的51.26%。不同年龄高血压患者的构成比是各年龄组高血压人口数占所有高血压患者人数的比例;而患病率是各年龄组高血压患病人数占各年龄组人口数的比例。如果以构成比代替率来比较两年龄组高血压的患病情况,就会得出错误的结论。

表 12-1　某城市不同年龄居民的高血压患病情况

年龄组/岁	人口数	高血压患病人数	高血压患者构成比/%	患病率/%
35~<60	74 452	30 682	51.26	41.21
60~75	45 133	29 169	48.74	64.63
合计	119 585	59 851	100.00	50.05

(3)对分组资料计算合计率时,不能简单地将各组率取平均数,而应分别将分子和分母合计,再求出合计率。

(4)在比较各个不同的率时,应注意不同率的人口特征的可比性以及其资料来源的条件和性质是否相同,同时还要考虑其他因素(混杂因素)对结果的影响。

第二节　发病和患病指标

一、发病指标

(一) 发病率

1. 定义　发病率(incidence rate)表示在一定期间内,一定人群中某病新病例出现的频率。

$$发病率 = \frac{一定时期内某人群中某病新发病例数}{同期该人群暴露人口数} \times K \qquad 式(12-5)$$

式中,K 可以为 100%、1 000‰ 或 10 000/万等。

测量疾病在人群中发生的频率时,仅计数发病的人数或发病人数在人群中的频率是不够的,还必须考虑在疾病发病时段内人群中每个成员所经历的时间。观察时间单位根据所研究的疾病病种及研究问题的特点而定,可为年、月、旬等,多以年表示。人群可以是某地的全部人口,也可是某地特定年龄、性别、职业、民族等的人口。在临床研究中,发病率可以是某病患者某并发症的发病率(发生率),此时观察人群(分母)为某病的患者。

发病率还可按不同特征(如年龄、性别、职业、民族、种族、婚姻状况、病因等)分别计算,此即发病专率。由于发病率可受很多因素的影响,因此在对比不同资料时,应考虑年龄、性别、病情轻重等构成的影响,必要时进行发病率的标化。

2. 应用

(1) 描述疾病分布,评价疾病负担:发病率指标可用于描述疾病的分布,说明疾病对人群健康的危害程度;也可作为评价疾病负担的指标,确定卫生工作的重点。

(2) 病因学研究:发病率的分子是全部新发病例数,而不是现存病例数。发病率所反映的疾病发生与暴露因素的关系明确。发病率不受存活因素的影响。即使有些因素既影响疾病的发生又影响疾病持续时间和疾病严重程度,但影响疾病的发生时与该因素是否影响疾病的持续时间和严重程度是无关的。正因为如此,发病率是最适用于病因学研究的指标。发病率的变化反映疾病发生的频率及其变化,它的变化意味着病因因素的变化,如我国脑卒中的总体分布趋势为"北高南低",与北方居民高盐摄入、吸烟率高及空气污染程度重等因素有关。

(3) 评价防治措施效果:发病率的变化既可能是自然波动的结果,也可能是采用某些有效预防措施的结果。比较接受干预人群与未接受干预人群的某病发病率可以评价干预措施的效果,如将某成年人群随机分为试验组和对照组,试验组注射新型冠状病毒灭活疫苗(以下简称新冠疫苗),对照组注射安慰剂,评价新冠疫苗的预防效果。也可以通过某病的发病率比较某病不同药物或疗法的治疗效果。如研究人员招募了 4 093 名患有骨质疏松症和脆性骨折的绝经后妇女,以 1∶1 的比例随机分配两组,一组接受每月皮下注射罗莫单抗(210mg),一组每周口服阿仑膦酸盐(70mg),以盲法治疗 12个月。罗莫单抗组临床骨折发生率为 9.7%(198/2 046),而阿仑膦酸盐组临床骨折发生率为 13.0%(266/2 047),罗莫单抗组发生临床骨折的风险降低了 27.0%。

3. 发病率的资料来源　疾病监测资料可用于计算某病的发病率。发病率也是前瞻性研究常用的指标。

4. 发病率的局限性　虽然发病率数据有计算简便、结果直观、数据收集和计算方法易于掌握等优点,但发病率只能从发病的风险上反映疾病的危害大小,却难以反映疾病所致的伤残程度和持续时间对人群健康的影响。

(二) 罹患率

罹患率(attack rate)通常指在某一局限范围、短时间内的发病率,观察时间可以以日、周、旬、月为单位,适用于局部地区疾病的暴发,包括食物中毒、传染病及职业中毒等的暴发流行情况。其优点是可以根据暴露程度精确测量发病概率。

(三) 累积发病率

累积发病率(cumulative incidence, CI)用来表示某病在一定时间内新发生的病例数占某固定人群的比例。它是无病的人群经过一定时期暴露于某种因素后发病的平均概率,因此,其取值介于0~1之间。对于一个比较稳定的观察队列,可以计算累积发病率。

需注意的是其分子必须是该人群在随访期的全部病例,分母应是随访的起始人数。每一个个体在研究开始时必须未患此病,但后续有可能患此病。此外,累积发病率的高低取决于随访期的长短,随访期越长,累积发病率越高。因此,在报道某病的累积发病率时,必须同时说明累计时间的长短。同时,还应注意由各种原因所导致的失访人数的比例应极小。累积发病率可用于估计某一个体在一定时期内发生某种疾病而成为该种疾病患者的条件概率。如某病在某人群之中的5年累积发病率为3%,那么可以说该人群中每个个体在5年内平均有3%发生该病的可能性。累积发病率也可以按照年龄进行累积,即某一年龄以前发生某种疾病(或所有疾病)的累积概率的大小。

累积发病率可用于纵向观察疾病与暴露因素的动态变化,以及干预措施的效果评价。

(四) 发病密度

发病密度(incidence density)是指在一定时间内发生某病新病例的速率。该指标在动态队列研究中常用。在动态队列中,由于队列内成员的观察时间不同,以总的观察人数为单位计算发病率是不合理的。此时,应考虑每个观察对象观察的时间,以人时为单位,分母为人时(person time)数。以人时为单位计算的发病率具有瞬时频率的性质,因此称为发病密度。时间单位可以是年、月或日,较常用的是人年(person year)。人年数是每一个成员的具体观察年数的总和。每一成员的观察年数是从观察开始算起到终点事件出现或研究结束时经过的年数(月数、周数、天数均可折算为年数)。具体计算方法有3种。①精确计算法:分别计算每一个观察个体的暴露人年数,然后将每个个体的暴露人年数相加。②近似估计法:用平均人数乘以观察年数得到总人年数,平均人数取相邻两时段人口平均数或年中人数。③寿命表法:当观察对象人数较多时,利用寿命表法计算人年较为简便,具体方法可参考有关书籍。

累积发病率和发病密度不同:累积发病率是指某一观察期间的人群发病比例,它的数值大小随观察期的长短而发生变化;而发病密度是指单位观察时间(通常指1年)内人群的发病率。

(五) 续发率

续发率(secondary attack rate, SAR)也称二代发病率(secondary attack rate),指某些传染病在一定观察期内在易感的接触者中二代病例发生的百分率。一定观察期内是指在该病最短与最长潜伏期之间。续发率常用作家庭、幼儿园或集体宿舍等人群聚集群体中传染病的流行状况指标。集体中首发的病例称为原发病例,易感的接触者中在传染病最短与最长潜伏期之间出现的病例称续发病例,也称二代病例。

$$续发率 = \frac{最短与最长潜伏期内易感接触者中发病人数}{易感接触者总人数} \times 100\% \qquad 式(12\text{-}6)$$

应注意在进行续发率的计算时,须将原发病例从分子及分母中去除。对那些在同一聚集群体中感染自该群体外者或短于最短潜伏期、长于最长潜伏期者,均不应计入续发病例。

续发率可用于分析比较传染病的传染力的强弱;也可用于分析影响传染病流行的因素,包括不同条件(如年龄、性别、家庭中儿童数、家庭人口数、经济条件等)对传染病传播的影响;也可以评价免疫接种、隔离、消毒等防疫措施的效果。

(六) 应用发病频率指标时应注意的问题

1. 观察时间与人时   发病率是指在观察时间内某病新发病例数占总观察人口数的比例。一般情况下,观察时间以年为单位计算。如果人群中某病暴发或流行的时间很短,此时的发病率称为罹患率。但应注意,由于发病率的高低与观察时间的长短有关,因此,不同人群、不同地区比较时,观察时间应保持一致。

发病率的计算公式中,分子是一定期间内的新发病例数,所以明确病例的发病时间对于分子数的确定至关重要。同时也应考虑疾病发生的时间或疾病发生所经历的时期。要注意测量个人生活事件及与其相关的主要参照事件的时间,如年龄,其参照事件的时间是生日;也可以用开始记录的时间或暴露于其他参照事件的时间来确定发病时间,参照事件的时间如个体的出生年、月等。参照事件的时间决定了事件测量的起始点。如果在整个暴露于危险的人群中,每个人经历不同的暴露时间,这时需要计算总人时。

2. 分子与分母的确定　在确定发病率的分子时,若一个个体发病多次,且只需要计算在观察人群中某疾病发生的总次数而不需要区分第一次或是其他次发病,分子就将发病次数累积起来。此时,发病率可能超过 1,如流行性感冒(简称流感)、腹泻的发病率等。若第一次或是其他次发病的意义不同,则可分别计算第一次或第二次发病的发病率,可利用生物学差异区别是初发还是继发等。对发病时间难以确定的一些疾病,可将初次诊断的时间作为发病时间,如恶性肿瘤、糖尿病等。

发病率分母的暴露人口理论上只包括那些有可能患该疾病的人群。因此,那些在研究开始前就已经患有所研究疾病的人或不可能发生所研究疾病的人(如传染病的非易感者、已有效接种疫苗有效者)应该排除。在非传染性疾病的研究中也存在这种情况。如在研究口服避孕药与子宫内膜癌的关系时,如果把没有子宫的妇女也包括在内,最终将导致低估真正的子宫内膜癌的发病率。但在实际工作中明确这些情况往往不易实现。当描述某些地区、某人群的某病发病率时,分母多用该地区、该时间内的平均人口。例如,观察时间以年为单位时,可用年初与年终人口之和的平均人口数或以当年年中,即 7 月 1 日的人口数表示。如在计算麻疹的发病率时,理论上已患过麻疹者或有效接种麻疹疫苗者不应计入分母内。但在实际工作中这样会大大增加工作量,且也很难调查准确,这时用平均人口数进行调查。但应该说明,在计算此麻疹的发病率时分母是以该地区某年的平均人口数计算的。

二、患病指标

(一) 患病率

1. 定义　患病率(prevalence rate)也称现患率,是指某特定地区、特定时间内总人口中某病新、旧病例所占的比例,是用来衡量某一时点(或时期)人群中某种疾病存在多少的指标。在临床医学领域,患病率也可以作为衡量某种疾病患者群体中,另一种疾病或健康状况(如并发症等)存在多少的指标。

患病率可按观察时间的不同分为时点患病率和期间患病率两种。当观察时间为某一具体时点时,则称为时点患病率。时点患病率较常用。通常患病率时点在理论上是无长度的,实际工作中一般不超过 1 个月。而期间患病率所指的是特定的一段时间,多超过 1 个月。

$$时点患病率 = \frac{某一时点一定人群中现患某病的新、旧病例数}{该时点的总人口数} \times K \qquad 式(12\text{-}7)$$

$$期间患病率 = \frac{某观察期间一定人群中现患某病的新、旧病例数}{同期的平均人口数(被观察人数)} \times K \qquad 式(12\text{-}8)$$

式中,K 可以为 100%、1 000‰ 或 10 000/万等。

患病率的分子是特定时间内观察到的新、旧病例总数,它是在某一时间断面内进行疾病调查所获得的,其大小与观察时间长短有密切关系,因此对观察的期限应有明确要求。患病率的分母为同时期观察到的总人口数,计算期间患病率时分母通常是该地区的平均人口数。

患病率与发病率的区别:发病率计算公式中的分子是在某一期间人群中的新发病例数;而患病率计算公式中的分子是在某一时点(或期间)人群中存在的所有病例数,是新发病例和旧病例的总和。发病率反映人群发病的危险(概率),而患病率反映人群中某种患者存在的多少。

2. 影响患病率升高、降低的因素

（1）影响患病率升高的因素：①病程延长；②未治愈者的寿命延长；③新病例增多（即发病率增高）；④病例迁入；⑤健康者迁出；⑥易感者迁入；⑦诊断水平提高；⑧报告率提高。

（2）影响患病率降低的因素：①病程缩短；②病死率增高；③新病例减少（即发病率下降）；④健康者迁入；⑤病例迁出；⑥治愈率提高。

3. 患病率与发病率、病程的关系　　患病率取决于发病率和病程两个因素，因此患病率的变化可反映发病率的变化，或疾病病程的变化，或两者兼有。例如由于治疗的改进，患者免于死亡但并未恢复，这可导致患病率增高。患病率下降既可由于发病率下降，也可由于患者很快恢复或死亡而病程缩短。如果病程缩短，尽管发病率增高，但患病率仍可减低。患病率如同一个蓄水池（水库），若流出量一定，当流入量大（发病率高）时，则蓄水池水量增高（即患病率增高）；流入量减少（发病率降低）时，则患病率降低。当流入量一定，而流出量增大（如痊愈及康复或死亡增快）时，则蓄水量（患病率）亦减低。可见患病率水平（反映所有病例）随着发病率（新病例）增高而增高，并随着疾病恢复的加速或死亡的加速而下降。因此，期间患病率实际上等于某一特定期间开始时的患病率加上该期间内的发病率。患病率也可以人时为单位进行计算。它与发病率计算时的主要不同仍然是患病率不需要确定分子的发病时间，只需确定分子是否处于患病状态。实际工作中，其分母通常包括所有的人群，而不必限定于危险的人群。

当某地某病的发病率和该病的病程在相当长的时间内保持稳定时，患病率、发病率和病程三者的关系是：

患病率＝发病率×病程，即：

$$P = ID$$
式（12-9）

式中，P 为患病率；I 为发病率；D 为病程。

4. 应用　　患病率通常用来表示病程较长的慢性病（如冠心病、肺结核等）的发生或流行情况，可为医疗设施规划，例如为估计医院床位周转、卫生设施及人力的需要量，以及医疗质量的评估和医疗费用的投入等提供科学的依据。

发病率与患病率适用于不同的目的。患病率可以反映出人群中某一疾病的疾病负担程度。在进行疾病（特别是慢性病）防治工作的评价时，患病率可用于分析影响疾病转成慢性的诸多因素；也可利用患病资料，监测控制慢性病的效果；在缺少计算发病率条件的情况下，可用以代替发病率来估计人群中某种疾病的严重性。另外，定期地分析时点患病率，即系列的现况调查，可追踪疾病表型的时间变化。但是，患病率，特别是一次现况调查时所获得的资料，很难判断疾病与可能的归因谁先谁后，因而无法分析它们之间的因果关联。

患病率不适于病因学研究。因为：①疾病的病程长短影响疾病的患病率，任何影响存活的因素均将影响疾病的患病率。因此，用现患患者所进行的研究很可能在一定程度上反映的是存活的因素，而不是真正的病因。②疾病本身可能改变了暴露，即运用现患病例进行研究时，可能反映的是疾病的结果。如吸烟是发生心肌梗死的一个重要原因，假如用现患病例进行研究，那么"现在吸烟"是指在调查时的吸烟情况，但由于患者发生了心肌梗死而减少了吸烟，其结果是"现在吸烟"作为发生心肌梗死的危险因素的作用被掩盖了。

有些疾病由于很难知道其准确的发病时间，患病率可能是唯一能够得到的疾病频率指标。如克罗恩病和溃疡性结肠炎，其发病时间非常难确定，因为从出现症状至确诊需多年。

（二）病残率

病残率（disability rate）是指某一人群中，在一定期间内每百（或千、万、10 万）人中实际存在的病残人数，是指通过询问调查或健康检查确诊的病残人数在调查人数中的占比，可说明病残在人群中发生的频率。也可对人群中严重危害健康的任何具体病残进行单项统计。它是作为人群健康状况的评价指标之一。

$$病残率 = \frac{病残人数}{调查人数} \times K \qquad 式（12-10）$$

式中,K 可以为 100% 或 1 000‰ 等。

（三）感染率

感染率（infection rate）是指在某段时间内检查的整个人群样本中,某病现有感染者人数所占的比例。感染率的性质与患病率相似。

$$感染率 = \frac{受检者中阳性人数}{受检人数} \times 100\% \qquad 式（12-11）$$

感染者可通过检测某病病原体的方法来发现,也可用血清学或其他方法说明受检者处于感染状态。感染率是评价人群健康状况常用的指标,常用于研究某些传染病或寄生虫病的感染情况和分析防治工作的效果,估计某病的流行趋势,为制定防治措施提供依据。这一指标较常用于对那些隐性感染、病原携带状态及轻型和不典型病例的调查,如对乙型肝炎、乙型脑炎、脊髓灰质炎、结核和寄生虫感染等的调查。

不同的传染病须检测的指标不同。另外,应用时要注意区分现在感染和过去感染（包括感染后和隐性感染后恢复）。如 HBsAg 阳性表示乙型肝炎感染（包括携带者或乙型肝炎患者）,而乙肝表面抗体（HBsAb）阳性表示过去感染乙型肝炎而现在已恢复,或经过乙型肝炎疫苗注射而产生了抗体。

第三节　死　亡　指　标

一、死亡率

1. 定义　死亡率（mortality rate）表示在一定期间内,在一定人群中,死于某病（或死于所有疾病）的频率,是测量人群死亡危险程度最常用的指标。其分子为一定期间内在一定人群中的死亡人数,分母为发生死亡事件的总人口数（通常为年中人口数）。计算时常以年为时间单位,多用千分率、十万分率表示。

死亡率根据是否调整分为粗死亡率和调整死亡率,根据不同死亡原因分为不同的死亡专率（某病死亡率）。总体没有经过年龄等调整的死亡率为粗死亡率（crude death rate）。粗死亡率反映人群总的死亡水平,是用来衡量人群死亡危险（机会）大小的指标。但它所提供的信息比较笼统,不能表明这个人群中各个构成部分的死亡水平,因此,不同地区的死亡率不能直接比较,必须进行年龄、性别、职业等方面的标化调整后方可进行比较。例如,有学者描述美国 1935—2017 年粗死亡率和年龄别标化死亡率及其变动情况,结果显示粗死亡率随着年代的变化下降缓慢而标化死亡率下降显著。

粗死亡率或死亡专率均可按年龄、性别、职业、地区、种族等分类计算。

死亡率计算时应注意分母必须是与分子相应的人口,分子、分母必须是一个同质范围。对不同地区死亡率进行比较时,须注意不同地区人口构成不同。例如 2018 年国际癌症研究机构（IARC）发布的全球女性乳腺癌年龄标化发病率及死亡率,通过各地区的标化发病率和死亡率可对其发病和死亡水平进行比较。

死亡率指标中还包括超额死亡率和累积死亡率。超额死亡率是指超过预期的死亡率。以流感为例,其超额死亡率即超过相近的几个没有流行的年份的同期平均死亡率的部分。由此计算出的绝对死亡数称作超额死亡人数。由于流感等传染病的准确发病率不易获得,且病死率极低,为了测定其流行强度,常使用超额死亡率,这时需要根据历年肺炎别死亡率算出每月的死亡率平均值,然后把实际的流感流行期间的肺炎月别死亡率与之相比较,所以超额死亡率能较准确和清楚地反映流感流行的严重程度。

2. 应用　死亡率是用于衡量某一时期一个地区人群死亡危险性大小的一个指标,既可反映一个地区不同时期人群健康状况和卫生保健工作水平,也可以为了解该地区卫生保健需求和制订规划提供科学依据。表 12-2 显示了 1950—2010 年我国部分城市的主要死亡原因。可以看出,20 世纪 70 年代之前,导致我国城市人群死亡的主要原因为传染病;而从 2001 年开始,前 3 位死因转变为恶性肿瘤、脑血管疾病和心脏病。这显示出我国疾病死亡谱的长期变化趋势,在制订疾病的防治和科研计划时应考虑到这一点。

表 12-2　我国 1950—2010 年部分城市居民前 5 位死因变化

位次	1957 年	1963 年	1975 年	1985 年	1992 年	2001 年	2012 年
1	呼吸系统疾病	呼吸系统疾病	脑血管疾病	心脏病	恶性肿瘤	恶性肿瘤	恶性肿瘤
2	急性传染病	恶性肿瘤	心脏病	脑血管疾病	脑血管疾病	脑血管疾病	心脏病
3	肺结核	脑血管疾病	恶性肿瘤	恶性肿瘤	呼吸系统疾病	心脏病	脑血管疾病
4	消化系统疾病	肺结核	呼吸系统疾病	呼吸系统疾病	心脏病	呼吸系统疾病	呼吸系统疾病
5	心脏病	心脏病	消化系统疾病	消化系统疾病	损伤和中毒	损伤和中毒	损伤和中毒

资料来源:《中国卫生年鉴 1993》《中国卫生年鉴 2001》和《2013 中国卫生统计年鉴》。

表 12-3 显示 2020 年我国农村前 3 位死亡原因分别为心脏病、脑血管疾病和恶性肿瘤,我国农村居民心脑血管疾病的死亡率较高。

表 12-3　2020 年部分地区城市和农村居民主要疾病死亡率及死亡原因构成

位次	城市			农村		
	死亡原因	死亡率（1/10 万）	占死亡总人数的百分比/%	死亡原因	死亡率（1/10 万）	占死亡总人数的百分比/%
1	恶性肿瘤	161.40	25.43	心脏病	171.36	24.47
2	心脏病	155.86	24.56	脑血管疾病	164.77	23.53
3	脑血管疾病	135.18	21.30	恶性肿瘤	161.85	23.11
4	呼吸系统疾病	55.36	8.72	呼吸系统疾病	63.64	9.09
5	损伤和中毒等外部原因	35.87	5.65	损伤和中毒等外部原因	50.93	7.27

资料来源:《中国卫生健康统计年鉴 2020》。
注:统计范围包括北京市等 31 个省、自治区、直辖市的全域或部分区域的资料。

死亡专率也可提供某病死亡水平在人群、时间、地区上的变化情况。对于某些严重疾病(即病死率高的疾病),如某些癌症、严重心肌梗死等,其死亡率与发病率十分接近,这时死亡率可以代替发病水平且不易发生错误,可用作病因探讨的指标。但对于病死率低的疾病,用死亡率代替发病率进行分析是不合适的。同样,对病死率高的疾病,死亡率可用作评价针对病因的预防措施的效果。对病死率低的疾病,提高诊断、治疗水平可降低其病死率,也会使其死亡率下降。因此,对病死率低的疾病,在发病率比较稳定的情况下,死亡率的高低可反映诊断、治疗水平。

死亡率的不足之处是只能反映死亡对健康的影响,不能反映不同疾病对人的社会价值或对社会生产造成的影响。单纯从死亡的角度来看,某种疾病导致患者在 20 岁死亡与另一种疾病导致患者在 60 岁死亡并无不同。但实际上,两者的意义和产生的影响却远不相同。因此,发病率和死亡率都只能片面反映疾病负担的情况,而且在进行地区间比较时也需要进行标化。

二、累积死亡率

与发病率一样,死亡指标中也包括累积死亡率(cumulative mortality rate)。累积死亡率既可以按观察时间累积,也可以按人口年龄累积。

1. 按观察时间累积的累积死亡率　是指当观察人口比较稳定时,无论观察时间长短,均以开始时的人口数为分母,整个观察期内死亡人数为分子,得到观察期的累积死亡率。该指标可用来表示某病在一定时间内新发生的死亡数占该固定人群的比例。累积死亡率又是平均死亡危险度的一个指标,也就是一个人在特定时期内死于某种疾病的概率。因此,其取值介于0~1之间。计算公式为:

$$累积死亡率 = \frac{某一特定时期的死亡例数}{观察开始时的暴露人数} \times K \qquad 式(12-12)$$

式中,K可以为100%或1 000‰等。

累积死亡率的适用条件为样本量大,人口稳定,资料比较整齐。

2. 按年龄累积的累积死亡率　是指某一年龄以前死于某种疾病(或所有疾病)的累积概率的大小(同样的方法可用来计算累积发病率)。累积死亡率由各年龄死亡率相加获得,多用百分率来表示。

$$累积死亡率 = [\sum(年龄组死亡专率 \times 年龄组距)] \times 100\% \qquad 式(12-13)$$

其基本原理是假设不同年龄别人口分母相同,因此将各个年龄别死亡率相加。累积死亡率由于是由各年龄组死亡率构成的,因此,受人口构成的影响较小,两个累积死亡率可直接比较。

按年龄累积的累积死亡率常用于慢性疾病,如恶性肿瘤等,用来说明某一年龄以前死于某慢性疾病的累积概率的大小。

三、病死率

1. 定义　病死率(fatality rate)是表示一定时期内(通常为1年),患某病的全部患者中因该病死亡者的比例。

$$病死率 = \frac{某时间内因某病死亡的人数}{同期患某病的人数} \times 100\% \qquad 式(12-14)$$

如果某病处于稳定状态,病死率也可用死亡率和发病率推算得到:

$$病死率 = \frac{某病死亡率}{某病发病率} \times 100\% \qquad 式(12-15)$$

在实际工作中,对于病程短的疾病,病死率应该是每个患病成员都已经发生明确的结局后才能计算,因为随着病情的进展,其结局有可能发生变化。如新型冠状病毒肺炎疫情流行期间,有些患者尚在住院治疗中,其结局尚未出现,如果按这些患者均没有死亡来计算,可能会低估病死率。应该在研究所涉及的所有病例均已出现结局后再计算病死率。而对于病程长的疾病,这一点很难做到,一般用某年患某病的全部患者中因该病死亡者的比例来估算。

2. 应用　病死率揭示确诊某疾病的死亡概率,表明疾病的严重程度,也可反映医疗水平和诊断能力,通常多用于急性传染病,较少用于慢性病。一种疾病的病死率在流行过程中可因病原体、宿主和环境之间的平衡发生变化而变化。在比较不同医院的病死率时,须格外小心。因为医疗设备较先进、规模较大的医院接受的危重型患者比规模较小的医院要多,因而前者有些疾病的病死率可能高于后者。所以用病死率评价不同医院的医疗水平时,要注意病情轻重等的可比性。

在使用病死率的概念时,应注意与死亡率的区别,不要混淆。比如狂犬病的病死率为100%,而死亡率却很低。如在严重急性呼吸综合征(SARS)流行的初期,有人错将SARS的"病死率为4%左右",说成"死亡率为4%左右"。

四、生存率

生存率（survival rate）是指某病患者从观察开始到某时点仍处于存活状态的概率。

$$生存率 = \frac{至少到某时刻（t_i）仍存活的人数}{观察起点（t_0）上存活的人数}$$

式（12-16）

生存率反映了疾病对生命的危害程度，可用于评价某些病程较长的疾病的远期疗效，常应用于在某些慢性病（如癌症、慢性心血管疾病、结核病等）的研究中。

第四节　寿命相关指标

期望寿命（life expectancy，LE）是指在各年龄组死亡率保持现有水平不变的情况下，同时期出生的一批人平均可存活的年数。相对于死亡率等传统分析指标，期望寿命相关的指标不易受人口年龄结构的影响，且易于被非专业人士理解，因此在疾病负担的评估中的应用越来越广泛。2023 年 10 月 12 日，国家卫生健康委员会发布的《2022 年我国卫生健康事业发展统计公报》显示，中国居民人均预期寿命由 2020 年的 77.93 岁提高到 2021 年的 78.2 岁。

一、寿命相关指标分类

1. 健康期望寿命（healthy life expectancy，HLE）　是指在考虑到患病率、不同健康状况和死亡率等的情况下，某年龄人群在健康状态下预计能存活的年数。健康期望寿命可反映个体在完全健康状态下生存的平均年数。世界卫生组织发布了《2023 世界卫生统计报告》，从 2000 年至 2022 年，全球出生时预期寿命由 2000 年的 66.8 岁增加到 2022 年的 73.3 岁；预期健康寿命由 58.3 岁增加到 63.7 岁，与出生期望寿命相比，意味着 2022 年全球人口平均约有 9.6 年在不完全健康的状态下度过。

2002 年，健康期望寿命和伤残进程国际网络（REVES）研究者 Robine 对 HLE 相关指标进行了梳理，按是否有权重调整将 HLE 分为健康状态期望寿命和健康调整期望寿命两大类，见表 12-4。

表 12-4　健康期望寿命指标分类

指标分类	指标分类依据	具体指标
健康状态期望寿命	国际疾病分类	无病期望寿命
	国际功能、残疾和健康分类	无残疾期望寿命
		活动期望寿命
	健康状况自评	自评健康期望寿命
健康调整期望寿命	健康状况权重调整	伤残调整期望寿命
		质量调整期望寿命

（1）健康状态期望寿命（health state expectancy，HSE）：是指在特定健康状态下的生存年数，不同研究可选择不同的健康状态作为其评价终点，如无特定疾病、残疾或日常活动能力受限等。

（2）健康调整期望寿命（health-adjusted life expectancy，HALE）：是将疾病或残疾导致的不完全健康状态下的生存年数排除在外，个体可在完全健康状态下生存的平均年数。相比健康状态期望寿命，健康调整期望寿命对人群死亡率及不同健康状态或疾病的现患率和严重程度更加敏感，能更全面地反映人群健康水平。目前常用的具体指标有伤残调整期望寿命（disability-adjusted life expectancy，DALE）和质量调整期望寿命（quality-adjusted life expectancy，QALE）。伤残调整期望寿命被研究得较多。WHO 在《2000 年世界卫生报告》中首次将伤残调整期望寿命作为人群平均健康水平的衡量指标。《2001 年世界卫生报告》中，WHO 将衡量指标由伤残调整期望寿命调整为健康调整期望寿命。

2000—2004 年，WHO 连续 5 年使用 Sullivan 法计算了 191 个成员的健康调整期望寿命，将其作为卫生目标考核的主要指标之一。

2. 寿命损失指标　健康寿命年表示人群在健康状态下预计能存活的年数，但仍不能直观展示不同疾病导致的人群寿命、健康以及健康寿命的损失大小。常用的有关寿命损失的指标包括潜在减寿年数（PYLL）、伤残调整寿命年（DALY）、质量调整寿命年（QALY）等。

二、主要寿命相关指标

（一）健康调整期望寿命（HALE）

1. 定义　指在当前的死亡和疾病风险下，经过权重调整后，处于某确切年龄的个体在完全健康状态下的预期生存年数。

根据健康期望寿命资料类型的不同，相对应的计算方法可分为两大类：第一类针对横断面资料，计算方法有沙利文法和等级隶属 GOM 模型；第二类针对纵向资料，计算方法有多状态生命表法和微观仿真法。目前，WHO 和欧盟等国家在疾病负担研究中进行不同国家间的比较时，多依据沙利文法，因此，下文对该方法进行简单介绍，其他具体方法请参考相应文献。

沙利文法的主要原理是将平均健康值纳入生命表。nLx 为在年龄 x 和年龄 $x+n$ 之间的年龄间隔内生存的总人年数。健康调整人年数为 1 减去人均非健康生存年数或伤残生存年数（YLD）。

调整后 nLx 为：

$$nLx_{adjusted} = nLx \times (1 - YLD) \qquad 式（12-17）$$

用调整后 nLx 值重新计算生命表的其余部分。将高于该年龄组的所有年龄区间的健康调整人年（nLx）求和，计算出每个年龄组在特定年龄区间内及以上的健康调整人年，Tx 为超过 x 岁的总人年数。每个年龄组 $i[1\cdots t]$，其中 t 是最终年龄组：

$$Tx_{adjusted} = \sum_{i}^{t} nLx_{adjusted} \qquad 式（12-18）$$

通过将每个年龄组的调整后 Tx 除以 Lx（超过 x 岁的总人数）来计算健康调整期望寿命：

$$HALE = \frac{Tx_{adjusted}}{Lx} \qquad 式（12-19）$$

2. 应用

（1）在考虑患病率、不同健康状况和死亡率等的情况下，对不同人群以及同一人群不同时间的健康状况进行比较，从而确定和定量衡量人群中健康状况及其差异等情况。如 2000 年全球健康调整期望寿命为 58.6（56.1~60.8）岁，2019 年增加到 63.5（60.8~66.1）岁，从 2000 年到 2019 年全球 202 个国家和地区中的健康调整期望寿命有所增加。

（2）对人群中非致死性疾病对健康的影响给予关注，为确定卫生服务和卫生规划的重点提供信息，为卫生部门的重点研究和发展目标提供信息。

（3）在成本-效益分析中分析卫生干预的益处。

（二）潜在减寿年数

1. 定义　潜在减寿年数（potential years of life lost，PYLL）是指某年龄组人群某病死亡者的期望寿命与实际死亡年龄之差的总和，即死亡所造成的寿命损失。它以期望寿命为基础，计算不同年龄死亡造成的潜在寿命损失年，强调早死对健康的影响，定量地估计疾病造成早死的程度。

PYLL 计算时对每例死亡计算死亡年龄与潜在寿命上限之差，再取总和。PYLL 是根据死亡年龄对期望寿命的影响这一原理提出的，即：当平均死亡年龄大时，死亡年龄对期望寿命影响较小；当平均死亡年龄小时，死亡年龄对期望寿命的影响则较大。该指标在考虑死亡数量的基础上，以期望寿命为基准，进一步衡量死亡造成的寿命损失，强调了早亡对健康的损害。所以有人认为 PYLL 的计算应从 1 岁算起，以防止婴儿死亡对其影响太大。用潜在减寿年数来评价疾病对人群健康影响的程度，能消除死亡者年龄构成的不同对预期寿命损失的影响,可用来计算不同疾病或不同年龄组死者总的减寿年数。

2. 计算公式

$$PYLL = \sum_{i=1}^{e} a_i d_i$$

式(12-20)

式中,e为预期寿命(岁);i为年龄组(通常计算其年龄组中值);a_i为剩余年龄,$a_i = e - (i + 0.5)$,其意义为:当死亡发生于某年龄(组)时,至活到e岁时,还剩余的年龄。由于死亡年龄通常以上一个生日计算,所以尚应加上一个平均值0.5岁;d_i为某年龄组的死亡人数。

PYLL是绝对数,受人口数量的影响,不同人群比较时可以用PYLL率,其计算方法为(PYLL/人口数)×K,系数K可以是1 000‰或100 000/10万等。

3. 应用　该指标自1982年由美国疾病控制中心(CDC)提出后,现已在世界范围内广泛应用。PYLL是人群疾病负担测量的直接指标,也是评价人群健康水平的重要指标,可用于衡量某种死因对一定年龄组人群的危害程度,比较不同原因所致的寿命减少年数。其主要用途如下。

(1)比较不同病因或疾病引起的寿命减少年数。如表12-5为1999年及2018年天津市居民死亡率及PYLL率,结果标化死亡率排在前5位的分别是脑血管疾病、心脏病、恶性肿瘤、呼吸系统疾病及损伤和中毒,而标化PYLL率排在前5位的分别是脑血管疾病、恶性肿瘤、心脏病、损伤和中毒及呼吸系统疾病。尽管恶性肿瘤的标化死亡率比心脏病高,但恶性肿瘤的死亡年龄低于心脏病,因此恶性肿瘤的标化PYLL率的顺位排在心脏病前面。同样,损伤与中毒的标化PYLL率的顺位排在呼吸系统疾病前面,而标化死亡率呼吸系统疾病排在损伤和中毒前面。

(2)可用于某一地区不同时期或不同地区间的比较。对不同疾病连续多年计算PYLL可了解疾病寿命损失的变化趋势。每种疾病的平均死亡年龄不同,PYLL的值亦不同。在对同一种疾病的死因构成与潜在减寿年数进行比较时,其顺位也常有差异。由表12-5可见,天津市1999年至2018年近20年间,除了恶性肿瘤外,其他疾病的PYLL率均明显下降,尤其是脑血管疾病。

(3)确定重点卫生问题的潜在减寿年数可帮助筛选确定重点卫生问题或重点疾病,同时也适用于防治措施效果的评价和卫生政策的分析。

PYLL的优点是计算简便、易于理解、结果直观,但也有很大的局限性,如只能反映疾病负担的一种形式或结局(如死亡)的情况,对超过期望寿命的死亡却难以评价其疾病负担。如计算老年人的死亡时,超过平均期望寿命上限的老年人死亡对指标没有贡献,而这与事实不符,而且也无法反映社会对老年人健康的重视及卫生资源对老年人的分配情况。

(三)伤残调整寿命年

1. 定义　伤残调整寿命年(disability adjusted life years,DALY)是指从发病到死亡所损失的全部健康寿命年,包括因早死所致的寿命损失年(YLL)和因疾病所致伤残引起的健康寿命损失年(YLD)两部分。DALY是一个定量计算各种疾病导致的早死与伤残对健康寿命年所造成的损失的综合指标,是将早死造成的健康损失和伤残造成的健康损失两者结合起来加以测算的。在研究人类疾病负担的过程中,为了克服通常方法存在的片面性、主观性及局限性,在世界银行和世界卫生组织的主导下,Murray及Lopez两位学者提出了DALY这一指标,并开始应用于全球疾病负担的分析。

疾病可给人类健康带来包括早死与伤残(暂时失能与永久残疾)两方面的危害,这些危害的结果均可减少人类的健康寿命。定量地计算某个地区某种疾病对健康寿命所造成的损失,便可以科学地指明该地区危害健康严重的疾病和主要卫生问题。这种方法可以科学地对发病、残疾和死亡进行综合分析,因此DALY是用于测算疾病负担的主要指标之一。

2. 应用

(1)应用DALY从宏观的角度去认识疾病和控制疾病十分重要。该指标既可用于跟踪全球或一个国家或某一个地区疾病负担的动态变化,监测其健康状况在一定期间的改进,还可用于对已有措施

表 12-5　1999 年和 2018 年天津市居民不同死亡原因的死亡率及 PYLL 率

疾病分类	1999 年				2018 年			
	死亡率 (/10 万)	标化死亡率 (/10 万)	PYLL 率 (/10 万)	标化 PYLL 率 (/10 万)	死亡率 (/10 万)	标化死亡率 (/10 万)	PYLL 率 (/10 万)	标化 PYLL 率 (/10 万)
传染病和寄生虫病	5.07	4.17	100.06	89.64	3.00	1.70	65.48	46.62
恶性肿瘤	111.88	90.70	2 096.28	1 753.48	177.88	85.95	3 232.29	1 785.15
血液病和免疫系统疾病	1.07	0.95	30.41	29.93	1.54	0.86	31.96	25.49
糖尿病	13.54	10.83	213.37	173.97	25.27	11.35	395.70	205.27
精神疾病	3.22	2.70	71.19	63.74	1.66	0.75	25.84	16.85
神经系统疾病	7.60	6.30	127.00	119.10	13.84	6.42	207.37	150.96
心脏病	150.81	120.01	2 052.94	1 673.23	209.45	85.82	2 668.74	1 343.41
脑血管疾病	157.31	125.23	2 196.82	1 768.19	155.85	67.52	2 169.84	1 080.00
呼吸系统疾病	71.60	56.71	772.60	641.98	44.69	17.54	504.24	238.18
消化系统疾病	14.20	11.50	265.77	221.46	14.49	6.74	243.06	141.81
肌肉骨骼和结缔组织疾病	0.73	0.62	23.34	21.15	1.97	1.00	38.48	25.27
泌尿生殖系统疾病	10.05	8.29	201.22	177.12	6.00	2.94	107.97	65.36
妊娠期,分娩期和产褥期并发症	0.08	0.08	3.70	3.73	0.02	0.02	0.90	0.97
围生期情况	4.07	6.50	308.45	493.25	1.42	1.59	73.58	82.07
先天畸形	3.26	4.62	219.44	323.40	1.62	1.72	81.42	94.11
诊断不明	5.18	4.03	48.02	40.54	4.21	2.56	97.33	77.34
其他疾病	14.72	11.62	180.40	153.38	18.94	7.50	225.16	130.03
损伤和中毒	30.39	28.62	1 101.69	1 123.96	33.49	20.34	753.34	656.51
合计	604.78	493.48	2 564.97	2 552.39	715.34	322.32	2 851.83	1 956.84

NOTES

的实施效果进行初步的评价,评价医疗卫生干预措施的有效性。

（2）对不同地区、不同对象(性别、年龄)、不同病种、不同影响因素以及同一病种不同时期等的DALY 分布进行分析,可以帮助确定危害严重的高发地区、重点人群、主要病种、主要危险因素及其变化等,为确定防治重点及研究重点提供重要信息依据。如 2019 年我国所有卒中风险因素的归因 DALY 为 40.55 万(95%CI 34.89~46.23),2019 年男性的主要危险因素是高收缩压、环境颗粒物污染、吸烟和高钠饮食,2019 年女性的主要风险因素是高收缩压、环境颗粒物污染、高体重指数(BMI)和高钠饮食(表 12-6)。

表 12-6   2019 年中国按卒中危险因素分类的可归因 DALY

卒中危险因素	DALY（95%CI）		
	合计	男性	女性
环境或职业风险			
环境颗粒物污染	12 847（10 372~15 357）	7 957（6 073~9 871）	4 891（3 742~6 151）
固体燃料造成的家庭空气污染	3 248（1 665~5 497）	1 701（757~3 069）	1 547（815~2 502）
高温	42（−35~179）	26（−21~116）	16（−13~67）
低温	3 986（2 950~5 237）	2 456（1 753~3 336）	1 530（1 099~2 051）
铅暴露	2 650（1 603~3 792）	1 828（1 135~2 607）	822（436~1 254）
吸烟			
本人吸烟	10 099（8 318~12 172）	9 019（7 223~11 011）	1 080（840~1 370）
吸二手烟	1 948（1 409~2 569）	855（579~1 184）	1 093（783~1 444）
饮食风险			
高红肉饮食	4 941（3 262~6 554）	3 045（1 914~4 196）	1 897（1 232~2 580）
高钠饮食	9 990（4 492~16 397）	6 817（3 264~11 043）	3 173（1 053~5 828）
低纤维饮食	926（221~1 884）	542（125~1 141）	384（93~804）
低水果饮食	2 601（1 341~4 279）	1 626（834~2 753）	975（482~1 641）
低蔬菜饮食	124（89~202）	74（50~127）	50（35~79）
低谷物饮食	1 061（257~1 636）	608（149~965）	453（113~709）
低体力活动	656（102~1 916）	295（37~969）	360（62~970）
饮酒	3 749（2 570~5 117）	3 540（2 360~4 865）	209（40~405）
生理因素			
空腹高血糖	7 533（5 073~11 086）	4 528（2 986~6 781）	3 006（1 948~4 491）
高胆固醇血症	4 428（2 418~7 710）	2 430（1 353~4 274）	1 998（1 006~3 563）
收缩压高	25 176（20 272~30 148）	15 003（11 241~18 824）	10 174（7 670~12 790）
高体重指数	8 188（3 891~13 434）	4 999（2 303~8 263）	3 189（1 484~5 383）
肾损伤	3 673（2 904~4 452）	2 003（1 511~2 520）	1 670（1 276~2 114）
合计（所有危险因素）	40 554（34 894~46 233）	24 471（20 050~29 381）	16 083（13 202~19 060）

续表

卒中危险因素	DALY（95%CI）		
	合计	男性	女性
风险因素聚类 *			
空气污染	16 095（13 485~18 895）	9 658（7 742~11 758）	6 437（5 248~7 790）
非最适温度	4 026（3 022~5 283）	2 481（1 770~3 345）	1 545（1 115~2 082）
吸烟	11 677（9 752~13 938）	9 569（7 674~11 701）	2 108（1 669~2 647）
饮食风险	16 729（11 517~22 375）	10 742（7 373~14 763）	5 987（3 889~8 481）
行为风险	25 254（20 354~30 596）	17 535（13 999~21 554）	7 719（5 597~10 219）
环境或职业风险	20 266（17 179~23 407）	12 319（9 998~14 923）	7 947（6 416~9 539）
代谢风险	31 582（26 245~36 814）	18 680（14 763~22 960）	12 902（10 208~15 689）

注：* 空气污染包括环境颗粒物污染和固体燃料造成的家庭空气污染；非最适温度分为低温和高温两种；吸烟也包括吸二手烟；饮食风险包括高红肉饮食、高钠饮食、低纤维饮食、低水果饮食、低蔬菜饮食、低谷物饮食和饮酒；行为风险包括吸烟、饮食风险和低体力活动；环境或职业风险包括空气污染、非最适温度和铅暴露；代谢风险包括空腹高血糖、高胆固醇血症、收缩压高、高体重指数、肾功能受损。

（3）可进行成本-效果分析，研究不同病种、不同干预措施挽回一个 DALY 所需的成本，以求采用最佳干预措施来防治重点疾病，使有限的资源发挥更大的挽回健康寿命年的效果。

（四）质量调整寿命年

质量调整寿命年（quality adjusted life year，QALY）是一种健康状态和生命质量的综合测量指标。其基本思想是把生存时间按生存质量高低分为不同阶段，将每阶段用生命评价方法得出的各种功能状态或不健康状态的效用值（参考尺度 0~1.0，"0" 表示死亡，"1.0" 表示完全健康）作为不同的权重，便可计算各种状态下的生存年数的加权值，从而得到质量调整寿命年。1 个 QALY 反映一个健康生存年，即它可反映在疾病状态下或干预后剩余（经过调整）的健康寿命年数。这一指标是 20 世纪 80 年代后期才发展并逐步完善起来的。通常认为它是一个正向的指标。QALY 的计算公式为：

$$QALY=生命年数×生命质量权重 \qquad\qquad 式（12-21）$$

计算生命质量权重是计算 QALY 的关键。如在健康状态的效用值（权重）为 0.5 的状态下，生存 2 年便等于 1 个质量调整寿命年。该方法可用于卫生服务先后排序标准的制定，也可通过计算某治疗能为患者增加多少个质量调整寿命年而对治疗进行评价。

第五节　疾病相关频率资料的收集

疾病相关频率测量的关键是需要有足够的关于疾病与健康的有价值的信息资料。信息资料主要通过描述流行病学方法，包括疾病监测（surveillance）、现况调查、常规资料等获取。继而，依据所获得的数据、信息资料计算疾病相关频率指标，描述疾病在不同人群、不同地区、不同时间的分布情况。本节简要介绍疾病监测、临床资料的收集、人口学资料的收集及疾病统计，其他方法请参阅其他章节及相关书籍。

一、疾病监测

1. 定义　主要针对疾病的发生和死亡的监测活动，称为疾病监测。以往主要是对传染病的监测。随着疾病谱、死亡谱及病因的改变，监测内容从传染病扩展到慢性非传染病，乃至伤害、行为因素、环境因素、食品与营养以及药物不良反应等，逐渐形成公共卫生监测。而疾病监测则是公共卫生监测的重要组成部分。公共卫生监测是在人群中长期、系统、持续地收集有关健康事件、卫生问题的资料,经过科学的分析和解释后,获得重要的公共卫生学信息,并及时反馈给需要这些信息的人或机构,用于指导制定、完善和评价公共卫生干预措施与策略的过程。

疾病监测主要包括传染病监测、慢性非传染病监测和死因监测等。监测最关键的是连续地收集资料。一次性的调查或单项调查研究不能称为监测。

2. 监测目的　包括以下几点:①估计人群中疾病发生的频率及其在人群、时间、地区的分布,动态地监测疾病发展的趋势。②通过对人群中发病率、现患率变化的长期监测的分析,评价干预措施的效果。③确定某病的高危人群和低危人群,为制定合理的干预措施提供依据。④确定影响疾病传播、蔓延和发生发展的危险因素。⑤为制定防治策略,确定重点疾病。

3. 分类

（1）根据监测的人群可分为一般人群监测和哨点监测。

1）一般人群监测:是对某一人群中疾病分布、长期变化趋势进行监测,以了解人群中疾病分布的变化规律。我国现行的传染病疫情报告制度即属于这种监测方式,其不足是耗资、耗人力、质量难以控制,难以进行主动监测和收集更为详细的专门信息资料。

2）哨点监测:为了更清楚地了解疾病在不同地区、不同人群的分布,以及相应的影响因素,根据被监测疾病的流行特点,选择若干有代表性的地区或人群,依据标准化的工作程序和指标,系统地收集有关资料。

在全国疾病监测系统中,哨点的选择应按以下原则进行:首先是分层原则,其目的是保证样本在不同卫生状况地区的人口比例与全国相似,如可根据一定指标将城市、农村再细分为不同类型的城市、农村。其次是保证地理分布的均衡性。最后是要有可行性。由于监测工作是对该地区长期的观察,而不是进行一次性的地区调查,所以所选的地区必须具备一些基本条件:即该地区须得到领导重视并且组织健全、有保证正常工作的条件(如交通条件),以便检查、培训,还要有经过培训、素质较高、工作主动的工作人员,否则收集不到所需要的信息资料,不能反映真实情况。在同类地区允许有不超过 15% 的监测点因不能胜任工作而进行调换。

（2）根据上下级单位的监测情况分为被动监测和主动监测。

1）被动监测(passive surveillance):是指下级单位常规地将监测数据资料向上级机构报告,上级单位属被动接受,如我国的法定传染病监测信息系统、突发公共卫生事件报告系统等。

2）主动监测(active surveillance):是指根据特殊需要,上级单位亲自调查收集或要求下级单位尽力去收集有关数据资料,如为修正传染病报告监测数据所开展的传染病漏报调查就属于主动监测。传染病暴发流行时,为全面了解疾病流行情况,可采取主动监测,如 2003 年我国针对 SARS 流行状况开展的主动监测。

（3）根据所监测疾病的种类可分为传染病监测和慢性非传染病监测。

1）传染病监测:每个国家都有其各自规定的不同监测病种。截至 2020 年 2 月 4 日,我国的法定传染病共 40 种,其中甲类传染病 2 种,乙类传染病 27 种,丙类传染病 11 种。甲类传染病包括鼠疫、霍乱,因其传染性强、病死率高、易引起大流行,所以应对其采取强制管理措施。乙类传染病 27 种,其危害较甲类稍小,为严格管理的传染病;其中,对传染性非典型肺炎和炭疽中的肺炭疽采取甲类传染病的预防、控制措施。丙类传染病共 11 种,为监测管理的传染病。WHO 将疟疾、流行性感冒、脊髓灰质炎、流行性斑疹伤寒和回归热列为国际监测的传染病。

传染病监测的主要内容包括:传染病的发生和诊断情况;传染病的"三间分布"及其动态变化情况;人群免疫水平及其变动情况;病原体的血清型或基因型、毒力耐药性等及其变动情况;动物宿主和媒介昆虫的种类、分布,其病原体携带状况及其变动情况;传染病流行状况的预测以及干预措施实施的效果等。同时也包括监测地区的社会经济发展水平等。

2）慢性非传染病监测:慢性非传染病监测日益受到人们重视,不同国家、不同地区的监测内容不同,我国已开始对恶性肿瘤、心血管疾病、高血压、出生缺陷等进行监测。根据不同监测目的,其监测内容也不同。如我国的恶性肿瘤登记报告与疾病监测类似,按一定的组织系统连续地收集、保存、整理恶性肿瘤的发生、诊断、现患、病理分期、治疗方法、生存、死亡等情况并进行分析和评价。

4. 疾病监测系统可提供的基础资料

(1) 人口学资料:包括人口总数、年龄构成与性别比例;劳动力总数、就业人数及职业分类;人口密度;人口出生率及死亡率;育龄人口生育率、计划生育率、人口增长率。

(2) 基本健康水平资料:粗死亡率、新生儿死亡率、婴儿死亡率、儿童死亡率、期望寿命;法定传染病的发病率和死亡率;主要职业病的患病率;女性主要所患疾病的患病率;儿童、青少年主要疾病的发病率、患病率;死因构成;低体重新生儿的出生比例;幼儿及少年生长发育情况。

(3) 社会经济学资料:国内生产总值和人均国内生产总值(gross national product,GNP)、人均收入、人均消费水平及家庭卫生保健费用开支、文化水平和受教育情况、住房条件等。

(4) 卫生资源及卫生服务资源资料:卫生保健机构数、设施数、床位数、医药卫生保健人员数及结构比例、医疗保险制度、各类医疗保健卫生费用支付的比例、人均医疗卫生服务人口数及服务半径、卫生经费来源及投入总数、人均支付费用金额、人均门诊费用、住院费用、医疗卫生保健机构基本设备水平及利用率、免疫规划覆盖率、特殊疾病的防治状况、新生儿保健率、儿童保健率、孕妇保健率等。

5. 基本步骤

(1) 收集资料:根据疾病监测目的全面收集相关监测资料,包括医院、诊所、化验室的发病报告资料,疾病流行和暴发的报告资料及流行病学调查资料,实验室调查资料(如血清学调查、病原学分离等资料),个案调查资料,人群调查资料,死亡登记资料,动物宿主及媒介昆虫的分布资料,暴露地区或监测地区的人口资料,生物制品及药物应用的记录资料和防治措施等其他有关资料。

(2) 资料分析:将所收集的资料进行统计分析,计算相关指标并加以解释,揭示疾病分布特征及其变动趋势,以及影响疾病分布及其变动的因素。同时考虑各种因素对疾病监测结果的影响,对统计分析的结果作出正确、合理的解释。

(3) 信息交流与反馈:监测的结果以不同的形式,包括杂志(电子)、工作总结报告、网络信息等定期发布。将资料分析结果上报并通知有关单位和个人,以便采取相应防治措施。

二、临床资料的收集

1. 临床资料的来源与种类　临床资料范围很广,其中主要是关于疾病的诊断、治疗及患者个体特征、医疗服务等方面的资料。按其来源可分为以下两类。

(1) 经常性资料:①医院日常医疗工作记录:门诊病历、住院病历、健康检查记录、病理检查、各种物理学检查及医学检查记录、孕产妇保健记录、新生儿健康监测记录等;②统计报表:法定传染病报表、职业病报表、医院工作报表等。

经常性资料优点是资料容易获得、可作动态分析、进行多项目分析比较。缺点是资料出自不同的医务人员,质量不一致,可靠性差;可能有信息缺失、资料所收集的时间限制,因而完整性存在一定问题;另外,常因诊断、治疗等标准不一致,仪器、试剂、方法、条件等不同给资料的统计分析和比较造成困难。

(2) 一时性资料:是根据研究目的的需要,进行专门调查或实验而收集资料。如调查异位妊娠的危险因素,探讨某外科手术后伤口感染的原因,评价一种新的诊断试验的应用价值等。其优点是收集所需的资料系统、完整,并且进行了一定质量控制,保证资料的可靠性。缺点是需较大的人、财、物力。

2. 临床资料的测量方法和影响因素　临床资料的测量方法包括:①查体法,即视、触、叩、听、嗅等;②仪器测量法:包括超声、心电图、X线、同位素、CT、内镜等;③实验室检测法:通过基础化学、生物化学、微生物学、血清学、免疫学等实验对血、尿、粪便、骨髓及其他组织进行检查;④询问法:症状评定、问卷、心理学和精神病学测量等。影响测量质量的因素:①患者的生物学变异,患者的各种生理状态除了受疾病本身影响,还可能受环境(如海拔、失重等)、气候(季节性)、生活状况(运动、饮食等)影响;②医生的差异,医生的诊治水平等会影响各种测量的准确性;③实验室条件,检测方法等均可导致测量结果的差异。

三、人口学资料的收集

主要是收集人口数量、组成及其变动的相关资料,以了解居民健康状况及社会生活条件对居民健康的影响。人口学资料可分为以下两类。

1. 人口静态资料　是指对某一时间断面上相对静止的人口状态进行描述的资料。其资料主要来源包括人口普查和日常人口登记制度。人口普查可获得某一时间断面上的人口数。实际工作中,不仅需要人口总数,也需要不同分组的人口数。分组可按人口自然属性如不同年龄、性别分组,分为不同年龄、性别的人口数,也可按人口社会属性如不同经济收入水平、职业、文化水平等进行分组。

2. 人口动态资料　是指对一定时间内由于出生、死亡和迁移等的变动而变化的人口状态进行描述的资料。其资料主要来源也包括人口普查和日常人口登记制度。动态变化包括机械变动和自然变动。在医学中应用较多的是自然变动,该指标是表示人口自然变动的指标,可分为表示出生、死亡、平均寿命及再生育水平等4类。例如:我国近50年来人口死亡率急速下降;20世纪60—70年代出现出生率高峰,之后出生率开始明显下降;近年我国人口年龄构成出现中老年人口比重激增的明显变化。

四、疾病统计

疾病统计是指通过对人群中某种疾病资料的搜集、整理和分析,取得某种疾病在人群中存在、发生的频度和特征的数量指标,用以研究居民健康状况的一种重要方法。通过疾病统计能摸清疾病在人群中发生、流行的规律和对居民健康和劳动能力的影响程度,以及居民的健康水平和自然、社会生活方式等对疾病发生及蔓延的影响。做好疾病统计工作必须具备下列3项条件。

1. 要有一个统一的、较完整的、得到人们公认的国际疾病分类(International Classification of Diseases,ICD),这样才能使疾病统计资料得以正确地整理,并使其资料更具可比性。

疾病分类是按照既定的统一标准,将疾病、损伤和死因纳入相应类目的一种系统分类。ICD可用于对记载在多种类型的健康和生命记录上的疾病和其他健康问题进行分类。ICD的目的是允许对不同国家或地区及在不同时间收集到的死亡和疾病数据进行系统的记录、分析、解释和比较。ICD将疾病诊断和其他健康问题用字母和数字进行编码,从而易于对数据进行储存、检索和分析,并可提供相应的其他健康状况信息。对于流行病学和许多健康管理问题来说,ICD已成为国际标准的诊断分类。它适用于对各人群的一般健康状况分析和对疾病发病和患病的监测等。

虽然统一的疾病分类对不同地区间疾病和死因资料的比较提供了便利和可能,但是随着科学的进步和发展,人们对疾病和死因的认识也在不断发生变化,新的认识、新的病种也在不断出现,这些体现了重新制定或修改分类标准的可能性与必要性。ICD自创建以来,约每隔10年修订一次。2019年5月25日,第72届世界卫生大会审议通过了《国际疾病分类第十一次修订本(ICD-11)》,首次纳入起源于中医药的传统医学章节,这是我国政府与中医专家历经十余年持续努力所取得的宝贵成果。我国现行的疾病分类标准主要是ICD-10。

ICD-10的创新之处在于其采用了一种字母和数字编码方案,即第一位使用一个英文字母,后面跟着3个数字,其中最后一位在一个小数点之后。因此可能的编码数字范围从$A_{0.00}$到$Z_{99.9}$。其效果是使编码框架的容量比ICD-9扩大1倍多,并使绝大多数疾病能使用唯一的一个或一组字母来编码,每个字母后对应100个三位数类目。在可使用的26个字母中,已使用了25个,字母U被留作增加和更改使用。编码U_{00}~U_{49}用来暂时分配给某些病因不明的新疾病。编码U_{50}~U_{99}可用于研究,如为了一个特殊项目而检验一种替代的亚分类时。ICD-10共分为21章。

2. 正确地规定疾病统计指标,以便从几个必要的方面反映疾病统计本身的一些特征。

3. 正确地安排收集疾病统计资料的程序,以保证取得完整、可靠的原始资料。

疾病负担有效性的估计,取决于流行病学调查资料和人口资料的准确性。由于评价疾病负担所需的资料很多,即便在发达国家,流行病学所需的资料仍有许多空白,在发展中国家更是有许多资料是不可靠的。所以,保证资料的质量是进行各种调查的前提。

(赵亚双)

思考题

1. 试述疾病频率测量的主要作用。
2. 试述发病率与患病率的联系与区别。
3. 试述死亡率与病死率的联系与区别。
4. 试述潜在减寿年数的定义及应用。
5. 试述伤残调整寿命年(DALY)的定义及应用。

第十三章
临床经济学评价与临床决策分析

　　临床经济学评价是将卫生经济学的原理和方法应用于评价临床诊断、预防和治疗技术与措施的经济学效果，找出影响合理利用有限资源的因素，指导临床医生在临床实践中作出决策。临床经济学分析的主要评价方法有成本最小化分析、成本-效果分析、成本-效益分析和成本-效用分析。

　　临床决策分析（clinical decision analysis）是为了提高临床决策的科学性，以各种概率数量为依据，以策略论和概率论的理论为指导，经过一定的分析、计算，使复杂的临床问题数量化，从而选出最佳行动方案。临床决策分析常用的方法包括决策树分析法、阈值分析法和综合分析法。在评价临床决策研究成果的使用价值时，需要分析所有的收益、风险、代价，然后进行综合评价。临床决策分析通常用于改进疾病的诊断、帮助临床医生选择合理的治疗方案、对疾病的预后进行评估、对个人患病风险进行评估等。

第一节　临床经济学评价

一、概述

（一）定义

　　卫生经济学（health economics）是多种经济学科在卫生领域中的应用，与医学、卫生学、人口学、社会学也有着密切的联系。卫生经济学在发展过程中又产生若干分支，包括临床经济学、保健经济学、卫生计划经济学、卫生技术经济学、医院经济管理学、医学经济学等。临床经济学（clinical economics）评价是临床医生应用经济学的原理和方法评价临床诊断、预防和治疗技术与措施的经济学效果，找出影响合理利用有限资源的因素，指导临床医生在临床实践中作出决策。临床医生在选择一项医疗措施的时候，不仅要注意其临床结果，如有效率、治愈率、灵敏度、特异度，更需要注意该措施可否提高患者的生活质量以及所花费的医疗成本。

　　无论是发达国家还是发展中国家，其历史经验都表明，可以用于卫生行业的资源是有限的，而且世界人口数量在不断增加，人口结构越来越趋于老龄化。因此，目前越来越多的国家的卫生行业共同面临的一个非常重要的问题就是如何合理分配有限的卫生资源，使之能够得到最大限度、最有效率的利用，从而更好地满足人们对卫生服务的需求，更好地提高人群的健康水平和生存质量，提高人口的平均预期寿命。采用卫生经济学方法，对各项卫生规划或卫生活动进行比较和评价，为决策者提供依据，选择能够充分利用资源的最佳方案，从而避免浪费与损失。

（二）意义和目的

　　1. 意义　卫生费用上涨是全球都面临的棘手问题。卫生资源的适度投入是提高国民健康水平的重要一环，进而能够促进社会经济的发展，但是卫生费用不合理的快速增长不仅成为国家政府的负担，也给社会和个人带来沉重压力。

　　2. 目的

　　（1）论证可行性：通过卫生经济学的理论和方法论证某卫生规划或卫生活动实施方案是否具有经济可行性，即通常所说的该方案是否合算。

（2）比较解决同一健康问题的各个方案：解决同一健康问题可能会有多种方案，通过卫生经济学评价对这些方案予以比较，从中选择出解决该健康问题的最佳方案。

（3）比较解决不同健康问题的各个方案：各个卫生规划或卫生活动方案所解决的问题不尽相同，通过卫生经济学评价比较各个方案，可以从经济学的角度确定哪个方案最有意义、最有价值，优先实施。

（三）方法

1. 成本 一般而言，在卫生经济学评价中，将成本（cost）分成直接医疗成本（direct medical cost）、直接非医疗成本（direct non-medical cost）、间接成本（indirect cost）和无形成本（intangible cost）四类。

2. 主要评价方法

（1）成本最小化分析（cost-minimization analysis，CMA）：是在效果、效用和效益没有差别的条件下，选择成本低的方案，这是一种特例。

（2）成本-效果分析（cost-effectiveness analysis，CEA）：是将某卫生规划或卫生活动每个方案的成本与效果相联系进行分析与评价，效果通常指临床结局指标。

（3）成本-效益分析（cost-benefit analysis，CBA）：是将某卫生规划或卫生活动每个方案的成本与效益相联系进行分析与评价，效益采用货币形式表示结果。

（4）成本-效用分析（cost-utility analysis，CUA）：是将各个卫生规划或卫生活动实施方案的成本与效用联系起来考虑，从而比较、评价、选择各种不同的方案。在某种意义上，成本-效用分析是成本-效果分析的一种发展，是在考虑效果的同时考虑了生命质量指标。成本-效用分析在进行产出测量时，把各个不同方案的不同结果都转化为效用指标，比如质量调整寿命年、失能调整寿命年、质量调整预期寿命等。

（四）应用的领域

1. 应用于预防保健领域 对于某种疾病可以有不同的预防措施或者不同的干预人群，通过经济学评价可以选择最为经济的预防保健措施，或者选择最需要实施预防保健措施的人群，从而使相同的资源使用获得最大的收益。

2. 应用于技术评估领域 当今世界高科技日新月异，现代化的诊疗技术层出不穷，令人难以抉择。经济学评价可以使人们了解各项新技术的花费以及对个体健康状况的改善程度，从而选择适宜的新技术；同时评价影响新技术推广的因素，为定价或者服务支付者购买服务提供参考。

3. 评价并比较疾病的各种治疗方案以选择最佳方案 对于同一种疾病可以有不同的治疗方案，利用卫生经济学评价方法进行成本-效用分析，为临床选择提供依据。

4. 应用于药品研究领域 药物经济学从经济学的角度，将治疗疾病药品的花费与治疗疗效相联系，比较可以治疗相同疾病的不同药品，或者比较治疗不同疾病的不同药品，由此得出相关结论，为决策部门分配资源和患者选择治疗方案提供依据。

5. 评价并比较各项投资方案协助决策 面对各种健康问题，人们有各种各样的解决方案有待投资和实施。比如为解决同一健康问题，可以加强预防保健领域的投资，也可以增加医疗领域的投资；在医疗领域，既可以加强专科医院的建设，也可以加强社区卫生站的建设。但是卫生资源是有限的，卫生事业管理者和决策者可以通过卫生经济学评价的方法决定优先投资领域和投资方案，从而使有限的资金可以取得最大的收益。

（五）评价的步骤

1. 明确研究问题 要明确研究目的、研究对象和目标人群，还应明确评价的用途和干预措施的适用人群，确定纳入标准和排除标准。

2. 选择合适的研究角度 研究角度包括社会、卫生保健系统、第三方付费者（医疗保险）、卫生服务提供者和患者等多个方面。不同的研究角度纳入的成本不同，研究者应根据研究目标确定其研究角度,推荐采用社会角度,评价报告中必须清楚阐明研究角度。

3. 确定对照   理想情况下某一干预措施应该与目前最适用于成本-效果分析的方法进行比较,一般是与常规治疗或成本最低的治疗方法比较。

4. 选择研究设计与分析方法   根据研究目的和对象选择现在最适用的研究和分析方法,从而获得科学的结论。

5. 确定评价的成本范围   应根据不同的研究角度确定成本的范围。成本可分为直接成本和间接成本,两者又分别包括卫生服务系统内和卫生服务系统外的成本。卫生服务系统内的直接成本指直接与治疗干预有关的固定及可变成本,如预防、诊断和治疗成本等;卫生服务系统外的直接成本指与治疗干预有关的非医疗成本,如患者的交通费、营养费等。卫生服务系统内的间接成本指由于治疗干预而节约或增加的其他医疗成本,包括健康寿命年延长时期内与干预有明确直接关系的医疗成本;卫生服务系统外的间接成本主要是生产力损失的成本,也包括其他成本(如健康宣教)。从社会角度出发,评价的成本范围至少应包括直接成本和卫生系统外的间接成本。

6. 结果测量   首选临床终点效果指标(如发病率、死亡率)以及健康相关生命质量(如采用疾病通用量表、疾病专用量表),来进行结果测量和干预措施效果估计。疾病治疗的各种效益的测量方法有人力资本法、陈述偏好法(包括意愿支付法和意愿接受法)和显示偏好法。效用测量多采用质量调整寿命年、伤残调整寿命年等指标。

7. 进行贴现   如果研究的时间超过1年,就应该对成本进行贴现(discount),参考银行利率,比如当前推荐采用3%的贴现率,并进行贴现率为0~10%变化时的敏感性分析。

8. 计算平均和增量成本效果比   计算平均和增量成本效果比,可以用相对数对不同单位的方案进行直接比较。

9. 敏感度分析   对计算成本和效果的各种参数、贴现率都可进行敏感度分析。在参数较少时采用单纯法和极端值分析法,在参数较多和模型设计时采用蒙特卡罗模拟(Monte Carlo 模拟)进行概率敏感度分析。

10. 撰写研究报告   根据投入和产出分析的结果及其判别原则,确定待评价的方案的可行性,或者从多个备选方案中选择一个最佳方案,分析和报告评价结论。

(六) 卫生经济学评价要点

1. 卫生经济学评价的意义

(1)卫生经济学评价与每个国家的整体规划有关。比如某国家目前最需要解决的问题是教育问题,那么在国家的宏观规划中,卫生行业的规划及活动无论从经济学评价的角度看上去多么合理、多么值得实施,也需要与教育问题相协调,甚至作出让步。

(2)卫生经济学评价与卫生行业的整体规划有关。比如之前卫生行业制定的目标是全球消灭天花,由于目前天花的病例数已经非常少,而大规模监测需要花费很高的费用,这些费用如果投入其他领域可能获得的产出会更明显,因此从经济学的角度考察,大规模监测天花病例似乎不太合理。但是即便这样,仍然从卫生行业整体规划进行考虑,从而花费大量的费用用于监测天花。不同时期的目标会发生变化,整体规划也会随之变化。

(3)卫生经济学评价与人群以及国家的价值取向有关。前面所述的国家和卫生行业的规划重点本身就是与人群以及国家的价值观相联系的。有的价值观是目前已经在所有人群或国家中达成共识的,比如充分利用资源、避免浪费、使有限的资源发挥最大的作用;有的价值观在不同的人群或地区还存在分歧,比如如何对待脆弱人群、精英人群,不同社会阶层之间的健康寿命年是否相同,同一人群中成年人、儿童和老年人的健康寿命年是否相同,现在的一个健康年是否等于将来的一个健康年。所有这些问题都可以借鉴卫生经济学定性评价,通过定性的方法予以确定。

2. 卫生经济学评价的分析角度   卫生经济学评价可以从多种角度进行,比如从医院的角度、从政府的角度、从社会的角度或从个人的角度。从什么角度分析对理解一项研究的结果非常重要,因此在进行分析评价之前,应该首先确定评价分析的角度。

3. 卫生经济学评价受时间的影响　通常卫生经济学评价中涉及的方案可能会持续几年甚至几十年,在不同的时间发生的投入和产出所具有的经济学意义是不同的。因此在进行投入和产出的比较时,应该将不同时间发生的投入和产出折算为同一时间的投入和产出,也就是消除时间对投入和产出的影响,从而便于进行比较。

（1）资金的时间价值:即考虑时间对资金的影响,时间对资金的影响主要表现为资金的时间价值。资金的时间价值是不同时间的等额资金在价值上的差别,也就是说,一笔数额确定的资金所具有的经济价值随着时间的不同而不同。例如,5年后的1万元钱与现在的1万元钱,虽然数值上相等,但是它们所具有的经济学价值是不相等的。为了便于比较,在进行经济学评价时应该考虑资金的时间价值,进行资金的等值计算。资金的等值计算包括6种:整付终值计算、整付现值计算、等额分付终值计算、等额分付偿债基金计算、等额分付现值计算和等额分付资本回收计算。其中整付现值计算使用得最为广泛,它表示资金发生在一个时点,把将来某一时点的资金金额换算为现在的等值金额,又称为"折现"或"贴现",换算出的现在时点的等值金额称为"现值"。整付现值的计算公式为:

$$P=\frac{F}{(1+i)^n}$$
式（13-1）

式中,P为现在的资金额（本金）;F为n年后的资金额（本利和）;$\frac{1}{(1+i)^n}$为整付现值系数;i为年利率;n为时间间隔。

（2）生命的时间价值:即考虑时间对生命的影响。卫生规划或卫生活动的最终目标是提高健康水平、改善生活质量,因此在许多分析中使用生命年、质量调整寿命年或伤残调整寿命年等来表示卫生规划或卫生活动的产出。但是未来一年的生命与现在这一年的生命所拥有的价值也是不一样的。为了便于比较,在进行经济学评价时应该将不同时间发生的以各种生命年表示的产出都放在同一时间点上进行比较,也就是说需要考虑生命的时间价值。由于生命与健康的特殊性,关于时间贴现的要求不如货币的时间贴现严格。

4. 敏感性分析是卫生经济学评价中一个不可缺少的部分　由于测量和计算过程中存在着一定程度的不确定性,通过敏感性分析可以评价改变假设条件或改变在一定范围内的估计值是否会影响结果或结论的稳定性,使研究者重视重要参数对评价结果的影响,从而便于对分析结果进行修正。

二、成本测量

（一）成本的概念

成本（cost）是商品经济的价值范畴,是商品价值的组成部分。人们要进行生产经营活动或达到一定的目的,就必须耗费一定的资源,包括人力、物力和财力,其所耗费资源的货币表现及其对象化称为成本。并且随着商品经济的不断发展,成本概念的内涵和外延都处于不断的变化发展之中。

中国成本协会2005年发布的《成本管理体系　术语》［CCA2101:2005（A/0）］标准中的第2.1.1条中对"成本"的定义是:"为过程增值和结果有效已付出或应付出的资源代价。"该标准还对其中的概念作了解释:"'应付出的资源代价'是指应该付出、但目前还未付出、而且迟早要付出的资源代价。""'资源代价'是一个总合的概念。"资源指的是"凡是能被人所利用的物质",在一个组织中资源"一般包括:人力、物力、财力和信息等资源"。该定义的成本是广义的概念,不是狭义的概念。

（二）成本的含义

成本有3个方面的含义:第一,成本属于商品经济的价值范畴,即成本是构成商品价值的重要组成部分,是商品生产中生产要素耗费的货币表现;第二,成本具有补偿的性质,它是为了保证企业再生产而应从销售收入中得到补偿的价值;第三,成本本质上是一种价值牺牲,它作为实现一定的目的而付出资源的价值牺牲,可以是多种资源的价值牺牲,也可以是某些方面的资源价值牺牲,甚至从更广的含义看,成本是为达到一种目的而放弃另一种目的所牺牲的经济价值,在经营决策中所用的机会成本就有这种含义。成本的构成内容要服从管理的需要,并且随着管理的发展而发展。通常成本的构成内容主要包括:①原料、材料、燃料等费用,体现商品生产中已耗费的劳动对象的价值;②折旧费用,体现商品生产中已耗费的劳动对象的价值;③工资,体现生产者的必要劳动所创造的价值。

(三) 成本的分类

成本按照多种概念有多种相应的分类方法,临床经济学评价常用的成本分类方法有如下分类。

1. 直接成本和间接成本   根据生产费用计入产品成本的方式划分为直接成本(direct cost)和间接成本(indirect cost)。

(1)直接成本:指在成本核算中可以直接计入某一成本核算对象的费用,反映的是卫生服务成本,指的是卫生项目实施和卫生活动直接消耗的资源或所花的代价,即将资源用于直接提供疾病预防、诊断、治疗、服务等花费的成本。临床经济学评价中常用直接医疗成本和直接非医疗成本,前者包括疾病诊治所需的药品花费、检查花费等的成本,后者包括为就医所需的交通费、餐费、住宿费等的成本。

(2)间接成本:指在成本核算中不能直接计入成本核算对象,而必须按一定的标准分摊于不同成本核算对象的费用,反映的是社会成本,是由于疾病而丧失的资源。间接成本是卫生活动的实施与开展过程所引起的间接的代价,如医院的行政管理成本、辅助科室成本、固定资产折旧等。

2. 固定成本和可变成本   按成本与医疗服务量的关系分为固定成本(fixed cost)和可变成本(variable cost)。固定成本指成本总额在一定时期和一定业务范围内,不受业务量增减变化的影响而固定不变的那部分成本。可变成本指成本总额随业务量增减而变化的那部分成本。

3. 有形成本和无形成本   有形成本(tangible cost)是在实施或接受医疗服务中所消耗的产品或服务的成本,其特点是伴随着资源的耗费而发生。无形成本(intangible cost)是由疾病引起的或由实施医疗服务引起的患者及其家属在躯体或精神上的不便、痛苦、忧虑或紧张等负性情绪波动,以及意愿相悖、声誉受损或社会不安定等。无形成本又称隐性成本,其特点是发生并不伴随资源的耗费。

4. 疾病成本和治疗成本   疾病成本(cost of illness)是疾病的经济负担,即疾病造成的资源耗费和代价,包括疾病导致的生产能力丧失或失能、死亡的损失、患者及其家属的误工损失,以及疼痛或痛苦等无形成本等。治疗成本(cost of therapy)是为诊断、治愈、缓解、控制疾病所消耗的资源或代价。

5. 机会成本和沉没成本   机会成本(opportunity cost)是将某种具有多种用途的有限资源用于某种特定用途时所放弃的,但置于其他用途时可能带来的最大收益。当面临多个选择机会时,因选择了某个机会而不得不放弃其他机会,因而放弃了利用其他机会可能获得的收益,在所放弃的所有机会中可能获得的最大收益就是所作选择的机会成本。沉没成本(sunk cost)是以往发生的、与当前决策无关的成本。

(四) 成本分析

在进行卫生经济学评价的过程中,一旦评价的目的和待评价的方案确定后,最主要的部分就是测量投入和产出,以及将投入和产出相联系进行分析评价。成本测量就是投入测量。投入是指为实施某项方案所使用的全部资源,包括人力资源、物质资源等,通常用货币的形式来表示。

成本分析(cost analysis)指利用成本核算资料及其他有关资料,全面分析成本水平及其构成的变动情况,研究影响成本升降的各个因素及其变动的原因,寻找降低成本的规律和潜力。通过成本分析可以正确认识和掌握成本变动的规律性,不断挖掘内部潜力,降低产品成本,提高经济效益;通过成本分析可以对成本计划的执行情况进行有效的控制,对执行结果进行评价,肯定成绩,指出存在的问题,以便采取措施,为编制下期成本计划和作出新的决策提供依据,给未来的成本管理指出努力的方向。医疗服务成本的分析是对服务项目的实际成本进行分析,其目的在于了解医疗卫生机构的成本现状和趋势,认识成本变动的规律,寻求挖掘潜力的措施、途径和方法,努力降低医疗成本。在效果相同的情况下比较不同措施的成本投入,又称为成本最小化分析(CMA)。

三、成本-效果分析

(一)效果测量

效果测量就是产出测量。广义地讲,效果指的是相关卫生规划或卫生活动的方案实施后所取得的结果,可能是好的结果,也可能是不好的结果。比如,实施预防接种可以提高人群对传染病的免疫力,从而降低传染病的发病率,这是该卫生规划的方案实施后取得的好的结果;如果在预防接种的过程中,某些原因造成冷链中断或疫苗污染,由此引发不必要的传染病流行,该卫生规划就取得了不好的结果。

狭义地讲,效果是指好的、有用的结果,也就是能够满足人群需要、给人们带来好处或满足感的结果。通过卫生规划或卫生活动的方案实施,各种健康指标、卫生问题改善指标和服务利用指标等的改善等都属于这个范围。效果指标既可以是绝对指标,比如就诊人次数的增加、早期诊断例数的增加、治愈患者数的增加等;也可以是相对指标,比如床位利用率的提高、发病率的下降、孕产妇死亡率的下降、婴儿死亡率的下降等。后文提到的效果若没有特殊说明,都是指狭义的效果。

(二)成本-效果分析的评价

可以根据成本-效果分析的基本原则对每个方案进行评价,从而确定每个方案是否可行,并且比较各个方案,确定其中的最佳方案。投入与产出相联系进行评价即为成本-效果分析。

(三)成本-效果分析的基本原则

1. 低成本、高效果 相关卫生规划或卫生活动方案的成本尽量低,同时取得的效果尽量好。

2. 成本上限 明确卫生规划或卫生活动方案的实施是否存在成本上限,也就是预算约束。可以想象,实际工作中许多活动都会有预算约束。因为经济学评价的目的之一就是最大限度地利用有限资源,如果不存在预算约束,任何方案都可以随意实施,则没有必要进行经济学评价了。

3. 效果下限 明确卫生规划或卫生活动方案的实施是否存在期望效果下限。制定卫生规划或进行卫生活动时通常期望达到某个效果,否则实施该规划则没有意义,也没有实施的必要性了。

4. 效果的可比性 成本-效果分析中成本采用的是货币形式,而效果却采用的是健康指标、卫生问题改善指标或卫生服务利用指标等。因此,在成本-效果分析过程中,不同方案之间的效果应该具有可比性。

(四)成本-效果分析的方法和举例

成本-效果分析的结果评价方法主要有 3 种。

1. 平均成本效果比法 即每产生 1 个效果所需的成本(如每延续 1 年的生命所花费的货币数)。

2. 额外成本与额外效果比值法 即每产生 1 个额外效果所需的额外成本。

3. 增量成本与增量效果比值法(incremental cost effective ratio) 即当一种治疗手段与其他可替代的治疗手段相比较时,采用不同治疗手段时治疗成本的变化与效果变化的比值。

例 13-1:假设治疗某种疾病可以使用 4 种方案,各种方案所花费的成本及治愈的患者数不尽相同(表 13-1)。试对 4 种方案进行成本-效果分析,选择一个最佳治疗方案。

表 13-1 不同治疗方案的成本与效果

方案	成本/元	效果
方案 1	100 000	治愈 30 例患者
方案 2	150 000	治愈 40 例患者
方案 3	100 000	治愈 40 例患者
方案 4	120 000	治愈 45 例患者

此题的目的是进行成本-效果分析,从该疾病的 4 个治疗方案中选择一个最佳方案。从表 13-1 中可以看出,4 个治疗方案都可以治愈一定例数的患者,都可以产生效果。将 4 个方案按照成本的高低进行排序,从高到低依次为方案 2、方案 4 以及方案 1 和方案 3,其中方案 1 和方案 3 的成本相同,都是 10 万元。首先在方案 1 和方案 3 中进行选择,花费的成本相同,方案 1 可以治愈 30 例患者,而方案 3 可以治愈 40 例患者,因此首先排除方案 1。

在剩下的 3 个方案中,虽然各个方案成本不同,但是可以看出方案 2 和方案 3 的效果相同,都是治愈 40 例患者。根据成本-效果分析的步骤,在效果相同的情况下,排除成本比较高的方案。方案 2 的成本高于方案 3,因此排除方案 2。

目前只剩下方案 3 和方案 4,两个方案的成本和效果都不相同,计算取得单位效果的平均成本为:

方案 3 治愈 1 例患者平均所需要的成本 = 100 000/40 = 2 500.0(元)

方案 4 治愈 1 例患者平均所需要的成本 = 120 000/45 = 2 666.7(元)

根据成本-效果分析步骤,排除平均成本比较高的方案,方案 4 取得单位效果的平均成本高于方案 3,因此排除方案 4。

通过成本-效果分析,该疾病的最佳治疗方案为方案 3。

从方案 3 转变为方案 4,增加效果的同时,也会增加成本。本例中,增加 5 例治愈患者,额外增加 20 000 元的成本,每额外增加 1 例需要增加 4 000 元成本。这是另外一种结果表达方式。

四、成本-效益分析

(一) 效益测量

效益测量即产出测量,效益是将相关卫生规划或卫生活动方案实施所获得的有用结果以货币的形式表达。例如,现有一个卫生规划拟治疗抑郁症患者,经过该规划方案的实施,治愈的抑郁症患者的就医费用,包括诊疗费、住院费、检查费、药品费等各种费用会减少;就医所造成的额外费用,包括市内或远程交通费、额外营养费、外地住宿费等也会减少;由于许多患者原来患病时需要专人看护,治愈后患者本人和负责看护的家庭成员都可以重返工作岗位并获得收入。所有这些减少的费用和增加的收入都是该抑郁症患者治疗规划实施所获得的效益。

(二) 成本-效益分析的评价

可以根据成本-效益分析的评价原则对每个方案进行评价,从而确定每个方案是否可行,并且比较各个方案,确定最佳方案。

(三) 成本-效益分析的基本原则

1. 低成本、高效益　相关卫生规划或卫生活动实施方案的成本尽量低,同时取得的效益尽量好。

2. 效益的货币表达形式　成本-效益分析中,卫生规划或卫生活动实施方案的产出是用效益来描述,以货币形式来表达,因此可以直接比较各个方案本身的成本与效益。

3. 同期比较　对于某一具体的方案,应该考虑在方案周期内所有的资金发生情况,包括所有的成本投入和效益产出。一般考虑只有当所获得的总效益不低于同期所投入的总成本时该方案才是可行的。

4. 比值　在进行不同方案之间的比较时,可以首先计算各个方案的效益与成本的比较值,然后再将各个方案的"比较值"进行比较,该"比较值"越大,该方案从成本-效益分析的角度上看就越有意义、越有价值,可以确定为优选方案。

5. 时间价值　由于各个方案的成本和效益可以发生在不同的年份,因此需要考虑资金的时间价值。通过年利率将各年的成本和效益都折算为同一基准年的现值,从而便于进行不同方案之间的比较。

6. 可比性　只要卫生规划或卫生活动的效果可以转化为货币的形式,就可以利用成本-效益分析方法比较不同卫生规划或卫生活动的方案,并选择最佳方案,并不要求方案所取得的效果具有可比性。

(四) 成本-效益分析的方法和举例

成本-效益分析的方法是计算"比较值"的方法,包括净现值法、净年值法、效益-成本比法和内部收益法等,本章主要介绍净现值法和效益-成本比法。

1. 净现值法

(1)定义:净现值(net present value)法是按照一定的年利率,计算卫生规划或卫生活动各个方案在实施周期内各年所发生的所有成本的现值之和与所有效益的现值之和,再计算效益现值和与成本现值和的差,该差值即为净现值,记为 NPV。值得注意的是,净现值的计算实际上就是整付现值计算的应用。

(2)计算公式:

$$NPV = B - C = \sum_{t=0}^{n}\frac{B_t}{(1+i)^t} - \sum_{t=0}^{n}\frac{C_t}{(1+i)^t} = \sum_{t=0}^{n}\frac{B_t - C_t}{(1+i)^t} \qquad \text{式}(13\text{-}2)$$

式中,B 表示所有效益现值和;B_t 表示在第 t 年发生的效益;C 表示所有成本现值和;C_t 表示在第 t 年发生的成本;i 表示年利率;n 表示规划或活动实施周期。

通过公式可以看出,净现值实际上也是各年净效益(效益与成本之差)的现值和。

(3)评价原则:①方案的可行性:如果 NPV >0,表示在考虑资金时间价值的情况下,该卫生规划或卫生活动实施方案所获得的总效益大于投入的总成本,可以接受该方案;如果 NPV <0,表示在考虑资金的时间价值的情况下,该卫生规划或卫生活动实施方案所获得的总效益小于投入的总成本,除非是特别的卫生需求,一般不可以接受该方案。②最优方案:比较多个卫生规划或卫生活动的实施方案,NPV 最大的方案为最优方案,可以作为决策的参考依据之一。

例 13-2:某医院拟购买一台磁共振仪,表 13-2 为预计今后 4 年内各年的成本投入和效益产出。试用净现值法评价该医院是否应该购买一台磁共振仪(按照年利率为 10% 计算)。

表 13-2　某医院购买核磁共振方案的净现值计算　　　　　　　　　　单位:万元

时间	成本额	效益额	成本现值	效益现值	净效益现值
第 0 年	2 000	0	2 000.0	0.0	−2 000.0
第 1 年	500	1 500	454.5	1 363.6	909.1
第 2 年	500	1 500	413.2	1 239.7	826.5
第 3 年	500	1 500	375.7	1 127.0	751.3
第 4 年	500	1 500	341.5	1 024.5	683.0
合计	4 000	6 000	3 584.9	4 754.8	1 169.9

根据表 13-2 所给出的资料,首先计算各年成本现值和效益现值:

第 0 年(现在)的成本现值为当年发生的实际数额 2 000 万元

第 1 年成本现值 $= F \times (1+i) - 1 = 500 \times (1+0.1)^{-1} = 454.5$(万元)

第 2 年成本现值 $= F \times (1+i) - 2 = 500 \times (1+0.1)^{-2} = 413.2$(万元)

依此类推,第 3 年和第 4 年的成本现值分别为 375.7 万元和 341.5 万元

各年发生的成本现值和 $= 2\,000 + 454.5 + 413.2 + 375.7 + 341.5 = 3\,584.9$(万元)

同理,各年的效益现值如表 13-2 第 5 列所示,各年发生的效益现值和为 4 754.8 万元。

净现值(NPV)=效益现值和 – 成本现值和 $= 4\,754.8 - 3\,584.9 = 1\,169.9$(万元)

由上面的计算得出该方案的净现值为 1 169.9 万元,大于 0,因此购买磁共振仪的方案可以接受。

需要说明,此例中对这一方案仅仅从成本与效益的角度考虑,没有考虑替代方案,也没有考虑地区医疗服务需求。在估计效益时,间接获益也需要具体考虑。

2. 效益-成本比法

(1)定义:效益-成本比(benefit-cost ratio)法是按照一定的年利率,计算卫生规划或卫生活动实施方案周期内各年所发生所有成本的现值之和与所有效益的现值之和,再计算效益现值和与成本现值和的比,所获得的比值即为效益-成本比,记为 BCR。

(2)计算公式

$$BCR = \frac{B}{C} = \frac{\sum_{t=0}^{n} \frac{B_t}{(1+i)^t}}{\sum_{t=0}^{n} \frac{C_t}{(1+i)^t}}$$　　　　　　式(13-3)

式中,BCR 表示效益-成本比;B 表示所有效益现值和;B_t 表示各年发生的效益实际数额;C 表示所有成本现值和;C_t 表示各年发生的成本实际数额;i 表示年利率;n 表示时间间隔。

(3)评价原则:①方案的可行性。如果 $BCR>1$,表示在考虑资金时间价值的情况下,该卫生规划或卫生活动的实施方案所获得的总效益现值大于投入的总成本现值,可以接受该方案;如果 $BCR<1$,表示在考虑资金时间价值的情况下,该卫生规划或卫生活动的实施方案所获得的总效益现值小于投入的总成本现值,不可以接受该方案。②最优方案。比较多个卫生规划或卫生活动的实施方案,BCR 最大的方案为最优方案。

例 13-3:对例 13-2 的资料试用效益-成本比法,评价该医院是否应该购买一台磁共振仪(假设年利率为 10%)。

根据公式 13-3,计算效益成本比:

$$BCR = \frac{B}{C} = \frac{\sum_{t=0}^{n} \frac{B_t}{(1+i)^t}}{\sum_{t=0}^{n} \frac{C_t}{(1+i)^t}} = \frac{0+1\,363.6+1\,239.7+1\,127.0+1\,024.5}{2\,000+454.5+413.2+375.7+341.5} = \frac{4\,754.8}{3\,584.9} = 1.33$$

根据效益-成本比法的判别原则,$BCR=1.33>1$,该方案可以接受,因此该医院可以购买一台磁共振仪。可以看出,通过效益-成本比法所得出的结论与使用净现值法分析所得出的结论是一致的。另外,通过公式也可以看出,当 $BCR>1$ 时,效益现值和大于成本现值和,可以得出净现值大于 0,因此在进行评价时,如果论证某一方案的可行性,效益-成本比法与净现值法的结论是一致的。如果根据效益-成本比法确定某方案是可以接受的,使用净现值法得出的结论也是可以接受该方案的。

五、成本-效用分析

(一)效用测量

效用测量就是产出测量,效用指人们所获得的满足感。不言而喻,各种卫生规划和卫生活动,甚至整个卫生行业的最终目标都是提高人群的健康水平和生活质量,使人们获得更大的满足感。只有达到这个目标,卫生规划和卫生活动才是最终有意义的。目前常采用质量调整寿命年和伤残调整寿命年等指标来反映生命的挽救、延长和生命质量的改善带给人们的效用。这些效用指标选择的假设前提是生命的挽救、延长和生命质量的改善可以带给人们满足感。

(二)成本-效用分析的评价

在某种意义上,成本-效用分析是成本-效果分析的一种发展。成本-效用分析在进行产出测量时,把各个不同方案的不同结果都转化为效用指标,比如质量调整寿命年、失能调整寿命年、伤残调整寿命年等。由于各个方案的结果都使用一致的指标来表示,并将这些指标与成本相联系,对方案进行评价,因此更便于比较不同健康问题的解决方案,不像成本-效果分析那样需要严格要求方案效果的可比性。

（三）成本-效用分析的基本原则

1. 以质量调整寿命年为效用指标

（1）概念：生命年作为效用指标没有考虑生存质量差异所造成的人们满足感的差异，可以采用质量调整寿命年（quality adjusted life year，QALY）来弥补这个缺点。计算不同生命质量（健康状况）的存活年数相当于多少生命质量（健康状况）为完全健康状态下的存活年数，再与生命数相乘，计算所得的生命年数为质量调整寿命年，用于表示各个卫生规划或卫生活动的方案实施后所获得的效用。

可以赋予不同的生活质量（健康状况）以不同的质量权重，完全健康的质量权重为 1，死亡的质量权重为 0，其他生活质量的权重介于 0 与 1 之间。通过使用不同健康状况的质量权重，可以将不同健康状况的生命年数转化为统一的质量调整寿命年。来自世界银行经济发展学院的资料，Ross 按疾病伤残等级及痛苦等级，将人们生活的生理质量和心理质量结合起来，提出了不同健康状况的质量权重，见表 13-3。

表 13-3 Ross 提出的不同伤残和痛苦等级的质量权重评价表

伤残等级	痛苦等级			
	A（无）	B（轻度）	C（中度）	D（重度）
I	1.000	0.995	0.990	0.967
II	0.990	0.986	0.973	0.932
III	0.980	0.972	0.956	0.912
IV	0.964	0.956	0.942	0.870
V	0.946	0.935	0.900	0.700
VI	0.875	0.845	0.680	0.000
VII	0.677	0.564	0.000	−1.486
VIII	−1.028			

注：I，无伤残；II，轻度社会交往能力丧失；III，重度社会交往能力丧失或轻度劳动能力丧失，除重活外，能做所有的家务；IV，工作或劳动严重受限制，但能外出购物和做较轻的家务；V，不能受雇做任何工作，不能继续接受教育，不能外出购物，但可在别人陪护下外出或散步；VI，轻度生活自理能力丧失；VII，重度生活自理能力丧失，身体活动受限或卧床；VIII，意识能力丧失。

（2）评价原则：①对于某个具体的卫生规划或卫生活动的实施方案，如果该方案的实施可以获得的质量调整寿命年大于 0，那么这个方案是有意义的，可以采纳。②比较不同卫生规划或卫生活动的实施方案，计算各个方案获得单位质量调整寿命年所需要花费的平均成本，平均成本最低的方案是最优的方案，可以优先选择。

2. 以伤残调整寿命年为效用指标

（1）概念：伤残调整寿命年（DALY）指从发病到死亡所损失的全部健康年，包括早死所致的寿命损失年和疾病所致伤残引起的健康寿命损失年两部分，是综合评价各种非致死性健康结果（包括各种伤残状态）与早死效用的指标，可以用来衡量人们生命与健康状况的改善情况。

计算 DALY 的目标与计算 QALY 是一致的，都是为了不仅考虑各种卫生规划或卫生活动对减少早死所作的贡献，而且考虑这些规划与活动对于改善非致死性健康状况所作的贡献。与 QALY 不同的是，DALY 的重点是确定各种状态的伤残权重，而 QALY 的重点是确定各种状态的质量权重。DALY 计算的是健康的损失，而 QALY 计算的是健康的获得。

在确定伤残权重时，主要考虑不同伤残状态对人们生活的影响。不同的疾病、不同的伤残状态可能影响人们不同的具体功能，虽然患者的具体状态不一样，但是疾病和伤残状态对他们的生活所造成的影响却基本相同,因此在确定伤残权重时,可以考虑赋予两个状态以相同的权重。表 13-4 中定义了不同伤残等级的权重,0 为完全健康的权重,1 为死亡的权重,其他各种伤残状态的权重介于 0 与 1 之间,随着伤残程度的加重,伤残对人们生活的影响增加,赋予的权重也增大。

表 13-4   失能权重的定义

伤残等级	描述	权重
一级	在下列领域内至少有 1 项活动受限:娱乐、教育、生育、就业	0.096
二级	在下列领域内至少有 1 项活动大部分受限:娱乐、教育、生育、就业	0.220
三级	在下列领域内有 2 项或 2 项以上活动受限:娱乐、教育、生育、就业	0.400
四级	在下列所有领域大部分活动受限:娱乐、教育、生育、就业	0.600
五级	日常活动如做饭、购物、做家务均需借助工具的帮助	0.810
六级	日常活动如吃饭、个人卫生及大小便均需别人帮助	0.920

世界银行在《1993 年世界发展报告:投资于健康》中正式使用 DALY 来测量全球和各地区的疾病负担。世界各国的许多学者都致力于研究各种疾病所造成的 DALY 的损失。获得各个卫生规划或卫生活动的方案实施所减少的 DALY 损失后,便可以进行相关的成本-效用分析。

(2)评价原则:①对于某个具体的卫生规划或卫生活动的实施方案,如果该方案的实施可以挽救的 DALY 大于 0,那么这个方案是有意义的,可以接受。②比较不同卫生规划或卫生活动的实施方案,计算挽救每一 DALY 损失所需要花费的平均成本,平均成本最低的方案为最优方案,从经济学的角度应该优先选择。③根据《中国药物经济学评价指南(2020)》,应该计算不同方案相对于基础方案的增量成本效用并将其与项目预算进行比较,作出判断。

(四)成本-效用分析的方法和举例

1. 以质量调整寿命年为效用指标

例 13-4:某地有两个卫生规划方案。方案 1 是抢救脑卒中患者,平均每年花费 100 万元可以抢救 60 个患者,患者抢救成功后平均可以存活 10 年,假定抢救成功后的生活状态为 V 级伤残且中度痛苦;方案 2 是抢救妊娠期高血压患者,平均每年花费 80 万元可以抢救 100 个患者,患者抢救成功后平均可以存活 40 年,假定抢救成功后的生活状态为无伤残且中度痛苦。试用成本-效用分析评价两个方案并加以选择(按照年利率为 6% 计算)。

采用 QALY 作为效用指标进行成本-效用分析:

【方案 1】

查表 13-3 得 V 级伤残且中度痛苦的质量权重为 0.900,按照式 13-1,计算整付现值系数为 7.36。

该方案保护的 QALY = 60×7.36×0.900 = 397.4(生命年)

平均保护每一 QALY 的成本 = 100/397.4 = 0.25(万元)

【方案 2】

查表 13-3 得无伤残且中度痛苦的质量权重为 0.990,按照式 13-1,计算整付现值系数为 15.04。

该方案保护的 QALY = 100×15.04×0.990 = 1 489.0(生命年)

平均保护每一 QALY 的成本 = 80/1 489.0 = 0.05(万元)

结论:方案 2 保护每个 QALY 的平均成本低于方案 1,在成本总量控制的情况下,投入决策或者决策比重应该向方案 2 倾斜。

2. 以伤残调整寿命年为效用指标

例 13-5:某地区有两个疾病干预方案可供选择:假定方案 1 干预疾病 A,每年花费 40 万元,可以保护 15 个 DALY;方案 2 干预疾病 B,每年花费 30 万元,可以保护 6 个 DALY。试比较两种方案并选择最优方案。

采用 DALY 作为效用指标进行成本-效用分析：

方案 1 保护 1 个 DALY 的平均成本 = 400 000/15 = 26 666.7（元）

方案 2 保护 1 个 DALY 的平均成本 = 300 000/6 = 50 000（元）

保护 1 个伤残调整寿命年的平均成本方案 2 大于方案 1，从成本-效用分析的角度，方案 1 优于方案 2，应该优先选择方案 1，或者在总量控制的情况下，投入比重向方案 1 倾斜。

第二节　临床决策分析

一、临床决策分析的基本内容

（一）定义

在临床实践中，临床医生经常必须为患者的诊断、治疗作出决定，这些临床决定亦即临床决策（clinical decision）。所谓决策（decision making），就是为达到同一目标在众多可以采取的方案中选择最佳方案。在临床中处理患者的病情时，由于疾病的临床表现复杂多变，诊治方法多种多样，有些药物还可能引起一些不良反应或导致患者的心理变化等，医生必须在综合考虑上述情况后作出全面和合理的选择。

为了提高临床决策的科学性，应该以各种不同临床情况下不同治疗获得不同结局的概率数量为依据，以策略论和概率论的理论为指导，经过一定的分析、计算，使复杂的临床问题数量化，才有可能选出最佳行动方案，这就是临床决策分析。临床决策分析通常用于改进疾病的诊断策略、帮助临床医生选择合理的治疗方案、对疾病的预后进行评估、对个人患病风险进行评估等。

（二）内容

临床医生的主要工作是诊断和治疗疾病。在诊断、治疗疾病的过程中，临床医生经常要作出简单而重要的决定，但作出临床决策实际上要经过一个复杂的过程。首先，临床医生需要收集有关的临床资料，包括病史、体检和实验室检查结果、治疗经过及治疗效果等，然后进行诊断和鉴别诊断，或提出各种治疗方案并进行比较。这一过程需要在拥有上述资料的基础上，综合已有的基础和临床知识、医生的经验、文献报道资料等，在权衡利弊的基础上作出诊断或治疗决策。如果能根据临床医生的临床工作模式建立一套具有可重复性和可操作性的临床决策支持系统，则可以使医生的临床决策更加科学化，使更多的临床医生可以充分利用著名专家的经验、最新的科研成果，更好地指导临床实践。

（三）研究设计和临床资料收集

除了临床研究设计应达到的基本要求外，临床决策研究设计还应满足以下特殊的要求。

1. 临床决策研究的对象　临床决策的研究对象要与应用的目标人群一致，即研究人群应有良好的代表性。

2. 数据完整性　临床决策研究中需要建立判别模型，许多复杂的多因素判别模型要求每位研究对象的预测变量和结果变量都是完整的，尽可能减少数据缺失以保证临床决策研究的质量。

3. 模型验证　用于建立判别模型的研究对象在统计学上称为训练样本。用训练样本建立的判别模型在临床决策应用中能否达到预期目的需要验证。有两种验证方法：一种是将建立判别模型时使用的训练样本回代入判别模型中，评价每个病例的预测结果与真实结局是否一致，用灵敏度、特异度、准确度等指标评价判别模型的优劣。用训练样本回代方法获得的验证概率在统计学中称为先验概率，即验证概率源于已经有学习经验的训练样本。另一种是收集一个与训练样本类似的人群，称为验证样本，将验证样本的数据代入判别模型，同样采用灵敏度、特异度、准确度等指标评价判别模型的优劣。此时用于验证模型判别效果的验证样本事先并没有被学习过，因而称为后验概率。后验概率与临床决策研究结果应用的实际情况非常相似，因而可以作为评价临床决策模型优劣最主要的依据。

4. 同等对待研究对象　为了得到可以重复的个体化的预测结果，临床判别研究特别要注意临床研究数据的质量,必须同等对待每一位研究对象。这意味着研究中每位研究对象应该得到相同的检查和临床处理,并采用相同的观察方法收集和记录资料。

（四）决策分析研究的评价

1. 灵敏度和特异度　判别模型能否满足临床工作的需要取决于其灵敏度和特异度,人们通常希望判别模型的灵敏度、特异度和可靠性在80%以上,如果能达到90%,甚至95%以上,则判别模型指导临床工作的意义就比较明确,出现错误的概率就很小。

2. 临床决策研究的应用范围　临床决策研究直接为临床工作服务,评价研究结果时要注意研究的目标人群、合格人群和研究对象是否与临床工作的实际需要一致。从研究对象的入选标准和排除标准来分析,疾病的诊断越明确,就越可以降低疾病错分的概率;对研究合格人群和研究对象的定义越明确,就越可以减少选择偏倚;研究对象入选的限制条件越少,包括的人群范围就越广,临床决策研究的应用价值就越大。

3. 收益与风险/成本的评价　收益（benefit）包括正确诊断、改进疗效、减少副作用等。用数学的语言可以解释为提高正确诊断的概率、提高使用最佳治疗方案的概率、降低副作用发生的概率等。常见的风险（risk）有诊断错误、使用不合理的治疗造成疗效不佳或发生副作用等。成本（cost）主要是指费用的投入、仪器设备的损耗等。在评价临床决策研究成果的使用价值时,可以列出所有的收益、风险、成本,然后进行综合评价。

4. 可行性评价　临床决策方案是否可行最终将影响决策研究成果能否在实际工作中得到应用,是否为患者和医生所接受。

二、临床决策分析的方法

（一）决策树分析法

1. 适用范围　科学的决策是临床医生的一项重要职责。在临床实践中,常常是已制订出若干个可行性诊治方案,分析一下患者的状况,大部分条件都是已知的,但还存在一定的不确定因素。每个方案的执行都可能出现几种结果,各种结果的出现各有一定的概率,医生决策存在着一定的胜算,也存在着一定的风险。这时,决策的标准只能是期望值,即各种状态下的加权平均值。针对上述问题,用决策树分析法来解决是一种好的选择。决策树一般都是自上而下生成的。每个决策或事件（即自然状态）都可能引出两个或多个事件,导致不同的结果,把这种决策分支画成图形很像一棵树的枝干,故称为决策树。临床医生在诊疗过程中通常采用分层的方法,犹如一棵不断分叉的树,将临床医生考虑的临床问题以决策树来表达进行分析的方法称为决策树分析法。

决策树分析法一般用于急性或者有明确转归的疾病。对慢性反复发作的疾病,因其变化复杂或者反复发作,一般采用Markov模型等更复杂的处理方法,本文不作介绍,可以参考相关文献或者教材。

2. 决策树的组成　决策树（decision tree）由结节和分支组成。结节（node）包括决策结节（用○表示）和状态结节（用□表示）,分支（branch）包括决策分支和状态分支。决策树的构成有4个要素:①决策结节;②方案分支;③状态结节;④概率分支。

效用值（utility）是一种表述结局相对优劣的数量化指标,通常可用患者的生活质量的数量化指标乘以生活数量（年）,构成健康结局的数量化指标。例如,以效用值评估生活质量,健康生活的效用值为1,患病的效用值为0.5,残疾的效用值为0.3,死亡的效用值为0。

3. 决策树分析的基本步骤

（1）绘图:根据可供选择的行动方案,绘出决策树图解。

（2）标注:根据文献资料结合临床实践经验,标出决策树各分支的发生概率。

（3）确定效用值:根据对患者的利弊,确定各种结局的效用值。

（4）计算总效用值:依照概率论的原理以及概率的加法定律和乘法定律,采用回乘法,计算各种决策的总效用值。

（5）选择最佳方案：依照决策论的原理，以效用值最大的行动方案或决策为首选。

（6）敏感性试验：基于估计参数（概率、效用值）的不稳定性，变动有关参数，观察其对决策结果的影响，即进行敏感性试验（sensitive test）。

4. 诊断决策分析　以"疑似冠心病患者是否接受运动心电图（exercise electrocardiogram, E.ECG）试验"为例，介绍临床诊断的决策分析。

病例摘要：男性患者，35 岁，"烧心"数年，安静状态下胸痛 6 周，波及上腹部，放射至背部。饱餐后平卧时易发作，无冠心病危险因素暴露史，体格检查阴性。首诊为食管痉挛，估计冠状动脉痉挛的概率为 5%。

运动心电图试验的灵敏度和特异度分别为 60% 和 91%（表 13-5）。关于患者是否应接受运动心电图试验，进行决策分析。

表 13-5　验前概率为 5% 的疑似冠心病患者的 E.ECG 结果

E.ECG 结果	冠脉狭窄 >70%		合计
	是	否	
阳性	30	86	116
阴性	20	864	884
合计	50	950	1 000

根据表 13-5 计算，E.ECG 的灵敏度为 60%，特异度为 91%。

诊断决策分析的步骤如下。

（1）画出决策树（图 13-1），标出不同行动方案及其结局。该患者不作 E.ECG 试验将造成 5% 的漏诊；如果检查，可以获得阳性结果和阴性结果，每个结果都有预测正确和预测错误的可能。

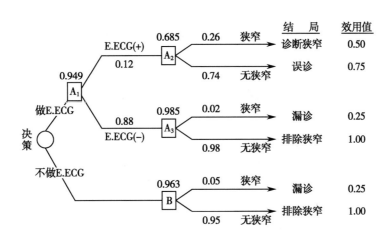

图 13-1　疑似冠心病患者是否接受运动心电图试验的决策树

（2）计算：在状态结节后的分支上标明有关概率，以图 13-1 数据计算。

在状态结节 B 之后，冠脉狭窄的概率为 5%，不狭窄的概率为：100% – 5% = 95%；

状态结节 A_1 后，阳性概率为：116/1 000 ≈ 12%，阴性概率为：884/1 000 ≈ 88%；

状态结节 A_2 后，E.ECG 阳性者患冠脉狭窄的概率为：30/116 ≈ 26%，不患冠脉狭窄的概率为：86/116 ≈ 74%；

状态结节 A_3 后，E.ECG 阴性者患冠脉狭窄的概率为：20/884 ≈ 2%，不患冠脉狭窄的概率为：864/884 ≈ 98%。

（3）在决策树每个结局上标出效用值：决策分析中应尽可能按统一尺度定出不同结局的效用值，本例可排列出 4 种结局，见表 13-6。确定效用值需要参考生活质量和生存期，有一定的难度。为了操作方便，可以人为规定效用值：排除狭窄=1.00，误诊狭窄=0.75，诊断狭窄=0.50，漏诊狭窄=0.25，列入图 13-1 中。

表 13-6　冠心病患者是否接受运动心电图试验的效用值

项目	效用值	说明
排除狭窄	1.00	患者的冠脉无明显狭窄，检查阴性
误诊狭窄	0.75	患者的冠脉无明显狭窄，但检查阳性，因而受到检查所致的痛苦，并经受治疗风险
诊断狭窄	0.50	患者有明显的冠脉狭窄并被诊断发现，经治疗而受益
漏诊狭窄	0.25	失去有效治疗的机会

（4）综合每个结节的效用值与概率：从右到左按回乘法相乘、相加，结果见图 13-1。

A_2 结节处，狭窄诊断的效用值乘以概率：$0.26 \times 0.50 = 0.13$；狭窄误诊的效用值乘以概率：$0.74 \times 0.75 = 0.555$；A_2 结节 E.ECG 检查阳性的期望效用值为：$0.13 + 0.555 = 0.685$；A_2 结节 E.ECG 期望效用值乘以概率为：$0.685 \times 0.12 = 0.082$。

A_3 结节处，狭窄漏诊的效用值乘以概率：$0.02 \times 0.25 = 0.005$；排除狭窄的效用值乘以概率：$0.98 \times 1.00 = 0.98$；A_3 结节 E.ECG 检查阴性的期望效用值为：$0.005 + 0.98 = 0.985$；A_3 结节期望效用值乘以 E.ECG 阴性的概率为：$0.985 \times 0.88 = 0.867$。

A_1 结节处，患者进行 E.ECG 诊断的期望效用值为：$0.082 + 0.867 = 0.949$。

B 结节处，狭窄漏诊的效用值乘以概率为：$0.05 \times 0.25 = 0.012\ 5$；排除狭窄的效用值乘以概率为：$0.95 \times 1.00 = 0.95$；B 结节不作 E.ECG 检查的期望效用值为：$0.012\ 5 + 0.95 = 0.962\ 5$。

（5）决策：取期望效用值最大者（即 B 结节的 0.962 5）为决策的最佳选择，决策是不作 E.ECG 检查。

（6）进行敏感性试验：在此例中，当患冠脉痉挛的概率估计为 10% 时，A_1 结节的期望效用值为 0.918，B 结节的期望效用值为 0.925，因此决策方案不变。如果将误诊冠脉痉挛的效用值规定为 0.90，则 A_1、B 结节的期望效用值均为 0.962，作与不作 E.ECG 检查均可。

5. 治疗决策分析　以"髋关节股骨疾病的治疗效果评价"为例，介绍临床治疗的决策分析。

病例摘要：女性患者，63 岁，有子女 6 人，心绞痛病史 10 年，8 年前因骨关节炎接受髋关节全复位手术，效果良好。近 1 年来髋关节疼痛随负重而加剧。8 个月前曾发生心肌梗死（心前壁），无并发症，但因持续性心绞痛而活动能力明显受限，生活难以自理，坐轮椅就诊。

经医生检查并复习既往病史，认为其髋关节疼痛的病因可能是无菌性髋关节股骨松动，但对治疗方案见解不一。不手术难以解除患者的痛苦，但手术的风险较大，经临床流行病学专家建议，作决策分析。首先分析再次手术的各种结局的概率（表 13-7）。

表 13-7　髋关节股骨疾病再次手术后各种结局的概率

治疗方法	各种结局的概率		
	效果良好	效果不佳但未死亡	手术死亡
髋臼置换	80%	15%	5%
股骨头置换	60%	30%	10%
全置换	45%	40%	15%
不手术	维持现状占 20%	恶化或死亡占 80%	

　　根据估计的参数,绘制决策树图,标出相应的概率。规定相应的效用值为:手术效果良好1.00,手术效果不佳0.25,不手术维持现状0.40,不手术恶化0.20,手术死亡0。

　　经计算,手术的期望效用值为:$(0.80+0.037\,5+0)\times0.25+(0.60+0.075+0)\times0.65+(0.45+0.10+0)\times0.10=0.703$

　　不手术的期望效用值为:$0.08+0.16=0.24$

　　敏感性试验亦不影响决策结果。最后决定采用手术治疗,术后半年患者活动自如,手术效果良好(图13-2)。

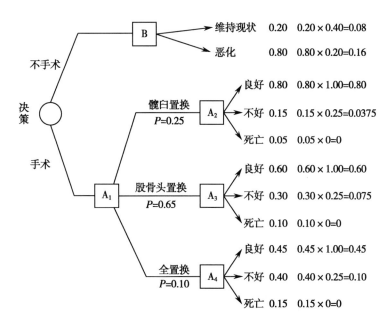

图13-2　髋关节股骨疾病治疗效果评价的决策树

(二)阈值分析法

1. 概念　临床上,有些时候虽然患者经过各种检查,但仍然难以确定诊断,不能肯定是否患有某种疾病,因此不易决定是给予患者治疗好,还是不给予治疗好。此时可以采用阈值分析法进行临床决策,即当患者患某病的概率大于治疗阈值(therapeutic threshold)时,则应该给予患者治疗;当患者患某病的概率小于治疗阈值时,则不给予患者治疗。采用阈值分析法分析的前提如下。

　　(1)诊断不明:患者经过各种检查,常仍难以确定诊断,也没有可以进一步诊断的方法,医生必须在诊断不确定的情况下决定是否给予治疗。

　　(2)单一疾病:只考虑一种疾病,患者患有该病,或不患有该病。

　　(3)有治疗手段:有一种疗效肯定的治疗方法可供采用。

　　(4)益处丧失:确定患该病的人如果不治疗,将失去治疗带来的益处。

　　(5)治疗得失:不患该病的人如给予治疗将遭受某类损害;对患该病者给予治疗虽也有同样的危险,但可从治疗中得到肯定的益处。

2. 阈值公式的建立　根据给予治疗与否的4种结局,患者患病的概率为P,不患该病的概率为$1-P$,绘制出决策树,如图13-3所示。

　　最理想的决策是只治疗患者,而不治疗非患者。但是有时由于难以确定是否真患病,结果会发生未给患者治疗却给非患者治疗的情况。在临床实践中,治疗的收益(B)是给予患者治疗得到的疗效,因此可以用治疗与不治疗的结局效用值之差来表示纯收益。治疗的纯代价(C)是给予非患者治疗而使其遭受的损失,因此可以用未治疗非患者与治疗非患者的结局效用值之差来表示纯代价。根据上述规定,推导出下列公式:

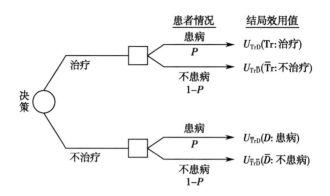

图 13-3   诊断不确定时给予治疗与否的结局决策树

$$纯收益（B）=U_{TrD}-U_{\bar{Tr}D}\qquad\qquad 式（13-4）$$

式中，U_{TrD} 代表治疗患者的结局期望值；$U_{\bar{Tr}D}$ 代表不治疗患者的结局期望值。

$$纯代价（C）=U_{\bar{Tr}\bar{D}}-U_{Tr\bar{D}}\qquad\qquad 式（13-5）$$

式中，$U_{\bar{Tr}\bar{D}}$ 代表不治疗非患者的结局期望值；$U_{Tr\bar{D}}$ 代表治疗非患者的结局期望值。

治疗的期望值（EV_{Tr}）的计算公式如下：

$$EV_{Tr}=P_{U_{TrD}}+(1-P)U_{Tr\bar{D}}\qquad\qquad 式（13-6）$$

不治疗的期望值（$EV_{\bar{Tr}}$）的计算公式如下：

$$EV_{\bar{Tr}}=P_{U_{\bar{Tr}D}}+(1-P)U_{\bar{Tr}\bar{D}}\qquad\qquad 式（13-7）$$

当 $EV_{Tr}=EV_{\bar{Tr}}$ 时，医生对治疗与否的决策保持中立，此时治疗与否的结局相同或相似，将此中立点的患病率（P）值定为治疗阈值，代入式 13-6 和式 13-7：

$$P_{U_{TrD}}+(1-P)_{U_{Tr\bar{D}}}=P_{U_{\bar{Tr}D}}+(1-P)_{U_{\bar{Tr}\bar{D}}}$$

$$P=\frac{U_{\bar{Tr}\bar{D}}-U_{Tr\bar{D}}}{U_{TrD}-U_{\bar{Tr}D}+U_{\bar{Tr}\bar{D}}-U_{Tr\bar{D}}}\qquad\qquad 式（13-8）$$

将 B、C 代入，用 T 代替 P，则治疗阈值的简化公式为：

$$T=\frac{C}{B+C}=\frac{1}{\dfrac{B}{C}+1}\qquad\qquad 式（13-9）$$

当某患者患某病的概率大于 T 时，则应该进行治疗；而当某患者患某病的概率小于 T 时，则不应该进行治疗。由于对于患者患病率、治疗收益和治疗代价的估计不可能十分精确，因此一般情况下得到的治疗阈值是一个估计范围。

3. 例题   对疑似阑尾炎的患者是否应该手术的阈值进行分析。

病例摘要：男性患者，15 岁，右下腹痛持续 2 天，并不断加重。有厌食、但无恶心、呕吐，曾腹泻（每天 2 次），肛表体温 38℃。腹部检查见腹壁广泛紧张，尤以右下部为甚，未触及包块。尿液检查正常；血常规检查白细胞计数为 15×10^9/L，分类稍左移。

临床医生根据病史和症状体征，分析认为该患者患阑尾炎的概率为 0.3，患急性胃肠炎的概率为 0.7。进一步分析对该患者立即手术与继续观察的收益和代价，以死亡的危险性为依据，同时参考手术造成的痛苦、手术费用等其他因素，以存活率为效用值进行决策分析。首先根据文献和经验估计，作出假设：①开腹术的死亡率为 0.1%，则手术的存活率为 99.9%；②阑尾穿孔后经适当治疗，病死率约为 4%；③阑尾穿孔的概率为 50%，如果不立即手术，穿孔的病死率为 4%×50%＝2%。假设延迟手术的概率为 50%，因此延迟必要的手术的总病死率为 50%×2%＝1%，则不立即手术的存活率为 100%－1%＝99%。根据以上假设计算：

收益（B）= 99.9% - 99% = 0.9%

代价（C）= 100% - 99.9% = 0.1%

治疗阈值：
$$T = \frac{C}{B+C} = \frac{0.1\%}{0.9\% + 0.1\%} = 0.1$$

经估计,该患者患阑尾炎的概率为 0.3,高于治疗阈值 0.1,因此应该立即手术。分析此临床决策的收益,阑尾炎手术不仅可以防止死亡,还可以避免腹部粘连、脓肿形成和败血症。不进行阑尾炎手术不仅增加死亡的可能性,还会增加患者的痛苦及手术并发症。

如果还考虑其他因素,进行敏感性试验,假设 B/C 的下限为 4,则重新计算得到治疗阈值为 0.2,依然应该立即手术治疗。说明立即手术的决策是正确的。

（三）综合分析法

1. 概念 对于更为复杂的临床情况,将决策树分析法与阈值分析法结合起来进行临床决策,即为综合分析法。

当临床医生面对难以确诊是否患有某病的患者时,一般有 3 种选择:①对患者暂时不作进一步检查和治疗,而是继续观察后再决定;②对患者作有一定风险的进一步检查,并根据检查结果决定治疗方案;③对患者不作进一步检查,而是直接给予某种治疗。有临床经验的医生一般能够根据以往的经验和认识作出某种决策,并观察其实施后的效果,根据产生的结局对决策加以修正。综合分析法就是将阈值的概念扩大,综合治疗的收益和风险,以诊断检查的灵敏度、特异度和危险性为基础,建立临床决策的两个阈值,即检查阈值和诊疗阈值。

（1）检查阈值（test threshold）即不给予治疗或进行检查后决定是否治疗这两种选择的结局无差别时的疾病概率。一般来说,临床上通过检查确定诊断或排除诊断对患者治疗方法的选择和转归的优劣有直接影响。但多数检查都可能有误诊或漏诊,而且还有一定的费用、时间和健康上的损失。当一种检查方法所造成的得失基本相当时,就每名患者而言,其得失将取决于该患者患某病的概率。在收益与代价相当时,检查与否其结局的效用值相等,此时的疾病概率即为检查阈值。

（2）诊疗阈值（test-treatment threshold）即对患者进行检查后再决定是否治疗或直接给予治疗这两种选择的结局无差别时的疾病概率。如果预计患者患某病的概率小于检查阈值,最佳选择是既不给予检查也不给予治疗;当患者患某病的概率大于诊疗阈值时,最佳选择是直接给予治疗而无须进行检查;只有当患者患某病的概率介于两阈值之间时,才应对患者作进一步检查,并要根据检查结果决定治疗方法。

在未考虑经济代价的情况下,采用综合分析法进行临床决策的前提基本与治疗阈值相同。但应注意,一项诊断试验可以对是否患病提供额外的信息,但也有可能产生假阳性或假阴性结果,因此患者接受诊断性检查时也要冒一定的被漏诊或被误诊的风险。

2. 阈值公式的建立 根据上述概念,设真实患病者为 D,真实未患病者为 $\overline{D}$,检查阳性者为 P^+,检查阴性者为 P^-,然后绘制决策树,如图 13-4。

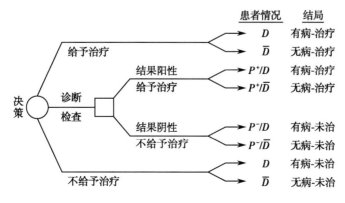

图 13-4 检查与治疗决策树

由于检查阈值是进行检查而后决定是否给予治疗和不给予治疗这两种选择的结局无差别时的疾病概率,诊疗阈值是直接给予治疗和进行检查而后决定是否给予治疗这两种选择的结局无差别时的疾病概率,因此,临床医生可以根据计算出的检查阈值和诊疗阈值以及疾病概率的估计值来决定是否需要进行检查而后决定治疗,或者不进行检查就直接决定是否给予治疗。当两种阈值相同时,决策者应该对决策保持中立态度。这个原则与治疗阈值分析时相同,并且适用于较复杂的情况。

对于图 13-4 所示决策树,每个分支的结局效用值与相应的概率之积为分支的期望值。通过计算治疗、不治疗和检查分支的期望效用值,令其相等时的疾病概率为阈值,再估计疾病概率后进行比较,从而进行决策。在计算时将治疗的收益和风险及检查的风险简化为不同结局的效用值之差。因此,治疗的净收益(B_{rx})是患有某病的人经过治疗与未治疗的结局效用值之差,治疗的净风险(R_{rx})是未患某病的人未接受治疗与接受治疗的结局效用值之差。检查的净风险(R_t)为患者暴露与不暴露于检查风险的结局值之差。检查的真实性用灵敏度(真阳性率,P^+/D)、误诊率(假阳性率,$P^+/\overline{D}$)、特异度(真阴性率,$P^-/\overline{D}$)、漏诊率(假阴性率,P^-/D)来表示,设检查阈值为 T_t,诊疗阈值为 T_{trx},则根据上述规定推导出如下两个阈值公式:

检查阈值:
$$T_t = \frac{(P^+/\overline{D}) \times R_{rx} + R_t}{(P^+/\overline{D}) \times R_{rx} + (P^+/D) \times B_{rx}}$$
式(13-10)

诊疗阈值:
$$T_{trx} = \frac{(P^-/\overline{D}) \times R_{rx} - R_t}{(P^-/\overline{D}) \times R_{rx} + (P^-/D) \times B_{rx}}$$
式(13-11)

检查阈值和诊疗阈值公式中检查的灵敏度和特异度可以从文献中查阅到,也可以通过进行诊断试验而获得;收益和风险可以利用阈值分析法得到各种可能结局的效用值,并使用同一单位,如存活率、生存年等客观指标,以及症状缓解百分比、生活满意度等人为规定的主观指标进行衡量比较;疾病的概率可以从文献中查阅到,亦可以由临床经验丰富的医生进行估计。

3. 例题　关于对疑似患有血管炎并累及肾脏的病例如何检查和治疗的综合分析。

病例摘要:男性患者,55 岁,关节痛,重度高血压,肾衰竭。既往无肾病史,近 5 年因高血压而应用甲基多巴和利尿剂治疗,半年前肾功能检查正常。眼底检查见 3 度高血压变化,皮肤有散在瘀斑,体格检查未见其他异常。白细胞、血红蛋白检查结果正常。尿检红细胞为 20~25 个/高倍视野,红细胞管型数个/高倍视野,尿蛋白(+++)。粪便隐血试验(++)。胸部 X 线检查除轻度心脏肥大外,其余正常。心电图见左心室肥大。因临床医生怀疑该患者患有肾血管炎,于 24 小时前开始用糖皮质激素治疗,并用非口服抗高血压药治疗,血压降至正常。目前的问题是:对于此病例,是否作肾活检后再决定治疗方案,还是用糖皮质激素继续治疗 1~2 个月,或中断糖皮质激素治疗?

根据该病例的症状和体征以及治疗情况分析如下:①考虑疾病的概率。该病例的诊断方面,考虑有肾血管炎和恶性高血压,根据该患者的临床表现,估计患肾血管炎的概率为 0.6~0.7。②考虑治疗的收益和风险。治疗是短程糖皮质激素治疗,它对恶性高血压和严重的肾衰竭并无收益,反而有增加并发症的风险;在接受糖皮质激素治疗的患者中,严重并发症的发生率约为 5%,则有 95% 的患者不发生严重的糖皮质激素并发症;推测糖皮质激素治疗可以使 20% 的患血管炎并发严重肾衰竭患者的肾功能好转,肾功能改善的预期收益是不作治疗以免发生并发症的收益的 2 倍。因此糖皮质激素的治疗收益为:20%×2=40%,但有 95% 的治疗患者不发生严重激素并发症,故治疗的收益为:40%×95%=38%。③考虑检查的风险和价值。对有严重高血压的患者实施肾穿刺活检,其严重并发症的风险约为 2%,在合并严重肾衰竭的血管炎病变中发现典型的血管炎或肾小球增生性病变的概率约为 0.9。对恶性高血压患者进行肾穿刺活检,将肾小球动脉病变误诊为血管炎的概率估计为 0.05。根据上述概率计算:

治疗净收益:B_{rx}=38%;治疗风险:R_{rx}=5%;检查风险 R_t=2%

检查的真实性:灵敏度$P^+/D=90\%$;漏诊率$P^-/D=10\%$

特异度$P^-/\overline{D}=95\%$;误诊率$P^+/\overline{D}=5\%$

检查阈值:$T_t=\dfrac{(P^+/\overline{D})\times R_{rx}+R_t}{(P^+/\overline{D})\times R_{rx}+(P^+/D)\times B_{rx}}=\dfrac{0.05\times 5+2}{0.05\times 5+0.9\times 38}=0.065$

诊疗阈值:$T_{trx}=\dfrac{(P^-/\overline{D})\times R_{rx}-R_t}{(P^-/\overline{D})\times R_{rx}+(P^-/D)\times B_{rx}}=\dfrac{0.95\times 5-2}{0.95\times 5+0.1\times 38}=0.322$

结论:如果患者患血管炎的概率小于0.065,最佳决策是不作肾活检,亦应该中断糖皮质激素治疗。如果患血管炎的概率大于0.322,则最佳决策是继续给予患者糖皮质激素治疗,而无须作肾活检。而只有当血管炎的概率介于0.065与0.322之间,才应该作肾活检而后决定是否给予患者糖皮质激素治疗。该患者患血管炎的概率为0.6~0.7,因此最佳决策是继续糖皮质激素治疗,而不必作肾活检。

若进行敏感性试验,设肾功能改善的预期收益是不作治疗以免发生并发症的收益的5倍,则T_t为0.03,T_{trx}为0.19;设肾功能改善的预期收益是不作治疗以免发生并发症的收益的1倍,则T_t为0.13,T_{trx}为0.41。因此,人为决定肾功能改善的预期收益是不作治疗以免发生并发症的收益的1~5倍之间时,该患者患血管炎的概率(0.6~0.7)均大于T_{trx},说明上述决策十分正确。

（黄悦勤）

思考题

1. 试述成本的分类以及各类型之间的联系。
2. 论述成本-效果、成本-效益和成本-效用分析三者之间的区别和联系。
3. 结合案例简述成本-效益分析的方法和用途。
4. 论述临床决策分析的方法以及各方法的区别和联系。
5. 结合案例简述决策树分析的原理、步骤和结果解读。

第十四章
临床研究资料的收集与管理

临床研究资料的收集与管理是研究实施阶段的主要工作内容,涉及技术和管理两个方面,具有多、杂、烦琐的特点,但有规律可循。此外,目前的临床研究相关的法律、法规和管理办法对研究资料的收集、管理和保存提出了新的要求,需要研究者遵循。本章将向读者系统介绍临床研究实施方案设计中与资料收集有关的内容,部分内容附有案例,便于读者理解和实践。病例报告表和数据库的设计与管理是临床研究实施方案设计和资料收集整理过程中的关键环节,读者可以在阅读全章的基础上,以这两个关键环节为切入点,梳理繁杂琐碎的细节,厘清思路,从总体上把握这部分工作的方向和重点。

第一节 概 述

临床资料的收集和整理是一个过程,只有了解这一过程中各环节的内容以及各环节之间的关系,才能做好临床研究的设计和实施工作。

一、资料收集和整理过程

临床研究的组织实施是一个收集和整理临床资料的过程,根据不同入口,具有线性、多阶段、多环节的特点。图 14-1 展示了一个经典的临床资料收集和整理过程,随着每个环节的逐步推进,最终得到临床研究的成果。

研究资料的主要来源是研究对象,研究者要利用各种技术手段,从研究对象处获取临床资料,填写到病例报告表(case report form,CRF)中,再由 CRF 转移到数据库中,为后期统计分析和评价工作做好准备。

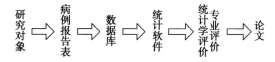

图 14-1 资料收集和整理过程

可以将设计临床研究实施方案简化为设计一条收集整理临床资料的"流水线"(图 14-1)。实施方案中的许多措施的目的是保证"流水线"上流动的临床资料可以顺畅地"流动"并稳定不变,保证获得研究数据的准确性、一致性和可靠性。

二、关键环节

CRF 设计与研究目的和实际操作密切相关,需要从多方面综合考虑,以满足临床研究的需要。CRF 应包括临床研究所需的各种信息资料,形成指标集合,是保证临床研究实现预期目标的基础。CRF 的形式与功能应形成一个整体,设计时要充分考虑可行性。

完成 CRF 设计标志着临床研究方案得以落实;完成合格的 CRF 标志着临床研究实施取得重要进展,即病例入选和临床信息收集系统已经正常运行;完成 CRF 的数量和质量是临床研究组织实施进展和质量评价的重要考核指标。

数据库建立是临床资料整理和储存的关键环节,需要一定的方法和技术。数据库管理工作量大、内容烦琐,要事先作好方案设计,形成标准化流程,保证录入或抓取数据的数量和质量。

三、研究资料收集与常规临床诊疗

收集临床资料通常在临床科室进行,虽然临床研究的大量数据资料均来源于临床常规诊疗过程,但临床研究对资料的准确性、真实性和完整性的要求一般高于临床工作的需要。在设计实施方案时要充分利用临床工作的已有条件,可以收集、抓取诊疗过程中形成的资料和数据;针对达不到研究质量要求的指标,要采取适当措施补救,以满足研究需要;对于临床工作中没有的指标,需要采用额外的流程和方法加以收集。充分利用现有临床资料和数据,一方面可以降低研究工作的难度和成本,提高可行性;另一方面可以保证医疗工作的质量和安全。

第二节　研究指标

收集临床资料的目的是为研究提供必要的数据支撑。研究工作要收集哪些临床资料、在什么时间收集是研究者需要回答的问题,其本质是构建一个观察和测量的研究指标集合。

一、因果关系与研究指标

多数临床研究是基于研究假说构建一个因果关系模型,研究指标的设计和选择可以从因果关系模型切入。例如,比较持续正压通气与常规治疗对阻塞性睡眠呼吸暂停低通气综合征患者心血管事件的预防效果,"因"是两种治疗方案,"果"是心血管事件。指标中与"果"有关的指标是心血管事件,试验组是采用持续正压通气治疗的患者,对照组则是接受常规治疗的患者。指标中与"因"有关的指标应该包括:①治疗方案;②其他可能影响心血管事件发生的指标。除了与"因"和"果"有关的指标外,临床研究还要包括基础资料,如研究对象的年龄、性别、病史、家族史、疾病分型和严重程度等。指标集合的构建是对临床研究不断深化认识的过程,在设计中要认真考虑各方面的需求和各种可能性,将指标集合设计完整。

指标的确定是临床研究资料收集的基础,也是研究实施方案设计的难点。为了让研究者合理地选择研究指标,便于同类研究横向比较,许多工作组致力于构建某个疾病的核心结局指标集(core outcome set,COS)。这些核心指标集除了规定了某个具体疾病应考虑收集的结局指标,同时还确定这些指标的收集时间、评价标准等。核心指标集的构建和推广,进一步促进了研究结果的横向对比和研究证据的整合。COS 本身也成为研究者设计研究指标时的重要参考。

二、变量清单

指标集合与 CRF 设计、数据库设计、临床资料收集、数据库建立、统计分析等许多环节有关。为了保证各环节工作的一致性,有必要将指标集合用表格的形式固定下来,以便于理解和使用,这个表格就是变量清单。从指标到变量清单一般包含以下 5 个要素:变量名(通常为英文字母和数字的组合)、变量标签、变量描述、编码规则和数据类型。表 14-1 展示了变量清单的形式和内容。

表 14-1　变量清单示意表

变量名	变量标签	变量描述	编码规则	数据类型
Complain	主诉	患者对疾病和不适的表述	—	字符型
Gender	性别	患者的性别	男 = 1,女 = 2	数值型(二分类)
Birthday	出生日期	详细的出生日期,包括年、月、日	年/月/日	日期型
Weight	体重	单位:kg	—	数值型(连续)
Asphyxia	窒息	窒息的程度	无 = 0,轻度 = 1,重度 = 2	数值型(多分类)

注:变量清单中变量的数量、内容和顺序应该与 CRF 保持一致。

三、研究指标优化

临床研究指标不是越复杂越好。指标复杂意味着临床资料多,虽然为后期数据分析提供了更多的机会,但同时会增加收集资料的工作量,提高实施难度。因此,指标集合的设计要经过"由简单到复杂,再由复杂到简单"的过程。开始设计时,应基于研究目标罗列可能会涉及的全部指标,以免遗漏。优化指标时要根据研究的可行性,考虑每个指标在临床研究中的定位,评估其价值,再决定去留。指标集合优化后,要评价该指标集合能否满足临床研究需要,能否回答研究者提出的科学问题。筛选、评价指标需要反复多次,直到完善。

第三节　病例报告表

病例报告表(CRF)是临床研究中收集资料的工具,CRF 的设计也是临床研究实施方案设计的关键环节之一。

一、定位、功能和常见类型

CRF 作为收集临床资料的工具,第一个功能是记录、暂存研究对象的临床资料;第二个功能是对临床资料进行赋值处理,便于数据录入和统计分析;第三个功能是将临床资料录入数据库(图 14-2)。

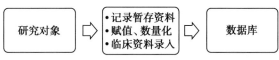

图 14-2　病例报告表(CRF)的定位和功能

目前临床研究中 CRF 分为纸质 CRF(pCRF)和电子 CRF(eCRF)。纸质 CRF 因其符合资料收集的习惯,成本更低,所以临床上使用比例较高。随着医院信息化平台的发展,电子 CRF 已成为主流,将来电子 CRF 可能取代纸质 CRF,成为临床资料收集的主要工具。

二、内容设计

CRF 设计的核心内容是指标,其中一类指标由研究者通过观察、询问或测量获得,另一类指标(如影像学指标、生化指标等)由特殊的仪器设备或实验室测量手段获得。下面以观察指标为例,说明CRF 在设计时应注意哪些问题,以及处理和解决这些问题的方法和技巧。

(一)观察指标

观察指标是 CRF 设计的核心。观察指标的设计要保证收集资料的准确性和真实性,同时要注意可操作性。

(1)提问的设计:CRF 中观察指标经常以提问的形式出现,常见两种类型,即封闭式提问和开放式提问,其中封闭式提问更常用。

封闭式提问是在一个明确的范围内询问观察对象某个问题,回答有固定的选择,CRF 中的选择项涵盖了各种可能。例如:

性别　男 = 1,女 = 2

封闭式提问的优点是简单明了,只需按照研究对象的实际情况作选择。此外,这类资料方便进行统计学处理,便于研究者分析评价和撰写论文,是目前临床研究资料的主流类型。

开放式提问的特点是在一个范围内提出问题,研究对象可以在该范围内按照实际情况和自己的理解回答提问。回答采用书面自由表达的方式,一般文字长度不作过多限制。开放式提问的反馈信息是自由的,可以完全覆盖提问范围内出现的各种问题,避免提问设计考虑不周导致的遗漏。例如:"在临床试验期间如果发生不良反应或不良事件,请详细记录如下……"这类提问,收集到的资料虽然不便于统计分析,但对于一个未知领域或问题的探索是非常有益的。

提问方式是研究者设计提问时需要注意的重要问题。例如,询问受试者是否有头痛,可以采用以下三种提问方式:

你头痛吧?　　是＝1,否＝0

你不头痛吧?　　是＝1,否＝0

你有无头痛?　　有＝1,无＝0

这三种提问方式问的虽然是同一个问题,但前两种提问具有诱导性,隐含提问者希望知道受试者有头痛或没有头痛。对于诱导性的询问,患者往往是顺着回答,收集的信息和真实情况可能存在偏差,导致研究得出错误的结论。提问方式错误引起的系统误差无法用统计分析方法纠正。正确的提问设计是用中性的方式提问,即举例中的第三种方式,患者只要阐述是否有头痛即可,由此可以得到真实的资料。

提问的设计还应简单明了,一次只提一个问题。例如:

你是否有心肌梗死或脑血管梗死的病史?　　有＝1,无＝0

该提问的缺陷是同时询问了关于两个疾病的问题,如果其中一个回答是"有",一个是"无",受试者无法选择答案,研究者也无法得到真实的资料。正确的做法是将这样的提问简化,每个提问只问其中一方面的问题。

此外,提问应明确并便于回答,最好能落实到一个具体的维度。例如:"你平常有多大的运动量?"这个问题很容易理解,但很难回答,难点是运动量很难定量。如果将这个提问具体到衡量运动量的某个维度(如运动的时间)就容易回答了,如"你通常每周运动几个小时?"

(2)变量赋值:为了便于后期统计分析,在收集临床资料后需要对临床资料进行"翻译",即将具体的临床信息转换成数字,这个过程称为变量赋值。在以上的案例中,"男＝1,女＝2""有＝1,无＝0"等都是变量赋值的具体做法。

(3)单选题与多选题:临床资料赋值后,将数据资料录入数据库,录入数据库的变量以单选方式赋值更佳。例如:

急性心肌梗死部位:

前侧壁＝1,前间壁＝2,前壁＝3,高侧壁＝4,下壁＝5,右室壁＝6,正后壁＝7,心尖部＝8

按照该变量设计,在填写纸质 CRF 时没有困难,但将其录入数据库时会出现问题。现实情况下,心肌梗死的部分可能不止 1 个,如果有 2 个或 2 个以上部位发生心肌梗死,则可能出现无法录入数据库或难以分析的情况,原因是上述变量赋值采用了多选方式。对于这种情况,通常采用将多选题拆分为多个单选题的做法。即:

急性心肌梗死部位:

前侧壁　　是＝1,否＝2

前间壁　　是＝1,否＝2

……

心尖部　　是＝1,否＝2

(4)视觉模拟评分法:视觉模拟评分法(visual analogue scale,VAS)在临床研究中经常使用。VAS 主要用于研究对象主观感受,如疼痛、情绪、满意程度等的量化收集。以对疼痛程度的评估为例,VAS 测量的具体做法是,在 CRF 上画一条 10cm 的横线,分成 10 个刻度,左侧起点为 0,表示无痛,右侧终点为 10,代表难以忍受的最剧烈的疼痛。研究对象根据提问和自己的感受或认知,在横线上做标记,表示感受到的疼痛程度。

(5)量表:许多临床研究使用量表进行测量,选用量表时要注意以下问题。首先要选用学术界公认的量表,最好是本领域已经广泛应用的量表;其次是要选用经过规范研制或规范引进的中文版量表,量表的研制或引进有文献基础;再次是选用的量表应该经过测试,信度和效度较高,符合临床研究需要;最后需要注意量表使用要求,量表分自评量表和他评量表,各自有不同的设计和评价内容,如他评量表不应由研究对象自己填写等。

（二）标题

CRF 的标题原则上应该与研究目标和所收集临床资料的范围一致。例如："胰高血糖素样肽-1（GLP-1）受体激动剂治疗 2 型糖尿病的随机对照试验——病例报告表"，可以明确该研究对象是 2 型糖尿病患者，研究的疾病是 2 型糖尿病，干预措施是 GLP-1 受体激动剂，研究设计是随机对照试验，表格的类型是病例报告表。这是从学术研究的角度经过严谨的设计和规范的 CRF 的标题。

在实际工作中，某些研究考虑其研究内容有一定的敏感性，为避免引起研究对象反感，采用模糊化的处理方式。例如，调查未婚女性的性生活情况，CRF 标题可以设计为"女青年生殖健康状况调查问卷"。

（三）导语

有些 CRF 需要研究对象自行填写，在 CRF 正式填写内容前需要写一段话，说明临床研究的来源、意义，告知研究对象需要配合做哪些工作、如何做，并承诺个人隐私保密等。以上述"女青年生殖健康状况调查问卷"为例，其导语是：

女士：您好！

为了提升我中心的医疗服务质量，进一步保护您和其他女性朋友的健康和未来，避免不安全性行为带来的不良健康影响，我们需要了解年轻女性的生殖健康状况。希望您能配合我们的工作，逐项填写问卷内容，您的答案将给予我们极大的帮助。您的名字将不会记录在此问卷中，对您的回答也将会保密，谢谢您的合作。

××大学妇幼保健中心

在这个案例中，由于调查的问题非常敏感，故采用匿名的方式填表，不需要知道研究对象的名字。在导语中说明这一点，打消研究对象的顾虑，这样就比较容易获得研究对象的配合。

撰写导语要从研究对象角度考虑，给予亲切、可接受的感觉，并充分考虑研究对象的利益，包括知情权、选择权、隐私权等。

（四）填表说明

规范的 CRF 在正式填写内容前通常有一个填表说明，告知填写者如何填写 CRF 以及在填写过程中要注意的事项，如改正填写错误的规范处理方法等。

（五）编号

CRF 的编号简称"ID"，是临床研究中识别研究对象的唯一标识。鉴于保护研究对象个人隐私的需要，以及姓名等个人识别标识可能存在重复等原因，临床研究需要依据具体情况设计识别个体的编号系统，以便在研究过程中管理临床资料，避免出现临床资料"张冠李戴"的情况发生。

（六）签字及签字时间

在 CRF 的多处设计了签字及签字时间，针对不同的工作要求完成人签字，其目的是明确每一部分工作的责、权、利，便于以后还原临床研究的操作过程，出现问题时查找原因。

（七）版本号

CRF 在设计过程中会产生不同的版本，需要用版本号进行管理。在研究实施方案设计、申请伦理委员会审查和项目实施过程中，CRF 版本号是非常重要的管理内容，可以避免研究中错误使用旧版本，保证临床研究正常进行。版本号通常在 CRF 的页眉或页脚注明。

（八）负责人审核声明

CRF 的最后一页通常是负责人审核声明，需要项目负责人（或分中心负责人）签字，目的是要求项目负责人（或分中心负责人）承担审核数据的责任，在 CRF 完成后认真审核，并签字确认。

三、格式设计

CRF 的格式设计是否合理与 CRF 能否顺利完成收集临床资料的任务密切相关。

（一）版面

多数 pCRF 选用 A4 纸,此外还应明确页边距大小,要考虑 CRF 的使用和装订。而 eCRF 的版面设计则需要考虑多终端(台式电脑、平板电脑、手机)的适配性,最好选择可根据终端调整显示界面的电子数据采集(electronic data capture,EDC)平台,使数据收集界面更友好。

（二）正文格式

无论是 pCRF 还是 eCRF 都需要注意字体、字号、行间距、字间距的选择,最好全部表格统一。如果有需要填写者关注的信息,可以采用下划线、加粗字体等方法突出显示。

（三）首页

为了保护研究对象的个人隐私,pCRF 设计中应专门设计首页,包含研究对象的各种个人信息,如姓名、出生日期、身份证号、电话等。首页通常在填写 CRF 完成后马上撕下来,另行保管。而对于 eCRF,则应把这些个人信息通过单独的表单采集和保存。

（四）页眉和页脚

CRF 的名称、版本号、定稿时间、设计单位、页码,甚至 ID 都可以放在页眉或页脚部分。这部分的特点是,CRF 的每一页都有页眉和页脚,除了页码外,每一页均显示相同内容,以便于使用和管理。

四、流程设计

CRF 设计要经过"简单—复杂—简单"的过程。在这一过程中研究者不断加深对临床研究项目重点、难点、关键环节的认识,全面考虑研究的任务和需要,避免遗漏重要的观察指标和观察时点,完善优化指标集合。在这一过程中还要考虑操作的可行性,使 CRF 能够在临床研究平台上发挥作用。

（一）设计草稿

编写 CRF 草稿可以从以下几方面着手。

1. 选择合适的工作软件/EDC 平台　pCRF 设计通常选用 Word 作为编写软件。Word 有较强的文档编辑功能,许多选项可以给 CRF 版面设计提供便利。EDC 平台需要综合考虑适用性、可靠性和成本后作出合理选择。

2. 根据具体情况形成 CRF 表格或电子表单构架　依据研究访视的内容和数量、数据收集途径和临床工作流程的要求,考虑需要形成几个表单,确定 CRF 的版面和格式,形成固定的模板。

3. 填入观察指标　依据指标集合和变量清单,按照 CRF 的格式填入观察指标。要注意格式统一、变量编码规则统一。观察指标的先后顺序应按某一特定的原则设计,如临床工作习惯、收集临床资料的流程等,使收集临床资料的过程有效、便捷。

（二）阅读草稿,收集修改意见

CRF 草稿完成后,可以从以下方面对草稿进行审核修改。

1. 专业审查　可以从临床研究的目标任务入手,再次评价 CRF 指标的完整性,检查是否遗漏了观察指标或观察时点。此外,还可从可行性角度入手,评价每个指标的信息收集是否可行,能否真实、准确地反映研究对象的实际情况。

2. 形式审查　研究者在编写完成 CRF 后,可以从不同角度对 CRF 的形式进行审查。如从格式统一的角度看一遍全文,从错别字和标点符号的角度核对全文,寻找并纠正错误。

3. 角色转换　对自己编写的 CRF 进行审查,往往查不出问题,原因是研究者有思维定式。解决这一问题的方法是研究者作角色转换,即研究者假定自己是患者,考虑回答问题时会怎样想、怎样说,有哪些可能的选择,有哪些情况超出了选项范围而无法回答或填写。

4. 研究团队外人员评审 CRF　这是解决研究者思维定式的另一种方法,在 CRF 草稿的修改过程中找不同的人(如临床同行、非医学专业人员、患者等)参与评审,发现问题,提供改进建议。甚至有一些研究者会通过开展定性研究来确定 CRF 的内容和形式。

（三）形成初稿

研究者在综合整理修改意见后，着手对 CRF 进行修改，最终形成 CRF 初稿。CRF 初稿形成后，要赋予版本号、锁定 CRF（该版本不再作任何改动），以此作为设计 CRF 的一个阶段性工作成果。

（四）预试验

CRF 草稿是"纸上谈兵"的产物，能否按研究者的设计要求填写、能否达到预期效果，需要实践验证。对于经验不多的研究者，以及对于在新领域开展的研究，往往要通过预试验评估 CRF 设计是否合理、还需要作哪些改进，使最终定稿的 CRF 既符合研究工作的科学性要求，又有较好的可行性。

预试验需要模拟研究的全程，收集符合纳入和排除标准的患者，按实施方案设计的要求收集临床资料，将资料填写到 CRF 中。在这一过程中，许多事先没有考虑到的问题会凸显出来，研究者要详细记录这些问题。可以从个案分析入手，探讨出现问题的原因，分析在个案背后是否有共性问题，举一反三，审视 CRF 草稿需要作哪些修改。

预试验可以开展一轮，也可以开展多轮，目标是形成一个研究者比较满意、能够在现有临床条件下实施且满足临床研究需要的 CRF。

（五）定稿

根据预试验进一步修改完善 CRF，形成终稿。可以通过适当的形式（如课题组启动会或研讨会）确认 CRF 最终稿合理、可行，赋予最终稿版本号并锁定 CRF 最终稿。

第四节　数　据　库

临床研究的特点是样本量大、临床资料多。大量临床资料需要事先按一定的规则存储起来，这样才有可能在后期统计分析时被有效地利用，由此产生了建立数据库的工作任务。

一、定位与功能

从本章第一节图 14-1 中可见，数据库位于 CRF 和统计软件之间，是一个存储数据的仓库。本节着重介绍支持将 pCRF 中的信息输入和存储的电子数据库，也将简要提及 EDC 平台的选择。数据库与外界交流界面的设计要满足两方面要求：一方面要保证 CRF 中的数据可以顺利地进入数据库；另一方面要保证数据顺利地转移到各种类型的统计软件中，供统计分析使用。在数据库内部，还要设计质量控制、数据管理等工作流程，以保证数据库的质量。

二、软件和电子数据采集平台

软件是建立数据库的基础，选择合适的软件可以为数据库的设计使用提供各种便利。选择软件时，通常要考虑以下问题：①可以提供数据库录入界面设计功能；②在数据录入过程中完成部分质量控制任务，如数据的逻辑核查和纠错；③提供二次录入数据的核对功能，便于对录入的数据进行核查；④具备合并数据的功能；⑤可以转换数据库格式（如适用于 SAS、SPSS、Stata 等的格式），以便研究者使用各种统计软件分析数据。

目前仍有许多临床研究使用 EpiData 软件建立数据库。该软件是为流行病学研究设计的一个专用数据库软件，可以提供以上对数据库提出的所有功能要求，能够满足绝大多数临床研究的需要，且可以免费获取。对于某些有特殊要求的临床研究，还可以考虑其他数据库软件，如 Access 等专业化的商业软件。

由于 EDC 平台在多中心研究中有着突出优势，EDC 平台逐渐成为数据库的主流。各个参研中心上传病例资料，在 EDC 平台中形成临床研究网络数据库。临床研究网络数据库软件不仅包括了临床资料的上传、存储、整理等功能，还增加了许多研究实施过程中所需要的项目管理功能，如及时通知研究者随访患者等。国内外已有一批临床研究网络数据库，如 REDCap、MediData Rave、Open-Clinical、

ResMan 等，但这些 EDC 平台需要软件工程师提供技术支持，目前主要在大型、多中心临床研究中应用。除了这些专业 EDC 平台，许多临床研究中还会采用一些公开的网络数据库，以及通过线上调查收集研究资料，但使用过程中需要注意保护数据的安全性和研究对象的隐私。

三、录入界面设计

以 EpiData 软件为例，数据库录入界面可以由研究者自行设计，包括指标的变量名、中文名称、计量单位、编码规则等信息的显示，并依据 CRF 和变量清单设置录入变量的数据形式和录入界面。数据库录入界面的设计最好与 CRF 一致，以提高录入工作效率，降低错误发生概率。

四、数据录入和质量控制

数据录入工作是由录入员将 CRF 中的数据通过计算机（EDC 平台可以接受更多的录入终端）录入数据库。数据录入应使用事先设计好的固定的录入界面，不能改动，否则会造成数据库结构变化，给后期工作带来一系列麻烦。

数据录入由人工完成，因此录入过程不可避免会有差错。发现并纠正差错，将差错的概率控制在低水平，使其不影响研究结论，是数据录入过程中质量控制的要求。已有多种方法可以发现并减少差错。可以用逻辑限制、逻辑核查的方法发现不符合逻辑的数据，如性别的编码通常是"男 = 1，女 = 2"，如果数据库中该项数据出现了"3"，显然是差错，可以采取合适的技术措施发现并纠正这类差错。数据二次录入核对是最经典的质控方法，其原理是虽然每个人都会发生差错，但不同的人产生的差错是不同的，同样一个数据在两个人分别录入时发生相同差错的概率极低。具体做法是安排 2 名录入员分别录入相同的 CRF，然后用软件核对两个数据库中的数据是否一致，将不一致的数据全部挑选出来，这些不一致的数据中肯定有差错，通过核对可以发现问题所在，并及时纠正。此外，还有一类质控的方法是对数据进行监察，负责监察工作的人员针对录入的数据与数据源进行比对，通常对关键数据项进行 100% 比对，其他数据项进行抽样比对，最终评价数据录入的质量。

五、数据库管理

数据项多、数据量大是临床研究数据库的基本特征，质量控制是从数据库构建即需要开展的工作。临床研究过程中如果数据库在不断变化，质量控制工作也需要及时调整。因此，在建立数据库的过程中往往采用分块处理的方法，将数据库根据不同表单或研究编号分成不同模块，分别录入核查，完成一个锁定一个，最后再将这些模块整合形成总库。将数据库切分，组织录入核查，再将数据库合并，是数据库管理的重要工作，需要事先作好方案设计，专人负责。

数据库管理的另一项任务是数据库导出，将最终锁定的数据库转换成某个统计软件适用格式的数据库，以便在统计软件中对数据库中的数据进行分析。数据管理员应熟悉数据库选用的软件，正确进行数据库的导出操作，保证导出的数据与原数据库中的数据一致。

六、进展

随着医院信息化的推进，越来越多的医院完成了电子病历系统、医院信息系统、影像系统、临床检查检验系统的信息化改造，尤其是随着电子病历系统结构化的深入，越来越多的临床研究会从电子病历等系统中抽提临床诊疗过程中产生的数据资料并将其用于科学研究。这样做既可以保证研究数据和检查、检验报告单一致，保证数据的可溯源性；同时减少了大量数据库录入工作，减少研究成本，提升研究效率。但要实现从医疗数据中抓取研究所需的数据资料，首先，需要做好信息系统的改造，仅仅电子化病历或检查、检验报告不能满足研究需求，还需要做好电子病历等系统的结构化。其次，要理顺临床工作的流程，研究访视时点和内容如何与临床诊疗过程较好地对接。最后，临床诊疗的数据是海量的，对某个研究来说可能需要分别从门诊、病房、影像、临床检验等多个系统抽提数据，如何把某个患者的数据串联起来对临床数据管理提出了很大挑战。此外,根据《中华人民共和国个人信息保护法》和伦理学的原则,通过抽提和保存临床诊疗数据形成研究数据时,还需要做好数据的脱敏和加密等工作。因此,获取临床诊疗过程数据作为临床研究的数据资源是今后临床研究发展的趋势,但仍有很多问题需要研究解决。

第五节　质量控制

质量是临床研究的生命,只有高质量的临床研究才能得到可靠的研究成果,并指导临床实践和决策。质量控制是临床研究中重要的工作内容之一,在实施方案设计阶段和项目实施阶段需要做大量工作。

一、基本要求

临床研究是有计划的科研活动,实施前应设计完整的实施方案,包括质量控制方案。质量控制的基本要求是研究人员按实施方案执行,在这一要求背后有几方面的考虑。首先,实施方案设计时应已充分考虑到各种可能影响质量的因素和环节,制定了相应的措施,执行实施方案可以保证这些措施落实,达到质量控制的目的。其次,参加临床研究的人员素质参差不齐,要求所有参研人员对实施方案的每一个细节设计的原理、方法、技巧等都能掌握是不现实的。要求研究人员按实施方案执行是成本最低、效率最高、直接产生质量控制效果的方法。最后,按实施方案执行的要求非常简单,很容易理解,可操作性强,有利于方案执行。

二、人员培训

临床资料的同质性是保证临床研究质量的基础。临床资料收集过程有研究人员参与,操作是否规范直接影响临床资料的同质性。在项目实施前,通常需要对研究人员进行培训,做到不同研究人员之间的操作相似、有同质性,获得的临床资料有内在可比性。人员培训一方面在技术层面解决操作的同质性问题,解决操作技巧的掌握问题;另一方面在思想层面解决认识问题,强调按实施方案执行。

对人员培训效果可进行一致性评价,可以做两名研究人员之间的一致性评价,要求 Kappa 值在 0.7 以上。多名研究人员之间的一致性评价可以用组内相关系数(intra-class correlation coefficient, ICC)值,要求在 0.7 以上。

三、文件化管理

用文件规范和记录临床研究实施过程是质量控制的有效措施,称为文件化管理。文件化管理是实施质量控制的技术手段。质量控制过程中管理文件分为两类,即标准操作流程(standard operating procedure, SOP)和过程记录文件。

1. SOP 的任务是规范研究者行为,临床研究实施过程使用的各种 SOP 都是保证质量的措施,是质量控制的重要内容。除此之外,临床研究中某些关键环节还需要设计专门解决质量控制问题的 SOP,如数据核查流程。质量控制专用 SOP 在临床研究中应该是体系化的,即从临床资料收集到统计分析完成全过程中所有的 SOP 应形成质量控制的 SOP 链,实现全程质量控制。

2. 过程记录文件的功能是记录研究者的工作过程。各种过程记录文件在临床研究中为数据回溯提供了载体,是保证研究数据真实、可靠的基础。在质量控制工作中,需要设计使用与质量控制专用 SOP 对应的过程记录文件,形成质量控制过程记录文件链,支持全程质量控制。

四、内部质量控制

质量控制工作可以在研究项目组内组织实施,针对每个环节可能出现的质量问题,设计研究者自查、研究者之间互查、专职或兼职研究者核查等制度,配合相应的文件,实现项目组内部质量控制。核查制度多设计成固定的常规核查,以保证每个环节、每个数据都是准确、可靠的。此外,当研究过程中出现严重不良事件等预期以外的事件时,则可以基于这些事件展开有因核查,保证研究质量。

五、外部质量控制

基于《药物临床试验质量管理规范》(Good Clinical Practice,GCP)和《医疗卫生机构开展研究者发起的临床研究管理办法》(试行)的要求,在内部质量控制的基础上还应设计一个外部质量控制体系,由外部独立的机构和个人对临床研究项目的质量进行核查,从事外部质量控制的专业人员称为监查员或稽查员。外部质量控制体系的设计通常可由项目组与外部质量控制监查机构协商,由其中一方为主设计,双方共同确认并执行。外部质量控制体系运行的成本较高,可以依据临床研究的需要和可行性,多数选择抽样核查,也可对关键数据项进行全部核查。外部质量控制监查机构要出具临床研究监查报告,说明核查工作情况和结果。

第六节 组织实施

规范的前瞻性临床研究需要许多研究人员共同参与,主要研究者要花费许多时间、精力做组织协调工作。按规律组织实施临床研究可以达到事半功倍的效果。

一、充分利用临床工作平台上的各种资源

临床研究的病例和临床资料收集工作可以在临床常规工作平台上进行。为保证研究工作顺利进行,最好的做法是使研究工作与临床工作尽可能一致,关键在于是否将临床研究工作顺利地嵌入临床常规工作平台,是否充分利用了临床常规平台提供的各种软件、硬件资源,是否考虑到工作人员操作的可行性和患者参加临床研究的方便性。这样做的目的是减少研究工作对临床常规工作的干扰,保证医疗质量和医疗安全,降低研究项目运行成本,参加临床研究的工作人员也会感到比较容易操作;此外,还可以充分利用医院信息系统中的诊疗数据,使其为研究所用。

二、可行性与科学性

临床研究设计的要求是科学、可行,项目实施的要求是可行、科学,两者的要求相似、顺序颠倒。原因是项目实施方面更关注能否落实方案,能否按计划完成收集病例和收集临床资料的任务,因此解决可行性问题是重中之重。虽然在实施方案设计时已经反复考虑了实施可行性问题,但在项目实施过程中,经常出现研究者事先没有想到的问题,可行性也就成为项目实施中需重点解决的问题。要解决问题必然要突破原来的实施方案,需要对原方案进行调整,调整的目的在于提升可行性,应尽量减少对科学性的影响。处理这类问题通常要考虑多种解决方案,同时比较可行性和科学性,找出一个既可行,又能基本满足临床研究的科学性要求的方案。研究者要在可行性和科学性之间寻找平衡点。

三、代表性、完整性和同质性

项目组织实施中与科学性相关的主要问题是研究对象和临床资料的代表性、完整性和同质性。

研究对象的代表性是临床研究科学性的基础,入选标准和排除标准的设计是否合理、执行是否到位,决定了研究对象的代表性。不同类型临床研究对研究对象完整性的要求不同,队列研究、横断面研究对研究对象的完整性要求很高,要求尽可能纳入所有符合条件的研究对象,失访率要低于20%,争取控制在5%以内。降低拒访率和失访率是这些研究项目实施中的重点和难点。所有临床研究对研究对象的同质性要求都很高,主要依靠入选标准和排除标准限制研究对象入选的范围,以提高同质性,同时必须避免在项目执行过程中的失误导致研究对象的同质性下降。

保证临床资料的代表性和同质性的方法主要是明确指标的名称、定义/标准、测量仪器/试剂/方法、质量控制措施等,在项目实施过程中按要求执行。临床资料不完整(数据缺失)是收集资料过程中的常见现象,影响临床资料的完整性,对临床研究的质量影响很大,要尽量减少,争取做到数据完整。

四、分工协作

临床研究是一项由许多人员共同参与的科学研究活动,参加人员包括项目负责人(PI)或分中心项目负责人(co-PI)、医生、研究生、护士、技术员、监查员等,人员之间的分工协作非常重要。分工协作的基础是明确各项工作的范围、内容和权限,使每位参加研究工作的人员知道自己要做什么、做到什么程度、与哪些人交接等。

PI 或 co-PI 的主要任务是组织项目实施,具体的工作应该尽量减少,以便有精力把握全局,关注研究项目的进展情况和工作质量,处理临时性问题等。具体工作交给相应工作人员承担,通过分工协作形成一个保证质量和效率的临床研究项目实施体系。

五、依从性

临床研究实施的质量与研究对象和研究者的依从性密切相关。研究对象能否按要求并按时服药、按时复诊,研究者能否按实施计划做好每一项工作,决定了研究项目能否按计划获得真实、可靠、完整的资料,以及能否实现预期目标。提高研究对象依从性的主要方法是充分地履行知情同意,提供服务和便利,优化研究的流程。研究者在能力范围内为研究对象提供各种医疗服务,尤其是咨询服务,是提高研究对象依从性最有效的手段。因为这些医疗服务是研究对象迫切需要同时又不容易获得的服务,由此可以引导研究对象按计划参与临床研究,按要求服药和复诊。为研究对象提供服务,需要研究者投入时间和精力,需要有牺牲精神,是对研究者的考验。研究者做好各项工作是依从实施方案的表现,但在研究过程中真正做好很不容易,一般都需要加强培训和管理。

六、时间和进度管理

绝大多数临床研究都有研究的期限,时间和进度管理的目标就是在研究期限内保质、保量地完成研究工作。临床研究的时间管理是指在确定了研究内容和范围后,为实现研究目标、完成研究的各项工作、产出预期的研究成果而开展的时间管理活动。在研究正式开始前就应该完成研究工作的时间规划,以便开展时间管理。临床研究时间和进度管理的主要内容包括:估算研究期限,制订研究时间计划,对研究工作的顺序、各项工作所需时间和所需资源进行分析,根据上述分析制订研究进度计划。完成进度计划后,一般通过绘制甘特图(又叫横道图,它是以图示的方式通过活动列表和时间刻度,形象地表示出任何特定项目的活动顺序与持续时间)来直观展示进度计划,以便于在研究实施过程中开展进度管理工作。

七、阶段性考核指标

在临床研究组织实施前要设定预期目标,可以将 CRF 和数据库作为预期目标,考察临床研究组织实施的质量和进度。

CRF 完成的质量和数量可以反映临床研究平台建立和运行的情况,可以反映研究者和研究团队的工作情况,可以反映研究对象和研究者的依从性。CRF 完成的质量和数量可以横向比较,研究者之间、研究中心之间都可以比较,以此激励每一位研究者的工作积极性,激励每个中心的研究者团结协作,可以促进临床研究工作。

数据库质量和数量反映研究收集资料阶段的工作进展到哪一阶段,以及后续需要完成的工作。主要研究者和管理者可以用数据库的质量和数量评价临床研究的实施情况,掌握研究的进度。

八、一些规范化的要求

根据现行的法律法规以及管理办法,临床研究组织实施过程中需要遵循一些规范化的要求。如对于干预性试验,在纳入第一例研究对象前必须在公开的网络平台(如中国临床试验注册中心)完成临床试验注册。在组织实施过程中,如果需要修订研究实施方案、知情同意书或出现严重不良事件,需要及时向伦理委员会报备,具体伦理要求可参考本书第六章第三节。

（孙　凤　曾　琳）

思考题

1. 病例报告表中一般包含哪些方面的内容?
2. 临床研究指标集合的构建的一般考虑包括哪些内容?
3. 病例报告表如何分类? 常见设计流程是怎样的?
4. 临床研究中常见的两大类文件是什么? 分别起什么作用?

第十五章

临床流行病学数据的分析与结果解释

数据分析是临床流行病学研究过程中必不可少的重要部分。数据分析应围绕具体的研究问题，采用正确的统计分析方法，进行数据质量评估、基本特征描述等，以估计结果指标的大小及其CI，控制混杂，测量交互作用和剂量-反应关系。本章介绍了临床流行病学数据分析的目的、原理与基本流程，并详细叙述了如何解释数据分析结果，讨论了医疗大数据的应用价值，旨在通过对上述内容的学习，达到掌握正确处理、分析和解释临床流行病学数据，准确评估结果的目的。

第一节 概 述

一、临床流行病学数据及其分析总则

临床流行病学研究是在人群中探索健康、疾病和临床实践一般规律的应用性研究，它围绕具体的临床研究问题展开，采用特定的方法整理并分析数据，定量地回答临床研究问题。因此，数据分析是临床流行病学研究中不可缺少的重要部分。

广义的临床流行病学数据（clinical epidemiological data）指的是以人类为研究对象，以一个人为最小观察单位，可以用来定量地探索疾病、健康和临床服务一般性问题的数据，如医院某科室常规记录的患者的病历、实验室检查结果等临床数据。狭义的临床流行病学数据指任何来自有组织的特定的临床流行病学研究所收集的资料，如在临床试验中，试验组和对照组的基线特征、终点结局信息等。

临床流行病学数据分析是指围绕特定临床研究问题，具有明确目的，选用正确方法对临床流行病学数据进行定量整理、分析和总结。因此，明确临床研究问题是数据分析的前提，再根据研究问题和数据特征选择正确的统计分析方法以估计相关指标，最后对研究结果的应用价值进行讨论与解读，力求将真实可靠的研究结果应用于临床实践中。

二、临床流行病学数据中的变量及其分类

（一）定量变量

定量变量（quantitative variable）是对每个观察对象用测量或计数等定量方法测定某项指标的大小所得的资料，如体温、体重、血压等，具有数值特征。常将定量变量按取值是否连续分为连续变量（continuous variable）和离散变量（discrete variable）。连续变量能在数轴上某一区间内任意取值，如年龄；离散变量的取值范围是有限个值或者某一数列，如红细胞计数。

（二）定性变量

定性变量（qualitative variable）又称分类变量（categorical variable），是表达类别的变量，可以由此将所观察对象划分为几种互不相容类别中的一种，如性别（男或女）、户籍（城市或农村）等。常将类别之间是否有顺序差别分为有序分类变量（ordinal categorical variable）和无序分类变量（unordered categorical variable）。有序分类变量的各分类间有程度差别，如贫血严重程度可根据血红蛋白浓度分为轻度、中度、重度、极重度4级；无序分类变量各分类或属性间无程度和顺序差别，如血型（O、A、B、

AB）。此外，在研究需要的条件下，可以将定量变量转化为定性变量，如当 BMI≥28kg/m² 时定义为肥胖。

三、统计分析方法的选择

（一）研究目的

分析两种或多种干预措施间的效果有无统计学差异时，常用 t 检验、方差分析、χ^2 检验、秩和检验等；对两个或多个变量进行关联分析时，可选用相关分析来衡量各变量间关系的强度和方向，用回归分析揭示某个变量与一个或多个变量间的关系。

（二）数据资料类型

数据类型不同，选用的统计分析方法不同。例如同样是组间差别比较，数值变量资料需选用 t 检验或方差分析，而分类变量资料要用 χ^2 检验。研究自变量与因变量关系时，当因变量是二分类变量时，通常选用 logistic 回归模型；当因变量为连续变量时，则选用线性回归模型。

（三）研究设计类型

临床研究常见的设计类型有完全随机设计、配对设计等。分析完全随机设计的数据时，应根据数据类型选择两样本 t 检验、χ^2 检验等；分析配对设计的数据时，应选择配对 t 检验、配对 χ^2 检验等。

第二节　临床流行病学数据的分析

一、评估数据质量

在数据收集和处理的过程中，难免会出现离群值或缺失值。离群值和缺失值是影响数据质量的重要原因，处理不当将影响最终的研究结论，如离群值可能会导致研究结果偏离真实结果，缺失值造成的信息损失可能影响数据挖掘或难以把握数据规律等。因此，在执行数据分析之前，正确识别并处理离群值和缺失值十分重要。

（一）离群值与缺失值概述

离群值（outlier）是指与大多数测量值相比差异较大的数值，这些值会直接造成结果不稳定，甚至夸大或歪曲结果，得到错误结论。在明确离群值产生的原因之前，不应简单决定其取舍，特别是在小样本的临床研究中，离群值的取舍对分析结果会产生很大影响，必须慎重对待。

缺失值（missing value）是指因种种原因未能得到的应有的数值，导致出现数据缺失。尽管许多研究均经过严谨的科研设计和实施过程，但缺失值仍是统计资料中常见的问题。缺失可分为随机性缺失与非随机性缺失。在临床试验中，随机性缺失指的是与临床干预措施无关的缺失，试验组与对照组缺失比例相近，均可能出现缺失值；非随机性缺失是与干预措施有关的缺失，例如某药物具有较大的毒副作用，造成患者大量失访，此时试验组与对照组的缺失比例会不同。缺失若与干预措施有关，会对结果造成较大的影响。

（二）离群值与缺失值的识别和处理

可借助临床专业知识或统计图表直观地发现离群值及缺失值。如绘制直方图，落在直方图两端并远离均数的个体值很可能是离群值。对检出的离群值，应根据实际问题的性质，尽可能寻找是否存在测量误差等原因，作为处理离群值的依据，对离群值进行剔除、修正或保留。缺失值给研究结果带来的影响取决于数据缺失的方式、缺失数据的数量和造成缺失的原因，其处理方式包括删除存在缺失值的个体或变量、估计缺失值、建立哑变量等方法，详细方法可参阅有关统计学书籍。

二、设计分析框架图

在临床研究中，为避免重复或遗漏拟分析的内容，通常在分析前先设计分析框架图（图 15-1）。

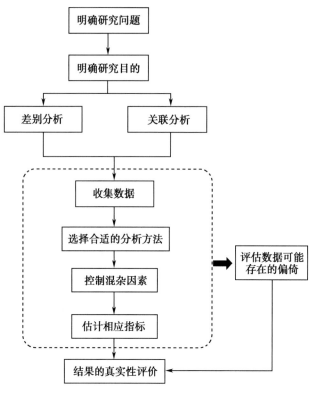

图 15-1　分析框架示意图

实例分析：为评估羟乙膦酸钠治疗原发性骨质疏松症的疗效和安全性，研究者在绝经后的骨质疏松妇女中开展了一项随机对照试验，以 1∶1 的比例将符合参与试验标准的患者随机分成两组，分别接受为期 3 年的安慰剂治疗、羟乙膦酸钠治疗，评价指标为两组的骨密度及脊椎骨折发生率。

该研究的分析框架设计如下。

1. 研究目的　评估羟乙膦酸钠治疗原发性骨质疏松症的临床效果。

2. 分析目的　比较安慰剂组和羟乙膦酸钠组的治疗效果。

（1）羟乙膦酸钠组的疗效是否优于安慰剂组？

测量指标：骨密度。

数据资料类型：骨密度为定量资料。

（2）羟乙膦酸钠组的脊椎骨折发生率是否低于安慰剂组？

测量指标：骨折发生率。

数据资料类型：骨折判断为是否发生，为二分类变量资料。

3. 根据分析目的与资料类型选择相应的统计分析方法以及评价指标。计算骨密度的算术平均数和标准差及其 95%CI，利用 χ^2 检验分析两组骨折发生率差异是否有统计学意义，并计算保护率和效果指数。

4. 评价研究结果的真实性。

三、描述研究对象的基本特征

在确定研究对象后，通过详细收集、描述、比较研究对象在研究开始时的基本特征，可判断结果的外推人群和外推性，也能为分析和调整其他影响研究结局的因素提供信息。基本特征一般包括年龄、性别、职业等能说明研究对象特征的信息，也包括能反映研究类型的信息。如在随机临床试验中，基本特征还包括结局事件的发生频率。在描述研究对象的基本特征时，应根据变量的特征计算相应的指标，如用平均值、中位数、标准差、四分位数间距等描述定量变量，用百分比描述定性变量。

四、估计结局事件的发生频率

通常以比例估计临床结局事件的发生频率,其中分子是经历结局事件的患者(病例)数量,分母是可能发生结局事件的人数。常用的结局事件频率测量指标有累积发病率和发病密度。

累积发病率(cumulative incidence)适用于结局事件发生率较低且每个研究对象观察时间的长短基本一致时,可用研究开始时该组人数作为分母计算累积发病率。在报告累积发病率时,必须说明观察时间的长短,如估计患者在手术后 1 个月内出现术后并发症的风险,可采用累积发病率。

发病密度(incidence density)适用于结局事件发生率较高且每个研究对象的观察时间相差较大时,可用人时数(如人年数,person-year)作为分母计算。如在随访过程中,研究对象失访、出现结局事件的时间不同等原因造成观察时间不一致,可采用人年数以估计结局事件发生率。

五、估计效应的大小

效应即暴露或治疗对结局作用的大小,常通过不同组间的结局事件发生率来表达,用于测量效应大小的指标称为效应指标(measure of effect)。下文将以具体实例讨论临床流行病学中常用的效应指标,包括相对指标与绝对指标(表 15-1)。

表 15-1　效应指标

效应指标	具体指标	意义	公式
相对指标	相对危险度(RR)	反映治疗组发生心血管事件的危险是安慰剂组的多少倍	$RR=\dfrac{I_1}{I_0}$
	相对危险度降低率(RRR)	反映治疗组与安慰剂组相比,心血管事件的发生率降低了多少	$RRR=\dfrac{(I_0-I_1)}{I_0}$
绝对指标	归因危险度(AR)	反映治疗组与安慰剂组相比,发生心血管事件的危险度降低了多少	$AR=I_1-I_0$
	需治疗人数(NNT)	反映为预防 1 例心血管事件,需要治疗多少患者	$NNT=\dfrac{1}{ARR}$

注:I_1 为治疗组心血管事件的发生率,I_0 为安慰剂组心血管事件的发生率。

实例:将 6 595 名患有高胆固醇血症的中年男性随机分配至治疗组(接受普伐他汀治疗)与安慰剂组,并记录 5 年内发生心血管事件的风险,结果发现与安慰剂组相比,治疗组心肌梗死和心血管疾病死亡的发生率较低。

相对危险度(relative risk/risk ratio,RR)是治疗组心血管事件发生率与安慰剂组心血管事件发生率之比,测量的是治疗与疾病关联的相对强度,反映的是普伐他汀治疗对心血管事件发生影响的相对大小。相对危险减少度(relative risk reduction,RRR)说明治疗组与安慰剂组相比,可以降低心血管事件发生率的百分数,$RRR=\dfrac{(I_0-I_1)}{I_0}$。

归因危险度(attributable risk,AR)又称绝对危险度降低(attributable risk,ARR)或率差(risk difference,RD),反映的是治疗组与安慰剂组心血管事件发生率差别的绝对值。需治疗人数(number needed to treat,NNT)常用于描述治疗效果的大小,是指需治疗多少例患者才能获得一例最佳效果,NNT 值的大小与疗效大小成反比。

此外,常用的效应指标还有优势比(odds ratio,OR)、归因危险度百分比(attributable risk percent,ARP)、人群归因危险度(population attributable risk,PAR)、人群归因危险度百分比(population attributable risk percentage,PARP)等,详见本书其他章节。

六、估计置信区间

参数估计包括点估计(point estimation)和区间估计(interval estimation)两种方法。点估计是用相应样本统计量直接作为其总体参数的估计值,但此方法未考虑抽样误差的大小。区间估计是基于点估计,综合样本统计量与抽样误差而估计总体参数的区间范围,该范围称为参数的置信区间(confidence interval,CI)。CI能表达随机误差引起的效应估计的不确定性,它是按预先给定的概率(1−α)所确定的包含未知总体参数的一个范围,1−α称为可信度或置信度(confidence level),常取双侧95%。CI的范围是由两个界值构成的,较小值称可信下限(lower limit,L),较大值称可信上限(upper limit,U),通常用(L,U)表示。

七、识别和控制混杂

(一)控制混杂的必要性和原理

在流行病学研究中,混杂因素是研究者在研究设计、数据分析等环节都必须考虑的问题。混杂是暴露因素与其他病因对同一疾病的共同作用所引起的在暴露效应估计上的误差。在暴露影响结局的真实情况下,若未对混杂因素进行控制,混杂的存在可能会掩盖或夸大暴露与结局的关联强度。例如,在一项关于饮酒与肝癌关系的研究中,性别是潜在的混杂因素,这是由于男性的肝癌发病率高于女性,且饮酒者更有可能为男性。因此,当研究饮酒与肝癌发病风险时,若不控制性别的混杂影响,将会高估或低估饮酒对肝癌发病风险的作用。

控制混杂的原理是去除可疑危险因素在不同比较组之间的区别或使它们具有可比性。在研究设计阶段,有三种方法可以控制混杂:随机分组、限制和匹配。随机分组(random allocation)使研究对象有同等的机会被分配在各处理组,从而使潜在的混杂因素在各组间分布均衡,但随机分组只适用于干预研究,不适用于病因研究。限制(restriction)是指针对可疑的混杂因素,在研究设计时对研究对象的纳入条件予以限制。例如,在男性中研究饮酒和肝癌的关系,则不会受到性别的混杂影响。匹配(matching)是指在选择比较组对象时,除研究因素外,使潜在混杂因素保持一致。例如,在饮酒组和非饮酒组中纳入同样比例的男性和女性,使两组在性别上可比,从而消除性别在两组中可能引起的混杂。虽然限制和匹配可以有效控制混杂,但其操作较复杂,同时可能增加经济成本和有效信息损失。因此,绝大多数队列研究和病例-对照研究只能在数据分析阶段依靠统计分析方法控制混杂。

(二)控制混杂的统计分析方法

1. 分层分析 分层分析是控制混杂的最常用的方法之一,即先根据混杂因素的特征将研究人群分成不同层,然后评估各层内暴露对结局事件的作用。例如,在关于饮酒与肝癌发病的研究中,已知性别是混杂因素,可以按照性别将研究对象分成男性、女性两层,在每个层内控制了性别可能引起的偏倚,再评估每个层内饮酒对肝癌的效应。

在估算各层的效应值后,应采用异质性检验(heterogeneity test)判断组间效应值的一致性。若异质性检验显示差异无统计学意义,则说明各层效应值和方向一致,可以进而用加权平均法(如Mantel-Haenszel法、Peto法等)计算各层加权平均的总效应,将总效应与未分层前估计的粗总效应进行比较。如果两者无区别,说明粗总效应是准确的,没有性别的混杂作用;反之,说明粗总效应有性别的混杂作用,应使用加权平均的总效应作为无偏倚的效应估计值;如果各层效应值和方向不一致,则提示可能存在交互作用。

以实例说明如何使用分层分析控制混杂作用(表15-2)。该研究的暴露是口服避孕药,结局指标是外周动脉疾病,混杂因素是年龄。不同年龄层中年龄的 OR 值分别为3.0、2.4 和3.9。经Mantel-Haenszel 法对年龄进行调整后 OR 值为3.2(详细计算公式参见相关统计学书籍),与未分层前 OR 值(2.0)差异显著,说明年龄混淆了口服避孕药使用与外周动脉疾病发生之间的关系。

表 15-2　分层分析：口服避孕药、年龄和外周动脉疾病关系的病例-对照研究

年龄分层	病例组口服避孕药使用史		对照组口服避孕药使用史		年龄的 *OR* 值
	有	无	有	无	
<40 岁	25	7	249	223	3.0
40~45 岁	18	45	21	125	2.4
>45 岁	35	54	36	220	3.9
合计	78	106	306	568	2.0

在样本量大且需要控制的混杂因素少时，分层分析是控制混杂的最佳方法。然而，分层分析无法同时控制多个混杂因素。当所需分层的层数越多，各层样本量越低时，分层的精度会大大降低，效应估计值将趋于不稳定，难以解释研究结果。

2. 多元回归分析　在大多数情况下，许多变量共同作用对结局产生影响。多元回归分析（multivariate analysis）利用多元回归模型进行流行病学数据分析，可以同时考虑多个变量的影响。多元回归分析的优点是很容易估计主效应并分析交互作用和剂量-反应关系，还可同时控制多个混杂因素，统计效率高。同时，多元回归分析还提供了每个因素比值比的标准误、*P* 值及其 95%CI。

多元回归分析可以在回归方程中同时调整其他所有独立因素的效果后，分析暴露与结局之间的相关关系。多元回归分析是观察性研究在研究分析阶段同时控制多个变量的唯一可行方法。根据研究设计和数据类型，常用的多元回归分析有以下方法：在病例-对照研究和队列研究中，结局事件为分类资料时，通常使用 logistic 回归模型；在因变量为含有截尾数据的生存资料时，则使用 Cox 比例风险回归模型；当因变量为连续变量时，通常使用多元线性回归模型。

3. 倾向性评分　在非随机研究和观察性研究中，难以保证非随机研究因素在比较组间分布的均衡性。针对这种组间的差别，匹配、限制、分层分析和多元回归分析是常用控制混杂偏倚的方法，但其局限性在于可控制的混杂因素的变量数不宜过多。倾向性评分匹配（propensity score matching，PSM）可用于调整协变量多且结局发生率低的情况，是将多个混杂变量综合为一个新变量、通过平衡组间的倾向性评分而有效地均衡混杂因素的分布，以达到控制混杂偏倚的目的。倾向性评分相同的研究对象，其协变量的分布也趋于一致，可认为这两个个体的基线资料相同，分组接近于随机分组。

倾向性评分是以混杂因素作为自变量，以处理因素作为因变量，建立可以计算概率的模型（如 logistic 回归分析、判别分析）等来估计的。其具体步骤大致包括以下方面。

（1）筛选协变量，即确定混杂因素。一般包括三种类型的混杂因素：与分组因素相关联的混杂因素、与结局相关联的混杂因素及与分组因素和结局均相关联的混杂因素。该步骤是关键步骤，既要注意避免重要混杂因素的漏选，又要防止匹配过度。

（2）计算倾向性评分。将筛选后的协变量作为自变量，将分组因素作为因变量，根据选定的模型计算倾向性评分，计算研究对象的倾向性评分值。分值在 0~1 之间，表示研究对象被分配到试验组和对照组的概率。

（3）选择分析方法。应用所得的倾向性评分值，通过倾向性评分匹配、倾向性评分分层、倾向性评分回归调整法或倾向性评分加权标化等方法降低混杂偏倚。倾向性评分匹配为较常用且容易理解的方法，是将倾向性评分值相近的个体进行匹配，以达到均衡协变量的目的，再将匹配后的数据集进行常规分析。

（4）均衡性评价。采用适当的方法对应用倾向性评分法前后的不同组间研究对象的协变量进行均衡性评价。组间协变量均衡性的好坏是衡量倾向性评分方法应用成功与否的关键。常见的方法有假设检验法、*F* 检验、德宾-沃森（Durbin-Watson，DW）检验等。

（5）估计处理效应。根据数据类型选择相应的统计分析方法来估计处理效应。经倾向性评分估计后的处理组和对照组之间的协变量已达到平衡，此时数据可被视作近似随机化。

（6）敏感性分析。虽然经倾向性评分调整后，纳入倾向性评分模型中的混杂因素的分布已在组间达到均衡，但未知的混杂因素引起的偏倚仍无法识别。敏感性分析可评价潜在的未知混杂因素对研究结论的影响。威尔科克森（Wilcoxon）符号秩检验为常用的方法。

八、交互作用

（一）识别和测量交互作用

交互作用（interaction）是指两个或多个因素相互依赖发生作用而产生的一种效应，也称效应修饰作用（effect modification）。研究资料中各研究因素间存在交互作用时，说明各研究因素的作用不是独立的，一个因素水平改变时与它有交互作用的因素的效应也将发生改变，该因素也称为效应修饰因素（effect modifier）。

例如，在一项关于绝经后激素治疗（menopausal hormone therapy，MHT）与心血管事件关系的研究中，结果提示 MHT 能降低心血管事件发生率。若将研究对象按年龄分层，得到的结果提示在 60 岁以下的女性中，MHT 能降低心血管事件的发生率；但在 60 岁以上的女性中，MHT 会增加心血管疾病的发生。此结果与原结果不一致，说明年龄对 MHT 和心血管事件之间的关系起到了修饰作用，年龄是效应修饰因素。

此外，在研究过程中需要注意交互作用与混杂作用的区别。混杂是研究中需要控制和避免的偏倚，是对研究真实性的歪曲；交互作用是需要发现并加以描述和评价的客观现象，其存在取决于因素的内在作用机制，不可任意去除或添加。具体的不同点见表 15-3。

表 15-3　交互作用与混杂作用的不同点

比较的要点	交互作用	混杂作用
与研究设计的关系	无关，是研究中的一种客观现象	有关，取决于研究设计
产生机制	因素间相互作用所致	混杂因素在比较组间分布不均衡所致
与研究真实性的关系	无关，应加以准确而详尽的描述，是研究者希望报告的	歪曲真实性，应尽力避免，否则将导致研究结果的偏差
研究意义	识别交互作用对构建病因假说具有实际价值	控制混杂偏倚可提高研究结果的内部真实性
处理方法	尽量识别、评价	应尽量避免与控制

识别和测量交互作用的主要方法包括分层分析和回归分析。按照可疑交互因素分层后，比较层间的效应测量值（RR 值或 OR 值）是否存在差异，并进行异质性检验。异质性检验是区别交互作用和混杂的关键，如果异质性检验显示差异有统计学意义，说明存在效应修饰，即分层因素与暴露因素间存在交互作用，应分别报告效应修饰因素与各层效应。

交互作用具有重要的实践意义。例如，交互作用能识别从某项干预措施中受益最大的人群：某临床试验经亚组分析后，发现某药物在男性患者中十分有效，而在女性患者中没有明显疗效，显示该药物与性别有交互作用，提示未来用药时女性应避免使用此药。此外，交互作用能识别最可能施加干预的协变量，以降低主要暴露因素的效应。例如：在儿童中某暴露因素可引起严重疾病，但在成年人中没有造成明显的危害，说明该暴露因素和年龄存在交互作用，提示应该尽可能避免儿童暴露于该因素。

（二）交互作用分析

在统计分析中，分析因素间的交互作用常用的数学模型有相加模型（additive model）与相乘模型

（multiplicative model），多采用在回归方程中纳入因素乘积项的方法进行分析：因线性回归模型为相加模型，其乘积项反映因素间是否存在相加交互作用；logistic 回归模型或 Cox 回归模型为相乘模型，其乘积项反映因素间是否存在相乘交互作用。假设两个因素 X 与 Z 为二分类变量，两因素的组合如下（表 15-4）。

表 15-4 两因素组合的危险度符号

X 因素	Z 因素	
	存在	不存在
存在	R_{11}	R_{10}
不存在	R_{01}	R_{00}

1. 相加模型假定 若交互作用不存在，当两个或两个以上因素共同作用于某一事件时，其效应等于这些因素单独作用时的和，即 $R_{11} - R_{00} = R_{10} - R_{00} + R_{01} - R_{00}$。

2. 相乘模型假定 若交互作用不存在，两个或两个以上因素共同作用于某一事件时，其效应等于这些因素单独作用时的乘积。即：$R_{11}/R_{00} = (R_{01}/R_{00}) \times (R_{10}/R_{00})$。

以吸烟、室内空气污染暴露与慢性阻塞性肺疾病关系的数据（表 15-5）为例，如果吸烟为 X 因素，室内空气污染暴露为 Z 因素，则从表 15-5 可得 $R_{00} = 1, R_{11} = 40, R_{10} = 8, R_{01} = 5$。

表 15-5 吸烟、室内空气污染暴露相关的慢性阻塞性肺疾病的发病率

吸烟（ /10 万人年）	室内空气污染暴露（ /10 万人年）	
	是	否
是	40	8
否	5	1

如果采用相加模型，将上述数值代入公式，得到：$R_{11} - R_{00} = 40 - 1 = 39$，$(R_{10} - R_{00}) + (R_{01} - R_{00}) = 8 - 1 + 5 - 1 = 11$，$R_{11} - R_{00} > (R_{10} - R_{00}) + (R_{01} - R_{00})$，则吸烟与室内空气污染暴露之间存在交互作用。而同样的数值代入相乘模型，得到：$R_{11}/R_{00} = 40/1 = 40$，$(R_{10}/R_{00}) \times (R_{01}/R_{00}) = (8/1) \times (5/1) = 40$，$R_{11}/R_{00} = (R_{10}/R_{00}) \times (R_{01}/R_{00})$，则吸烟与室内空气污染暴露之间不存在交互作用。

九、识别和测量剂量-反应关系

剂量-反应关系（dose-response relationship）是指随暴露强度增加而暴露效应增加的现象。剂量-反应关系的存在是对暴露和结局的因果关系真实性更强的支持。其识别和测量的主要方法包括分层分析和回归分析。

如表 15-6 的虚拟资料所示，膀胱癌的发病风险随着环磷酰胺的累积剂量增加而增加，说明环磷酰胺累积剂量与膀胱癌发病风险存在剂量-反应关系。与交互作用不同的是，剂量-反应关系根据暴露的剂量进行分层，进一步的剂量-反应关系分析包括显著性检验、形态描述和模拟。当剂量-反应关系呈明显直线时，可采用相关分析或线性回归模型，此时显著性检验比一般的异质性检验更敏感，也更贴切。

表 15-6 环磷酰胺累积剂量与膀胱癌的剂量-反应关系

环磷酰胺累积剂量/g	1~20	>20~50	>50
RR	2.4	6.0	14.5

第三节   临床流行病学分析结果的解释和推论

一、评估结局的意义

在临床流行病学研究中,对分析结果的解释就是解读结果的实践意义,而结果的实践意义取决于结局指标的意义。研究者应对结局指标进行具体的描述,包括其定义及相对重要性,并全面、具体、客观地评估结果的实践意义,以提高研究结果的应用价值。

以临床疗效研究为例,选择正确的临床疗效结局指标是衡量治疗价值和疗效意义的基础。与某种疾病相关的临床疗效结局指标可能有很多,但治疗可能只能改变其中某些特定的指标,而不影响终点结局事件的发生。如为长期血液透析患者注射乙肝疫苗,尽管能提高乙肝表面抗体阳性率,但无法降低乙肝病毒的感染率。结局的变化情况反映了治疗对于疾病的预后价值,是医生和患者评估治疗意义和重要性的基础,是决策必须考虑的重要因素。

例如,对急性心肌梗死的治疗,可改变的临床结局包括死亡、卒中、心力衰竭、心肌能量代谢等,可以降低死亡率的药物的价值将远远高于仅可以改善心肌缺氧的药物。重要的临床结局是那些患者可以感受到的或可以理解其重要性的指标,如死亡、残疾、卒中等。如果发现某一类药物能改变重要的结局,其临床实践意义要大于另一类仅能引起某实验室测量指标改变的药物。

二、解释研究的结果

在临床研究中,对结果的解释应包括结果的大小、95%CI、对照组的性质和特殊结果,其中特殊结果主要指剂量-反应关系和交互作用。要正确解释效应估计的意义和研究的结果,应弄清效应指标计算的背景信息和假设。

(一)结果的大小

在临床决策中,欲研究治疗效果的大小、治疗措施是否可取等问题,则应对疗效进行定量的描述。与定性信息相比,定量信息具有一定的标准性、精确性和可重复性,可以更客观地比较不同的治疗效果,帮助医生和患者作出更准确的决定。例如,"心肌梗死患者死亡率在某药物治疗组显著降低,10年生存率为91.8%"的说法比"某药物治疗对心肌梗死患者有效"更有说服力。在临床试验中,通常用相对指标和绝对指标来反映治疗效果。前者包括相对危险度、比值比等,后者包括绝对危险度降低、需治疗人数等。通常在研究报告时使用相对指标,在临床决策时使用绝对指标。

此外,关联的强度和效应的大小与结果真实性密切相关。相对指标常用于测量关联强度和效应的大小。由于每个研究或多或少都存在偏倚,在偏倚近似的情况下,效应大的作用(如 $RR>5$)更可能是真实的,因为此效应值完全由偏倚所导致的可能性极小。

(二)结果的 95%CI

评估结果大小时需同时考虑结果的95%CI。CI 是真实效应可能存在的区间,反映了效应估计的精确性与结果的实践意义。CI 越窄,表明真实值的估计越精确,更有利于决策。

在研究中,应特别注意 CI 包含无效值时结果的解释。如图 15-2 所示,若在一项临床试验中有四种治疗方法(治疗 A、B、C、D),其治疗效果的 CI 均包含了无效值,则可能出现有效、有害、无效三种可能性,这三种可能性中哪种最可能是正确的取决于CI 相对于无效值的位置。如主要在有效一侧(治疗 A),则更可能有效;如主要在有害一侧(治疗 B),则更可能有害;如围绕无效线对称分布(治疗 C),则两种可能性均等;如围绕无效线对称分布(治疗 D)且区间很窄,则无效的可能性最大。

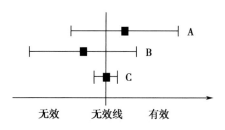

图 15-2   治疗效果的 95%CI 的临床意义

(三) 对照组的性质

在解释结果时,应阐明对照组及比较的具体意义。在临床试验中,如果试验组接受的是治疗 A,当对照组接受的是无治疗或安慰剂治疗时,结果反映的是治疗 A 有效或无效;当对照组接受的是另一种治疗 B 时,结果反映的是治疗 A 与治疗 B 的治疗效果差别。可见,结果的临床意义随着对照组性质的不同而改变。在临床决策中,更多的是在不同治疗之间作选择。比较不同治疗研究的目的在于揭示治疗之间效果大小的相对差别,在于比较不同治疗的优劣,更有助于患者进行选择,其结果也更符合临床的实际需要。因此,了解对照组的性质是解释结果的必备条件。

(四) 特殊结果的解释

特殊结果主要指剂量-反应关系和交互作用。如果发现存在剂量-反应关系,可用于解释危险因素的作用特点,并作为进一步支持因果关系存在的证据,同时也应剖析其可能的实践意义。研究报告应尽可能使用图、表和剂量-反应方程对剂量-反应关系进行描述。如图 15-3 展示的是虚拟的暴露剂量(如血脂水平)与效应(如心血管事件的发生风险)的关系。在 A 点以下,随着血脂的增加,心血管事件的发生风险没有变化,但在 A 点以上,心血管事件的发生风险随血脂水平的升高不断增加。可以看出,对于血脂水平低于 A 点的人,降低血脂水平不能改变其心血管事件的发生风险,但对于血脂水平高于 A 点的人,降低血脂水平有可能降低心血管事件的发生风险,因此 A 点应视为干预血脂最合适的点。

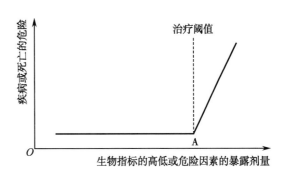

图 15-3　剂量-反应关系与疾病的发生风险

交互作用对临床实践也十分重要,但需要谨慎对待研究中关于交互作用的解释和结论。交互作用的真实与否主要取决于交互作用的分析是预先确定分析(pre-specified analysis)还是事后分析(post hoc analysis)。由于多重比较可能出现假阳性,因此预先确定分析与事后分析相比,前者的结果更可能是真实的。另外,如果已有其他研究报告了类似的交互作用,且两个因素发生交互作用存在可解释的生物学机制,则交互作用更可能是真实的。

三、研究结果的内部真实性与外部真实性

研究的真实性(validity)是推论正确与否的决定性因素,因此对研究真实性的评估是推论的前提。在临床实践中,评估结果真实性应首先考虑研究结果是否反映了样本的真实情况;如果是,然后考虑样本是否能代表其他相同类型的患者。其中,第一个问题与内部真实性(internal validity)有关,而第二个问题则与外部真实性(external validity)有关。

狭义的真实性特指一项研究的内部真实性,即在研究条件下观察的研究结果与研究对象真实情况的符合程度。内部真实性反映研究人群(样本)到源人群(总体)的统计推断程度,它受选择偏倚、测量偏倚、混杂偏倚等各种偏倚的影响,限制研究对象的类型和研究的环境条件能提高内部真实性。

外部真实性又称外推性、普遍性(generalizability),指将研究结果推广到其他类似情况的程度,其反映的是从源人群到目标人群的推断。它受研究人群与其他人群临床特点的差异、研究对象类型等因素的影响,增加研究对象的异质性以及扩大研究对象的代表性范围能提高外部真实性。

研究结果的内部真实性是外部真实性的基础。不真实的结果一定无法外推到其他情况,但真实的结果未必一定可以外推到其他情况,在研究中,需要同时平衡好内部真实性与外部真实性。外部真实性与内部真实性的关系如图 15-4 所示。常规的随机对照试验设计中具有严格的纳入和排除标准,在提高内部真实性的同时,使外部真实性下降。多中心、多人群的临床试验是解决这一问题的重要途径,因其可以在较短的时间内招募到足够的病例,且因病例来自多个地区,代表性比来自单中心的病例更强,能够增强研究结论的外推性。

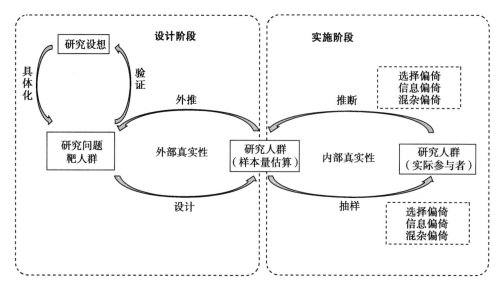

图 15-4   研究外部真实性与内部真实性的关系

第四节   健康医疗大数据在临床流行病学中的应用

医学领域的大数据（big data in medicine）涵盖范围广泛，尚缺乏统一和公认的大数据分类系统，根据数据收集内容的差异，可分为：①常规医疗和健康数据，包括个人健康和医疗数据（如人口社会学特征、诊断、实验室检查、影像学检查、医嘱、手术、成本数据等），即通常所指的医疗大数据（healthcare big data），其典型实例有医院电子病历库（electronic medical record，EMR）等；②在部分或全部收集常规医疗数据的基础上，根据特定研究目的收集生物标本并检测所得的检测数据（如基因组学、蛋白组学、代谢组学等的数据），常被称为生物医疗大数据。

一、健康医疗大数据

（一）真实世界数据

真实世界数据是指研究数据来自真实医疗环境，反映实际诊疗过程和真实条件下的患者健康状况；主要是与传统临床试验中人群可能高度选择、干预和对照可能严格控制、随访与实际存在差异等各方面形成明确的对比。真实世界数据来源广泛：既可是研究数据，即以特定目的开展的观察性研究数据，也可是非研究性质的数据，如多种机构（如医院、医保部门、民政部门、公共卫生部门）日常监测、记录、储存的各类与健康相关的数据（表 15-7）。

表 15-7   真实世界数据常见的主要来源

类型	主要来源
研究数据	登记研究数据
	自然人群队列数据
	患者报告结局数据
	组学数据
	随机对照试验数据
非研究数据	医院信息系统数据
	医保支付数据
	药物安全性主动监测数据
	死亡登记数据
	来自移动设备的个体健康监测数据
	公共卫生监测数据

（二）超大规模人群队列

随着对复杂性疾病发病机制研究的不断深入，小样本队列在人群多样性、病例数量积累、暴露信息及时采集、方法标准化以及研究基因-环境复杂交互作用等方面存在不足，医学研究对样本量的需求越来越高。涉及超大规模人群的大型队列（large cohort）研究应运而生。

超大规模人群队列是一种系统的病因学研究方法，主要针对数十万人群，在数十年内持续对人群健康状况和疾病进行追踪、随访调查和相关研究，以了解人群健康状况和疾病发生情况随社会经济改变而发生的变化和相关影响因素。其研究样本量大、人群具有多样性、随访期长，累积大量研究样本和人群数据，已经成为开放性科研基础设施和卫生决策的重要支撑，是目前国际公认研究慢性病病因的首选设计之一，也是生命组学样本和表型组学数据的重要来源。表 15-8 为全球 10 万人以上的部分超大规模人群队列。

表 15-8　全球 10 万人以上的部分超大规模人群队列

队列名称	起始年份	研究对象	样本量/万
欧洲癌症与营养前瞻性调查（European Prospective Investigation into Cancer and Nutrition，EPIC）	1992	欧洲 10 个国家 23 个研究中心纳入的 20 岁及 20 岁以上的居民	52.1
美国国立卫生研究院退休人员协会饮食与健康研究（National Institutes of Health-American Association of Retired Persons，NIH-AARP）	1995	美国 6 个州和 2 个城市 50~69 岁的美国退休人员协会成员	56.7
英国百万妇女研究（Million Women Study，MWS）	1996	出生于 1932—1951 年，并于 1996 年 5 月—2001 年 3 月接受乳腺 X 线摄影检查的妇女	108.0
美国千年队列研究（Millennium Cohort Study，MCS）	2001	全美军事机构的现役军人、预备役军人以及国民警卫队队员	21.0
中国慢性病前瞻性研究队列（China Kadoorie Biobank，CKB）	2004	中国农村和城市各 5 个地区 30~79 岁居民	51.3
英国生物样本库（UK Biobank，UKB）	2007	22 个社区中心的 40~69 岁居民，约占英国总人口的 0.8%	50.0

（三）生物银行

生物银行，又称生物样本库，同健康银行一样是对某种具有泛银行性质的事物的简称，是指收集、存储研究用生物样本（包括组织、血浆生物体液等）以及与这些生物样本相关的各种临床治疗与随访等资料，并按严格技术标准采集、运输、存储、管理和使用的资源库。未来，高质量、高水准的生物银行是重大疾病基础与临床研究、药物研发、临床诊治技术研发、健康研究（疾病预测与预防）与产业化的最重要环节、最宝贵资源，是功能基因组研究众多重要基因、蛋白等科研成果快速产业化、应用到临床（分子诊断、分子分型与预测、预防及个性化治疗等）的重要保证。

二、医疗大数据的统计分析方法

医疗大数据规模巨大、价值高、增长速度快，除结构化数据外，还包含了大量非结构化数据，传统的统计分析方法在及时处理和分析这些数据时仍存在一定局限，基于医疗大数据的统计分析方法应运而生。以下就朴素贝叶斯、随机森林与深度学习三种常见的医疗大数据的统计分析方法进行阐述。

（一）朴素贝叶斯

在众多分类方法和理论中，朴素贝叶斯由于计算的高效性、高精度和具有坚实的理论基础而得到了广泛应用。朴素贝叶斯是一种基于统计的分析方法，它首先从大量的样本中统计出类别先验概率，然后利用贝叶斯定理与特征条件独立假设,计算每一个未见实例的最有可能类别。朴素贝叶斯在属性相关性较小时效果较好,可以处理多类别问题,算法逻辑简单,易于实现,学习和预测的效率都很高;但是在属性个数比较多或者属性之间相关性较大时,分类效果不佳,在具体的算法实施中,需考虑很多实际问题。朴素贝叶斯目前在处理不确定性信息的智能化系统中已经得到广泛的应用,已成功应用于统计决策、医疗诊断、专家系统等领域。

(二)随机森林

作为新兴起的、高度灵活的一种机器学习算法,随机森林是利用多个决策树对样本进行训练并预测的一种分类器,它的基本单元是决策树,其本质为机器学习的集成学习方法。

随机森林在当前所有算法中具有极高的准确率,能够有效地运行在大数据集上,同时不需要降维就能处理具有高维特征的输入样本,而且能够在内部对于一般化后的误差产生无偏估计,并评估各个特征在分类问题上的重要性。随机森林计算各例中的亲近度,对于数据挖掘、检测离群点和将资料视觉化非常有用。

近年来,随机森林在理论和方法上都得到了迅速发展,作为一种具有良好性能表现的数据挖掘算法,其在医学、生态学、管理学等众多领域得到了广泛的应用。另外,随机森林常用于以下几个具体方向:①对离散值的分类;②对连续值的回归;③无监督学习聚类;④异常点检测。

(三)深度学习

深度学习是机器学习领域中一个新的研究方向,深度学习的概念源于人工神经网络的研究,但是并不完全等同于传统神经网络。但许多深度学习算法中都会包含"神经网络"这个词,比如卷积神经网络、循环神经网络、生成对抗网络。所以,深度学习可以说是在传统神经网络基础上的升级版本。

深度学习是一种用数学知识与计算机算法构建起整体架构,再结合尽可能多的训练数据以及计算机的大规模运算能力去调节内部参数,尽可能逼近问题目标的半理论、半经验的建模方式。

深度学习高度依赖数据,数据量越大,它的表现就越好,在图像识别、面部识别、自然语言处理(NLP)等部分任务甚至已经超过了人类的表现,同时还可以通过调整参数进一步提高上限。由于其神经网络层数很多、宽度很广,理论上可以映射到任意函数,所以能解决很复杂的问题,并具有很强的学习能力。但由于深度学习依赖数据,并且可解释性不高,在训练数据不平衡的情况下会出现性别不平等、种族不平等等问题。

(毛　琛)

思考题

1. 如何选择合适的统计分析方法? 需注意哪些问题?
2. 控制混杂的统计分析方法有哪些? 分别具有何种优势?
3. 简述交互作用的概念及其与混杂作用的关系。
4. 简述内部真实性与外部真实性的区别与联系。

第十六章
医学文献的阅读与评价

医学文献的阅读是信息时代医学工作者不可或缺的信息素养和基本功。本章介绍了医学文献的阅读的重要性、文献类型和医学文献资源以及医学文献检索和阅读的基本方法,同时介绍了如何评价医学文献以及评价的工具,旨在通过医学文献的阅读和评价,培养和提高信息素养和批判性思维。

伴随着科技快速发展和大数据信息时代的到来,信息存储方式和使用手段日新月异,信息量呈现爆炸式增长,对信息的利用意识和能力正成为每个人不可或缺的基本素质——信息素养,即检索、分析、评价和利用各种信息源解决信息需求及制定明智决策的能力。信息素养通常包括信息意识、信息能力和信息道德。信息意识是主动获取和利用信息的敏锐性,是信息素养的前提,只有充分认识信息的重要性,具有信息的敏感性和洞察力,才能迅速有效地发现和掌握有价值的信息。信息能力指能够有效地利用各种工具和信息资源,获取、管理、甄别、评价、整合、加工处理和交流信息,并独立、有效、准确地利用信息,从而作出决策、解决问题的能力;是信息素养的重点和核心。信息道德指在获取和利用信息过程中必须遵循的伦理道德规范。培养正确的法治观念,增强信息安全意识,了解与信息和信息技术有关的道德问题,遵守法规和有关获取及使用信息资源的行为规范,是信息化时代的迫切需要,也是培养适应未来社会变化、具有终身学习能力的高素质创新医学人才的前提和基础。因此,良好的信息素养是 21 世纪高素质医学人才持续发展的必备条件和助推力。循证医学以提出问题、构建检索策略、查找证据、评价分析证据和应用证据为线索,注重在解决临床实际问题的过程中培养、提高学生的信息素养,学生通过对已有医学知识和信息知识的融会贯通与重建,全面提高自身临床实践能力、自学能力和信息素养,增强终身自我学习的信心、意识和主动性。

第一节 概 述

文献(literature/document)是以文字、图像、视频与音频、公式、代码、数字等形式,将信息、知识记录或描述在一定的物质载体上,并能起到存储、传播作用的一切载体的统称。文献具有知识信息性、客观物质性和人类社会性三方面属性,根据不同的标准可分成多种类型。通常根据载体的形式、出版类型、加工的层次、内容的公开程度、性质等进行分类。①根据载体的属性,分为纸质型、缩微型、音像型、电子数字型。②按文献出版形式,分为图书、期刊、报纸、学位论文、会议论文、专利、标准文献、科技报告、年度出版物、政府出版物、档案、产品样本资料、短期印刷品等。③根据加工层次,分为零次文献、一次文献、二次文献、三次文献。④根据内容公开程度,分为白色文献、黑色文献、灰色文献。⑤根据性质,分为私人文献、官方文献和大众传媒。

随着电子信息技术和网络技术在文献出版和储存方面的应用,出现了一些针对文献的新称谓和新术语,如网络文献信息、文献数据库、多媒体文献、开放获取文献、电子预印本、电子印本、优先出版文献等。现代文献的突出特点是品种繁多、数量剧增、所载信息量大、时效性强、老化速度加快、文种多、载体多、形式多样等。

一、医学文献资源

医学文献就是记录与医学相关知识或信息等的载体总称。医学文献具有来源杂、种类多、分布广等特点。医学文献除了按上述提到的方式进行分类外,为了使繁忙的医务工作者快速、有效地检索到所需的最佳诊疗医学信息,2001 年,Brain Haynes 等提出了按照文献级别及密度分布顺序排列的循证医学资源分类的"4S"模型,并于 2006 年和 2009 年进一步发展成为"5S"模型和"6S"模型(图 16-1)。"6S"模型将文献资源分为 6 类,从塔尖开始依次向下,第一个"S"代表"systems"(计算机决策支持系统),指能将患者个体信息与研究证据相匹配的计算机决策支持系统,该系统将电子病历中的临床特征与当前可获得的最佳证据自动链接,并自动提醒或告知医护人员相应的诊疗信息。目前这类系统尚不完善,还处于探索阶段。第二个"S"代表"summaries"(循证证据整合库),是基于不同临床主题的证据总结,是循证医学与临床紧密结合的产物。通常根据不同的临床问题,检索专家完成相关文献检索,方法学专家完成文献质量的评价,然后由临床专家撰写并给出分级推荐意见。因此,循证证据整合库中的证据通常不再需要自行评价,可直接指导临床实践决策,而且因其内容简洁,极大节省了临床医生的时间。此类循证证据整合库如 UpToDate、DynaMed、Clinical Evidence、Best Practice 等,以及循证实践指南、循证教科书。但这类数据库多数需付费,使用常取决于所在单位购买情况,因此文献获取还是受限。第三个"S"代表"synopses of syntheses"(系统评价精要数据库),也称证据概要,主要是指严格评价的期刊文章,是对单篇原始研究或系统评价的精简描述或概要,代表性数据库为 ACP Journal Club 和以"循证"命名的系列杂志。ACP Journal Club 是美国内科医师学会杂志俱乐部,它定期筛选临床方面的 100 多种主要期刊,选取符合循证医学要求的论著,对其进行概括总结,并评论其临床应用上的价值。第四个"S"代表"syntheses"(系统评价数据库),也称系统综述,主要包括 Cochrane 系统评价和非 Cochrane 系统评价(发表于 Cochrane 图书馆以外的系统评价,外文的可在 PubMed 中查到,中文的可在中文检索库中查到)。第五个"S"代表"synopses of studies"(原始研究精要数据库),如 Cochrane 临床对照试验中心注册数据库,其制作收录了原始研究的摘要。第六个"S"代表"studies"(原始研究数据库),如 PubMed、EMbase、中国知网、万方数据知识服务平台等均可检索到单个原始研究。

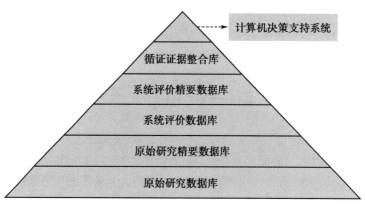

图 16-1 "6S"模型

文献质量和数量也由高到低呈金字塔状分布,塔尖的文献少、质量高,塔底的文献数量庞大、质量偏低。通常高级别文献信息是由低级别信息综合提炼加工而成的。例如,临床实践指南是较高级别的疾病诊治证据,综合萃取了系统综述及原始研究等证据信息,在数量上要少于随机对照试验等原始研究的文献。

二、医学文献的检索

医学文献的检索是文献检索的一部分,医学文献的检索遵循文献检索的基本方法,本章主要介绍基于不同目的的医学文献检索。由于医学工作的特殊性,医学工作者检索文献的目的通常有两种,一是"用证",即在临床中发现需要解决的问题,通过查找当前最佳循证医学证据,指导和应用证据解决临床问题。二是"创证",在目前尚缺乏可靠、可行、可信的证据情况下,拟通过研究建立新证据。

（一）以"用证"为目的的检索

在临床实践过程中,针对临床问题进行决策时,应尽量寻找现有的最佳、最新证据。因此,在检索文献时,从证据资源"6S"金字塔模型的塔尖开始检索,也就是先检索"1S",这样可以快速、高效地获取相关最佳证据;若不能筛检获得所需证据,再由高到低逐级向下,直到查到所需证据为止。

（二）以"创证"为目的的检索

此种检索常是为了在进行系统评价/Meta 分析或开展临床研究前对于某研究方向现况进行全面综述,通常通过立题、检索文献、筛选文献、评价文献质量、提取资料、汇总分析、解释结果,最终产生证据。其在获取信息的途径与方法、数据库的选择与使用、检索策略的制定和不断完善等方面更强调检索的系统全面和无遗漏。因此,应尽可能提高检索的查全率。

（三）检索的步骤

无论是以"用证"还是以"创证"为目的的检索,其基本步骤和基本检索方法均大同小异,主要在数据库的选择和检索词的确定方面各具特点。基本步骤如下:首先,明确临床问题(或研究问题),之后采用 PICOS（P,patient/population；I,intervention；C,comparison；O,outcome；S,study）原则分解和解析问题,即将临床问题分解成五个部分:研究对象特征、干预措施、对照措施、临床结局和研究类型。其次,根据 PICOS 确定恰当的检索词并制定相应的检索策略。最后,选择适当的数据库,完善检索策略,实施检索,评估检索结果,修订检索策略,重新检索,直至检索结果满意为止。

三、医学文献的管理

通过检索,对获得的文献,可借助专用文献管理软件,利用计算机实现文献的日常维护和管理。目前各式各样的文献管理软件不断涌现,其中比较常用的有 EndNote、Mendeley、Reference Manager、NoteExpress、Papers 等。借助这些软件,既能有效管理数目繁多的文献资料,又能在撰写论文时自动编排参考文献格式,同时还能促进沟通与合作,实现文献资源的共享。鉴于文献管理在科研活动中的作用越来越重要,临床医生应充分利用这些现代化的技术手段和工具,提高自身的文献管理能力。

第二节 医学文献的阅读

一、阅读文献的目的

阅读文献前,一定要明确目的,然后带着目的去阅读。临床医生或准医生阅读文献,通常目的有以下几种:一是日常临床工作的需要。在临床医疗实践中常会遇到诸如疾病病因、诊断、治疗、预后等临床问题,解决这些临床问题大多通过系统阅读专业文献,获取最新、最佳的证据。二是医学教育的需要。鉴于医学知识更新速度加快,医学教育与知识学习应具有前瞻性,通过阅读文献,可以了解或掌握最新知识以及未来发展方向。三是临床研究的需要。全面系统的文献梳理是进行临床研究的第一步,通过阅读文献可以全面了解某一研究领域的历史、现状、发展趋势和存在的问题,进而为选题、立题以及提出今后的研究方向提供依据。

二、文献阅读的基本步骤

医学文献一般都有固定的格式和内容结构,如一篇规范的原始研究文献包括题目、摘要、前言、材料与方法、结果、讨论和结论等方面内容。鉴于各部分功能有所不同,阅读时应各有侧重、各取所需,这样可大大提高阅读效率。文献阅读的基本步骤如下。

（一）阅读文献题目和摘要,分析文献的相关性

开始阅读文献之前,一定要弄清楚为什么要阅读这些文献以及需要从阅读的每部分中获得哪些信

息。目的不同,文献的阅读顺序和重点也有所不同。一般先从阅读文献题目和摘要入手。通过标题阅读,可对文献进行大范围初筛,剔除那些无关或关联不大、不感兴趣的文献。若因标题提供信息有限或想进一步了解文献更具体内容,如研究方法、研究结果,则应继续阅读摘要。摘要一般为结构式摘要,包括研究目的、研究方法、研究结果、研究结论等,是全文内容的高度概括和总结。按照文献的相关性、重要性和时效性,依次安排文献阅读的先后顺序,对关联程度高的重要文献,还要进一步阅读全文。

(二) 带着问题有针对性地阅读全文

在阅读文献全文时,不能无的放矢,应带着问题有针对性地阅读文献的重点内容。若为了解学科新进展,应重点阅读文献的主要结果和结论;若为拓展研究思路,则应侧重于阅读文献的研究方法,找出创新点,这样可取长补短;若为临床研究的选题及立题提出依据,应先阅读前言和背景部分,掌握该研究领域的历史与现状,同时在讨论部分,查找该研究存在哪些不足之处、方法学上有哪些缺陷等,以此作为将来研究的方向与立足点。

(三) 摘录文献精粹,加以系统总结

阅读全文时,对重要内容、有疑问的地方加下划线或标注说明,如文中一些新观点、一些注释及一些好的例证等,以便于以后引用。阅读文献时,最好能做笔记,摘录文献精粹,记录每一部分的重点语句和关键信息,同时给出每一部分的评价意见。摘录和总结文献时应该特别注意两点:一是必须准确把握作者的真实意思,特别是外文文献,有时可能需联系前后内容,或查看引文,以确保总结概括的内容是作者原意,而非简单地断章取义,导致误读或误解作者;二是不能全盘照搬,即便是一篇与自己阅读目的高度相关的文献,也不能全盘照搬,可摘录文献的精粹,如某段话、某种方法,也可能是一幅图表等。

为方便文献管理,最好逐一将文献的精粹、读后感(包括阅读后有哪些收获、新启发、新思路等)一并整理为文档并长期保存。

三、文献的精读和泛读

因个人精力和时间有限,宜选择性地阅读医学文献,如对那些与个人关注问题密切相关或重要文献可采用精读的方式,而对那些关联不密切的一般文献可以采用泛读方式。所谓的"重要文献"常指那些对学科发展具有里程碑意义的原始研究文献以及学术权威撰写的综述或述评等。对此类文献应设法获取全文并仔细阅读,必要时还应获取相应的引文作进一步阅读,以确保全面掌握和真正理解该文献。其他文献以泛读为主,先阅读题目、摘要,在此过程中,若发现文献有价值,可升级为重要文献,转而精读全文。若同类文献较多,要考虑文献的阅读顺序,优先精读那些新近发表且重要的文献。精读和泛读所需时间差异明显,如文献泛读一般可在 5~15 分钟内完成,但精读则需 2 个小时甚至 1 周的时间不等。这里就文献精读的基本方法和要求,阐述如下。

(一) 阅读前言

通过阅读前言部分,明确科学假设、拟解决的关键问题、立题背景依据以及研究目的。

(二) 阅读研究方法

通过阅读文献的方法部分,了解具体的研究设计方案、研究的对象和研究的具体方法,包括样本来源与样本大小、设置的测量指标以及统计分析方法,进而判断研究方法是否新颖合理,评价指标的实际价值和临床意义。

(三) 阅读研究结果

熟悉主要结果,明确研究的新发现、新贡献以及用于结果报告的重要图表。

(四) 阅读结论并分析

阅读文献结论,并思考文中主要结果是否支持这些结论,文中的立题、设计、方法和讨论间有无内在的逻辑关系,研究目的是否实现,主要不足有哪些,还遗留哪些问题尚未解决。

(五) 小结

精读后,应加以小结。特别注意与同类文献进行比较有哪些相同和不同之处及其可能的原因,思

考作者的整体思路有无创新,必要时可进行类似 SWOT 分析(又称态势分析),该方法是一种把与研究有关的内外环境所形成的优势(strengths)、劣势(weaknesses)、机会(opportunities)和风险(threats)四个方面的情况结合起来,进行较客观而准确的分析并制定策略的方法,可找出当前研究的优势和不足,并思考如果开展相关研究所面临的机遇和挑战。

第三节　医学文献的评价

文献质量评价涉及两个方面的内容,即报告质量和方法学质量。其中报告质量是指文献报告内容的全面性和完整性以及和相应报告规范的符合程度。方法学质量是指文献制作过程中遵循科学标准、有效控制混杂与偏倚、使研究结果达到真实可靠的程度,为文献质量评价的核心内容。

一、医学文献评价的主要内容

医学文献评价内容主要包括真实性评价、重要性评价及适用性评价。评价时应依次回答下列问题:该文献研究结果本身是否真实可靠? 有多大的临床意义和实用价值? 用于临床实践的可行性及适用程度如何? 其中研究结果的真实性和重要性是评价的重点,只有真实、可靠、重要的研究结果才有利用价值。

(一)真实性评价

真实性分为内部真实性和外部真实性。内部真实性是基础,只有具备内部真实性,评价外部真实性才有价值。因此,内部真实性评价是文献评价的核心,应贯穿整个文献阅读过程的始终。内部真实性评价的关键是考察研究过程中是否有效控制了混杂与偏倚等对结果的影响,这些因素对结果的影响程度也决定了真实性的程度。因此,真实性评价应综合考虑研究结果是来自何种设计方案、有无对照组以及设置是否恰当、研究对象的诊断标准是否可靠、纳入和排除标准如何、样本量是否足够、组间重要的基线状况是否可比、有无相关偏倚因素存在以及是否采取了相应的防止或处理的措施、依从性如何、对相应的试验观测指标及资料所采用的整理和统计分析方法是否恰当等。

(二)重要性评价

评价临床研究结果的重要性常借助于一些定性或定量指标。如在临床试验中,定性指标有事件发生率(如病死率、生存率、治愈率等)、绝对危险度降低(ARR)、绝对收益增加(absolute benefit increase,ABI)、相对危险度降低率(RRR)、相对收益增加(relative benefit increase,RBI)、需治疗人数(number needed to treat,NNT)以及需治疗多少例患者才能发现一例不良反应事件(number needed to harm,NNH)等。定量指标则较为单一,主要是计算组间均数差值。重要性评价包括临床重要性与统计学意义两个方面,两者应相互结合,缺一不可。统计学意义的判定可通过假设检验和区间估计实现。若假设检验的 P 值小于预先设置的检验水准(常设为 0.05),则可认为组间差异有统计学意义。这里要强调的是,组间差值的大小与 P 值无必然联系,假如组间差值无临床意义,P 值再小,也无临床应用价值。当某种研究结果既有临床意义又有统计学意义时,即能得出肯定性的结论;当仅有临床意义而无统计学意义时,不能盲目否定其临床价值,应计算其 II 型错误的概率或检验效能;若文献结果既无临床意义,又无统计学意义,则此类文献的重要性可忽略。在临床重要性判断的基础上,还应作卫生经济学的评价,如计算其成本-效果、成本-效益以及成本-效用等,使那些成本低、效果佳的研究成果得以推广应用。在进行重要性评价时,还需特别注意文献是否给出了副作用或不良反应方面的结果信息,结合研究给出的有效性结果,可以计算利弊比,有助于从有效性、安全性和经济性等方面全面客观地评价研究结果的重要性。

(三)适用性评价

若将上述真实性好且有重要临床价值的文献结果推广应用于临床实践中,还应结合所诊治患者的实际病况、接受意愿和承受能力,以及现有医疗条件、知识技能水平和社会经济状况等,对其临床适用性展开评价。鉴于当前高质量的临床研究文献多来源于发达国家,其种族、社会环境、经济水平、医疗条件等与发展中国家差异较大。因此,评价适用性时,更要结合不同的国情、种族以及患者特点,切不可生搬硬套。要对具体的问题作具体的分析,方可作出是否适用的决策。

同样在临床研究、教学过程中,为掌握学科最新进展或发展方向,拓展新思路、新视野,也要进行适用性评价。此时应重点评价文献结果是否具有外部真实性,即能否将结果推广应用到研究对象以外的群体或环境,也应综合考虑研究人群与其他人群的特征差异、研究对象类型以及社会环境和经济等因素是否会影响适用性。

二、医学文献评价的基本步骤

阅读医学文献的目的主要是回答“是什么(what)”的问题,以全面了解该文献中的研究目的、对象、研究方法、主要结果和重要结论等内容;而医学文献的评价,则主要是回答“如何(how)”和“为什么(why)”的问题,一般选在二轮精读时进行,要求评价者具备批判性思维能力并掌握一定的评价方法。文献评价的基本步骤如下。

(一) 明确评价目的

评价文献时同样需要带着问题,有针对性地进行。评价目的不同,决定了评价的内容和重点各有侧重。

(二) 明确文献的研究类型

文献的研究类型大致可分为原始研究(primary study)和二次研究(secondary study)。前者按照设计类型,又可分为实验性研究和观察性研究。而二次研究是在原始研究的基础上经综合分析、加工提炼而成的,包括临床实践指南、综述、临床决策分析、卫生技术评估、卫生经济学评价等。研究类型不同,所选择的质量评价方法及工具也是有区别的。

(三) 选择不同的评价原则

由于评价往往具有很强的主观性,受评价者自身能力与水平的影响,同一篇文献,其评价结果有可能存在较大出入。鉴于临床流行病学倡导应用科学的方法学强化科研设计、排除各种偏倚及混杂因素的影响,以确保研究结果的真实性和研究结论的可靠性,使得科学研究获得的成果能够用于指导临床实践、教学与科研,为此,临床流行病学制定了相应的评价原则和评价标准,并已获得国际公认,成为批判性评价文献的参考依据。这些评价原则依文献种类和临床问题的不同而异。例如,对于原始研究,有针对病因、诊断、治疗和预后的评价原则和标准;对于二次研究,针对系统评价和临床实践指南等均有相应的评价原则和标准。这些原则通常涉及临床流行病学的基本理论、原则和方法,为确保评价质量,评价者应学习和掌握临床流行病学中有关研究设计、测量与评价的基本原则和方法,并通过不断的实践和尝试,逐步培养批判性思维和文献评价能力。

需要注意:无论医学研究文献中的结果有无统计学意义,首先要评价其真实性和可信程度。如果研究结果的真实性好的话,其次考虑其临床意义和实际价值。按照临床流行病学的评价原则,是否重要一定要有量化的指标加以论证。即使文献成果真实且重要,还要分析它们有无实用价值以及有多大的实用价值,利弊比有多大,在什么样的医疗环境和条件下可以采用或推广等。对研究结果的适用性评价,要考虑现有的环境技术条件以及患者的实际情况,不宜盲目接受或推崇“最佳证据”。

(四) 选择评价工具

为方便评价,现在已有一些现成的文献质量评价工具或标准可供选择和借鉴。这些评价工具大多由一些知名学术机构或组织研发。例如《美国医学会杂志》发布的用户指导手册系列、英国牛津大学循证医学中心制定的定性研究严格评价项目(Critical Appraisal Skills Programme,CASP)等提供的系列质量评价标准,可以用于评估系统评价、随机对照试验、队列研究、病例-对照研究、描述性研究、诊断试验和经济学评价研究等不同类型的文献。现简述如下。

1. 二次研究的常用评价工具　二次研究的文献质量同样涉及方法学质量和报告质量。如系统评价,其方法学质量的评价工具有 OQAQ、AMSTAR、AMSTAR 2 等,其报告质量的评价工具有 PRISMA,PRISMA 要求提供从文献检索、筛选、评价到最终纳入的四个阶段流程图,可比对一篇系统综述的报告内容是否完整,内容完整、详尽是报告质量的重要内容。此外,临床实践指南也常归为二次研究,对于临床实践指南也有相应的方法学质量评价工具(如 AGREE Ⅱ)和报告规范性质量评价工具(如 RIGHT 声明)。因此,在阅读临床实践指南时,也需要了解它的质量,并选择质量高的指南来指导临床实践和决策。

2. 原始研究的常用评价工具　随机对照试验的评价工具最为常见。随机对照试验由于采用了随机、盲法以及设置了对照组,最大限度地控制了混杂和偏倚对结果的影响,确保了结果的真实性,被认为是一种论证强度较高的设计方案,因而在临床研究中备受推崇,相关文献也很多,成为临床证据的重要来源,相应的质量评价方法也发展很快,如 Cochrane 协作网随机对照研究偏倚风险评价工具、观察性研究系列质量评价工具(Newcastle-Ottawa Scale,NOS),以及针对非随机干预研究的质量评价工具(ROBINS-I,RoB2.0)等。此外,针对不同研究的报告质量的评价工具也很多,从最早的随机对照试验的报告规范(CONSORT)到目前囊括几乎所有研究类型的不同报告规范。但在具体选用现成工具来评价文献质量时要格外慎重,这是因为有些评价工具的研发过程还不是很严格,即使对同一篇文献,工具不同,其质量评价结果也可能差异明显。有关 RCT、诊断试验、预后研究及病因学研究的具体评价方法详见本教材的相关章节。

第四节　医学文献中的引用

文献阅读能帮助科研人员站在前人的肩膀上研究和解决问题,是进一步开展创新研究和撰写论文的基础。在阅读文献的过程中,应注意文献中的引用情况,正确区分研究者本身的研究结果和观点与引用他人的结果和观点,并考虑所引用的观点是否正确无误。这涉及文献引用的相关原则和规范。

首先,文献引用的目的是:①学习和尊重他人的研究成果,展现自己作为科研人员最基本的礼貌和道德;②表明作者在进行该研究时考虑了前人的研究观点,由此来增强本研究的科学性和严谨性;③满足学术论文的基本要求,避免出现引用不规范导致的学术不当现象;④在进行论文检测时,避免被认定为抄袭或剽窃他人科研成果;⑤标明出处,方便读者追根溯源,为后续研究指引方向。

其次,阅读文献时应注意文献引用是否包括了以下几方面:①经典文献的引用,即某研究领域被众多学者认可的、具有代表性的典型研究成果。②最新文献的引用,即报道最新研究进展的文献或热点文献,确保其具备新颖性并与时俱进。③所引用文献的真实性。由于已发表的文献质量良莠不齐,其可靠性和真实性有待商榷,阅读文献时应注意作者在引用文献时,是否甄别了相关文献的数据、观点、内容、题材等的真实性,是否客观、实事求是、完整、无曲解地引用文献。

(陈　进)

思考题

1. 医学文献通常分为哪些类型?
2. 医学文献资源的"6S"模型指什么?
3. 医学文献评价主要包括哪些内容?
4. 医学文献评价的基本步骤是什么?
5. 阅读医学文献时除了文献本身的内容外,还应注意什么?

第十七章

系统综述与 Meta 分析

系统综述（systematic review）的方法已经广泛应用于临床防治性干预措施、诊断试验、病因和危险因素的评价。对多个随机对照试验的系统综述被认为是循证医学评价干预措施疗效的Ⅰ级证据，为临床诊治决策和医疗卫生政策的制定提供了可靠的证据。本章重点介绍系统综述和 Meta 分析的基本概念，以及二者的关系；系统综述的类型、适用范围、实施的基本步骤；Meta 分析的效应指标选择、意义、统计软件；如何阅读 Meta 分析森林图；解释 Meta 分析中资料合并的条件和注意事项；系统综述如何避免和检测发表偏倚；系统综述如何按照国际规范进行报告和质量评价。

第一节　系统综述的概述

一、系统综述与 Meta 分析的基本概念和相互关系

循证医学（evidence-based medicine）强调利用最佳研究证据指导临床和医疗卫生决策。系统综述（systematic review）又称为系统评价，是鉴定、获取、评价、综合证据的最佳方法。Cochrane 协作网（一个专门从事干预措施系统综述的非营利性的国际学术机构）对随机临床试验进行的系统综述在国际上被公认为是评价医疗干预措施有效性的最高质量的证据。

根据系统综述资料的性质有定性和定量两种分析方法。定量的统计分析又称为 Meta 分析（meta-analysis）。它是对从单个研究中收集到的资料采用适当的统计学方法进行分析与概括。

系统综述是指使用系统、明确的方法针对某一特定的临床问题，对相关的研究进行鉴定、选择和严格评价，从纳入的研究中提取并分析资料，得出综合性结论的研究。在系统综述中如采用统计学的方法对资料进行定量的综合，即 Meta 分析（也称为荟萃分析）。当纳入的研究缺乏同质性时，也就是不具备进行 Meta 分析的条件时，可以对资料进行定性的综合。因此，系统综述有定性和定量之分。可见，系统综述与 Meta 分析并不完全等同。后者是指使用统计学的技术对强调同一问题的研究结果进行合并，从而获得单一测量值的分析方法，它可以是系统的，也可以不是系统的。因此，近年来总的趋势是强调系统综述的重要性，不建议题目中单独使用 Meta 分析。

系统综述与传统的文献综述具有较大区别，前者属于二次综合研究，而后者属于叙述性概括。两者的主要区别见表 17-1。

表 17-1　系统综述与传统综述的比较

比较要点	系统综述	传统综述
问题	常集中于某一临床问题	涉及面常较广
文献来源和收集	收集全面，有规定的步骤和策略	不够系统、全面，可能存在偏倚
筛选文献	根据统一标准筛选文献	没有统一标准，常存在偏倚
质量评价	强有力的评价标准	常无或随意性大
资料综合	定性综合和定量综合（如 Meta 分析）	常为定性描述
推论（结论）	常在证据基础上得出	有时是在证据基础上得出的

二、系统综述的类型

国际 Cochrane 协作组织从事医疗干预措施的系统综述,该组织成立于 1993 年,总部位于英国牛津。Cochrane 系统综述是系统地对医疗保健干预措施的获益(利)和风险(弊)的可靠证据进行更新的概括。Cochrane 系统综述旨在帮助人们在实际工作中进行决策。其制作是通过 Cochrane 协作网开发研制的 Review Manager(RevMan)专用软件进行的,在该软件的手册中有一套固定的格式可供系统综述者使用。Cochrane 系统综述完成后,在 Cochrane 图书馆(Cochrane Library,一种网络及电子光盘杂志)发表。

非 Cochrane 系统综述则可不依托国际 Cochrane 协作组织,研究方案可通过 PROSPERO 网站等非 Cochrane 平台进行注册,研究者可自由选择研究主题,撰写研究方案,以及选择 Stata、R 软件、WinBUGS 等多种统计软件,整个研究设计、实施步骤、文章撰写等过程均不受 Cochrane 专家的监督和指导,最终撰写成的研究方案及系统综述文章则发表在非 Cochrane 杂志中。系统综述根据是否采用 Meta 分析的方法分为定量和定性两类。定性的系统综述对研究结果进行描述性的综合,常见于某干预措施的变异性极大,或者获取的资料由于显著的异质性不能进行合并时。根据资料来源的时限分为回顾性和前瞻性系统综述;目前大多数系统综述都是回顾性的,因为收集的研究资料均已完成或发表。有人认为,与一般回顾性研究一样,系统综述也存在一定程度的偏倚。为此,近年来开始注重前瞻性系统综述,即开始进行系统综述时对各个研究的结果尚不知道,或纳入评价的试验正在进行之中,对其资料需要进行前瞻性的跟踪收集,故研究的周期较长,费用更高,但结果更可靠。

根据收集的资料性质分为单个病例资料(individual patient data,IPD)的系统综述和一般性整合资料(aggregate data)的系统综述。此外,还有累积性 Meta 分析(cumulative meta-analysis),即按照随机对照试验发表年代顺序进行累加的分析。其特征为:①每当鉴定一个新的相关研究即进行一次新的分析;②能够评估每一项研究对以往的合并资料结果的影响;③揭示(非恒定的)疗效倾向,如治疗与对照何者为优,或两者之间没有差异;④通过回顾性分析,能够鉴定出具有统计学显著性水平(即 $P < 0.05$)的有效治疗的年代;⑤通过前瞻性分析,能够尽早地发现有效治疗。

此外,近年来国际上出现了系统综述的其他拓展类型。比如,范围综述(scoping review)旨在调查一个研究领域的研究现状、范围以及涉猎方法等,通过绘制现有证据的整体地图来完成,而非着重于得出具体结论;动态系统综述(living systematic review)指根据最新出现的可用证据进行实时动态更新的一种系统综述;系统综述的概述(overview of systematic reviews)是全面收集关于某一临床问题的相关系统综述,并进一步评价与综合的研究方法,常用于方法学质量研究;也有对一大类干预措施进行评价的伞状综述(umbrella review)。表 17-2 总结了前面三种类型综述的区别。

表 17-2 常见的三种系统综述拓展类型的比较

	范围综述	动态系统综述	系统综述的概述
概念	通过系统地文献检索、筛选并综合已有知识来描述某一研究领域的核心概念、证据类型和不足之处,以解决探索性研究问题的系统综述。	通过定期频繁更新,及时纳入新证据的系统综述。	全面收集同一疾病或同一健康问题的治疗或病因、诊断、预后等方面的相关系统综述并对其进行评价与综合的一种研究。
目的	识别某一知识领域的研究进展、研究范围和性质,探索未来研究问题,论证研究计划的可行性和创新性,确定进一步开展系统综述或 Meta 分析的研究领域。	确保决策亟需的系统综述结果的准确性、及时性和实用性,为动态指南(living guideline)的制定提供依据。	描述当前关于某个主题的系统综述证据体系及质量。

NOTES

续表

	范围综述	动态系统综述	系统综述的概述
适用范围	用于健康、社会及医疗领域的知识构建和发现。	适用于研究更新较快、新的证据不断出现、新的结果可能会改变现有结论的领域。	适用于目前存在多个针对某疾病或健康问题的系统综述的领域。
特点	研究问题比较宽泛；反映概貌、不足，指导未来研究；通常不评价、不整合；基本过程和方法与经典系统综述类似。	强调持续、定期、频繁的(如每3个月)证据更新；需保持团队成员稳定；临床问题具体，涉及单一问题、单一干预。	以系统综述为评价对象；有较严格的系统综述质量评价；涉及单一问题、多种干预。

三、系统综述的适用范围

系统综述尤其适用于评价具有不确定性或很大变异性的干预措施效果或副作用。但近年来其适用对象也有所扩大，包括诊断试验、病因/危险因素、疾病预后、遗传多样性、动物研究以及定性研究的评价。系统综述通过收集和综合来自原始研究的证据，对某一具体临床问题提供可靠的答案。对已知和未知的研究进行鉴定还将有助于构建新的研究项目或拓展研究领域。对于疗效、安全性和成本的评价，可对卫生技术(包括保健、筛检、诊断、预防、治疗、康复措施)是否值得推广运用提供可靠的依据。具体来说，系统综述适用于下列几种情况：①当某种疗法的多个临床试验显示其疗效在程度和方向上不一致或存在冲突时；②当单个试验的样本量都偏小，不能显示出统计学差异而不足以得出可靠的结论时；③当大规模的临床试验花费太大或消耗时间太长，不可能开展时；④当临床研究者计划新的临床试验时，首先进行系统综述将有助于课题的选定；⑤需要进行亚组分析时。

系统综述的用户包括医疗卫生决策者、卫生政策制定者、临床医生、患者、医药研发人员、医学生、健康保险公司、药企等。由于系统综述在医疗卫生诸多领域的重要性，目前发达国家已越来越多地将系统综述结果作为制定临床实践指南和医疗决策的依据。例如，英国政府卫生部门规定，所有新药开发必须先进行相关领域的系统综述；澳大利亚在进行新药审批时，要求申请方提交相关领域的系统综述资料；世界卫生组织利用 Cochrane 系统综述的证据修改其制定的基本药物目录，并制定生殖健康文献库(Reproductive Health Library，RHL)。此外，系统综述可提供开发和研究的线索与方向。

第二节   系统综述的步骤与方法

由于 Cochrane 系统综述针对的是医疗保健干预措施效果与安全性的评价，且纳入的原始研究基本限定为 RCT，本节将以 Cochrane 系统综述为准，以 RCT 研究的 Meta 分析为例，简述其基本步骤和方法。

系统综述同其他科研工作一样，需要事先提出拟研究的问题，确定系统综述的方法，然后进行研究并发表结果。开展 Cochrane 系统综述一般包括十个步骤：①确定研究范围和研究问题；②确定纳入和排除标准以及资料整合方案；③检索并选择研究；④提取资料；⑤对纳入研究的质量进行严格评价；⑥资料定量或定性综合；⑦以图表呈现分析结果，分析可能存在的偏倚；⑧列出证据概要表和 GRADE (Grading of Recommendations，Assessment，Development and Evaluations，即推荐分级的评估、制定与评价)评级；⑨对结果的解释(讨论)；⑩对系统综述结果的改进与更新。此外，进行 Cochrane 系统综述要求首先进行题目注册，然后撰写并发表研究方案(protocol)，之后再进行系统综述并全文发表。

一、临床相关问题的提出

循证医学当前主要关注的是医疗干预措施的有效性评价，近期也开始关注诊断试验的准确度评价,传统的流行病学研究也关注病因和危险因素的系统综述与 Meta 分析。根据所关注的领域不同,所纳入的研究类型也是不同的,这与临床研究的方案相一致。比如,评价某治疗药物的疗效,通常采用随机对照试验进行系统综述。因此,第一阶段应当是提出临床相关的问题,即来自临床诊断、治疗、预防、康复等方面的问题;再根据循证医学的原则将临床问题形成结构化的研究问题,如对医疗干预措施(包括预防、治疗和康复)的问题应包括对象、干预措施、对比的治疗措施、结局指标。例如,针刺治疗偏头痛与常规西药治疗的临床疗效比较就包括了上述四个要素。临床问题确定以后,需要考虑系统综述的纳入与排除标准。此时除了需要进一步对上面提到的四个要素分别加以界定(如偏头痛的诊断标准、针刺治疗的定义)以外,还要考虑被纳入评价的研究设计类型,如随机对照试验或非随机的临床对照研究。此外,需要注意的是,系统综述的纳入与排除标准与临床试验本身的纳入与排除标准不同,不应照搬临床试验的纳入与排除标准。

二、文献检索和研究选择

只有在明确系统综述所要研究的问题及文献纳入标准之后,才能制定合理的文献检索策略(search strategy)。是否具有研究的定位与选择方法,据此进行全面无偏倚的检索,是系统综述与传统综述的关键区别。

检索策略包括根据研究问题确定检索词、检索的资料库、语种和发表年代。Cochrane 系统综述在向 Cochrane 协作组织获得正式注册之后,作者应当在制定检索策略时与相关的评价小组联系,由评价小组帮助制定或完善检索策略。检索策略的制定需要充分考虑研究问题所涉及的四个方面:PICO,即对象、干预措施、对照和结局。检索的手段有电子检索和手工检索,内容包括发表及未发表的资料。手工检索是对电子检索的补充,主要针对未发表的资料,如临床试验注册库、学术会议论文汇编、研究生学位论文等。如是药物评价,尚需与生产厂家联系获取未发表的资料。常用的英文数据库包括 MEDLINE、EMBASE、Cochrane 图书馆等,常用的中文数据库包括中国生物医学文献服务系统(SinoMed)、中国知网(CNKI)数据库、万方数据知识服务平台等检索研究的工具。

研究选择是指评估所有可能合格的研究报告是否满足系统综述的纳入标准,一般要求两人独立选择纳入的研究,出现观点不一致的情况时由第三者或双方讨论协商解决。

三、纳入评价研究的质量评估

对纳入研究的质量进行严格评估(critical appraisal)是指对合格的研究评估其真实性(validity)和可能存在的各种偏倚(如选择偏倚、实施偏倚、退出偏倚和测量偏倚)。目前,国际上已经有诸多质量评估的工具或清单用于研究的质量评价。比如,Cochrane 系统综述常用的质量评价标准为偏倚风险(risk of bias),将随机对照试验的质量评为高风险、风险不确定和低风险。

应当强调的是,此处所指的研究质量主要是指研究本身的方法学质量,即被评价的研究所采取的措施降低偏倚的程度,主要强调的是内部真实性(internal validity)。这些特征对研究所提出的问题和结果的解释将产生影响。设计与实施一项研究时,反映结果真实性的指标与研究的内部和外部真实性以及所使用的统计学模型有关。质量评价的有关信息对于系统综述结果推论的程度和提出建议的分级有决定性意义。质量评价的结果将用在系统综述的不同阶段:从选择研究到资料分析和最终结果的解释。因此,系统综述中研究质量评价有以下作用:①作为纳入评价研究的选择标准(最低的质量要求);②探讨质量差异与研究结果异质性之间的相关性;③在 Meta 分析中,根据质量高低决定赋予各个研究的权重;④作为结果解释的参考,有助于决定结果推论的程度;⑤为将来的研究提出建议。

由于原始研究质量的差异,研究结果偏离真值的程度(即产生的偏倚大小)不同。因此,在进行系统综述时制定严格的质量评价程序十分重要。首先需要对常见的偏倚来源有所了解,然后才能制定出可靠的质量评价工具。系统综述中常见的偏倚类型有:①选择偏倚(selection bias),又称为分组偏倚(allocation bias),导致组间在预后或对治疗反应性发生系统偏差。防止这一偏倚的措施是在对患者的随机分组中隐藏随机分配的方案。②实施偏倚（performance bias）指除干预措施的差异外，两组间提供的医疗措施存在的系统差异。防止措施为提供标准化的治疗方案和使临床医生和患者均处于盲的状态。③测量偏倚（measurement bias），又称检测偏倚（detection bias）或确认偏倚（ascertainment bias），指测量结局时组间存在的系统差异。对研究对象和结局测量者实施盲法将有助于防止这一偏倚。④退出偏倚（attrition bias）和排除偏倚（exclusion bias），指研究对象由于某些原因（如干预措施的副作用）而从研究群体中退出或排除导致比较组之间存在系统差异。这两类偏倚在 RCT 中发生在不同阶段，应分别进行报告和处理。将所有退出或排除的患者纳入分析，即意向性治疗分析（intention-to-treat analysis）与敏感性分析（sensitivity analysis）相结合可防止这两类偏倚。干预研究中有三种方法可控制原始研究偏倚的程度，该三要素（分配隐藏、盲法和意向治疗分析）应作为系统综述中研究质量评估工具的重点评价内容。

（1）随机分配方案的隐藏：临床试验中随机化是指利用机遇（非人为控制）的手段，如抛硬币或计算机产生的随机数字来形成一种分配序列，确保每个受试者都有同等的机会被分配到试验组或对照组。其目的是使各组之间在已知、未知和/或无法测量的各种混杂变量方面尽可能达到均衡。随机化有两层含义：一是随机分配顺序的产生，二是对分配方案的隐藏。为了避免选择偏倚，对随机产生的分配序列进行隐藏是十分重要的。通过中心随机化系统或药房控制的随机，使实施分配的人员（医生或护士）不能预先知道分组方案。如果预先知道分组方案，则有可能由研究者和受试者进行调整而产生偏倚。因此，没有对分配方案进行隐藏的随机化是不完整的随机化，不能保证防止选择偏倚。方法学研究表明，随机分配方案隐藏比随机分配序列的产生对于控制选择偏倚更为重要。

（2）盲法（blinding, masking）：盲法用来使受试者、研究者和结果测量者不知道研究中受试者接受的是哪一种干预措施。单盲是指受试者不知道被分配至何组、接受何种干预措施；双盲指受试者和研究者均处于盲的状态；结局测量者的盲法往往更为重要，即使未对受试者和研究者实施盲法，也应对结局测量者实施盲法。盲法的目的是避免实施偏倚和测量偏倚，也有利于实施恰当的随机分配方案隐藏。然而，临床试验中往往对盲法实施的质量和效果缺乏评价和报告。

（3）意向性治疗分析：是指对研究结果的分析依据最初参与分配的受试者数目进行，而无论受试者在试验或随访期间是否脱离、退出或失访，或者是否接受了交叉治疗或其他治疗。其目的是避免退出偏倚。

选择什么样的研究进行系统综述取决于提出问题的类型（如治疗性研究、诊断性研究、病因研究或经济学研究），所允许的研究设计类型不同。对于干预研究，最好的设计是随机临床试验，但有时由于伦理或客观原因不能进行随机试验时，纳入其他类型的研究也是允许的。不同的研究设计应作为分层分析的依据。对于那些较为严格的系统综述，通常会将纳入研究的质量标准设定为高质量研究，比如只纳入随机、双盲、安慰剂对照试验来进行评价。

四、资料提取

资料提取是系统综述中的重要环节，类似于原始研究与系统综述资料分析之间的一座桥梁。这个环节如果出现错误或误差，将直接影响系统综述的结果，甚至产生有误导性的结论。资料的收集应当基于一个标准化的资料提取表，设计的资料提取表应当至少包括五个部分：文献来源、研究的合格性、研究的设计与方法、研究特征和供系统综述资料分析用的数据。①文献来源需要采用国际温哥华格式标引，包括文章作者、题目、发表的期刊名称或出处、发表的年卷期和起止页码。②研究的合格性判断根据系统综述的纳入标准来确定，包括对象（participant）、干预（intervention）、对照（comparison）、结局（outcome）、研究设计（study design），即 PICOS。③研究的设计与方法部分通常包括设计类型和质量要素，如随机分配方案的产生、随机分配方案隐藏、盲法、病例退出情况、潜在的混杂因素、样本量估算等。④研究特征包括研究对象、干预措施、对照和结局。其中，研究对象包括参与试验者的种族、性别、年龄、诊断标准、研究场所、病例来源、试验的纳入与排除标准等；干预措施包括试验组和对照组干预措施的名称、使用剂量与途径、时间、疗程以及有无随访及随访的时限等；结局可有多种测量指标，如病死率、发病率、生活质量、血糖水平、药物副作用等，或者也可以对同一结局采用不同的测量方法和测量时点。⑤供系统综述资料分析用的数据包括：组间基线可比性、随机分组的人数、用于不同结局资料分析的病例数、不同随访阶段结局指标的效应数据，以及退出、脱落或失访的例数及原因。

资料提取表可以采用纸质版，也可以采用电子版，每一篇纳入的研究都应当有单独的资料提取表。资料提取通常要求 2 人独立提取，遇到不一致之处通过核对原文并讨论解决。

目前国内常用的资料提取工具是 Excel 软件和 Word 软件，但近年来也研发了不少专业网页或程序可供选择，例如，Covidence 网页平台的标准系统综述制定流程支持双人独立数据提取和核对。作者在登录后进行数据提取时，以纳入的文献为单位同时展现文献内容和已根据 PICOS 预设的资料提取表。在独立提取之后，标记提取完成的文件将以对比的方式全面呈现双方提取结果以供决策。所有数据同步存储在网页中，方便不同地域的作者修改、查阅、存档和分析。其他相似工具有可简化提取、捕获数据集的 DistillerSR，以及同类综合性系统综述工作平台 Parsifal 等。

五、资料的定性与定量综合

通常在进行资料分析时需要考虑定性与定量两方面的分析，主要涉及以下几方面的问题：进行何种比较？ 每一比较中使用什么研究结局？ 每一比较当中的研究结果是否相似？ 每一比较的最佳合并效果是怎样的？ 这些合并结果的可靠性如何？ 然后对各个研究的效应进行综合，常用的测量干预措施效果的指标有比值比（odds ratio，OR）、相对危险度（relative risk / risk ratio，RR）和均数差（mean difference，MD）。此外，应当探讨研究间是否存在异质性，是否存在可能的发表偏倚。

系统综述结果的解释与讨论：主要涉及证据的强度、结果的可应用性、其他与决策有关的信息和临床实践的现状，以及干预措施的利弊、费用的权衡。

系统综述发表后的改进与更新：当有新的临床研究证据出现，或当系统综述的使用者提出相关的问题时，系统综述就应当进行更新或完善。

六、对结果的解释

根据对纳入研究结果的定量分析（Meta 分析）或描述性的定性综合，系统综述需要对综合的结果进行解释，即通常所说的讨论部分。讨论的内容主要包括对所有纳入评价证据中干预措施的效应作出概括，对纳入研究的证据强度进行分析，对综合结果与其他类型研究的结果进行比较，对系统综述结果的临床推广应用性进行讨论，最后形成该结果对临床实践的指导意义，以及综合结果对指导进一步的临床研究提供的依据和线索。

七、对系统综述结果的修订与更新

循证医学提供当前可获得的最佳研究证据，因此，它具备与时俱进的特征，随着新的临床研究结果的发表，系统综述的结果需要不断地加以更新。此外，当系统综述结果的使用者对系统综述提出异议或发现其中存在不足时，系统综述的作者需要作出解释或纠正。

第三节　Meta 分析技术

一、Meta 分析常用软件

常用的统计学分析软件如 SAS 和 SPSS 都能够进行 Meta 分析；Cochrane 协作网开发了专门用于系统综述的软件 RevMan，该软件具有进行 Meta 分析的常用功能，可免费下载使用。此外，有诸多商业软件可以用于 Meta 分析，如 STATA、Meta-Analysis Software 等。

二、效应指标的选择和意义

根据临床试验结果的资料类型，在进行资料合并之前需要明确效应指标。若为二分类变量指标，如有效、无效、死亡、存活、阳性、阴性等，可以采用 OR 值或 RR 值。这两个指标均为相对效应指标，即干预措施与对照比较的相对获益或危害。当事件发生率较低时，采用 OR 值或 RR 值计算的相对效应值很接近，可以互相比较；但是，当事件发生率较高时，如采用有效率，采用 RR 值更为合理，而此时采用比值比计算的数值会很大，在解释效应时容易出现人为的夸大现象。采用这两个二分类变量计算效应值时还应当同时计算它们的 95%CI，该 CI 反映了测量误差，即精确度；CI 范围越窄，其精确度越高。对于临床测量当中的连续变量指标，如血压、身高、体重等测量指标，效应量的指标通常采用均数差（MD），其含义为治疗组均值与对照组均值的差，也通常计算其 95%CI。当临床上某些连续测量变量的单位不统一，或测量的工具不相同时，比如，测量疼痛的视觉模拟量表（visual analog scale，VAS），分别采用 0~10 或 0~100 来表示疼痛的程度，在进行资料合并时可以采用标准化的均数差（standardized mean difference，SMD）及其 95%CI 来表示效应值大小。

当然，除了上述指标以外，还有其他一些效应指标（表 17-3），读者可以参考系统综述的英文专著进行学习。

表 17-3　Meta 分析中的效应指标及其选择

资料类型	合并统计学效应指标	统计学模型
计数资料（dichotomous）	比值比（OR）	Mantel-Haenszel（F），Peto（F），DerSimonian and Laird（R）
	相对危险度（RR）	Mantel-Haenszel（F），DerSimonian and Laird（R）
	率差（RD）	Mantel-Haenszel（F），DerSimonian and Laird（R）
计量资料（continuous）	均数差（MD）	Inverse variance（F），DerSimonian and Laird（R）
	标准化均数差（SMD）	Inverse variance（F），DerSimonian and Laird（R）
时间序列资料（time to event）	比值比/危险比（odds/hazard ratio）	Peto（F）
方差倒数（generic inverse variance）	由作者所定义（治疗效果的估计值、该值的标准误和每组的例数）	Inverse variance（F），DerSimonian and Laird（R）

注：F 为固定效应，R 为随机效应。

三、资料合并的前提

进行资料合并（Meta 分析）的前提是被合并的资料具有临床上的同质性，也即采用相同的设计（如均为平行设计随机对照试验）、以同样的诊断标准纳入疾病、试验对象具有相同或类似的特征、干预措施和对照相同或相近，以及报告了相同的结局。违背了这一基本要求，滥用或误用 Meta 分析的方法将导致错误的结果和结论，反而不利于临床决策，使复杂的临床决策更加混乱。因此，在做 Meta 分析时，一定要进行同质性检验，以判断纳入的研究是否存在异质性。

四、异质性检验

异质性检验（heterogeneity testing）是 Meta 分析中一个非常重要的环节。做 Meta 分析的常用软件均具有自动进行异质性检验的功能，作者需要知道如何判断有无异质性存在，以及异质性的大小。

异质性的检验方法有卡方检验、I^2 检验,以及采用 P 值进行判断。判断异质性所设定的 P 值与效应值的统计学检验判断标准不同,通常是以 P 值 <0.1 作为具有异质性的判断标准,而不是通常的以 P 值 <0.05 为判断标准。如果经过检验发现存在研究间的异质性,也只是表明具有统计学的异质性,而这并不完全等同于临床异质性。换句话说,如果缺乏统计学的异质性,也并不说明就没有临床异质性(clinical heterogeneity)。而判断临床异质性的主要依据是详细核查纳入研究的特征,包括对象的种族、性别、年龄,疾病的严重程度、分期、诊断标准,各个临床试验的纳入与排除标准,干预措施的给药途径、剂量、疗程,以及结局测量的方法和时点等信息,从而作出综合的判断。这些特征的准确报告将有助于对结果的解释,也将有助于在运用系统综述结果时评判其临床上的推广应用价值。

如果存在统计学检验的异质性,可以采用以下几种方法进行处理:①如果异质性太强,且经过分析也存在明显的临床异质性,即纳入研究的特征差异较大,可以放弃资料合并,而改为单个研究的效应分析;②如果临床异质性在可以接受的范围内,也就是说进行资料合并具有一定的合理性,可以采用随机效应模型(random effects model,REM)进行资料的合并分析;③进行敏感性分析和亚组分析,探讨异质性产生的原因,以及去除异质性以后的效应变化情况。

五、敏感性分析、亚组分析、统计学模型的选择

敏感性分析(sensitivity analysis)是一种对资料的重复分析,通过重新组合研究顺序来探讨某一因素对合并效应的影响。例如,将评价同一干预措施的不同类型的研究进行比较,如将随机对照试验与非随机对照试验进行比较,看合并效应是否存在差异;又如,将采用双盲法的随机对照试验与开放性随机对照试验进行比较。有时也对样本量特别大的研究与排除该研究之后的其他研究结果进行比较,有时还将涉及极端数据(outlier)的试验排除后进行比较。其目的主要是探讨试验设计及方法学质量相关的因素对合并的结果的影响。

亚组分析(subgroup analysis)是指针对不同研究特征进行资料的分析,例如将研究对象根据性别或年龄分为不同人群(如男性和女性,儿童、成年人和老年人)进行分析,将不同干预措施(不同的剂量或疗程)的效应进行比较。

进行 Meta 分析有两种统计学模型可供使用。第一种是固定效应模型(fixed effect model,FEM),适用于各独立的试验间无差异的情况(具有统计学同质性),也就是说,随机获取的样本具有相同的效应。固定效应模型假定干预措施的真实效应只有一个,其计算方法有 Mantel-Haenszel 法或 Peto 法。第二种是随机效应模型,适用于各个独立的试验间具有不同的效应,该模型假设干预措施对不同的对象将产生不同的效应,或使用不同的剂量将产生不同的效应,其分析可以用 DerSimonian-Laird(D-L)法进行计算。两种模型的具体计算可采用统计软件来实现。

六、发表偏倚的检测

系统综述由于是对既往已经完成的临床试验进行分析,收集到的研究多半来自期刊上发表的文章,因此,一个值得注意的方面是在研究过程中尽量减少或避免发表偏倚。所谓发表偏倚(publication bias)是指那些呈阳性结果的研究更容易发表,而对于阴性结果的研究,研究者缺乏投稿的热情而不愿意撰写文章,杂志编辑或审稿人对其稿件缺乏兴趣,使阴性结果的文章不容易被接收发表,由此产生的对干预措施效果评价存在的偏差。如果一篇系统综述的文章只检索了发表的文献,那么就需要高度怀疑是否存在发表偏倚。检测发表偏倚的统计学方法有多种,此处仅介绍比较常用的、统计软件比较容易实现的方法,即漏斗图(funnel plot)的方法。该分析方法的原理是试验结果的效应值大小与试验纳入的样本量大小具有相关性。理论上说,样本量越大的研究,其效应的精确度就越高,也就是说结果越接近于干预措施效应的真实值;反之,对于小样本的试验,其发生假阳性错误和假阴性错误的机会是相等的。因此,对于一个干预措施的评价,从漏斗图上看应该是对称分布的,如果出现了不对称的情况,则可以推断可能存在发表偏倚(图 17-1,图 17-2)。

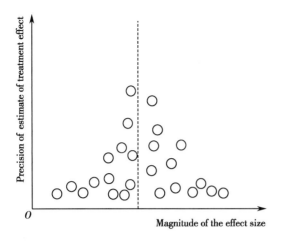

图 17-1　呈对称分布的漏斗图

横坐标:效应值大小;纵坐标:治疗效应估计值的准确性。

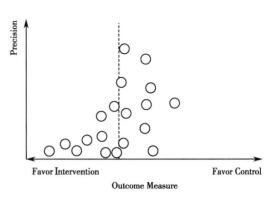

图 17-2　呈不对称分布的漏斗图

横坐标:结局测量值,虚线左侧表示干预组更优,虚线右侧表示对照组更优;纵坐标:精确度。

　　值得一提的是,导致漏斗图图形不对称的原因较多,除了发表偏倚外,也可能是因为纳入的试验总体质量较差、样本量较小、试验数较少(机遇的作用)或干预措施的变异性过大。由此,在解释图形不对称的原因时应综合考虑。此外,当纳入系统综述的试验数较少(如低于 10 个)时,通过漏斗图分析对结果进行解释需慎重,因为此时的对称性判断不准确,可采用相关分析进行判断。

七、Meta 分析森林图的解读

　　系统综述的目的是依据所有得到的相关研究结果的加权平均值来估计某一项干预措施的效果,以提供可靠的证据。Meta 分析通过对多个研究的效应值进行合并分析,并报告其效应值的 CI,以图表的形式呈现分析的结果。目前 Meta 分析尚没有普适的技术,采用何种技术取决于需要分析的资料的性质。Meta 分析的结构图又称为森林图(forest plot),该图以一条数值为 1(对二分类变量结局)或 0(对连续变量结局)的中心垂直的无差异线为界,试验结局的效应值横向排列,综合效应值用一小菱形方块表示。每一横线代表效应值的分布(CI)情况。该横线触及或跨越中线通常表示试验干预与对照比较的结局效应差异不具有统计学的显著性(图 17-3)。横线中央的方框代表

Review:　　　　Antischistosomal drugs for treating urinary schistosomiasis
Comparison:　01 Any schistocidal drug vs placebo
Outcome:　　01 parasitological cure

Study or sub-category	Control n/N	n/N	Peto OR 95% Cl	Weight %	Peto OR 95% Cl

01 praziquantel 40 mg/kg
Pugh 1983　59/93　1/52　　35.26　12.41 [6.25, 24.66]
Stephenson1989　91/105　2/104　　56.12　30.41 [17.65, 52.41]
Latham1990　13/16　0/16　　8.62　26.13 [6.52, 104.78]
Subtotal(95% Cl)　214　172　　100.00　21.88 [14.56, 32.90]
Total events: 163( ), 3(Control)
Test for heterogeneity: Chi?=4.09, df=2(P=0.13), I?=51.1%
Test for overall effect: Z=14.83(P<0.000 01)

02 metrifonate 10mg/kg(single dose)
Pugh1983　18/90　1/52　　30.55　4.71 [1.73, 12.78]
Stephenson1989　39/103　2/104　　65.60　9.51 [4.81, 18.80]
Latham1990　2/16　0/16　　3.84　7.90 [0.47, 132.20]
Subtotal(95% Cl)　209　172　　100.00　7.61 [4.38, 13.23]
Total events: 59( ), 3(Control)
Test for heterogeneity: Chi?=1.30, df=2(P=0.52), I?=0%
Test for overall effect: Z=7.20(P<0.000 01)

0.01　0.1　1　10　100

图 17-3　抗血吸虫药物治疗血吸虫病与安慰剂比较的寄生虫学疗效的森林图分析

组间比较的效应值,在中线的右边表明治疗药物优于对照药物(此例为安慰剂),也就是说通过抗血吸虫药物吡喹酮(praziquantel)和美曲膦酯(metrifonate)治疗分别与安慰剂(placebo)比较能够显著提高治愈率。

Meta 分析中每一项研究对合并效应值的贡献度是不同的。每一项研究的权重取决于其效应估计的精确性,也就是说样本量越大、具有较多结局事件的研究,其效应的估计值越精确,在合并分析中被赋予的权重也就越大。是否对获得的一组研究结果进行合并,取决于这种合并是否具有意义,包括临床意义和生物学上的合理性;如果这些研究结果之间所观察到的差异没有统计学意义(即同质性较好),或者这种合并具有重要的实际临床意义,那么就可以直接将结果进行合并。当评价者决定进行 Meta 分析时,需要明确三要素:第一步,明确所进行的比较,如吡喹酮或美曲膦酯与安慰剂比较治疗泌尿生殖系统血吸虫病的疗效;第二步,明确采用什么样的指标来评价结局,如治疗后通过寄生虫检测所得的治愈率;第三步,决定采用什么样的效应指标,也就是确定效应的测量指标,如 Peto *OR*。只有明确上述三要素之后才能进行资料的合并分析。

第四节　系统综述的报告与质量评价

一、国际 PRISMA 报告规范

Cochrane 系统综述有其固定的格式,可供实施和报告时参考。该系统综述的格式如下。

● 封面:系统综述题目、综述撰写者及其通信地址、研究的资助来源、制作时间、标准的引文格式。

● 概要:以简明易懂的形式面向普通患者和用户概要介绍该系统综述。

● 摘要:以结构化的方式摘要介绍系统综述的背景、目的、检索策略、资料收集与分析方法、主要结果和结论。

● 正文:包括前言(背景与目的)、方法(试验选择的标准、检索策略、资料提取与分析方法)、结果(对鉴定的研究进行综合描述、方法学质量评价及系统综述的结果)、讨论和评价结论(对临床实践和进一步研究的意义)。

● 致谢,利益相关的说明。

● 图表:列表说明纳入研究的特征、排除研究的理由、正在进行的尚未发表的研究特征,图示干预的比较及其结果,其他附表。

● 参考文献(包括纳入、排除、待评估及正在进行的试验的参考文献和其他参考文献)。

1999 年,一个国际性的方法学小组发布了一部 Meta 分析的报告指南,即《随机对照试验荟萃分析报告质量》(Quality of Reporting of Meta-Analyses)(简称《QUOROM 声明》),旨在提高系统综述和 Meta 分析报告的质量。尽管有调查表明此后发表的系统综述的报告质量有所提高,但 50% 以上的系统综述仍然没有达到要求。对临床医生、卫生决策者和其他信息使用者来说,不完善的系统综述报告显然将会降低其使用价值。自《QUOROM 声明》发布以来,有关系统综述和荟萃分析的实施和报告的一些概念、方法学和实践都有了很大进展,然而,已发表的系统综述在报告的清晰度和透明度方面仍然不够理想。为此,发布《QUOROM 声明》的国际小组,包括系统综述作者、方法学专家等对原有的指南作了修订和扩展,制定了《系统综述和荟萃分析优先报告的条目:PRISMA 声明》(*Preferred Reporting Items for Systematic Reviews and Meta-Analyses:the PRISMA Statement*),简称《PRISMA 声明》,用于医疗保健干预评价的系统综述和荟萃分析。《PRISMA 声明》由 27 个条目清单以及一个四阶段的流程图组成,清单中包括的条目对简明报告系统综述非常重要。读者可以从相关网站中获取有关《PRISMA 声明》及其详细解释的文本,此处仅提供报告的条目清单(表 17-4)和流程图(图 17-4)。

表 17-4　系统综述报告条目清单（有或无 Meta 分析）

部分或标题	编号	条目说明	报告页码
标题			
题目	1	明确本研究报告是针对系统综述、Meta 分析，还是两者兼有。	
摘要			
结构式摘要	2	提供结构式摘要，根据具体情况应包括：背景、目的、资料来源、纳入研究的标准、研究对象、干预措施、质量评价和数据合成的方法、结果、局限性、结论和主要发现、系统综述的注册号。	
前言			
理论基础	3	根据研究背景介绍开展系统综述研究的理由和依据。	
目的	4	以研究对象、干预措施、对照措施、结局指标和研究类型（PICOS）五个方面为导向，清晰明确地陈述需要解决的研究问题。	
方法			
方案和注册	5	如果已有研究方案，则说明方案内容并给出可获得该方案的途径（如网址），并且提供现有的已注册的研究信息，包括注册编号。	
纳入标准	6	将指定的研究特征（如 PICOS、随访的期限）和报告的特征（如检索年限、语种、发表情况）作为纳入研究的标准，并给出合理的说明。	
信息来源	7	针对每次检索及最终检索的结果描述所有文献信息的来源（如数据库种类及文献收集的日期范围，从其他途径获得文献的方法，如与研究作者联系获取相应文献）。	
检索	8	至少说明一个资料库的计算机检索方法，包含所有的检索策略的使用，使得检索结果可以重现。	
研究选择	9	说明所纳入研究被选择的过程（包括初筛、合格性鉴定及纳入系统综述等步骤，也可包括纳入 Meta 分析的过程）。	
资料提取	10	描述资料提取的方法（例如预提取表格、独立提取、重复提取）以及任何向研究原作者获取或确认资料的过程。	
数据项目	11	列出并明确阐述研究变量及获取的研究数据（如 PICOS、资金来源），以及任何推导方式和简化形式。	
单个研究存在的偏倚	12	描述用于评价单个研究偏倚风险的方法（包括说明该方法在研究或结局水平是否被采用），以及在资料综合阶段该信息被利用的过程。	
概括效应指标	13	说明主要的综合结局指标（如相对危险度、均数差）。	
结果综合	14	描述资料处理和结果综合的方法，如果进行了 Meta 分析，则说明异质性检验的方法。	
研究偏倚	15	详细说明对证据体系中可能存在的偏倚（如发表偏倚、研究中的选择性报告偏倚）风险的评估方法。	
其他分析	16	对于研究中其他的分析方法进行描述（如敏感性分析或亚组分析、Meta 回归分析），并说明哪些分析是预先制定的。	
结果			
研究选择	17	报告初筛的文献数、评价符合纳入的文献数以及最终纳入研究的文献数，同时给出每一步排除文献的原因，最好提供流程图。	
研究特征	18	说明每一篇被提取资料的文献的特征（如样本含量、PICOS、随访时间）并提供引文出处。	

部分或标题	编号	条目说明	报告页码
研究内部偏倚风险	19	提供单个研究中可能存在偏倚风险的评估资料,如果条件允许,还需要说明结局水平的风险评估(见条目 12)。	
单个研究的结果	20	针对所有结局指标(有效性或有害性),针对每个研究说明:①各干预组结果的简单合并数据;②综合效应估计值及其置信区间,最好以森林图形式报告。	
结果的综合	21	说明每项 Meta 分析的结果,包括置信区间和异质性检验的结果。	
研究间偏倚	22	说明对研究间可能存在的偏倚的评价结果(见条目 15)。	
其他分析	23	如果有,给出其他分析的结果(如敏感性分析或亚组分析、Meta 回归分析,见条目 16)。	
讨论			
证据总结	24	总结研究的主要发现,包括每一个主要结局的证据强度;分析它们与主要利益集团(如医疗保健的提供者、系统综述的使用者及政策决策者)的关联性。	
局限性	25	探讨单个研究和结局层次的局限性(如偏倚的风险),以及系统综述的局限性(如文献检索不全面,存在报告偏倚等)。	
结论	26	根据其他证据对结果给出概要性的解析,并提出未来研究的建议。	
资金支持			
经费	27	描述本系统综述的资金来源和其他支持(如提供资料),以及资助者在系统综述中的作用。	

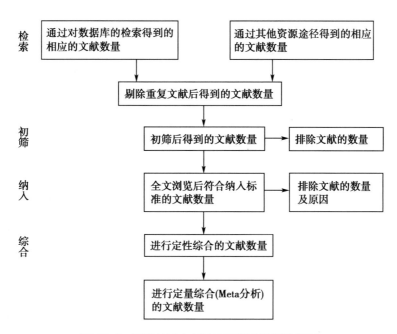

图 17-4　系统综述文献检索及研究选择流程图

二、系统综述的质量评价工具

近年来,系统综述的发表数量呈快速增长,质量却良莠不齐。低质量的系统综述可能会提供有误导性的结论,造成临床和科研资源浪费。使用系统综述的质量评价工具对关于某一临床问题的系统综述进行全面评价,有助于识别高质量的系统综述,增加其在指南当中的应用价值。以下简要介绍国际常用的系统综述的质量评价工具。

(一) Assessment of Multiple Systematic Reviews(AMSTAR)

AMSTAR 量表由荷兰团队开发,自 2007 年发布以来已被广泛使用,常用于评价纳入随机对照试验的系统综述的质量。然而,第一版量表设计仍存在不足之处,例如缺乏对效果估计可信度的评价,缺少评估亚组和敏感性分析的条目,评分方法也有争议。因此,该设计团队在 2017 年发布了新版本的 AMSTAR 2 工具。

(二) Assessment of Multiple Systematic Reviews 2(AMSTAR 2)

AMSTAR 2 总共由 16 个条目组成,其中 7 个条目为关键条目。除了适用于纳入随机对照试验的系统综述,评价纳入非随机对照试验的系统综述的质量时,也可以使用 AMSTAR 2。AMSTAR 2 保留了原版的 10 个条目,对其中 2 个条目进行了拓展,加之新增的 4 个条目,共计 16 个条目。其评价框架也比初始版本更加简洁。评价条目涉及的主要内容有以下几方面:纳入和排除标准的 PICO 要素、研究方案的注册、检索的全面性、筛选和提取的操作流程、排除文献的报告、纳入研究的基本特征报告、偏倚风险的评价、统计分析方法的选取、对偏倚风险和异质性的分析与讨论、对发表偏倚的分析,以及对利益冲突与资助的报告。最终的总体评价主要受到质量差的条目的程度影响,即某一条目出现低质量评价,则整体为低质量。从整体来看,AMSTAR 2 的评价内容覆盖范围更广,操作更便捷,是评价临床试验的系统综述最为常用的评价工具。

(三) ROBIS

ROBIS 由国际 ROBIS 小组开发,发布于 2016 年,适用范围很广,包含干预、诊断、预后和病因四大方面的医学系统综述。该工具包括评估研究的相关性(可选)、确定综述过程中的关键问题以及判断偏倚风险这三个步骤。AMSTAR 2 与 ROBIS 各有所长,有些研究会同时使用两者进行评价,以确保评价结果的可靠性。表 17-5 为两者异同点的比较。

表 17-5　AMSTAR 2 与 ROBIS 的异同点

	AMSTAR 2	ROBIS
相似点	两个工具在评价条目的设计上有诸多重合。	
区别	AMSTAR 2 独特地解释了文献纳入的选择流程、被排除的文献的理由、主要研究的资金来源以及审稿人的利益冲突。	ROBIS 独特地解决了合格标准中的适当性和限制的问题,降低了偏倚风险(RoB)评估中的错误风险,确保供分析的提取数据的完整性,包括所有必要的分析研究,并遵守预定义的分析计划。

三、系统综述的实例

系统综述的目的在于回答临床相关的问题。以下研究实例探索了中药治疗艾滋病患者药物性肝损伤的疗效和安全性,采用随机对照试验进行系统综述。

中药治疗艾滋病患者药物性肝损伤:一项基于随机对照试验的系统综述

1 背景　艾滋病,即获得性免疫缺陷综合征,是由人类免疫缺陷病毒(HIV)感染所致的免疫系统受损的传染病。由于艾滋病患者长期服用各种抗病毒药物及抗感染药物,艾滋病合并药物性肝损伤已逐渐成为临床中不容忽视的问题之一。现代医学多以保肝、降酶、促进肝细胞修复治疗为主,虽然短期内取得疗效,但存在停药后易复发、不断治疗产生耐药性、费用高等问题。以辨证论治和整体观念为指导的中医药在减轻肝损伤方面进行了许多有意义的探索,但目前还没有关于中药治疗的系统综述。因此,本研究旨在对已发表的随机对照试验进行系统综述,以探究中药治疗艾滋病患者药物性肝损伤的疗效和安全性。

2 方法
本系统综述依据《PRISMA 声明》进行报告,但没有进行方案注册。

2.1　纳入和排除标准

①所有使用中药治疗艾滋病药物性肝损伤的随机对照试验都给予纳入。②因 HIV 感染/艾滋病而在接受抗逆转录病毒治疗后诊断为药物性肝损伤的受试者给予纳入,但需排除合并乙型或丙型肝炎的受试者。③干预组应独立使用中药,或使用中药作为辅助治疗。基于受试者情况,如有必要,可使用抗感染药物或对症治疗。④对照组应接受安慰剂治疗、常规治疗或中药联合常规治疗。常规治疗涉及保肝治疗和对症治疗,如谷胱甘肽、复方甘草酸苷胶囊或肌苷注射液。⑤主要结局:肝功能指标,包括谷草转氨酶(AST)、谷丙转氨酶(ALT)、总胆红素(TBIL)、结合胆红素(DBIL)。次要结局:有效率、生活质量、CD4$^+$T 细胞计数、不良反应/事件。⑥排除中药干预成分不详、剂量不详、疗程未知的研究。⑦同一试验多次发表,只纳入报告资料最全面的一篇文献。

2.2　检索策略

全面检索四个中文数据库(中国知网、万方数据知识服务平台、维普网、中国生物医学文献服务系统)、四个英文数据库(Pubmed,Cochrane Library,Web of Science,Embase),以及两个临床试验注册平台——WHO 国际临床试验注册平台(WHO ICTRP)和美国临床试验注册库(ClinicalTrials.gov),检索时间为建库至 2022 年 9 月。

2.3　文献筛选与资料提取

检索得到的文献经过排重后,由两位研究者独立进行文献筛选。首先通过阅读标题摘要进行第一轮筛选,然后对进入初筛的文章进行全文筛选。两位研究者通过讨论解决分歧,如无法决定,由第三位研究者裁决。对符合纳入和排除标准的文献使用 Excel 进行资料提取,包括文献特征、诊断标准、纳入和排除标准、患者基线特征、干预措施、疗程、结局测量时间点、结局指标、不良反应等。

2.4　方法学质量评价

使用 Cochrane 偏倚风险评估(Risk of Bias,ROB)工具评价纳入研究的方法学质量,具体内容包括随机序列的生成、随机化分配隐藏、患者和工作人员盲法、结局评价者盲法、不完整结局数据、选择性报告结局、其他偏倚。

2.5　资料分析与结果综合

本研究将纳入试验的结局指标数据录入 RevMan 软件(版本 5.4.1),其中计量资料计算均数差(MD),计数资料用相对危险度(RR)表示,同时获取 P 值及各自的 95%CI。异质性采用 I^2 和 P 值进行表示。当数据符合 Meta 分析条件时予以合并。当 I^2≤30% 且 P≥0.10 时,采用固定效应模型;当 I^2>30% 或 P<0.10 时采用随机效应模型。考虑到不同的中药处方、剂型可能导致潜在的高异质性,因此本研究中的所有结局均采用随机效应模型。当主要结局的 Meta 分析结果存在明显异质性时,以用药方式、疗程进行亚组分析。对不适于合并的研究进行描述性分析。当某一结局的 Meta 分析中纳入足够数量的文献(≥ 10 篇)时,本研究将用漏斗图检查发表偏倚的风险。

2.6　证据可信度评级

本研究采用 GRADE 对纳入的研究进行证据评价。评价内容包括偏倚风险、不一致性、间接性、不精确性、发表偏倚,并对每一项证据等级作出"极低""低""中"或"高"的可信度判断。

3　结果

3.1　纳入研究的特征

共纳入 10 项随机对照试验,涉及 732 名受试者。纳入研究均为以中文发表并在中国进行的临床试验。1 项研究对比了中药与安慰剂,5 项研究对比了单独使用中药与常规治疗,3 项研究对比了中药联合常规治疗与常规治疗,1 项三臂临床试验对比了中药单独使用、中药联合常规治疗与常规治疗。

3.2　方法学质量

通过 ROB 工具对纳入的 10 项试验进行方法学质量评价。针对随机序列的生成,只有 3 项试验使用了随机数字表,为"低风险";其他试验只提到了"随机",没有说明具体方法。同时,所有试验的随机序列隐藏都不明确。对于受试者和研究者盲法,8 项研究的治疗方法不同且没有使用安慰剂,因此可能预知受试者的分组而被评为"高风险"。对于结局评价者盲法,7 项研究由于使用主观性结局且没有盲法,评为"高风险"。所有研究的不完整结局数据均为"低风险"。只有 1 项临床试验似乎选择性地报告了结局,只报告了有效率,没有任何客观指标,被评为"高风险"。针对其他偏倚,4 项研究没有明确报告纳入和排除标准,评为"高风险";其他研究均报告了纳入和排除标准,基线可比,且无明显利益冲突。

3.3 主要结局

肝功能 AST:有 5 项关于中药治疗与常规治疗进行对比的研究报告了此结局,经过 Meta 分析,发现中药组的 AST 优于对照组($MD=-11.47U/L$,95%CI $-13.05\sim-9.89$,$P<0.000\ 01$,低质量证据)。3 项关于中药联合常规治疗与单纯使用常规治疗进行对比的研究报告了此结局,同样显示中药联合常规治疗组的 AST 优于对照组($MD=-21.69U/L$,95%CI $-41.34\sim-2.05$,$P=0.03$,极低质量证据)。与安慰剂对照的试验没有报告此结局。

肝功能 ALT:中药治疗对照常规治疗的 5 项研究结果表明,治疗后中药组 ALT 值显著更低($MD=-2.68U/L$,95%CI $-4.27\sim-1.08$,低质量证据)。中药联合常规治疗对照单纯常规治疗的 3 项研究同样表明中药联合常规治疗组的 ALT 值更优($MD=-19.02U/L$,95%CI $-32.09\sim-5.94$,$P=0.000\ 8$,极低质量证据)。有 1 项试验对比中药与安慰剂的疗效,发现经过 12 个月的疗程,中药组的 ALT 低于安慰剂组,且差异具有统计学差异。

肝功能 TBIL:中药治疗与常规治疗进行比较的 5 项研究表明,治疗后中药组 TBIL 降低得更多($MD=-4.31mmol/L$,95%CI $-5.66\sim-2.96$,$P<0.000\ 01$,低质量证据)。3 项中药联合常规治疗与常规治疗相比的研究结果同样表明中药组的 TBIL 改善程度更高($MD=-6.33mmol/L$,95%CI $-9.68\sim-2.98$,$P=0.000\ 2$,极低质量证据)。与安慰剂对照的试验没有报告此结局。

肝功能 DBIL:中药治疗与常规治疗对比的 5 项研究表明,治疗后中药组的 DBIL 改善程度更大($MD=-3.19mmol/L$,95%CI $-3.87\sim-2.51$,$P<0.000\ 01$,低质量证据)。其他对照类型没有报告此指标。

3.4 次要结局

治愈率/有效率:单独中药治疗与常规西药治疗相比,6 项试验的汇总结果显示中药组有效率高于对照组($RR=1.13$,95%CI $1.06\sim1.20$,$P=0.000\ 1$,低质量证据)。中药联合西药治疗与单独西药治疗相比,3 项研究结果同样显示治疗组有效率优于对照组($RR=1.33$,95%CI $1.12\sim1.58$,$P=0.001$,低质量证据)。与安慰剂对照的试验没有报告此结局。有效率根据肝损伤的临床症状和肝功能指标进行判断,计算方式为:(显效例数+有效例数)/总病例数×100%。

生活质量:纳入的研究均没有报告生活质量。

CD4⁺T 细胞:中药对照常规治疗的 4 项研究显示,针对 $CD4^+T$ 细胞计数的变化两组无显著差异($MD=3.04mm^{-3}$,95%CI $-47.49\sim53.58$,$P=0.91$,极低质量证据)。其他对照类型没有报告此结局。

安全性:所有纳入的研究中,只有 1 项研究明确报告了没有药物不良反应,包括血常规、尿常规、肾功能和心电图均未见异常。

3.5 亚组分析

根据用药方式对口服或静脉注射以及疗程进行了亚组分析。

4 结论

中药在艾滋病药物性肝损伤的治疗中,可以改善肝功能指标,并提高治疗有效率,同时可以认为,中药的安全性较好,无严重不良反应。但证据数量有限且证据质量较低,结果可信度一般。未来仍需要更多高质量大样本的临床试验来验证此结论。(由于篇幅所限,本实例中所涉及参考文献省略。)

(刘建平)

思考题

1. 系统综述的含义是什么？适用范围有哪些？
2. 如何开展一项系统综述？
3. Meta 分析的技术与效应指标有哪些？如何选择？
4. 如何检测系统综述中的发表偏倚？
5. 系统综述报告的国际规范是什么？

第十八章

临床科研计划书的撰写

　　临床科研计划书是临床研究的详细书面方案,无论是研究生在课题开始之前撰写的开题报告,还是研究人员向各种科研基金管理部门申请科研经费时撰写的申请书,都属于科研计划书的范畴。撰写计划书是临床研究工作的第一道工序,对研究的成败起着举足轻重的作用,因此计划书的撰写是一项重要的科研能力。本章介绍了临床科研计划书的概念、作用和主要内容,并介绍了撰写计划书之前应进行的准备工作、计划书各部分撰写过程中应注意的要点,希望对撰写临床科研计划书有所帮助。

第一节　概　　述

一、临床科研计划书的概念和作用

　　临床科研计划书是在确定课题的研究方向后,研究者将研究目标、研究意义、研究方法、工作计划等付诸文字的研究文件,即研究的详细书面方案。无论是研究生在课题开始之前撰写的开题报告,还是研究人员向各种科研基金管理部门申请科研经费时撰写的申请书,都属于科研计划书的范畴。

　　撰写科研计划书是临床研究工作的第一道工序,对研究的成败起着举足轻重的作用。通过撰写科研计划书,研究者可以在研究开始之前把研究的各个要素组织在一起,逐一加以明确和完善,从而增加研究的科学性和严谨性,提高研究成功的概率。科研计划书也是在各级科研基金管理部门对项目的优劣程度进行评审后,从而决定是否予以经费支持的书面依据。如果计划书被批准,课题得以正式确立,科研计划书则可以作为开展研究的指导性方案,直接影响接下来研究工作的实施。因此,撰写科研计划书不仅是医学研究生必备的基本功,也是所有从事临床科学研究的人员必备的科研能力之一。

二、制订临床科研计划的一般原则

　　临床科研计划是开展临床研究的指导思想和纲领,也是撰写计划书的基本思路和框架。制订临床科研计划时一般应遵循下列步骤和要求。

(一) 提炼研究问题

　　制订科研计划的第一步是提炼研究问题。临床研究问题的构建可以参考 PICO 原则(参见第二章第三节)。在确定研究问题后,研究者需进一步明确研究目的并确定具体目标。一个研究通常有多个层次的目标,制订科研计划时应明确各项研究目标之间的内在联系,从不同角度回答研究问题。

(二) 遵循科研设计的原则

　　临床科研设计要遵循"随机、对照、盲法、可比"的原则,注重研究的代表性(representativeness)、真实性(validity)、可比性(comparability)和显著性(significance)等指导思想(参见第三章)。首先应确定研究的总体(population)和样本(sample),根据不同的研究类型选择适当的抽样方法和质量控制措施以保证研究对象的代表性。制订科研计划时还应注重研究资料的真实性,在研究的设计、资料收集和分析阶段采取措施控制偏倚(bias),保证收集的资料能正确地反映客观事物。可比性是临床研究的重要原则,贯穿于研究设计的始终,在研究对象的选择和分组、研究数据的收集方法、观察指标的选择、研究数据的分析等过程中均需体现可比性的原则。此外,由于临床研究的对象多为取自总体的样本,因此,必须经过显著性检验(significance test),才能认为研究样本的研究对象和被研究因素之间的联系很可能是客观存在的,排除其为抽样误差(sampling error)所致。在制订科研计划时只有遵循上述科研设计的基本原则和指导思想,才能制订出科学的科研计划。

(三)保证研究的可行性

制订科研计划时必须考虑研究的可行性(feasibility),即在要求的研究期限内和现有的研究条件下,研究内容是否可以完成,研究目标是否可以达到。研究的可行性不仅包括技术方案、设施和人员的可行性,也包括操作上的可行性、经济上的可行性和时间上的可行性。研究者需要综合考虑,逐条落实,才能保证研究的成功。通常可以通过预试验(pilot study)和开题论证过程增加研究的可行性。

(四)考虑科研计划的稳定性和灵活性

一方面,科研计划的主体和核心部分应该是在充分论证和认真分析的基础上制订的,应该具有相对的稳定性。例如,研究目的是研究的核心纲领,一经确定后应尽量不变。研究的总体设计类型,例如,是病例-对照研究还是前瞻性队列研究,也是研究的基本设想,一经确定后,在研究过程中应尽量不变或少变。另一方面,科研计划毕竟是在研究开始时制订的,在实施过程中难免出现计划外的情况。因此,科研计划也应具有一定的灵活性,特别是一些具体方法,可能需要在研究过程中根据实际情况进行修订,但最终应保证达到研究的目的。

三、撰写临床科研计划书前的准备工作

在动手撰写科研计划书之前做好细致、认真的准备工作可以避免在撰写过程中走弯路,从而节省大量的时间和精力。准备工作主要包括以下几项。

(一)文献梳理

研究者在撰写计划书之前必须经过认真的文献梳理。通过阅读文献,研究者可以进一步了解国内外该领域的研究现状,提炼研究问题,明确研究目的,了解研究意义,确定研究方法。计划书的立项依据和研究方法部分通常都要求列出具体的参考文献。因此,阅读文献是撰写计划书前最重要的准备工作,具体方法可参见第十六章。

(二)确定研究问题

在制订临床科研计划时,研究者应该已经初步提炼了研究问题。经过系统的文献梳理和综合考虑研究的创新性、重要性、可行性和伦理等方面之后,研究者应该进一步确定研究问题,作为接下来撰写计划书的纲领。

(三)确定研究设计

在撰写计划书之前,研究者应该对研究有清晰的思路或构想,应该遵循临床研究设计"代表性、真实性、可比性和显著性"的原则确定研究设计。临床流行病学研究常用的类型包括横断面研究(cross-sectional study)、病例-对照研究(case-control study)、队列研究(cohort study)、临床试验(clinical trial)等。在动笔之前,研究者可以与同行或老师讨论,充分征求他们的意见和建议,进一步完善研究设计。

(四)完善研究基础和条件

在撰写计划书之前对研究所必需的前期基础和人、财、物的条件进行梳理,保证研究的可行性,必要时还需进行预试验。

(五)制订撰写计划

研究者可按照申报指南和规定的要求,把计划书的规定内容(包括附件中的证明材料等)列成一份提纲,设定各项内容的完成时间。注意应留出充足的时间对计划书进行讨论和修改。

(六)了解科研计划书的撰写要求

各学校和科研基金管理部门对科研计划书的格式和内容一般都有明确的规定,有些更直接给出了计划书的模板,研究者应认真学习。计划书的格式和内容都要以相关规定或申报指南为依据。

第二节　临床科研计划书的撰写框架

在完成上述准备工作之后,就可以正式动笔撰写科研计划书了。临床科研计划书主要需阐明四个问题:要做什么研究,为什么要做这项研究,如何做这项研究,以及是否有能力完成此项研究。具体而言,一份完整的临床科研计划书一般应包括研究题目、内容摘要、立项依据(包括参考文献)、研究目标、研究内容、研究方案、可行性分析、研究创新性、年度计划、预期结果和考核指标、研究基础和工作条件以及经费预算和伦理问题等。本节将对各部分撰写过程中需注意的要点加以说明,以供临床医生、科研人员和医学生参考。

一、研究题目

研究题目是对研究问题的高度概括。研究问题的选择是临床研究中最重要的一个过程。本书已经在第二章专门论述了如何选择和构建研究问题,此处则重点介绍如何将一个研究问题凝练为一个好的研究题目。题目是一份科研计划书的窗口和灵魂,使读者对计划书产生第一印象。此外,题目还应有助于检索,帮助筛选评审研究计划书的专家。撰写科研计划书的题目时需要注意几个问题。

(一) 题目要能够反映研究问题

题目要包含构成研究问题的基本要素,即 PICO,包括 "P"(研究对象)、"I"(干预措施/研究因素)、"C"(对照组)、"O"(研究结局)。例如 "强化降压预防老年高血压患者认知障碍疗效的研究" 一题,由题目可知本研究的研究对象是老年高血压患者,干预措施是强化降压治疗,对照组在题目中没有直接给出,但可推测应为一般降压治疗,研究结局是认知障碍。根据该题目,可知本研究问题应为 "针对老年高血压患者,强化降压治疗与一般降压治疗相比,是否能有效预防认知障碍的发生?"

(二) 题目要简洁明了

科研计划书的题目多为名词或名词性短语,字数不宜过多,应该便于理解,避免使用缩写。科研计划书的题目通常用 2~3 个修饰语来修饰或限定最后的中心词。例如 "中国儿童肥胖与高血压发病风险的队列研究" 一题,中心词为 "队列研究","中国儿童" 和 "肥胖与高血压发病风险" 均为限定词。必要时计划书的题目可以辅以副标题。副标题和正标题是一种功能互补关系,正标题用于表达研究的主题,副标题则补充说明研究设计的类型或研究对象、范围,突出研究特点。例如 "血管钙化与动脉粥样硬化的关系:冠状动脉与颈动脉电子束 CT 检查的比较" 一题,正标题说明研究主题,而副标题突出研究的设计及特点。

二、内容摘要

内容摘要是对科研计划书中除了经费预算以外各项内容的概括介绍。摘要虽然只有几百字,但却是计划书中举足轻重的部分。读者在阅读计划书时会首先通过摘要来了解研究的全貌。撰写摘要时需注意以下几个方面。

(一) 摘要必须准确反映研究中最重要的内容

以 "80 岁以上高龄老年高血压患者降压治疗性试验" 的摘要为例,其主要内容包括以下 7 个方面。

1. 研究问题的重要性　用 1~2 句话介绍研究的大背景,通常为疾病的严重性,如高血压在 80 岁以上的老年人群中普遍存在。

2. 目前研究问题相关领域的国内外研究现状　例如:既往研究显示,80 岁以下高血压患者的降压治疗可显著降低心血管疾病的发病风险,然而 80 岁以上高龄老年高血压患者的降压疗效却不确定,多数临床试验都排除了 80 岁以上的患者,或样本例数不足以显示该组患者的获益。

3. 研究者及团队既往的研究基础或预试验的结果　例如:在预试验中,对 1 283 例 80 岁以上高血压患者的降压治疗证实了在该组患者中进行干预的可行性。

4. 明确提出本研究的研究问题、目标和/或假设　例如："本研究旨在通过随机、双盲、安慰剂对照试验评价高龄老年高血压患者降压治疗的获益"。

5. 简述研究方法　包括研究设计类型、评价指标、样本量等。例如："本研究为随机、双盲、安慰剂对照试验。主要终点是脑卒中事件(致死性和非致死性),次要终点是总死亡、心血管病死亡、心脏病死亡、脑卒中死亡和骨折。预计将需要对 2 100 名 80 岁以上高血压患者随访 5 年。"

6. 介绍拟研究的主要内容　例如："对比安慰剂与低剂量利尿药吲达帕胺(必要时加服血管紧张素转换酶抑制药培哚普利)对心血管病的作用。"

7. 指明研究的预期影响和重要意义　例如："研究将为 80 岁以上高龄老年高血压患者的降压治疗提供依据。"

(二) 文字要言简意赅,便于理解

多数计划书的格式对摘要有明确的字数规定,一般为 250~500 字,因此摘要的撰写需字斟句酌、言简意赅。摘要的文字还应便于理解,避免在摘要中使用过多晦涩的专业词汇。

(三) 摘要一般最后撰写

因摘要是对计划书整体内容的概括,所以应该在其他部分完成后再撰写摘要,以使摘要能反映整个计划书的内容。

三、立项依据

立项依据应说明为什么要进行这项研究,研究有哪些意义,即研究的重要性和必要性。这是整个研究的立项基础,也为整个计划书指明了方向,为计划书的其他部分构建了框架,直接引出研究目标。立项依据通常包括立项依据的论述和参考文献两个部分。

(一) 立项依据的论述

立项依据通常可以从以下五个方面进行阐述。

1. 拟研究疾病的危害　临床研究的意义在于解决某种疾病在诊断、治疗、预后或病因等方面面临的临床实践问题,或增加相关的知识。因此,立项依据部分通常首先说明该疾病的危害程度,给出该疾病的发病率、死亡率、病死率或患病率等流行病学数据。

2. 上述疾病的防治所面临的主要障碍和问题　每种疾病的防治都会面临许多障碍和问题,一项研究不可能面面俱到,应该抓住该疾病在诊断、治疗、预后或病因等方面的一个热点或难点问题进行研究,而这个问题也就是本研究拟回答的问题(与接下来要提出的研究问题相呼应)。立项依据应说明对该问题的研究如何影响疾病的临床诊治、对疾病的认识或疾病防治策略的制定。

3. 针对上述主要障碍或问题的国内外研究现状　该部分首先需介绍国内外针对上述主要障碍和问题已经进行了哪些研究,并在此基础上总结出尚需进一步研究的问题,为下一部分提出本项目拟解决的问题做好铺垫。

4. 本研究项目具体要解决的研究问题　在上述对临床问题及相关领域研究现状总结的基础上,明确提出本研究要回答的临床研究问题。该问题应该与上述研究现状部分总结出的相关领域尚未解决的问题相呼应。

5. 研究的获益　重点阐明研究问题解决后将有哪些益处,获益范围有多大,获益者是谁。例如,研究的结果可以带来哪些诊断、治疗、预后或病因研究方面的改变;是否可以提高对疾病的诊断和治疗水平,还是可以增加对疾病发病机制的认识,或是可以为临床指南或卫生政策的制定提供依据。

(二) 参考文献

立项依据部分在对国内外既往研究进行总结时必须列出主要参考文献,包括作者、题目、杂志名称、年份、卷(期)、起止页。参考文献的引用需注意以下几点。

1. 参考文献的引用要有逻辑性和针对性　引用的文献必须与本研究问题密切相关,通常可以按照 PICO 或 PECO 来设定检索策略。对文献的回顾应该自然地引出本研究要解决的问题,要突出本研究的起点和在当前研究领域中的位置、优势和突破点。应尽量引用本领域最有影响力的研究文献、系统综述或 Meta 分析,或该领域最早的研究,或本研究团队既往发表过的相关文章。参考文献引用是否恰当可以在一定程度上反映申请人对目前该领域的研究现状和发展趋势是否有充分的认识。

2. 参考文献的引用要避免偏倚　不能只引用支持自己观点的文献,或断章取义。对于与本研究论点不一致的文献或有争议的文献也要引用,并对产生不同结论的可能原因加以分析。

3. 参考文献要反映研究领域的最新进展　参考文献中多数应为最近几年的研究,务必包括与本研究问题密切相关的最新文献,这一要求在强调创新性的研究中更为突出。

四、研究目标

研究目标是研究拟达到的具体目的,或对研究问题的回答将达到的预期效果,为全文设定了基调,是科研计划书的精髓,计划书的其他部分都应该围绕研究目标进行组织。此部分撰写时需注意以下几点。

1. 注意区分目的和目标　研究目的即为什么进行这项研究,是研究的最终宗旨,通常是方向性的、定性的。研究目标是为了最终达到研究目的而需要完成的具体的、可操作、可评估、可量化的任务,是对本研究拟解决问题的具体描述。撰写研究目标时常用一些短语,如:评价……作用/影响,明确……关系/效果,探索……方法/指标,建立……理论/体系,揭示……规律,阐明……原理/机制,提出……方法/参数/界值/切点等。

2. 多个目标之间要有内在联系　一般一项研究只有一个研究目的,但可以下设几个具体的研究目标。如果有多个目标,几个目标应该从不同角度回答研究问题。

3. 目标不宜过大　要保证在研究期限内和现有的研究条件下能够完成。

五、研究内容

研究内容是指在研究目标下具体要做什么,是与研究目标相对应的、具体的、可操作的研究点。同一目标可通过几方面的研究内容来体现;有时可将一个课题分为几个子课题,每个子课题针对一个研究目标和相应的研究内容,这也是一种简单明了的陈述方式。研究内容的撰写需注意以下几项原则。

1. 研究内容应紧扣研究目标,研究内容完成后应当可以实现研究目标。

2. 研究内容的表述应具体、翔实、明确、中肯,切忌笼统、模糊;如果有多项研究内容,一定要加小标题,然后再把内容细化。

3. 研究内容要在预期结果中予以体现,通过完成研究内容可得到预期结果。

4. 研究内容的设定要适当,确保研究预算可满足需要,研究能在计划的期限内能完成。

5. 要注意区分研究内容和研究方法,不能把研究方法作为研究内容。研究内容是"做什么",而研究方法是"怎么做"。

六、研究方案

研究方案即如何进行这项研究,此部分要说明研究类型、研究对象、研究方法和技术路线以及质量控制措施等内容,这是科研计划书中篇幅最大的部分。研究方案的缺陷通常是科研计划书未被批准的重要原因。如果计划书被批准,研究方案则可作为制定研究操作指南的依据。撰写研究方案的总体原则是合理、可行、有针对性。具体而言,即要求研究方案能够解决研究问题,达到研究目标;在研究期限和现有的经费、人员及设备的条件下,研究方案是可行的。此部分的撰写原则细述如下。

（一）研究类型

研究方案部分首先应说明该研究的类型,如横断面研究、病例-对照研究、队列研究、临床试验等。这不仅有助于读者理解接下来介绍的具体研究方法和技术路线,初步判断研究方案的合理性,也有助于读者评估本研究的价值。

（二）研究对象

这一部分包括样本的来源、入选和排除标准、招募方法和样本量的估算等内容。

1. 样本的来源　样本来自什么地区,是社区人群还是患者,是住院患者还是门诊患者,是单中心还是多中心,这些问题直接关系着样本的代表性,因此必须说明。

2. 样本的入选标准和排除标准　①入选标准:入选研究对象时,必须明确规定哪些人可以入选。通常要考虑的是年龄、性别、地区、种族等一般特征。研究对象为某种疾病的患者时,必须对疾病的诊断标准作明确说明。诊断标准最好选择金标准、指南规定的标准或临床公认的标准。当无法采用上述标准,而必须加以修改或自行制定时,则要说明修改或制定的依据。除了经伦理委员会批准的免除知情同意的研究之外,研究入选标准中均应包括提供书面/口头知情同意一项。②排除标准:研究方案中要预先说明哪些人不能进入研究,已入选研究的对象在研究过程中出现哪些情况时应该退出等。

3. 样本的招募方法　首先应说明样本的入选是采用随机化方法（method of randomization）还是非随机化方法,抽样（sampling）框架是什么,随机抽样采取的是哪一种随机化方法。随机分组的研究应说明随机数字是如何产生的,随机化是如何执行的。涉及匹配（matching）的病例-对照研究应说明匹配的条件和比例。

4. 样本量的估算　样本量即在保证研究结论具有一定可靠性的前提下,所需研究对象的最小例数。不同类型的研究有不同的公式来估算样本含量。研究者可直接按照公式计算,也可采用查表法,或借助专门的统计软件来计算。研究对象部分应说明样本量的大小和分组方法,而具体的样本量估算方法将在统计分析方法部分作详细说明。

（三）研究方法和技术路线

1. 资料收集方法和内容　这一部分要说明为实现研究目标需要收集哪些数据以及如何收集。资料收集的方法包括研究中使用的调查方法、干预方法、实验室检测和辅助检查方法等。方法的介绍要详尽、具体、层次清楚,应使读者了解研究者的技术水平。注意此部分的叙述要与可行性和创新性分析相一致,既让读者相信这些方法是可以实现的,同时又强调和论证了方法的创新。此部分还应说明研究要观察或测定的具体指标。指标的选择要求是可测量的、稳定的、客观的、特异的。指标的测量方法和定义应该是经过验证、有据可依的,可引用相关指南或既往发表的研究文献。

2. 统计分析方法　统计分析方法部分是在综合考虑研究目的、研究方法和所收集数据的性质等因素的基础上,对数据进行分析的计划和对具体分析方法的描述。统计分析方法中应说明资料分析所使用的软件名称和版本号,以及统计学检验的显著性水平、单侧/双侧检验等内容。在统计分析方法部分,研究者还应说明样本量估算的方法,以及研究数据出现特殊情况(如患者退出或失访)时应如何处理,是否采用了其他治疗措施等。

3. 技术路线　技术路线即研究的流程,具体而言,即研究者通过文字、流程图等形式说明研究对象、研究因素(如干预措施和对照)和研究结局,并对研究时间和研究步骤之间的内在逻辑关系进行描述。技术路线要与研究设计和研究内容相符合。流程图比文字说明更为一目了然,有助于读者在短时间内了解研究的总体框架。

（四）质量控制措施

质量控制（quality control）的过程就是要找出可能影响研究质量的环节,并采取措施加以预防。通用的质控措施包括制定工作手册和标准操作规程、人员培训、质量考核等。此外,资料收集和分析的不同过程也有不同的质控重点。

1. 现场调查或临床研究过程的质控 此部分涉及的质控内容包括：调查员的培训和考核、预调查、调查问卷和量表的信度和效度分析、调查资料的完整性和准确性评价等。对于临床试验，特别是采用了盲法的临床试验，还需对药品的标签、分配、储存、发药和回收等各个环节进行质控。

2. 检测和检查过程的质控 实验室检测和心电图、超声等辅助检查过程涉及的质控内容包括：仪器设备的校准、检测/检查人员盲法（检测人员不知道研究对象的分组和其他临床检查的结果）的测定、使用内部和外部质控血清并绘制质控曲线、重复样本的盲样检测、检查者自身和不同检查者之间的质控等。多中心研究最好设立中心实验室。

3. 数据整理过程的质控 整理原始数据的过程需要遵循四项原则。①真实性原则：即根据经验和常识判断真伪，及时进行核实；②标准性原则：审查每项指标是否按规定要求收集；③准确性原则：检查资料是否有填写错误或逻辑性错误；④完整性原则：各项指标是否收集齐全。对于将原始数据录入计算机的过程，常用的质控措施包括双人独立录入、进行两次录入的对比查错，还可设计一定的计算机程序对已录入的数据进行逻辑查错等。

七、可行性分析

可行性分析就是要说明本研究设计能够确保内容的完成和目标的实现。可行性分析一般包括四部分。

（一）技术上的可行性

技术上的可行性评价的是解决研究问题的具体技术方案是否可以实现，以及研究设施和人员的可及性。技术可行性分析是对技术手段、设施和人员的总结分析，具体技术细节和人员、设施的详细介绍则在后文"工作基础、工作条件和申请人及课题主要参与者简介"部分进行描述。此部分应回答以下三方面的问题。

1. 研究技术 现有的技术是否可以解决研究问题；这些技术是否成熟，是否经过验证；如果将采用新技术，其创新点体现在何处；新技术的可行性是否经过预试验的验证。

2. 研究设施 研究所需的场地、设备等条件是否已具备；如果尚不具备，有何解决措施。

3. 研究人员 申请人本人和研究团队是否具有相关的经验、掌握相关的技术；研究团队在经验和专业上的搭配是否合理，是否有技术上的互补；研究人员是否有充足的时间参与本研究。

（二）操作上的可行性

操作上的可行性评价的是在现有组织形式下科研计划是否可行。此部分应回答的问题包括：研究方案是否可以被相关组织和个人接受而得到推广实施，是否符合医学伦理。

（三）经济上的可行性

经济上的可行性评价的是科研计划的费用-效益问题。此部分应回答申请课题的经费支持是否能满足研究的需要。有些计划书会要求在"经费预算"部分对此作详细分析。此外，对于推广应用性的研究，此部分还应说明研究将有哪些有形的或无形的获益、研究的获益是否超过对研究的投入。

（四）时间上的可行性

时间上的可行性评价的是科研计划是否能在截止日期前完成。此部分应回答的问题包括：科研计划是否可以按期完成；影响研究进程的关键步骤是什么；有何措施来保证该步骤可以顺利实施；如果不能顺利实施而影响了研究进程，对完成研究的总体目标有何影响。

八、研究创新性

创新性往往是科研计划书中撰写难度较大的部分。研究者常常感到无从落笔，因此只能空洞地套用"国内首次……""填补……的空白"等词句。其实，科学发展至今，几乎所有的科学研究都不是凭空产生的，而是基于已知的科学原理、技术和方法。因此，创新性应该是在对既往研究进行充分分析的基础上提出的。任何有别于既往研究的研究问题、研究方法，或在既往研究的基础上提供了新的知识、推动了临床问题的解决的研究,都具有不同程度的创新性。具体而言,创新性可以体现在以下三个方面。

（一）研究问题的创新

一个有创新性的研究问题不一定是既往从未被研究过的问题,但一定是既往研究尚未完全解决的问题。它可以是一个全新的研究问题,也可以是对既往研究问题从深度和广度上的进一步探索,或者是既往有争议的研究问题。例如,已经有大量研究证实降压可以减少脑卒中的发病危险,但这些研究对象的年龄多为 80 岁以下,而 80 岁以上高龄老年高血压患者是否可以从降压治疗中获益则尚无定论。因此,专门研究 80 岁以上高龄老年高血压患者降压治疗是否可以降低脑卒中的危险就是一个有创新性的研究问题。

（二）研究方法和材料的创新

采用一种全新的方法或材料,或是对现有方法或材料的改进,或是现有的方法或材料在不同领域的应用,都属于创新。例如抗凝剂华法林的用药剂量有很大的个体差异,临床通常根据年龄、体表面积、种族、性别等因素来预测用药剂量。有研究在此基础上进一步加入了影响用药剂量的基因多态性的信息,建立了新的模型来预测华法林的剂量,这就是方法上的创新。航空航天材料在医学生物工程领域的应用则属于现有材料在新领域应用的创新。

（三）预期结果的临床价值

临床研究不同于基础研究,临床研究主要是为了解决临床实践中的问题,因此,其创新性还应该体现在研究结果是否会不同程度地推动临床问题的解决,是否会带来诊断、治疗或预后的改变上。例如,如果是有关疾病诊断的问题,那么研究出更准确、更早期、更便捷、更安全、更经济、创伤更小的诊断方法都属于创新。

九、工作基础、工作条件和申请人及课题主要参与者简介

说明课题组主要成员既往的主要工作和实验室支撑条件,并进行客观的自我评价。此部分是对可行性分析中有关技术、设备和人员的分析给出的具体说明资料,一般包括以下几项内容。

（一）工作基础

应说明课题组主要成员既往从事的与本课题相关的研究工作和已取得的研究工作成绩。为了更好地区分前期工作基础与本研究的相关性,可以将前期工作基础分为直接工作基础和相关工作基础。应着重介绍与本课题直接相关的工作,而不是罗列所有既往从事的研究。应说明既往工作与本课题之间的联系,如为本课题奠定了方法学的基础、提供了研究人群,或是收集了前期数据等。如果进行了前期研究或预试验,即使尚未发表文章,也应该介绍取得的初步结果,并评价这些前期工作对本课题的作用。

（二）工作条件

研究方法中要求的条件都应具体说明,包括已具备的实验条件、尚缺少的实验条件和拟解决的途径,且应说明计划与落实情况。

（三）申请人和课题主要参与者简介

简要介绍申请人和课题主要参与者的学历和工作简历,说明申请人和课题主要参与者在本项目中承担的任务,提供近期(一般为近 3 年)已发表的与本项目有关的主要论著、获得学术奖励情况和承担科研项目的情况,论著目录要求按标准的参考文献格式撰写,科研项目应注明项目的名称和编号、经费来源、起止年月、本人承担的角色等。

十、年度计划、预期结果和考核指标

（一）年度计划

年度计划部分重点说明研究的进度,即研究方案的具体时间安排。年度计划不仅规划了研究的

实施进度,也常被科研管理单位作为评价研究进展情况的指标。因此,年度计划应该具体、可操作,而且合理、可行。

（二）预期结果和考核指标

预期结果即研究的可能产出,考核指标是对研究产出的量化标准。两者都是科研管理机构对课题进行监督、考核和评价的依据。

预期结果通常包括:完成研究内容并达到研究目标、预期成果的应用前景和将产生的社会效益和经济效益、学术交流和人才培养方面的成果等。

考核指标即针对预期结果制定的具体、量化的指标,具体包括以下四方面。①研究内容的落实:将研究内容转化为具体、可测量的指标,与研究目标相呼应。②研究成果:介绍本课题计划产出多少论文、专利、成果奖等。③国内外学术交流:包括参加国内外学术会议,以发言或壁报的形式汇报本课题的研究结果,出国培训学习,以及邀请国外专家来华讲学等内容。④人才培养:包括可培养多少研究生、主要研究人员的职称和业务水平如何提高等。

十一、经费预算

经费预算部分是要说明完成本研究的目标所需要的费用,并给出相关依据。如果是申请科研基金,在撰写计划书之前就要知道该课题资助力度有多大,有时资助力度在课题申报指南中会有明确说明,有时则需参考既往该类课题的资助力度。制订预算需注意以下几点。

（一）经费预算要与研究内容相符

目前科研经费的预算基本采用零基预算,即不考虑过去的预算项目和收支水平,以零为基点编制的预算。因此,制订预算时要根据研究需要和客观实际情况,对各个项目逐条分析,按照成本-效益原则,确定预算支出项目和数额。预算相对研究内容过少,可能无法保证课题的完成;如果预算相对研究内容过多,则可能导致科研计划被否决。

（二）经费预算要清楚分类

研究的总预算一般包括设备费、材料费、测试化验加工费、燃料动力费、差旅费、会议费、国际合作与交流费、出版/文献/信息传播/知识产权事务费、劳务费、专家咨询费、管理费。确定各项开支的定额是编制零基预算的基本要求。多数科研管理部门要求不同类别间的费用不能大比例地转移(一般不超过该项预算的10%),因此制订每一类的预算都要有一定的依据。一些基金申请时还要求提供设备和试剂的报价单、测试化验加工的委托合同等。

十二、其他内容

科研计划书一般还要求包括伦理委员会批准书和知情同意书、单位意见、合作协议书和推荐信等文件,通常作为附件资料。

1. 伦理委员会批准书和知情同意书　所有以人为对象的研究必须经伦理委员会审议同意并签署批准意见。有些项目在申请时还要求提供知情同意书的全文。

2. 单位意见　研究者所在单位应提供对课题的审查意见,内容通常包括对研究者本人的评价、对该课题的评价以及是否可以提供人、财、物等方面的支持等。

3. 合作协议书或意向书　如涉及与其他单位的合作,计划书中还要附有双方的合作协议书或意向书,对合作的形式,双方的责任、权利、义务,以及经费使用和知识版权等内容作出详细约定。

4. 专家推荐信　研究生和初级职称研究人员申报课题时常需要有具有高级职称的同行专家推荐,推荐者应实事求是地对申请人的业务能力和研究基础给出评价。

第三节　临床研究方案的注册公开和发表

一、临床研究方案的注册公开

临床研究,特别是干预性临床试验,不仅具有科学属性,也具有伦理属性。公开正在进行的研究信息可提高临床研究的透明性、真实性和可信性,有利于对研究进行跟踪和监管。此外,发表高水平的临床研究也需要提前注册,公开研究方案。目前,WHO 国际临床试验注册平台(WHO International Clinical Trial Registration Platform,WHO ICTRP)共包括 17 个一级注册机构,它们负责注册公开临床研究方案,包括澳大利亚 – 新西兰临床试验注册中心(Australian and New Zealand Clinical Trials Registry,ACTR)、美国国立医学图书馆临床试验注册中心(ClinicalTrials.gov)、英国国际标准随机对照试验号注册库(International Standard Randomised Controlled Trial Number Register,ISRCTN)及中国临床试验注册中心(ChiCTR)。

临床研究注册平台需要填写的信息除了研究题目和申请人及单位等一般信息之外,最主要的就是研究方案的内容,包括研究类型、研究目的、研究对象的纳入和排除标准、干预措施、对照组、研究结局、随机化和盲法、统计分析方法等。各注册平台都有相应的填写模板。提交的研究方案审核通过后,将获得唯一的注册号,以便将来发表论文时引用。临床注册平台上公布的内容与项目申请书和开题报告的不同之处在于平台重点公布研究目的和研究方案,而立项依据、研究基础等计划书的其他内容则不需要填写。

二、临床研究方案的发表

除了临床研究注册平台可以公开研究方案外,一些学术期刊也可以发表临床研究方案,例如医学综合领域的 *BMJ Open*、*Medicine*、*Trials*,以及一些专病领域的期刊,如《美国心脏杂志》(*American Heart Journal*)等。为了使研究方案报告更加规范,近些年陆续发表了多种设计类型研究方案的报告规范,例如临床试验研究方案的报告规范(SPIRIT),包括以下内容。

1. **管理信息**　包括题目、注册号、研究方案版本号、基金资助、研究角色和任务。

2. **前言**　包括背景和依据、研究目的、试验设计。

3. **方法**

(1)研究对象、干预措施和研究结局。

(2)干预措施的分配。

(3)数据收集、管理和分析。

(4)监查。

4. **伦理和发布**　包括伦理评审、方案修订、知情同意、保密、利益声明、数据可及性、保险、发表策略等。

5. **附件**　包括知情同意书,以及生物样本采集、保存和检测的方案等。

总之,撰写科研计划书是一项具有挑战性的工作。从研究问题的凝练到具体的目标,从整体的构思到具体的方法,从可行性分析到对结果的预期,科研计划书整合了科学研究的方方面面。一份科研计划书是否优秀,不仅取决于研究本身的价值,也取决于研究者的撰写水平。因此,撰写科研计划书是一种至关重要的科研能力。本章介绍了科研计划书的主要内容,并分析了各项内容撰写过程中应注意的问题,希望对科研人员有所启发。

（刘　静）

思考题

1. 撰写临床科研计划书之前应该进行哪些准备工作?
2. 临床科研计划书的摘要通常包含哪些内容?
3. 临床科研计划书的立项依据可以从哪些方面进行论述?

第十九章
临床科研论文的撰写

　　临床科研论文是对临床研究工作的高度概括和总结。论文的发表与传播有助于推广有价值的研究成果,并应用于疾病预防和临床实践,从而提高临床医学水平,促进人类健康。学习和掌握撰写临床科研论文的方法,写出高质量的科研论文对于临床工作具有重要意义。本章节重点介绍了临床科研论文的写作意义和类型,论文撰写的科学性、创新性、实用性、可读性和规范性原则,论文的常见结构以及每部分的撰写方法,常用的单位符号、图表和参考文献的写作规范;以随机对照试验为例,详细介绍各部分的书写格式和应注意的问题;简单介绍病例报告和文献综述的写作方式。

第一节　临床科研论文概述

一、临床科研论文撰写的意义

　　临床科学研究是人类为了探索生命与疾病的本质及规律,寻求保障及提高生命健康水平的技术、方法和手段所开展的科学研究活动。科研论文作为科学研究的载体,其意义与科学研究本身密不可分。医务工作者,无论是从事医疗、科研、预防工作,还是从事教学工作,都需要通过临床科研论文的撰写与发表开展同行间的学术交流,从而了解医学领域的前沿信息,丰富自身的知识储备,最终共同推进临床科学研究的发展与进步。临床科研论文写作的意义主要如下。

　　1. **贮存科研信息**　完成科学研究以后,应对研究结果加以整理,并以科研论文的形式总结研究的发现及方式方法。否则随着时间的推移,科研信息将逐渐模糊,致使研究在重复与深入时会发生浪费。

　　2. **传播科研成果**　科研论文是传播科研信息的重要载体。任何一项科学研究与发明都是人类智慧与劳动的结晶,是全人类的共同财富。只有通过科研论文对广大医务工作者进行科研成果的传播,才能使科学技术不断地发展进步。

　　3. **交流实践经验**　医务工作者通过不断地实践,积累了很多宝贵的经验与教训。这些资源极其宝贵,能够发挥巨大的指导作用,从而造福于人类。

　　4. **启迪学术思想**　大量的科研成果和实践经验可逐渐凝练出学术思想,这些学术思想以论文的形式不断地碰撞与交流,可以形成新的学术思想,促进医学事业的发展。

　　5. **提高学术水平**　撰写过程有助于提高分析问题与解决问题的能力,进一步促进医务工作者学术水平的提高。

二、临床科研论文的类型

　　医学科研论文的分类有多种方式,通常根据论文的资料来源、论述内容、研究类型、体裁等方面分为以下几类。

　　1. **论著(article)**　包括短篇论著,其内容主要是作者在第一手资料的基础上进行研究所得到的新见解、新理论或者新方法,可以推动医学科学的发展,是医学期刊文章的主要部分。

　　2. **文献综述(literature review)**　综述是根据科研、教学和医疗的需要,围绕某一学术专题,收集某时期内的有关文献资料并予以加工整理而形成的综合性文献,主要反映当前某一领域中某分支学科或重要专题的最新进展、学术见解和建议。

3. 病例报告(case report)或者临床报告(clinical report)　又称个案报告,是报道临床罕见病例或新发现病例的医学论文,被报告的病例常是临床上罕见的、特殊的或是认识不清的新近发现的病例。这类病例的发表对于认识临床少见病,以及发现和掌握其诊治过程中的特殊性有重要意义。

4. 简讯(concise communication)　简讯又称为简报(concise report),作为医学科研论文的特殊格式,是指医务工作者以报告的形式简要叙述某学术课题的论文类型。它主要将论著中重要性相对稍弱,或者已经被报道但仍有一定学术价值、可供借鉴的文稿以高度概括的形式刊登出来。

5. 临床医学影像(images in clinical medicine)　临床医学影像指通过分享临床诊疗中经典的病例图片以及患者的一般情况,进行诊疗经验交流、诊疗思路完善的论文。该类型的文章以临床各种影像学检查的结果图片或病变处直观的临床图片为主体,对图片的质量、原创性与特异性有较高的要求。

6. 读者来信(letter)　读者来信可大致分为两类:①研究信(research letter):其研究成果具有一定的学术价值,值得报道,但由于版面限制,不刊登摘要,论文正文不列分标题;②评论信(comment letter):当对期刊所发表的研究成果有一定分歧或建议时,也可采用该形式向主编反映,进行讨论和交流。

7. 述评(comment)或者编者按(editorial)　述评或者编者按是对某一学术专题的研究状况进行的概述、评论展望和预测,对作者的素质要求较高,一般由相关领域专家撰写,故又称"专家述评"。

8. 其他　根据国内外期刊的要求不同,还有一些其他的发表形式,包括消息、展望、临床问题解决方案、临床/实验视频、观点、书评等,每种期刊都有其自身的特色。

第二节　临床科研论文撰写的原则

临床科研论文是科技论文的组成部分,因临床学科本身的特点,在写作目的、内容及表达方式上与其他学科有所不同,但其基本原则是一致的,即要客观、真实地反映事物的本质和内部规律性。因此,要求作者在撰写时应该遵循以下原则。

一、科学性

科学性是撰写临床科研论文的立足点和首要条件,没有科学性,临床科研论文就失去其一切价值。临床科研论文的科学性要求:①论文中的取材要确凿可靠、客观真实;②科研设计严谨、周密、合理;③研究方法要先进和正确;④研究结果或临床观察结果要忠于事实和原始资料,应经得起他人重复和实践验证;⑤研究数据全面、精确、可靠,必须符合统计学要求和能够进行统计学处理;⑥论点、论据、论证有客观性和充分的说服力,讨论、分析推理和结论既要有事实根据,又要符合辩证逻辑原理。

二、创新性

创新性是指所选课题或发表的论文具有先进性和新颖性,或者是前人未研究过或未发表过的创造、发明。作为临床研究,要求有新见解、新发现、新发明、新技术、新材料,得出新结论或将原有的技术应用推广于新领域。即使是模仿和重复别人的工作,也应做到仿中有创、推陈出新,有自己的独到见解,从新的角度阐明对老问题的新发现和新见解。然而,追求论文创新性的前提是不违背科学性。无论是基础性还是应用型临床研究,都要在遵循科学性的前提下,有自己创新的、别人没有的支撑点,这样才有发表、传播和交流的价值。

三、实用性

科研论文的实用性也就是实践性,它是指论文的实用价值。评价一篇临床科研论文的实用价值,主要是看其社会效益和经济效益如何,其理论是否可用于指导临床实践和推广应用,其方法技术是否为现实所需以及能否有助于解决疾病诊断防治中某个技术问题或是阐明某个疾病的发病机制。凡是能推动医学发展或能提高技术水平的医学论文都是有实用价值的,这些论文一旦发表,就会具有较高的科学价值和社会价值。

四、可读性

撰写临床科研论文的目的是交流、传播、存储新的医学信息,以便为读者或后人所用,使人们用较少的时间和精力顺利阅读,理解论文的内容和信息。论文的可读性,取决于作者的逻辑思维能力和语言文字功底。在论文写作时要做到:①结构严谨,符合逻辑思维习惯;②层次分明,按照医学论文的格式依次表达,不可倒置;③用词准确,语言简明、完整、通顺,尽可能使用短语,不用口语,避免使用带有主观情绪的形容词和副词;④准确表达本意,开门见山,直截了当;⑤正确使用标点符号。

五、规范性

科研论文的撰写有其特定的规范,无论是论文的格式、题目的设定、资料的引用、注释的标明、词语的选择、标点的运用,还是插图、表格、公式、计量单位、数字等都有明确的要求。

六、其他应遵循的原则

(一)科研诚信

为了进一步加强生物医学科研诚信体制建设,规范医学科研诚信行为,强化医学科研机构科研诚信监管责任,2021年1月27日,国家卫生健康委员会、科技部、国家中医药管理局结合相关法律法规修订了《医学科研诚信和相关行为规范》。该规范主要包括了四章共三十四条准则,针对的是医学科研工作的机构及其人员在基础医学、临床医学、预防医学与公共卫生学等学科领域开展的涉及科研项目申请、预实验研究、研究实施、结果报告、项目检查、执行过程管理、成果总结发表、评估审议、验收等环节中的行为活动。医学科研人员应大力弘扬科学家精神,追求真理、实事求是,遵循科研伦理准则和学术规范,尊重同行及其劳动,防止急功近利、浮躁浮夸,坚守诚信底线,自觉抵制科研不端行为。所有开展医学科研工作的机构均应当遵守该规范,开展常态化科研诚信教育培训,加强制度建设,努力营造有利于培育科研诚信的机构环境。

(二)知识产权

知识产权是指公民、法人或非法人单位经过其主导的研究开发或设计创作活动而形成的、依法拥有的独立自主实现某种技术知识资产的所有权,包括从其他公民、法人或非法人单位那里购得的知识产权。临床科研论文发表有关的知识产权问题主要应体现在以下几个方面:①是否有泄密行为;②是否有侵权行为;③是否有滥用著作权行为,如一稿多投等。

(三)著作权

著作权是基于文学艺术和科学作品依法产生的权利,是知识产权的重要组成部分。它既包括与人身利益相联系的著作人身权,也包括属于财产内容的著作财产权。署名权作为一种精神性权利,是著作人身权的重要内容。为保护文学、艺术和科学作品作者的著作权,以及与著作权有关的权益,鼓励有益于社会主义精神文明、物质文明建设的作品的创作和传播,促进社会主义文化和科学事业的发展与繁荣。2020年11月11日第十三届全国人民代表大会常务委员会第二十三次会议表决通过了《关于修改〈中华人民共和国著作权法〉的决定》。法律上规定创作作品的自然人是作者,表明作者身份的权利,也称为姓名表示权。行使署名权应当奉行诚信原则,应当具备有效法律行为的要件,不得滥用署名权,否则会导致署名无效的后果。

（四）引文

引文是指作者为了说明自己的观点而对别人的论著或相关材料中的句子或段落的引用。引文的主要作用是为论著提供理论依据,起支持论题观点的作用,同时为引文统计、评价学术期刊提供科学依据。适宜引用并在正文中标注参考文献的内容包括:观点、数据、定义、论断、方法、相关论述等。不必在正文中标注参考文献的内容为:普遍真理、常识性描述、与论题无关的内容等。应该避免的三种引文方式是自引、转引和策引（指作者出于某种目的,如使自己的论文易于发表等而列举名人或名刊论著的现象）。

（五）伦理问题

临床医学研究以人或动物为研究对象,会涉及伦理学问题,因此伦理学问题越来越受到学者的关注,医学期刊也开始按照伦理学的要求审查和刊用论文。国家卫生健康委员会发布《涉及人的生命科学和医学研究伦理审查办法》（2023年2月）,该规章规定生物医学研究应当符合以下伦理原则:①控制风险原则;②知情同意原则;③公平公正原则;④免费和补偿、赔偿原则;⑤保护隐私权及个人信息原则;⑥特殊保护原则。自2005年第1期开始,中华医学会系列的所有杂志的稿约中均加入了有关医学科研伦理方面的要求。在论文写作中,当报告以人为研究对象时,作者应该说明其遵循的程序是否符合负责人体试验的委员会（单位的、地区的或国家的）所制定的伦理学标准并得到该委员会的批准,是否取得受试对象的知情同意。涉及动物实验时也要说明是否获得有关动物实验伦理委员会的批准。其内容可在"对象与方法"一节的"受试对象"一段作详尽交代。此外,论文报道应注意保护患者的隐私,不要使用患者的姓名、缩写名和医院的各种编号（如住院号、影像图片的检查号等）,不要写明患者住院、手术、出院的确切时间,尤其在列举病案图例时更不宜采用。如要刊用人像,要使其不能为他人所辨认或征得患者个人的书面同意。

目前,大多数杂志社要求作者在投稿时或者论文被录用后,出具伦理委员会的批准文件和受试对象签的知情同意书等相关伦理材料,否则不予刊用。

第三节　临床科研论文的结构

临床科研论文的撰写和发表,就是对临床工作和研究结果的公开,也就意味着取得了第三方的认可。为了出版交流的统一,要求论文按照一定结构进行撰写。从20世纪20年代开始,有关人员从大量的论文中总结出表达方式的共同规律,逐步形成了一种较为严谨而又符合人们习惯的科研论文写作的通用格式。在此基础上,我国于1987年颁布了国家标准GB 7713-87《科学技术报告、学位论文和学术论文的编写格式》,该标准规定,科研论文主要由以下三部分组成:①前置部分,主要包括题目、作者姓名和单位及通信方式、摘要、关键词等。如果是中文论文需补充与上述内容相对应的英文内容。②主体部分,主要包括前言、材料与方法、结果和讨论、结论等。③附录部分,包括补充材料或在线发表的材料（英文论文）、致谢、作者贡献、利益冲突声明、基金项目信息、参考文献和杂志要求的其他说明。目前该标准已废止,其替代标准为GB/T 7713.1—2006《学位论文编写规则》、GB/T 7713.2—2022《学术论文编写规则》和GB/T 7713.3—2014《科技报告编写规则》。当然,科研论文格式并非一成不变,作者可根据具体情况作适当归并与调整,如可将材料与方法合并写,也可将讨论与结论合并写。本节将逐一介绍临床科研论文各部分的写作方法。

一、标题

论文的标题,又称文题、题目或题名,它是用最精练、最准确的文字对文章的主要内容和中心思想的概括表达。一般中文标题字数以20个汉字以内为宜,英文标题不宜超过10~15个实词。

（一）标题的写法

论文标题能表达完整的意思,一般包括三方面的基本内容,即施加因素、受试对象和效果反应。

例如《乙型肝炎病毒蛋白对宿主免疫的影响及其临床意义》,其中"乙型肝炎病毒蛋白"相当于施加因素,"宿主免疫"相当于受试对象,而"影响及其临床意义"则是其效果反应。论文标题的写作要达到:①准确、贴切;②简洁、明了;③规范、质朴;④鲜明、醒目;⑤新颖、有特色。

（二）书写标题的注意事项

书写论文标题时应注意以下几点:①标题不是一个带有主、谓、宾完整结构的句子,而是短语和词组,避免用动宾结构;②标题用词应有助于选定关键词和编制题录、索引等;③标题中间不用标点,末尾不用句号;④标题应尽量避免使用非公认的缩略语、字符、代号等,不应将原词和缩略语同时列出;⑤英文标题应与中文标题含义一致。

二、作者署名和单位

作者是指在科研选题、制定研究方案、论文整体构思、执笔撰写等方面作出主要贡献,并对论文享有著作权的人。科研论文的署名者可以是个人作者、合作作者或团体作者。署名一般排列在标题之下。国内作者的外文署名一律用汉语拼音表示,写全名,不能用缩写,顺序一般是名前姓后,多位作者之间用逗号隔开,例如 "San Zhang（张三）,Si Li（李四）"。不同的国外期刊可能有不同的格式要求,可以参阅各期刊的作者指南进行署名。

（一）署名的条件和顺序

按照国际医学杂志编辑委员会（ICMJE）的要求,署名作者应具备以下三个条件:①参与课题的选题和设计,或参与资料的分析和解释;②起草或修改论文中关键性理论或其他主要内容;③能根据编辑部的修改意见进行修改,在学术界进行答辩,并能对内容负责。以下情况不应列为作者:①仅参与获得资金或收集资料。②只按研究计划参加过辅助性工作,或仅参与部分研究或实验工作,或对于全面工作缺乏了解。③虽对研究工作有所贡献或者对科研成果具有答辩能力,但未参加科研论文的撰写工作。对那些在研究及论文撰写过程中给予过一定的指导和帮助,但不宜列为作者的人,可将其列入文末的致谢中,对他们的贡献和劳动表示感谢和肯定。

（二）作者单位

作者单位及其通信地址是作者的重要信息之一。作者在投稿或发表作品时,应尽可能注明工作单位、电子邮箱、电话号码和详细的通信地址。不同作者单位一般以序号标识,或用分号隔开。作者单位的具体标注格式要根据拟投稿刊物的要求而定,作者在投稿之前一定要详细阅读拟投稿刊物的相关规定,或者以该刊物已发表的论文作为格式参考。

三、摘要和关键词

（一）摘要的书写要求

摘要是论文正文前附加的短文,是对论文内容的高度概括和浓缩,包含论文的主要信息。摘要的类型分提示性摘要、结构式摘要和混合性摘要三种类型。在临床研究论著中,主要是结构式摘要。结构式摘要通常包含目的、方法、结果和结论这四个要素。①目的:简要说明研究的目的、定义及其重要性。②方法:简述课题的设计、研究对象（材料）与方法、观测的指标、资料的收集处理以及统计分析方法等。③结果:简要列出主要的、有意义的研究结果。④结论:简要表达经过科学分析、论证所获得的观点或见解,研究的理论意义或实用价值,以及可否推广应用。国际上不同医学期刊对摘要的书写格式和内容有不同要求,可能包括的内容如 objective（目的）、design（研究类型）、setting（场所）、participant（受试者）、exposure（暴露）、main outcome measure（结果测量方式）、result（结果）和 conclusion（结论）等。结构式摘要的字数一般控制在 200~300 字。

撰写摘要时要注意以下事项:①摘要中不用图、表、公式、化学结构式、参考文献以及非通用的符号、术语或缩略词等,要用规范的专业术语和命名;②在摘要中不作讨论,更不应写主观的推断,如"本研究处于国内领先水平""这一研究达到了国际水平"等不要在摘要中出现;③摘要字数要适当;

④应写出作者有所创新、发展和特别强调的观点，不举例证。

（二）关键词的书写要求

关键词是论文中最能反映主题信息的特征词汇、词组或短语。它主要是从标题、摘要或正文中提取的论文的主题内容，是通用性较强的语句，是为标引或检索文献而设的一种人工语言，便于编制索引和咨询检索。

标引关键词的一般程序包括：①对论文进行主题分析，以确定论文中的主题概念和核心内容。②尽可能从标题、摘要、层次标题或论文正文中的重要内容里筛选能表达主题概念的词及词组。③关键词要求尽量选用主题词（依据 MeSH 和 EMTREE 词表），至少 1 个。如确实找不到专指主题词，可靠上位词标引。④根据文章主题概念找不到适当的主题词或上位词时，则可选择适当的自由词标引，但必须放在最后。⑤每篇文献的关键词数量一般以 3~5 个为宜。

四、前言

前言也叫引言、导言或研究背景，是论文正文前面的一段短文，用来简要地介绍与本研究相关的背景资料、前人研究状况、存在的问题，同时说明本研究的开展依据和理由、研究假设、拟解决的关键问题、研究目的与意义，使读者对该论文有大致了解，起到导读的作用。因此，前言回答的是"要解决什么问题""为什么做此项研究""拟采用何种方法研究"以及"研究的重要意义"等问题。

前言写作要求包括：①开门见山，紧扣主题。②言简意赅，突出重点。③评价要恰如其分，实事求是。④前言的内容一般应与结论相呼应，但要避免将结论纳入前言。⑤无须加小标题，不用插图和列表，不使用非通用的符号、术语或缩略词，英文缩写首次出现时应给出全称（中文论文中应标注中文全称）。⑥前言文字不宜过长，一般以 200~400 字为宜。

前言写作中常见的问题有：①过于简单，只说明了研究目的，缺乏背景材料、前人研究现状或存在的问题；②冗长繁杂，如同文献综述，过多地引证文献进展或过多地回顾历史，或详细地交代某一事物的来龙去脉，或重复一些众所周知的道理；③不切实际地进行自我评价，如用"未见报道""首次报道""达到国际先进水平"和"填补国际空白"等夸张的评语；④方法、结果、讨论、结论相关内容出现在前言中。

五、材料与方法

材料与方法（或对象与方法）是论文的重要组成部分之一，这部分说明研究所用的材料、方法和研究的基本步骤，以回答"怎么研究"的问题，可以反映论文的科学性、先进性、创新性和真实性，也为读者重复此项研究或解决相同的临床问题提供详细的资料。这部分的文字篇幅约占论文总字数的 30%。

1. 以动物为受试对象　以动物为受试对象的"材料与方法"写作要交代实验条件和实验方法。实验条件包括实验动物的来源、种系、性别、年龄、体重、健康状况、选择标准、分组方法、麻醉与手术方法、标本制备过程以及实验环境和饲养条件等。实验方法包括所用仪器设备及其规格、试剂、操作方法。常规试剂只需说明试剂的名称、生产厂家、规格、批号，新试剂还要写出分子式和结构式。此外，考虑到动物保护和伦理学问题，文中要交代该项研究是否接受过医学伦理委员会的审查并获得通过。

2. 以患者为受试对象　以患者为受试对象的"对象与方法"写作要交代研究对象、研究设计、试验的干预措施、测量指标及判断结果的标准、质量控制措施和资料的统计分析方法。具体的写作格式详见第十九章第五节。

六、结果

结果是医学论文的核心，是研究成果的总结，回答"发现了什么"的问题。它反映了论文水平的高低及其价值，是结论的依据，是形成观点与主题的基础和支柱。这部分的文字篇幅约占论文总字数的三分之一。

结果的叙述要注意：①围绕主题，重点突出。一项研究，可能得出多个方面的结果，可以从不同的角度写出几篇论文。但就某一篇论文而言，通常只能有一个主题，除了主题内容外也可有其他内容，但相对主题而言都是次要的。因此，在一篇文章中报告结果时，要紧扣主题，切忌面面俱到、什么都想说但最后什么都没说清。②资料真实，数据可靠。结果必须以研究事实为根据，无论是阳性结果还是阴性结果，都应如实写出，绝不能主观臆测、为迎合设计需要而对观察到的结果随意取舍，当然也不能将原始资料不加筛选地简单罗列。③数据处理。应对所得数据进行统计学处理，并给出具体的统计值，例如标准差、标准误、CI、P 值等。④层次清楚，逻辑严谨，与材料和方法相呼应，为结论和讨论埋下伏笔。⑤使用准确的表和图。撰写结果时，可用文字，也可文字、图、表并用，使数据和资料的表达更清楚。但三者应有机配合，切忌文、图、表三者内容重复，烦琐赘述。⑥不引用参考文献。因为参考文献中的内容都是别人的研究结果，虽然很有参考价值，但因为不是自己研究所得，所以不可在结果部分介绍。

七、讨论

讨论是对论文中的结果作出分析、推论、解释和预测，使之上升为理论，从理论的高度和深度阐明事物的内部联系和发展规律，显示研究成果的学术水平和价值。它是全篇文章的精华所在。

讨论应包括的内容有：①进一步陈述研究的主要发现，说明和解释其理论依据以及临床使用前景；②与国内外相关研究的结果进行比较，分析其异同点及可能的原因，并进行客观公正的评价，提出自己的观点、见解和建议，指出结果的可能误差和研究中有无例外或尚难解释的问题；③对本研究的优点和不足之处进行实事求是的评价、分析和解释；④提出有待进一步研究的问题，提出今后的研究方向、展望、建议和设想，给读者以启迪。

撰写讨论时，要求采用合适的结构顺序和结构层次，还需要注意以下几点：①围绕一个中心来展开论证；②立意要求新颖、深刻。

八、结论

结论是通过对整篇文章去粗取精、由表及里地处理和综合分析，提炼出典型的论据，由此构成的若干概念和判断。结论的措辞要严谨，表达要准确，它不是正文中某些语句的简单重复，更不是结果的复现。结论要突出新见解，作出有根据的评价。

在撰写结论时，需注意以下几点：①语言准确完整、逻辑性强。结论是研究的总结，因而其措辞要准确、严谨，不能模棱两可、含糊其词。②条理清晰，明确具体。结论段具有相对的独立性，能够使相关专业的读者只需阅读论文的摘要、结论，即可大致了解或明确该论文的研究成果。因此，结论段的行文要简短，语言要简练，不能对各段的小结作重复阐述。③不作自我评价。论文的结论充分体现了论文的研究成果或学术价值，但不宜使用"本研究结果属国内首创"等词句来进行自我评价。

九、其他材料

(一)致谢

致谢是对课题研究或论文撰写过程中给予某些指导、帮助、支持、协作的单位和个人，或提供技术信息、物质或经费支持的单位和个人的贡献给予肯定并表示谢意。这些人不符合作者署名的原则和条件。致谢原则上应征得被致谢者的同意。致谢一般单独成段，放在正文末和参考文献前。致谢并非每篇文章都必须要有。

(二)项目基金

为某项目撰写的文章，或某项目为该研究或论文撰写提供资金支持时，应当标注项目基金。有些杂志还会特别要求注明资金提供者在研究设计、数据分析、论文撰写、结果解释等过程中的作用。

（三）参考文献

参考文献是论文中的重要组成部分之一,主要作用是指导论文的立意,旁证论文的观点,提示信息的来源。通过引用参考文献,作者将自己的研究同他人的研究联系在一起,为作者的论点提供可靠依据,也是尊重他人工作和严谨工作作风的体现。

（四）附录

有些相关资料的篇幅很大,在文章中又不需要特别体现,而且多数是表格、系列图片等内容,可以以附录的形式附于文章的后面,供读者查阅。

第四节　常用的论文要素撰写规范

一、计量单位、符号的撰写规范

计量单位名称、符号的使用以国务院 1981 年批准颁发的《中华人民共和国计量单位名称与符号方案(试行)》《有关量、单位和符号的一般原则》(GB 3101—93)和《国际单位制及其应用》(GB 3011—93)为准。学术论文中的单位与符号基本采用国际符号规范,如分(min)、小时(h)、天或日(d)。数学符号的使用以国际标准化组织的有关规定为准,统计量"P 值"中的字母"P"一般为大写斜体。作说明用的单位名称外加圆括号,如"长度(mm)"。此外,用百分数、万、亿表示数字的单位和范围时,前一个百分号不能省略。如"52%~55%"不能写成"52~55%"。

二、数字和序号的撰写规范

国家标准《出版物上数字用法》(GB/T 15835—2011)规定了出版物上汉字数字和阿拉伯数字的用法。学术论文通常使用序号和标题,使得结构脉络清晰。使用小标题来分层时,要注意几点:①每个层次的小标题均可用阿拉伯数字连续编码,编码的两个数字之间用圆点分隔开,末位数字后面不加圆点,例如"1""2.1""3.1.1";②所有的编码均左顶格书写;③使用小标题分层时,每一层次一般不超过 4 级,例如"2.2.1.1";④也可使用另一套标序方式,如"一、""(一)""1.""(1)",但应注意在一篇论文中两套标序方式不得混用。

三、表格和图片制作规范

临床科研论文中图表的运用能清晰明了地表达研究结果,同时还具有节省篇幅、提高论文可信度等作用。图表的运用要注意以下几点:①能用简要文字就可以说明的问题不用表或图来表示。②在论文中出现的数据表一般应当是经过整理的数据,而非原始记录数据。③列表与文字说明要相互呼应、互为补充,而不能简单重复。表的完整形式包括表题、表头、表身和表注。为了统一规格,同时也考虑到版面美观的需要,学术期刊中常采用三线表的形式呈现。表序和表题一般写在表的上方,若有表注,应放在表的下方。如表 19-1 所示,该表显示了一项随机对照试验的基本人口学特征。

表 19-1　阿莫罗布单抗(对比安慰剂)治疗急性心肌梗死患者冠状动脉粥样硬化效果研究中受试者的基线特征

基线特征 [a]	人数(占比/%)	
	阿莫罗布单抗组 [n=150,年龄(57.4±9.8)岁,BMI[b] (26.3±4.3)kg/m²]	对照组 [n=150,年龄(57.6±9.2)岁, BMI(26.3±4.3)kg/m²]
人口学特征		
女性	27(18.0)	32(21.3)
男性	123(82.0)	118(78.7)

续表

基线特征[a]	人数（占比/%）	
	阿莫罗布单抗组 [n=150,年龄（57.4±9.8）岁,BMI[b] （26.3±4.3）kg/m²]	对照组 [n=150,年龄（57.6±9.2）岁, BMI（26.3±4.3）kg/m²]
既往史[c]		
吸烟	78（52.0）	66（44.0）
高血压	61（40.7）	69（46.0）
糖尿病	13（8.7）	19（12.7）
胰岛素依赖型糖尿病	4（2.7）	4（2.7）
心肌梗死病史	3（2.0）	6（4.0）
经皮冠状动脉介入术史	2（1.3）	5（3.3）
外周动脉疾病史	2（1.3）	4（2.7）
冠心病家族史	45（30.0）	54（36.0）
接受他汀类药物治疗	17（11.3）	21（14.0）
接受高强度他汀类药物治疗	10（6.7）	9（6.0）
接受依折麦布治疗	0（0.0）	1（0.7）
其他心脏用药情况		
血管紧张素受体拮抗药	21（14.0）	20（13.3）
抗血小板药物	14（9.3）	16（10.7）
β受体阻滞药	13（8.7）	16（10.7）
血管紧张素转换酶抑制药	13（8.7）	11（7.3）
急性心肌梗死类型		
非ST段抬高心肌梗死	70（46.7）	71（47.3）
ST段抬高心肌梗死	79（52.7）	81（54.0）

注：[a]年龄和BMI呈正态分布,两组的数值均以均值±标准差的形式呈现。[b]体重指数（BMI）=体重（kg）/身高²（m²）。
[c]通过病历档案确定。

在科研论文中,对图的规范要求主要是:图随文字写,要先在文字叙述中提到图的内容,并以"见图×""（图×）"等方式引用该图,然后再在适当的位置（一般是在首次引用该图的自然段落的下面）列出该图。一幅完整的图要有图序、图题、图身、图注等。若文中只有一幅图,也应标明"图1"。图序和图题一般写在图的下方,若有图注,应放在图序和图题的下方,并与图题之间空半行至1行的间距。科研论文中的插图可分为矢量图和位图,或点线图和图片图。不同的期刊对于图片有不同的分辨率要求,一般矢量图以".eps"和".pdf"格式为宜,位图以".tiff"格式为宜,分辨率一般不低于300dpi。示例见图19-1。

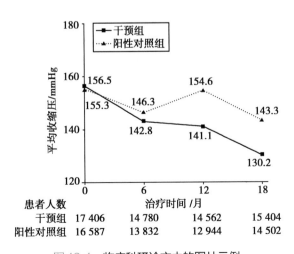

图19-1　临床科研论文中的图片示例

四、文献引用规范

在文献引用上,常出现引注不当和引注不规范的问题。引注不当主要包括 3 种情况:一是伪造注释、文献,即故意错误引注无关注释或文献、故意编造没有的注解或文献、有意隐匿重要文献;二是从他人作品转引第三人的研究成果时,未如实注明转引处;三是过度引用,即引用的内容已经构成论文的主要部分或实质部分。

1. 引用参考文献的要求　①必须是作者阅读过的最新(近 5 年)公开发表的文献,这些对论文的科研工作有启示和较大帮助,与论文中的方法、结果和讨论关系密切;②引用参考文献应以原著为主,未发表的论文及资料、译文、文摘、转载、内部资料、未公开发行的书刊中的文章以及私人通信等,均不宜作为参考文献被引用;③引用的参考文献一般不超过 20 条;④引文的论点必须准确无误,不能断章取义;⑤所列参考文献必须采用统一的书写格式和标注方法;⑥引用的参考文献均应在论文正文中按其出现的先后次序,将序号标注在引用处右上方,外加方括号。

2. 参考文献书写的格式　各个学术期刊对参考文献的书写格式均有明确的规定,按照国际标准化组织(International Organization for Standardization,ISO)和我国的国家标准(GB)规定,目前国内医学期刊中的参考文献通常采用国际上生物医学期刊广泛接受的温哥华格式。期刊的书写格式为:[顺序号]作者. 标题. 刊名,出版年份,卷次(期号):页码。

作者最多列出前 3 位的姓名,无论中文还是外文姓名,均为姓在前、名在后的形式,外文姓用全称、首字母大写,名用大写首字母简称,不同作者姓名之间用逗号隔开,3 人以上用“,等”表示。中文标题如有副题,则按原文标题引用,若原文无符号连接主、副题,则用冒号连接。外文的主、副题之间则用冒号隔开,主题首字母大写,副题首字母小写。刊名的外文缩写应参照《医学索引》(*Index Medicus*)的编写法。卷如果是增刊,则在卷后加圆括号标注“(增刊)”或“(Sappl)”字样,并在括号内标出增刊号码。参考文献类型主要包括专著(M)、期刊(J)、报纸(N)、学位论文(D)、专利(P)、科技报告(R)等。不同的中英文期刊对稿件参考文献的格式有不同的要求,如《英国医学杂志》(*BMJ*)规定:参考文献应按正文提及的顺序来排序,在图表(或图例和脚注)中引用的参考文献依它们在文中首次出现的位置来排序;文献的序号应插在提及此文献的句子标点后(不加空格),举例来说,正确的写法是“.[6]”,错误的写法是“[6].”;同时引用多个文献时,每篇文献的序号间用逗号隔开,例如“[1,4,39]”;如多个文献的序号相连,给出第一个和最后一个文献的序号,中间以连字符相连,例如“[22-25]”。在实际书写过程中,可以使用 Endnote、NoteExpress 和 Zotero 插入参考文献以减轻手动输入的工作量。下面列举一些常见的中英文参考文献格式。

[1] 曾嵘,李瑞哲,付怡雯,等. 狼疮性肾炎临床指南和共识的方法学质量评价[J]. 中国循证医学杂志,2022,22(1):103-110.

[2] 马欢. 人类活动影响下海河流域典型区水循环变化分析[D]. 北京:清华大学,2011.

[3] Zhang S K,Wang Y B,Zhu Y,et al. Rotating night shift work,exposure to light at night,and glomerular filtration rate:baseline results from a Chinese occupational cohort [J]. Int J Environ Res Public Health,2020,17(23):9035.

[4] 美国妇产科医师学会. 新生儿脑病和脑性瘫痪:发病机制与病理生理[M]. 段涛,杨慧霞,译. 北京:人民卫生出版社,2010:38-39.

第五节　随机对照试验论文撰写

一、CONSORT 概述

临床研究的种类繁多,每一种研究都有对应的报告规范。按照规范来撰写,不仅可以提高投稿成功率,也可以帮助作者厘清写作思路、培养良好的临床科研写作习惯。鉴于报告的内容处于持续的变动中,20 世纪 90 年代,EQUATOR(Enhancing the QUAlity and Transparency Of health Research)网络开始为各种医学研究设计制定多种发表指南,用于指导同行审阅评估报告的清单,使其通过进行最小限度的修订就可以顺利发表论文,并协助维持作者、读者和审阅者三方面信息的透明度和准确性。现今最广泛使用的医学研究发表指南包括:①适用于系统综述的 PRISMA;②适用于流行病学观察性研究使用的 STROBE;③适用于诊断与预后准确性研究的 STARD;④适用于 RCT 研究的 CONSORT 等。由于临床研究以随机对照试验为主,本节详细介绍 CONSORT。

1995 年,一个由临床研究者、统计学家、流行病学家和生物医学编辑组成的国际小组制定了《临床试验报告统一标准》(Consolidated Standards of Reporting Trials,简称《CONSORT 声明》),并在《美国医学会杂志》(JAMA)上发表,而后在 2001 年和 2010 年分别进行了修订和更新。目前,许多国际期刊,例如《柳叶刀》(Lancet)、BMJ、JAMA、《内科学年鉴》(Annals of Internal Medicine)等都正式支持《CONSORT 声明》应用于报告随机对照试验。《CONSORT 声明》是一套基于证据的、报告随机试验的检查清单(checklist),为作者提供了一种标准化的方法来准备结果报告,促进报告内容完整、透明,并帮助他们进行结果的评价和解释。

二、《CONSORT 声明》报告格式

《CONSORT 声明》包括一份含 25 项条目的检查清单(表 19-2)和一张流程图(图 19-2)。检查清单主要说明试验如何设计、分析和解释,流程图显示了所有参与者在试验中的进度。其中"解释和细化"文档解释并说明了《CONSORT 声明》语句的基本原则。此外,《CONSORT 声明》的扩展版已被开发出来,为具有特定设计、数据和干预措施的随机对照试验提供额外的指导。

表 19-2　临床试验报告统一标准(《CONSORT 声明》2010 版检查清单)

论文章节/主题	条目号	对照检查的条目	报告页码
标题和摘要			
	1a	能根据标题识别是随机临床试验	————
	1b	结构式摘要,包括试验设计、方法、结果、结论这几个部分(具体的指导建议参见《CONSORT 声明》中关于摘要部分的内容)	————
前言			
背景和目的	2a	科学背景和对试验理由的解释	————
	2b	具体目的和假设	————
方法			
试验设计	3a	描述试验设计(如平行设计、析因设计),包括受试者分配入各组的比例	————
	3b	试验开始后对试验方法所作的重要改变(如合格受试者的入选标准),并说明原因	————
受试者	4a	受试者纳入标准	————
	4b	资料收集的场所和地点	————
干预措施	5	详细描述各组干预措施的细节以使他人能够重复,包括它们实际上是在何时以及如何实施的	————
结局指标	6a	完整而确切地说明预先设定的主要和次要结局指标,包括它们是在何时以及如何测评的	————
	6b	试验开始后结局指标是否有任何更改,并说明原因	————
样本量	7a	如何确定样本量	————
	7b	必要时,解释中期分析和试验终止原则	————

续表

论文章节/主题	条目号	对照检查的条目	报告页码
随机化方法			
序列的产生	8a	产生随机分配序列的方法	_____
	8b	随机化方法的类型,任何限定的细节(如怎样分区组和各区组的样本量)	_____
分配隐藏机制	9	用于执行随机分配序列的机制(例如按序编码的封藏法),描述干预措施分配之前为隐藏序列号所采取的步骤	_____
实施	10	谁产生随机分配序列,谁招募受试者,谁给受试者分配干预措施	_____
盲法	11a	如果实施了盲法,分配干预措施之后对谁(如受试者、医疗护理措施提供者、结局评估者)设盲,以及盲法是如何实施的	_____
	11b	如有必要,描述干预措施的相似之处	_____
统计学方法	12a	用于比较各组主要和次要结局指标的统计学方法	_____
	12b	附加分析的方法,诸如亚组分析和校正分析	_____
结果			
受试者流程(极力推荐使用流程图)	13a	随机分配到各组的受试者例数,接受已分配治疗的例数,以及纳入主要结局分析的例数	_____
	13b	随机分组后,各组脱落和被剔除的例数,并说明原因	_____
招募受试者	14a	招募期和随访时间的长短,并说明具体日期	_____
	14b	为什么试验中断或停止	_____
基线资料	15	用一张表格列出每一组受试者的基线数据,包括人口学资料和临床特征	_____
纳入分析的例数	16	各组纳入每一种分析的受试者数目(分母),以及是否按最初的分组分析	_____
结局和估计值	17a	各组每一项主要和次要结局指标的结果,效应估计值及其精确性(如95%CI)	_____
	17b	对于二分类结局,建议同时提供相对效应值和绝对效应值	_____
辅助分析	18	所作的其他分析的结果,包括亚组分析和校正分析,指出哪些是预先设定的分析,哪些是新尝试的分析	_____
危害	19	各组出现的所有严重危害或意外效应(具体的指导建议参见《CONSORT 声明》中关于伤害的内容)	_____
讨论			
局限性	20	试验的局限性,报告潜在偏倚和不精确的原因,以及出现多种分析结果的原因(如果有这种情况的话)	_____
可推广性	21	试验结果被推广的可能性(外部可靠性、实用性)	_____
解释	22	与结果相对应的解释,权衡试验结果的利弊,并且考虑其他相关证据	_____
其他信息			
试验注册	23	临床试验注册号和注册机构名称	_____
试验方案	24	如果有的话,在哪里可以获取完整的试验方案	_____
资助	25	资助和其他支持(如提供药品)的来源,提供资助者所起的作用	_____

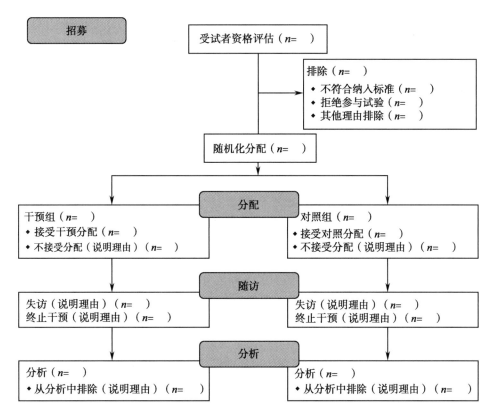

图 19-2 《CONSORT 声明》2010 版流程图

《CONSORT 声明》的具体要求如下。

（一）标题与摘要

在标题部分应明确表示研究类型是随机对照试验。作者必须使用"随机"这样的字眼来明确告诉读者这是一个"随机分组"的试验,以方便读者以"随机"为关键词在数据库中找到该研究。

（二）前言

必须说明进行此研究的科学背景,或者提到目前尚缺乏这样的研究,以说明此研究的必要性,并说明此研究要测试的假说及研究目的。

（三）方法

1. 研究设计描述 ①研究设计方式,说明是平行或多因子等设计方式,并详述各组人数比例;②研究概念,说明是优势或是同等或是非劣效性试验的研究设计;③作者采用复杂统计分析的研究设计时,须说明理由;④若是药物试验,须说明是第几期（Ⅰ~Ⅳ期）;⑤研究设计中途改变时须说明理由。

2. 受试者入选条件及研究进行地点 ①受试者的来源。即选择和纳入的研究对象是从社区中随机抽取的还是随意选择的,是否来自医院的就诊病例。如是,还须说明是随机抽样的还是连续就诊的样本等,是来自哪一级医院,是住院患者还是门诊患者。②诊断标准、纳入标准和排除标准。临床研究的对象绝大多数是患者,为保证研究对象的准确可靠性,文中必须说明确切的诊断标准,以及纳入标准和排除标准。③进行研究的场合也须详细说明。④伦理审查。因为是以人为研究对象,便会涉及伦理学方面的问题,所以文中要介绍该研究是否接受和通过所在单位医学伦理委员会的审查,研究对象对研究是否知情,是否签署知情同意书等。

3. 如何决定样本量 对研究对象的数量,文中要给出估算的依据。须提供每一分组的预期结果、Ⅰ型错误、检验效能,说明是单侧或双侧检验。

4. 须向读者展示随机分组的方法、保持盲法的方法 此部分应包括随机分配序列产生的方法、随机化方法的类型和随机化细节(如是否有区组化,如有,区组长度是多少)、随机分配序列实施的机制(描述分配干预前为隐藏序列号所采取的步骤)、谁生成分配序列、谁是干预的被盲者(如受试者、干预给予者、结果评价者)及如何设置盲法。

5. 试验的干预措施　临床研究中涉及诊断、治疗或预防性干预措施效果评价的试验中,应在论文中详细交代对试验组或对照组给予的干预措施。以给药为例,需说明给药的剂量、剂型、时间、途径、频次、根据治疗反应作剂量调节或停药的指标等。

6. 预先制定的完整的初级及次级结果的测量项目和方法　初级结果指对利益相关者(患者、医生、政策制定者或资金提供者)最重要的结果。次级结果可以有多个,多为预期外的效果或副作用。测量方法应包括如何测量及何时测量。

7. 解释期中分析及研究停止的条件　期中分析指研究者在研究尚未纳入预期样本量前进行分析,研究者必须说明在此时停止研究的原因。若对同一资料作多次统计分析,必须提出适当的校正方法,否则会导致错误的结果和解读。

8. 结果统计分析方式　不同类型的资料需不同的分析方式,作者须完整报道统计分析方式、是否有亚组分析及如何进行亚组分析。使用的统计分析方法以及变量的定义与赋值均须交代清楚。

(四) 结果

1. 受试者流程图　使用流程图表示复杂的试验过程,包括多少受试者、入选标准、分组以及各组人数、终止试验的原因以及研究结束时各组剩余人数。

2. 呈现结果的分析方式　研究进行过程中参与者可能因任何原因而退出研究,失访因条件产生变化而被排除在外,导致研究结束时各组的人数与研究开始时有所不同。因此应具体说明分析方式。

3. 避免选择性报道　作者须完整地报道计划中的每一分组中,每一位研究对象的结果,选择性报道是目前仍存在的较严重问题。

4. 结果表示方式　对于二分类的结果,组别间的区别可用绝对危险度和相对风险度表示。

5. 治疗产生的副作用也应报道。

(五) 讨论

1. 试验的局限性、可能的潜在偏倚和不精确的原因及多重分析　作者应客观地讨论试验可能存在的局限性及误差来源;须讨论不精确的来源,并讨论是否涉及多重分析及其造成阳性结果的可能。

2. 研究结果的外推性　作者须说明所研究治疗方式的优缺点及其适用的对象和临床上的可行性。

3. 对结果作出解释　平衡讨论结果的优缺点,考虑其他相关研究的结果。

(六) 其他

提供独一无二的研究注册号及名称,说明如何找到完整的研究计划,以及研究经费来源及基金资助者的贡献。

第六节　病例报告和文献综述论文撰写

一、病例报告的概念与病例选择

病例报告是临床医学领域进行交流的最基本形式,也是临床医学期刊中最常见的栏目和临床工作者在职业生涯中最常用的写作形式。它是以报道临床病例及其相关资料为主要内容的纪实性文章。人们通常将临床上遇到的具有特殊意义的病例写成病例报告,目的是引起人们对此种病例的关注。并非临床上所有病例都值得花费时间去整理分析报告,一般来说下列情况可撰写成病例报告并在期刊上发表:①少见疾病或少见病型、罕见病,既往未被描述过;②从未被人们认识的某些疾病的临床表现、临床特征或发病过程;③药物治疗中少见的毒副作用和新的治疗用途;④罕见病的误诊和误治;⑤治疗疑难重症中出现的奇迹;⑥一种新的治疗方案或手段;⑦一种新的或者特殊的检查方法;⑧某些疾病的少见或罕见并发症;⑨发现的人体器官结构和组织的少见或罕见异常;⑩新发现的微生物或寄生虫导致的感染性疾病。综上所述,这些病例必须具有一定的特殊性,并且能够为读者提供一些新的信息,通过病例报告可以提高读者对该病的认知,从而有利于将来对该病的诊断和治疗。

二、病例报告的撰写格式与要求

对于大多数临床工作者而言,第一次发表的论文往往是病例报告,因此学习如何写病例报告非常实用。病例报告的撰写也应像其他题材的生物医学论文的写作一样,必须遵循拟投期刊的"投稿须知",并以近期刊登的病例报告为写作模板。一般来讲,病例报告和科研论著的结构相类似,其常用格式主要包括题目、作者、前言、病例描述、讨论及参考文献6个部分:①病例报告的题目应该简短,是叙述性的,并且要醒目。②病例报告应该由一名作者来撰写,其他的作者应该是那些有突出贡献的人。通常一篇病例报告有2~3名作者是合理的,最多不超过4人。③前言多用非常简单的几句话交代所报告的病例的来源、有关背景及发现该病例的情况。其所叙内容要依据病例报道的方向和发现价值来写。整个前言有几十个字即可,不宜写得太长、过于详细。④病例描述是核心部分,撰写时要遵循临床实践的基本原则。撰写应按照时间顺序,先介绍病史,再介绍临床检查结果,然后再描述病情的进展,最后介绍治疗结果。病情叙述应该完整,阳性特征应该突出描述,不要和大量的阴性特征或者不相关的内容混在一起。写作时要预先考虑到读者会问什么样的问题,这些问题的答案要在文章中明确给出。图表可以使读者更加清楚地理解问题,因此在撰写病例描述时可插入患者或者所用仪器的照片、手术的流程图、生理检查的图片以及一些总结表。病例描述的文字尽可能精练。如果报告的是新的诊断方法或治疗方法,就要突出病例的诊治经过;如果报告的是病理现象,就应该报告取材的部位、条件、组织处理、制作标本的方法等;如果报告的是一种疾病,最后的诊断应该明确,疗效应该清楚。⑤讨论部分一般要求做到精练,不宜长篇大论,应该紧紧地围绕所报道的病例展开,既要借鉴他人的经验教训,也要结合自己的体会。⑥病例报告一般不要求列出参考文献,但有些文章为佐证作者的观点,以及需要和本篇报道的资料进行比较而列出参考文献也是可以的,但不宜过多,有3~4篇即可。

三、文献综述的概念与撰写步骤

文献综述(literature review)简称综述(review),指在全面搜集和阅读大量有关研究文献的基础上,经过归纳整理、分析鉴别,对所研究的某一时期内某一学科、某一专业或技术的研究成果存在的问题以及新的发展趋势等进行系统、全面的叙述和评论。文献综述的写作主要包括以下步骤。

(一)选题

选题是文献综述写作的关键环节,选题应符合以下两点:先进性和可行性。①先进性:就是要求所选的题目能够反映国内外医学研究领域的新技术、新进展,要反映学科研究的最高水平。在选题前,一定要查阅相关的综述性文献,只有确定在近3~5年没有相同的综述,才能保证所选主题有新意。②可行性:一方面指资料的来源是否充足,是否有保障;另一方面指作者的科研论文的写作题目可大可小,选题应与自己所从事或熟悉的专业密切相关。

(二)收集资料

主题确定后,要有针对性地收集文献资料。收集文献资料要达到"新"与"全"两个标准。收集文献的方法主要有两种:①通过各种检索工具,如文献索引和文摘杂志检索,医学专业最常用的国内外数据库有 PubMed、Medline、Embase、中国学术期刊全文数据库（CNKI）、中国生物医学文献服务系统（SinoMed）、中国知网（CNKI）全文数据库、中文科技期刊数据库（VIP）等；②从综述性文章、专著、教材等的参考文献中收集有关的文献目录。

（三）阅读文献和整理资料

文献资料收集后，首先要进行阅读整理，去粗取精，筛选出部分文献进行详细阅读，在阅读时要达到以下几个目的：①充分了解所选课题在近年所取得的成就。②了解与该课题有关的一切消息，在阅读时，要边读边分析。分析作者的结果与结论，对结果的逻辑推理、分析解释是否正确等。尤其对同一实验研究，在不同作者的资料中结果有矛盾时，则应认真思考，从研究设计、方法、条件等各方面查找原因，以便决定取舍。在整理资料时，应根据综述文章的格式分类把原始文献分别做题目索引、提要或摘要。如在广泛阅读大量文献后，发现所选题目别人早已研究过，就应另立题目或从不同角度重新考虑。

（四）拟写提纲

文献综述涉及的内容多而广，所以在写作前应拟写一个写作提纲，以便将主题与材料加以安排和组织，这是写作前的一项重要工作。这样可以使文章层次分明、逻辑清晰、前后照应，写作提纲完成后，根据对文献资料内容的理解，把收集到的文献资料按提纲分类，再根据此提纲进行写作。资料不足时应继续寻找加以补充。然后通过深入阅读及归纳整理文献资料，用自己的观点将提纲的内容充实起来，加以阐述成文。作者在开始写作时，必须熟悉文献原文，深刻理会其含义，用比较简练的语言，确切表达原意。在写作中力求主题集中、条理清晰、层次分明。

四、文献综述的结构与撰写要求

文献综述一般都包括题目、著者、摘要、关键词、正文、参考文献几部分：①文献综述的题目应简明、醒目、达意。既能概括综述的内容，又能引人注目。在外文期刊中，一般需要在题目中标明综述研究。②作者署名、工作单位及脚注内容的具体要求同论著的要求相似。③综述的摘要应简单扼要，应是综述内容的简短陈述，具有独立性和自含性，即不阅读全文就能获得必要的信息，摘要一般为 100~200 字。④在前言部分需要阐述研究目的及意义，说明有关概念，规定综述范围，介绍本课题的基本内容，包括研究的历史、现状，前景和争论焦点等，使读者对全文有一个概括性的了解。⑤正文主要包括论据和论证。通过提出问题和分析问题，比较各种观点的异同点及其理论根据，从而提出作者的见解。⑥结论是综述的结束语，主要是对主体部分所阐述的主要内容进行概括，重点评议，提出结论，还要包括综述所讨论主题的意义、争论焦点、发展趋势等。⑦综述应有足够的参考文献，其在一定程度上反映了综述的深度和广度。参考文献的编排格式可参考各期刊稿约中的要求。

五、文献综述撰写应注意的问题

撰写文献综述时应注意以下几个问题：①大量罗列堆砌文章。误认为文献综述是显示对其他相关研究的了解程度，结果导致不是以所研究的问题为中心来展开，只是材料的罗列，没有自己的观点，变成了读书心得清单；②标题不确切。标题过大或过小，难以说明文章的立意与主题；③概念不清。论述不明确，概念使用混淆，反映不出事物一般意义、本质的特征。有的文章论点不明确，没有中心，没有明确的结论，对一些相互矛盾的材料和观点，只引用而不表态；④推理不严谨。在没有充分的资料前提下，进行推理判断，结果漏洞百出，不能自圆其说；⑤没有新意。所选用的资料比较陈旧、年代久远，缺少近年的文献；⑥专业知识掌握不足，内容空泛；⑦引用问题文献。参考文献不是作者亲自阅读的，而是从他人引用的资料中再次转引过来的。

（林华亮）

思考题

1. 临床科研论文的写作要坚持哪些原则?
2. 临床科研论文的前言主要写什么内容?
3. 临床科研论文的方法学部分的写作要求有哪些?
4. 临床科研论文的结果写作有什么要求?
5. 临床科研论文的讨论写作主要有哪些内容?

第二十章
真实世界数据与真实世界证据

真实世界研究（real-world study，RWS）是指针对特定的临床问题，基于真实世界数据（real-world data，RWD）进行严格设计和统计分析而获得关于医疗产品的使用以及潜在临床获益或风险的真实世界证据（real-world evidence，RWE）的研究过程，可以在真实诊疗环境中验证临床决策（研究假设）的实际效果。RWS 主要用于医疗产品的上市后研究，即评价药物或医疗器械在真实医疗环境下的治疗效果，相较于传统的随机对照试验（RCT）更注重研究结果的外推性。本章首先厘清了 RWS 等相关概念，概述 RWD 的来源及特点、收集与治理和质量评估，进一步介绍了几类主要的研究类型、设计要点和应用范围，最后讨论目前 RWE 的应用场景和应用价值。

第一节　真实世界数据

一、真实世界研究的概念

传统随机对照试验（randomized controlled trial，RCT）一般被认为是评价医疗相关产品安全性和有效性的金标准，它通过随机化、盲法等措施，有效提高内部真实性，评估干预措施在理想状态下的效力（efficacy）。但这种效力不一定能外推到复杂多变的临床诊疗环境，干预措施的实际效果（effectiveness）需要在真实世界中进一步证实。

真实世界数据（RWD）可在实际干预效果的评估中发挥重要作用，它是指来源于日常所收集的各种与患者健康状况和/或诊疗及保健有关的数据。真实世界证据（RWE）是指通过对适用的 RWD 进行恰当和充分的分析所获得的临床证据。RWS 包括实用性临床试验、单臂临床试验和观察性研究。

RWS 起源于比较效果研究，是指在尽可能接近真实世界的环境下，从临床效果、安全性、人文效益、经济效益进行的综合评价。RWS 这一概念早期的提出是为解决针对医疗产品的、传统临床试验无法回答的科学问题，通过建立一套更接近临床真实情境的方法学体系，评价医疗产品的实际临床效果及人群差异、治疗的依从性等。例如，早在 1993 年，Kaplan 等学者就开展了雷米普利上市后有效性和安全性评价的 RWS。2009 年，《美国经济复苏与再投资法案》（*The American Recovery and Reinvestment Act*）推动开展比较效果研究，旨在提高医疗质量并降低医疗成本。比较效果研究就是 RWS 的前身。2016 年，美国发布《21 世纪治愈法案》（*21st Century Cures Act*），推动 RWE 用于医疗产品的创新研发和扩大适应证，并要求美国食品药品监督管理局（Food and Drug Administration，FDA）在 5 年内制定相关标准和指南；随后的几年内，美国 FDA 先后发布了一系列的指导原则（图 20-1），为 RWE 的应用提供了参考依据。2018 年美国 FDA 发布的《真实世界证据计划的框架》（*Framework for FDA's Real World Evidence Program*）指出了 RWD 转化为 RWE 时需要考虑的因素包括以下 3 个方面：① RWD 是否适用；②用于产生 RWE 的研究设计能否提供足够的科学证据来回答或帮助回答监管问题；③研究行为是否符合美国 FDA 的监管要求。同年，欧洲药品管理局（EMA）发布医疗产品上市后安全性评价指导原则，推动利用电子健康数据等 RWD 进行上市后监管。此外，其他国家也先后发布 RWS 的相关指导原则，明确 RWE 在监管决策中的作用。

RWD 与 RWS 的概念自 2010 年正式被引入我国，近年来的发展方兴未艾。在以药物器械（简称药械)监管、医保决策、医疗健康管理为代表的三个关键领域,RWE 已逐渐成为政府部门、医疗卫生执业者和其他利益相关方共同关注的话题。但我国 RWD 和 RWS 目前仍处于早期发展阶段,面临诸多挑战和误区。目前,RWS 主要用于(但不限于)解决下面四类科学问题:最主要的是解决与治疗相关的临床问题,如疾病负担、治疗方法和治疗模式的相关问题,现有诊疗措施的依从性、合规性及其相关因素,现有诊疗措施是否满足患者的需求等;治疗效果问题,如实际疗效及其相关因素,安全性及其相关因素,以及治疗异质性等;预后预测问题,包括疾病预后与预后因素、预测模型与疾病管理;医疗政策问题,如医疗费用与成本、医疗质量等。关于推进 RWD、RWE 发展的相关政策指导意见详见图 20-1。

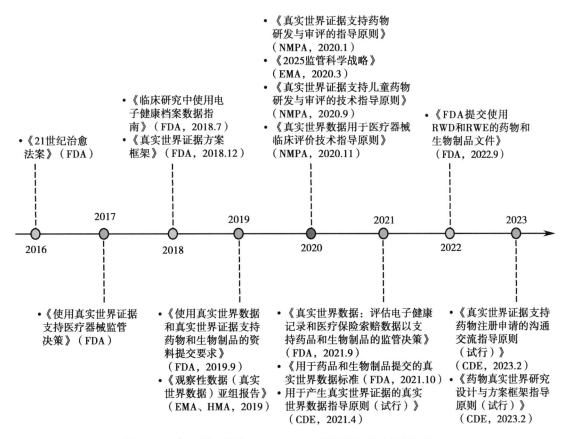

图 20-1　各国关于推进 RWD、RWE 发展的相关政策指导意见

CDE:国家药品监督管理局药品审评中心(中国);NMPA:国家药品监督管理局(中国);
HMA:药品管理局总部(欧盟)。

二、真实世界数据的来源与特点

从本质上讲,RWD 源自常规临床环境相关或常规临床环境下产生的各种数据。随着信息技术和健康医疗模式的转变,更多的数据类型可能还会不断涌现。其既可以是研究数据,即为特定目的收集的观察性研究数据,如基于特定研究目的而开展的患者调查、患者注册登记研究(registry study),以及基于真实医疗条件的干预研究(如实效性随机对照试验)所采集的数据;也可以是非研究性质的数据,如不同机构(如医院、医保部门、民政部门、公共卫生部门)日常监测记录、储存的各类与健康相关的数据,例如电子医疗记录(electronic medical record,EMR)或电子健康档案(electronic health record,EHR)数据、医疗保险索赔数据(以下简称医保索赔数据)、疾病登记系统数据、公共卫生调查与公共健康监测(如药品不良事件监测)数据、出生/死亡登记项目数据、应用家用设备或移动设备监测的患者健康数据以及其他能够反映患者健康状况的数据。

目前,大多数 RWD 都可以通过电子方式获得,再加上技术的进步使数据收集变得越来越容易,使整合不同来源的大量数据成为可能。绝大多数与临床研究相关的记录都存储在 EHR 中,这些记录是从常规临床实践中生成的。在临床实践中,EHR 的使用显著增加。随着捕获健康数据技术的应用推广,EHR 成为全世界范围内各种临床情况下 RWD 的重要来源。下文针对几个主要的 RWD 来源进行概括性介绍。主要分类详见表 20-1。

表 20-1　RWD 的主要来源及其优势和局限性

RWD 来源	数据库描述	优势	局限性
电子健康记录	从患者的医疗病历中获得的数据(例如,纸质病历和 EHR)。	包含医保数据库中没有的临床数据;包含临床细节信息。	通常局限于单一科室(如肿瘤科、住院部、输液室);由于私人健康信息的保护或自然语言处理的限制,非结构化数据(如影像学报告、医生记录、生物标志物结果)并不总是可用。
医疗保险索赔数据库	为赔付而收集的有关医疗和药品的信息。	可捕捉患者在多个医疗服务机构的照护信息;样本量大;目标人群代表性强;包含患者人口统计学、诊断及诊断流程和药物信息,以及相关日期、地点和费用信息;通过医保系统可以创建患者个体的纵向医疗记录。	无法获取重要的临床终点(如疾病进展、死亡等),需要替代指标;不是为研究目的而收集的数据;无法获取未收费或未提交索赔的服务信息;如果患者更换保险机构,可能会造成随访信息丢失。
患者产生型数据	直接由患者产生的数据(如患者报告结局、可穿戴设备、健身追踪器等)。	提供患者的观点,不依赖于提供者报告的数据;可获得生活质量评估。	缺乏验证工具,可能会限制数据的可解释性和普适性;经常丢失重要的患者特征和临床数据。
患者登记信息	基于特定疾病或患者使用特定产品或设备的存储库或预定义的临床、人口学信息和疾病特征。	统一收集和定义的患者特征和临床结果;通常包含对患者较长的随访信息;在研究开始时可针对研究目标收集特定的因素;加强对疾病的自然史、比较疗效和生活质量的理解;在其他研究不覆盖的患者群体中发现不良事件。	数据缺失常见;入组患者可能存在偏倚;维持成本高昂;入组患者缺乏标准化治疗;对结局和进展缺乏统一的评估。
社交媒体数据	患者诊断出某种疾病时分享的经验或在经历某一特定治疗而发生不良事件时产生的电子健康档案。	可以增强对患者依从性差的理解;汇集罕见疾病患者信息;提供未经过滤的患者真实体验。	通常局限于定性数据;患者报告的数据不统一;缺失重要的患者特征;临床结局未得到证实;验证真实性是一个难点。

(一) 电子健康记录

这类数据可进行人工提取(通常由临床专家)和/或自动提取(使用与 EHR 的结构化或非结构化的字段相连接的数据),其包含的临床信息量通常比医保数据更大,如疾病进展、生物标志物、影像学和死亡等相关信息。EHR 信息往往局限于非结构化数据字段,因此在患者的纸质医疗记录中常缺乏生物标志物或影像学结果。

EHR 系统是指包含患者个人健康记录的电子平台。EHR 信息通常记录具有特定国际疾病分类(ICD-9-CM3 或 ICD-10)的重大疾病或状况;然而,其他医疗状况的变化(如抑郁症恶化、关节疼痛加重)可能无法在 EHR 中得到可靠和一致的记录。即使被捕获,患者的症状也可能被记录在非结构化数据中,而非使用标准化的语言或标准的症状量表来评估。因此,RWS 可以通过对选定案例的医疗记录(纸质或电子记录)数据进行标准化抽象来生成,以支持监管决策。

（二）医疗保险索赔数据库

医疗保险索赔数据库(以下简称医保数据库)主要包括参保数据、管理数据、支付数据等,包含参保患者的个人基本信息和享受医疗服务的各种信息,如医疗和药房索赔所包含的信息,用于捕获患者的人口学信息、诊断、就医流程和药物处方,以及相关日期、服务地点和每次索赔的费用。医保索赔数据较完整地记录了参保患者的就医行为,也包括院外自行购买报销药品的信息。当把一个特定患者在不同时间段的医保信息关联起来时,便可以创建个体的纵向医疗信息记录,描述个体在医保系统中的就医流程。

医保索赔数据通常缺乏详细的检验检查结果、病程记录等信息,影响其在药品安全性评价方面的应用。这类数据主要是为医疗保险工作而生成的患者医疗和药品索赔方面的数据,方便政府和商业医保支付方的医保管理。

（三）患者产生型数据

患者产生型数据(patient-generated data)是指直接从患者获得的数据,包括调查反馈、患者自我报告等信息,以及可穿戴设备和健身追踪器的信息,属于患者水平的临床数据。生活质量可以用来测量与特定疾病相关的患者主观体验。然而,如果要进行诊疗相关的 RWS,还需要额外的临床数据,包括患者的诊断和治疗方案,并将其与主观体验关联起来。

（四）患者登记信息

登记研究(registry study)又称患者登记研究,是以临床治疗或卫生政策制定为研究目的,采用观察性研究方法来收集一致性数据的组织系统,用于评估某种疾病、状态或者暴露人群的特定结局。根据研究对象不同,患者登记研究大致可分为 3 类:①医疗产品登记。纳入标准是患者服用某种药品或使用某种医疗器械,此类研究的目的往往是评价医疗产品的安全性、在真实医疗环境中的有效性和患者依从性等,如接受药物洗脱支架置入患者的登记研究。②特定疾病或医疗状态的患者登记。纳入标准是患者诊断为特定疾病或具备特定医疗状态,如急性缺血性脑卒中患者登记。③医疗服务登记。将暴露于某种医疗服务作为患者人群的纳入标准,如冠状动脉旁路移植术登记,此外还包括参与某种疾病管理方案、质量控制措施或评估计划的患者人群。此类登记一般是评估接受特定医疗服务的患者的结局,是开展预后研究的重要数据来源。

无论是基于疾病还是医疗产品,基于患者登记信息开展的研究都是有组织的观察性研究,可系统收集相关的临床、人口学信息和疾病特征。数据是前瞻性收集的,通常以电子信息的方式获取和存储。患者登记信息有助于更好地了解疾病的自然史、干预的实际效果和患者的生活质量。相比回顾性数据(如 EHR),患者登记能收集影响预后的因素(如生活行为因素、生物标志物等),形成较完整的随访,获得患者远期结局,可明显提高疾病预后的预测效果。同时,患者登记数据的收集流程和质量控制措施更加严格,尽可能控制了错分偏倚、回忆偏倚等,为进一步研究提供了高质量的数据来源。

（五）社交媒体数据

患者和医生均在不同程度上使用社交媒体。患者通常会使用社交媒体来搜索他们的诊断和治疗方案,当他们被诊断出患有某种疾病或经历某一特定治疗的不良事件时,有的患者会在社交媒体上分享一些个人经验。患者在社交媒体上分享的数据是研究和了解患者依从性的宝贵资源。

三、真实世界数据的收集和治理

真实世界数据的标准化在数据收集、处理、质量评估、术语规范化、设计等基础层面上很重要。目前,与来自 RCT 的数据相比,所有机构之间的真实世界数据标准化存在较大的差距,院内来源的数据质量与信息化水平有很大的关系,往往存在着数据缺失、重复、非结构化、非标准化等问题,导致 RWD 的质量欠佳。学术和医疗领域中的数据标准化不足,阻碍了将 RWD 提交给监管部门的过程。

目前已经有许多不同的标准、技术和系统在使用，来支持 RWD 的收集和分析。

（1）自然语言处理（natural language processing，NLP）技术。NLP 是文本挖掘的研究领域之一，是人工智能和语言学领域的分支学科，主要包括句法分析、信息抽取、信息检索、文本分类、文本生成、对话系统、机器翻译、机器阅读理解等。通过运用 NLP 技术可实现非结构化文本的数据自动化提取填充功能，同时可辅助语音录入信息的文本转化识别。

（2）多样化的通用数据模型（common data model，CDM）。通过 CDM 可以将不同来源数据转换为相同的数据结构、格式和术语。例如，美国观察医疗结果合作组织（Observational Medical Outcomes Partnership，OMOP）、以患者为中心的临床研究网络（Patient-Centered Clinical Research Network，PCORnet）等机构提出的 CDM。

（3）数据交换标准。例如，美国卫生信息交换标准（Health Level Seven，HL7）、快速医疗互操作资源（Fast Healthcare Interoperable Resources，FHIR）、扩展临床数据交换标准协会（Clinical Data Interchange Standards Consortium，CDISC）公布的标准和操作数据模型（Operational Data Model，ODM）。

（4）术语集和字典。例如，《国际疾病分类》（第 10 次修订本）（*International Classification of Diseases*，*Tenth Revision*；ICD-10）、《临床医学系统术语》（*Systemized Nomenclature of Medicine-Clinical Terms*，SNOMED CT）、《监管活动医学词典》（*Medical Dictionary for Regulatory Activities*，MedDRA）、观测指标标识符逻辑命名与编码系统（Logical Observation Identifiers Names and Codes，LOINC）等。

监管机构（如美国 FDA）致力于引入数据标准，以增加 RWD 和 RWE 在药物开发和监管生命周期中的使用。近年来，由于存储、提取和分析大型数据集的计算能力的提高，将数据转换为独立于任何特定研究的 CDM 已成为可能。使用通用的标准化分析有助于提高方法的一致性，并最大限度地减少在单个数据源级别进行决策的需要。

四、真实世界数据的质量评估

RWD 通常不是以研究为主要目的而收集的，可能来自不同的医疗环境，因此会存在不同程度的数据缺失以及多种不同偏倚和混杂因素的影响，其中数据缺失尤为普遍，这是影响 RWD 质量的重要因素之一。一些 RWD 来源容易受到错误分类或系统遗漏的影响，会进一步扩大数据差距（例如，医保数据可能包含患者是否接受过检验的信息，但不透露任何检验结果细节）。此外，各种数据源，例如一些行政和医保数据库、EHR 系统、临床护理期间或在家庭环境中收集的数据，可能没有建立数据质量控制流程。而可靠的 RWE 在极大程度上依赖于研究相关的高质量 RWD，因此对 RWD 进行适用性评价是 RWE 质量的重要保障。

（一）数据适用性评价

对 RWD 开展适用性评价是从数据使用的角度出发，保证医疗大数据质量并确保数据范畴与研究假设紧密相关的重要途径。基于此开展的研究也将具有更好的样本代表性和证据外推性，产出高可信度的 RWE。我国于 2020 年发布的《真实世界证据支持药物研发与审评的指导原则（试行）》和 2021 年发布的《用于产生真实世界证据的真实世界数据指导原则（试行）》中均对 RWE 及 RWD 适用性范畴作了明确指导和规范。数据适用性评价主要包括数据相关性和数据可靠性两个核心维度。

1. 数据相关性　首要维度是相关性（relevance），即现有 RWD 或计划收集的 RWD 是否包含可以回答所关注的临床问题的信息，其重要因素包括但不限于：①是否包含与临床结局相关的重要变量和信息，如药物暴露、患者人口学和临床特征、协变量、随访时间、结局变量等；②临床结局定义是否准确，相应的临床意义是否明确；③真实世界数据中的患者对于研究的目标人群是否具有代表性；④是否有足够的样本量和随访时间以证明疗效并获取充足的潜在安全性事件信息。

其背后反映出监管机构采纳 RWE 的重要前提是先有临床问题、再开展研究来回答问题，即问题导向型的研究模式，而不是目前备受关注的医疗大数据挖掘的数据导向型的研究模式。不可否认，医疗大数据和先进的数据挖掘技术提供了新的角度和方法去产生 RWE,也体现了重要的价值,但以挖掘阳性信号为目的的研究方式可能会导致有误导性的、带有偏倚的研究结论。因此监管机构在考虑采纳利用 RWD 时,需先有临床问题,再判断 RWD 是否包含回答问题所需的暴露、结局、关键协变量等关键信息。

2. 数据可靠性　适用性的第二个维度是数据可靠性(reliability),即 RWD 在具备回答所关注临床问题相关内容的基础上,其数据的质量应达到能够获得可靠结论的基本要求。需要从数据收集的完整性、准确性、透明性(可溯源)几个维度评价是否具备得到可靠结论的条件,同时需要对数据收集、数据管理全过程实施相应的质量保证措施。

(1)完整性:信息完整性是指是否包括所有与研究相关的信息。单一数据源往往不能涵盖药品安全性有关的全部信息,可考虑通过收集融合多种来源的数据,或者开展必要的调查、随访,使多来源数据相互补充、相互验证,提高研究结果的科学性及可靠性。RWD 无法避免数据缺失问题,包括变量的缺失和变量值的缺失。当数据缺失比例超过一定限度时,尤其涉及研究的关键变量时,例如影响研究结局的诸多重要协变量缺失,会加大研究结论的不确定性,此时需要慎重考虑该数据能否支持产生 RWE。

(2)准确性:数据的准确性极为重要,通常需要参照较权威的数据来源进行识别或验证。数据元素和转化数据的算法均应保证正确。数据的准确性还反映在数据的一致性和合理性上。一致性包括数据库内部的相关数据标准、格式和计算方法等必须一致;合理性包括变量数值的唯一性、合理的区间和分布、相关变量的预期依从关系以及随时间改变的变量是否按预期改变等。

(3)透明性:数据的来源、收集与治理的全过程应透明、清晰,并具有可溯源性,尤其是关键的暴露、协变量以及结局变量等应能追溯到源数据。数据的透明性还包括数据的可及性、数据库之间的信息共享和对患者隐私的保护方法等方面的透明。

(二)数据治理评价

尽管 RWD 在现实中存在各种质量问题,但不等同于可以随意开展 RWS。RWS 本身仍然有一套规范严格的数据质量控制体系。质量保障的措施包括但不限于:数据收集是否有明确流程和合格人员;是否使用了共同定义框架,即数据字典;是否遵守采集关键数据点的共同时间框架;是否建立与收集 RWD 有关的研究计划、协议和分析计划的时间安排;用于数据元素采集的技术方法是否充分,包括各种来源数据的集成、药物使用和实验室检查数据的记录、随访记录、与保险数据的链接以及数据安全等。虽然不同类型的 RWS 在具体的数据质量控制方式上存在差异,但其数据质量控制体系总体而言是类似的,主要包括数据收集前的准备、数据收集和提取、数据清理和整合等多个环节。

1. 数据收集前的准备　对于前瞻性的 RWS 而言,数据收集前的准备工作涉及标准化数据收集的研究方案制定、开展预研究、明确数据来源、明确数据要素定义和规则、培训参研人员等;对于回顾型数据来说,需要了解已有数据库的数据结构、基本数据情况,预先制定数据提取方案,统一数据提取的标准。

2. 数据收集和提取　根据数据来源的不同,可分为两种方式:主动收集与调查、数据提取与链接。与常规前瞻性研究类似,前瞻性 RWS 中的主动收集与调查是指调查现场或通过远程联系获得数据,其中调查点的选择、研究对象的选择和纳入、患者数据收集表(case report form,CRF)的设计是关键环节。双录入和报告录入一致率是保障数据录入质量的有效手段。回顾性数据提取主要是从已有数据资源(EHR 系统、医保系统)中提取数据,有时还需要通过一定的方式把不同数据库相互链接起来。通常而言,研究者需要与医学信息工程师进行反复沟通和讨论,确保数据提取的准确性。

3. 数据清理和整合　数据清理和整合是 RWS 最核心的部分,其中数据清理耗时较多,包括从制定数据清理手册,到自动数据清理、人工数据清理、生成数据质询报告、返回数据、再次清理、数据编码等步骤。有些研究开始使用电子数据采集(electronic data capture,EDC)系统进行数据管理,这类系统特别适用于多中心、多用户的 RWS,可同时实现多端口(计算机桌面、网页、应用软件等)数据录入、数据核查和数据储存等环节,有利于提高 RWS 的数据质量。

第二节　真实世界研究设计

一、真实世界研究设计的分类

根据基本设计类型,RWS 可分为干预研究和观察性研究。在真实世界条件下开展干预研究的常见方式是对临床已使用的不同干预措施进行随机分组,在尽量贴近临床实际的情况下对患者进行干预和随访,并针对患者、临床医生或医疗卫生决策者有重要价值的结局进行评价,常被称为实效性随机对照试验(pragmatic randomized controlled trial,pRCT),也称为实效性 RCT。在 pRCT 的设计中,尽管使用了随机分组,但患者在研究中所处的环境、干预的实施和随访过程、数据和结局的收集方式都尽可能贴近真实条件,与 RWS 的核心理念可较好地契合。因此,pRCT 属于 RWS 的范畴。当然,真实世界条件下的干预研究并非仅有 pRCT,非随机的实效性临床对照试验、自适应设计(adaptive design,AD)等其他设计也是 RWS 的可用选择。

自适应设计是指基于试验早期收集的数据进行分析后,允许对临床试验设计的一个或多个方面进行前瞻性、有计划调整的临床试验设计。与传统临床试验设计相比,自适应设计具有更大的灵活性,其可通过早期停止试验、调整样本量、调整随机方案等方法来提高试验效率,从而最大化受试者的利益,也更加符合临床试验的伦理要求。

观察性研究是 RWS 中广泛使用的设计类型之一,根据原始数据是否基于特定研究目的分为两类。一类是基于具体的研究假设开展研究并收集数据,如患者登记研究。这类研究与传统的研究方式类似,都是首先建立明确的研究假设,形成清晰的研究目的,继而建立研究方案,在不破坏实际医疗方案的基础上(仅观察)收集数据,建立研究数据库,进行数据处理和分析。第二类是在已有的数据库(如 EHR、医保数据库、民政部门和公共卫生部门的出生/死亡登记数据库、公共卫生调查和公共健康监测数据库等)基础上设定研究假设,然后利用数据库已有数据开展研究。这类研究的过程与传统研究方式存在较大差异。表 20-2 总结了 RWS 涉及的研究类型及数据来源。

表 20-2　RWS 涉及的研究类型及数据来源

研究分类	设计类型	数据来源
干预研究(研究者实施干预)	非随机的临床试验、自适应设计 pRCT(随机分组)	临床病例
观察性研究(研究者不实施干预)	前瞻性研究(未来产生新数据)	患者登记#,问卷调查,队列研究,穿戴设备采集的数据等
	回顾性研究(基于已有数据)	医院信息数据库(EHR、EMR),医保数据库,健康档案,出生/死亡登记数据库,监测数据库等

注:#详见第二十一章。

基于 EMR 的回顾性数据库是目前观察性研究的主要数据来源。EMR 系统中涵盖了大量患者在真实诊疗环境中的诊疗信息,既有诊断、检验信息,也包括详细的症状、体征、住院期间疾病转归等信息。因此,基于 EMR 的回顾性数据库研究可评估疾病发生、转归及诊疗全过程,具体包括:了解疾病负担,描述疾病流行病学特征与分布,发现疾病流行规律和病因;了解特定疾病的治疗模式,评价真实诊疗中治疗的合理性;了解患者对现有诊疗措施的治疗依从性及相关因素;探索在目前诊疗中未被较好满足的患者需求。

在评估防治结局方面,鉴于 EMR 数据来源于日常诊疗环境,比传统临床试验涵盖了更广泛的人群、涉及更复杂的用药情况,因此可反映干预措施在真实诊疗环境中的实际疗效与安全性,并可比较不同干预措施的治疗效果及在不同人群中的疗效差异。且 EMR 涵盖了大量用药人群,更易发现罕见的不良反应。相比前瞻性研究,回顾性研究可在短时间内完成资料收集与分析,省时省力。因此,基于 EMR 的回顾性研究常用于探索药物安全性,特别是用于发现罕见的不良反应。值得注意的是,单一医疗机构的 EMR 系统仅涵盖患者在该医疗机构的诊疗信息,通常随访时间较短,无法评价慢性疾病的预后以及长期用药的安全性,故仅能探索药品的短期不良反应以及急性、重症疾病就诊期间的预后问题,如对重症监护患者建立预后模型来预测患者预后情况。

此外,基于医保数据库的回顾性数据库也是另一重要来源。医保数据库包含了医保覆盖范围内患者详细的医疗费用信息,主要用于了解疾病经济负担,分析医疗费用影响因素及进行卫生经济学评价,为医保相关政策制定提供证据支持。同时,医保数据库涵盖患者医保期间所有的用药信息,包含疾病诊断信息,还常用于探索用药安全性,特别是慢性疾病长期用药的安全性问题,如分析吡格列酮是否增加膀胱癌发生风险。但因缺乏检验信息,基于医保数据库的回顾性研究仅适用于结局指标为疾病诊断的药品安全性问题。

需要明确的是,没有任何一种设计一定优于其他设计,每种设计都有其优势和不足。没有任何一种研究设计能回答所有的研究问题,相同的研究问题可以采用不同的设计来解决。研究设计的选择首先要基于研究问题,即考虑针对该问题,何种研究设计能最精确地回答该科学问题。此外,研究数据的可及性、质量,研究资源的多少,以及研究者的经验和合作网络也会影响研究设计。

二、实效性随机对照试验设计要点与注意事项

如前文所述,pRCT 是在真实临床医疗环境下,采用随机、对照的方式比较不同干预措施的治疗结果(包括实际效果、安全性和成本等)的研究。pRCT 是 RWS 中的重要设计类型,其实质是一种试验性研究。

传统 RCT 为保证研究的高度一致性,对纳入的研究对象及干预措施有着严格的控制,其关注的重点是临床诊疗措施的效力。与用于申请新药审批的传统 RCT 相比,pRCT 的典型特征在于:在临床医疗实际环境条件下,将相关医疗干预措施用于具有代表性的患者群体,采用对利益相关者(如临床医生、患者、医疗决策者、医疗保险机构等)有重要意义的结局指标(如心肌梗死、生存质量、死亡、成本等)进行评估。研究结果紧密结合临床实际医疗情境,可更好地为医疗决策提供科学依据,帮助利益相关者在现有不同的干预措施中作出最佳选择。

(一) pRCT 的设计要素及特点

2005 年,由 25 个国际随机对照试验的研究者和方法学专家组成团队,提出了实用性-解释性连续体指标总结(pragmatic-explanatory continuum indicator summary,PRECIS)模型。PRECIS 通过评价 RCT 设计的解释性和实用性的程度,指导研究者如何实施干预和试验设计,使 RCT 在内部和外部真实性之间达到平衡。为了确保试验的设计与结果相关联,便于患者、医生和政策制定者的应用,2015 年,国际多团队专家对 PRECIS 进行了修正升级,提出了 PRECIS-2。PRECIS-2 共包含 9 个维度:纳入标准(eligibility criteria)、招募(recruitment)、场景(setting)、组织(organization)、灵活性(flexibility)、依从性(adherence)、随访(follow-up)、主要结局(primary outcome)和主要分析(primary analysis)。这些维度都可帮助试验设计者思考研究设计的预期效果与试验结果的一致性以及特定场景的适用性,可用**实效性随机对照试验 PRECIS-2 车轮图**(图 20-2)来展示。按 1~5 分对每个维度进行评分,各维度得分越低则解释性越强(very explanatory),相反,得分越高则实用性越强(very pragmatic)。

(二) pRCT 的实施步骤及特点

1. pRCT 的数据源及其采集　pRCT 的数据来源既包括与传统临床试验类似的、以特定研究目

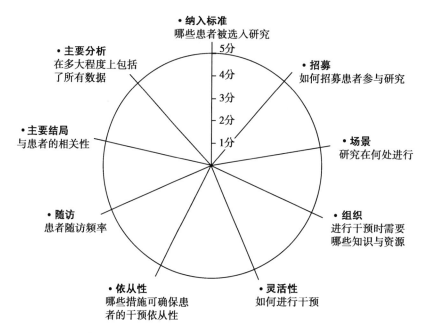

图 20-2　实效性随机对照试验 PRECIS-2 车轮图

的开展的主动数据收集,也常利用诸如 EHR、出生/死亡登记项目、医保数据库等常规健康数据库提取数据。尽管这些数据来源与观察性 RWS 有相似之处,但在具体使用过程中存在以下差异。

（1）研究对象的筛选与入组:因 pRCT 的纳入标准较宽泛,排除标准相对较少,研究者一般可通过 EHR 初步筛选研究对象,获取部分基线信息。

（2）研究对象的分配:当确认符合纳入标准后,通过独立的随机系统,将受试者分到相应的干预组和对照组。临床研究提供者会根据分配的相应治疗方案对受试者进行干预。受试者干预的相关信息会通过常规记录（如医院住院记录）被保存在电子病历系统中。

（3）研究对象的随访:根据随访的不同情况,研究者可从医院、医保部门、民政部门或公共卫生部门等机构获取研究对象的多种健康数据及结局数据。如从 EHR 获取疾病复发、再次入院等信息,从出生登记项目获取新生儿身长、体重、有无先天畸形等数据。

2. pRCT 的统计分析　pRCT 允许试验实施者合理偏离干预方案,且不要求所有研究对象必须按照分配方案完成试验。若仅采用符合方案集分析（per protocol analysis）,剔除对试验不依从的患者,则不能准确地反映医疗干预措施在日常医疗中的临床效果。为保障研究结果贴近临床实际,pRCT 的主要统计分析需要基于意向性治疗分析（ITT）,即参与随机分组的对象,无论其是否接受该组的治疗,最终都应纳入所分配的组中进行统计分析。采用 ITT 的主要目的是即便存在不依从或其他偏离干预方案的情况,也期望评价患者在真实条件下的实际结果。当然,如果偏离方案的发生率较高,获得的治疗结果估计值可能与治疗本身效果的差异较大。在这样的情况下,研究者和决策者在对研究结果进行解释和决策时,需要权衡到底是应该进一步提高患者的依从性,还是目前的情况可接受（或反映现状）。

pRCT 虽在入组阶段采用了随机分组,理论上可以平衡组间已知和未知的混杂因素,但因其研究方案本身的灵活性,将不可避免在受试者入组后引入新的混杂因素。如一项研究卒中患者入院后预防性使用头孢曲松钠抗生素是否可以改善其功能结局的 pRCT,研究方案允许医生在患者出现可疑感染时自主判断是否使用额外的抗生素。此时,受试对象在干预或对照措施以外的抗生素使用情况就成为该研究的一项混杂因素。进行统计分析时,一般需要采用分层分析、多因素分析等方法,以控制混杂因素对研究结果的影响。

针对 pRCT 中的某些特殊的研究设计,其统计分析还存在挑战。例如采用自适应设计进行统计分析时,要注意调整和控制显著性检验界值,从而确保试验结束时的Ⅰ型错误 α 在既定的水平（如

0.05）。此外,基于患者偏好进行随机分组的 pRCT,如何对干预措施的效果进行统计分析仍是难点。对于这些设计的统计分析方法还在进一步开发当中,目前尚未形成统一的共识。

3. pRCT 中降低偏倚的措施　与传统临床试验相同,pRCT 通过随机分组和分配隐藏,可最大限度减少研究的选择偏倚。对受试者、试验实施者、结果测量者和统计分析人员实施盲法是传统临床试验避免实施偏倚和测量偏倚的重要措施。但诸如外科手术、针灸和心理治疗等试验,无法对试验实施者施盲,多数情况下也无法对受试者施盲,这将导致不同程度的偏倚。对于 pRCT 而言,未对试验实施者和受试者实施盲法不一定对研究产生不利影响,因为在临床实践中,医生和患者对治疗的了解本身就是治疗的环节之一,由此带来的治疗预期及其对治疗结局产生的影响正是真实世界环境下治疗效果的一部分。不过,为了尽量克服因知晓随机分组情况而出现的报告偏倚,和传统临床试验相似,pRCT 也强调尽量对结果测量人员和统计分析人员施盲。

4. pRCT 中的质量控制　pRCT 虽基于实际临床医疗,具有较大的灵活性,但不等同于可以不受约束地随意开展研究。从试验的设计到实施,pRCT 仍需要严格的质量控制。其中 CRF 的设计是关键环节,在很大程度上决定了研究的数据质量。CRF 设计最好与研究方案设计大致同步,有利于研究者从不同角度看待试验设计与数据管理,确保其中的数据方案收集合理、可行。对从健康常规数据库中提取的数据,则需在试验设计阶段充分了解数据库的可及性和数据结构,制定数据提取方案。与传统临床试验类似,研究实施前应制定标准操作流程(standard operating procedure,SOP),统一培训所有参研人员。

我国越来越多的临床研究开始使用 EDC 系统收集和管理研究数据。pRCT 一般为多中心研究,尤其适合采用 EDC 系统进行数据管理。参与研究的护士及时将数据录入 EDC 系统后,研究者、数据管理员等相关人员可实时掌握数据的更新情况,了解研究进度和数据质量。通过设定编辑检查,EDC 系统可以自动核查录入的数据,有利于及时发现和纠正数据错误,提高数据质量和数据采集效率。

5. pRCT 的伦理学问题　伦理审查委员会(institutional review board,IRB)审批和受试者知情同意是保障 pRCT 受试者权益的重要措施。在某些特殊情况下,经 IRB 审批,pRCT 可以豁免患者知情同意。例如比较不同医院管理政策对医院感染防控的影响,研究只能以医院为单位进行整群随机,而干预措施针对医院管理系统,与患者的日常诊疗活动无直接联系。此时研究者在取得医院管理方同意后,提交 IRB 申请豁免患者知情同意,一般可获批准。

但绝大多数情况下,pRCT 仍存在诸多伦理学问题的挑战,如:①因 pRCT 研究方案一般未要求严格标准化,医生通常可以灵活调整医疗干预措施,这可能会带来临床安全隐患。如在药物上市后研究中,若未对药物使用剂量作出严格规定,医生可能会超剂量用药,从而导致安全性问题。② pRCT 的对照组多采用常规或目前公认的最佳临床治疗方法,有人认为这种设计方式可能违背了临床平等原则,使干预组的受试对象错过了最佳治疗。③传统临床试验中,研究者只能在取得受试对象的知情同意后才能入组;而 pRCT 为使研究覆盖更广泛的患者群体、扩大结果的适用范围,可能允许入组后再履行知情同意手续。如受试对象为急诊患者的 pRCT,尚无证据表明使用干预和对照措施后患者的临床结果有差别,当符合纳入标准的患者因病情危重而必须立即采取治疗措施时,允许紧急处理后补办知情同意,但这种做法是否违背医学伦理仍值得商榷。

三、基于医疗数据库的回顾性研究的设计要点与注意事项

基于数据库的回顾性研究的流程包括:研究的策划与设计、研究数据库的构建和数据分析及报告。在研究策划与设计阶段,首先需明确研究的问题,选择适用的数据库,获取数据库的使用权并撰写研究方案;然后研究数据库的构建阶段,工作内容包括数据提取及整理;最后基于前一阶段构建的研究数据库,进行数据分析及报告。图 20-3 总结了使用回顾性数据库开展 RWS 的基本流程。

（一）研究策划

使用已有数据开展 RWS 前,需要形成明确的研究问题。但与传统研究不同,回顾性研究所用的数据在研究开始前已存在,且并非是基于研究目的而收集的,故数据本身的性质和质量在很大程度上

决定了使用这些数据可以解决哪些临床问题。不同类型的数据库涵盖信息不同,可解决的临床问题也存在很大差异。即使相同的数据类型,包含的信息内容也不完全相同,其信息化程度、诊断编码、数据缺失情况亦不相同。因此,基于回顾性数据库的RWS不仅涉及流行病学设计,更重要的是明确针对具体的临床问题应该选择什么类型的数据库、数据库中涵盖数据的质量如何以及是否可以获得数据库的使用权。在回顾性数据库的RWS策划阶段需要考虑的具体问题如下。

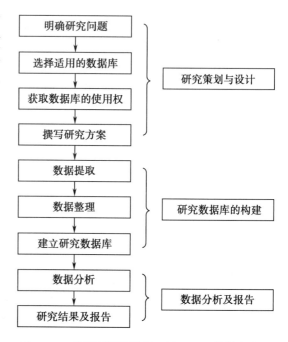

图20-3　使用回顾性数据开展RWS的基本流程

1. 研究团队的组成及分工　使用回顾性数据库开展RWS常涉及海量数据的挖掘、清理和统计分析,这一过程需要基于识别编码、清理规则,并结合信息技术和统计分析方法来实现,往往需要多学科合作。因此,在开展回顾性数据库RWS前,需组建研究团队,其成员通常包括方法学专家(流行病学、统计学专业人员)、临床专家(各相关专业的临床专家)、信息专家(信息专业、计算机专业人员)。

2. 选择合适的数据库　无论是基于已有健康医疗数据建立的数据库,还是基于前瞻性收集资料的登记注册数据库,在研究设计前均需对RWD与研究问题的匹配度进行初步评估,以帮助研究者选择适用的研究设计类型,保证研究的可行性。数据库与研究问题匹配度评估的内容有:①数据库覆盖人群是否可以代表目标人群;②数据库是否包含与研究问题相对应的关键信息;③数据库是否有回答研究问题所需要的结局指标,结局指标测量的准确性如何;④数据库是否已收集重要的潜在混杂因素的信息。

选择何种类型的数据库需要研究者区分不同类型数据库的特点,包括数据库的结构及其所涵盖变量的范围、人群的代表性及随访时长。如分析医疗费用和进行药物经济学评价通常选择医保数据库;分析某药物导致的短期不良反应可选择EMR、EHR数据库;若探索慢性疾病的长期预后,因单一机构EMR、EHR数据库随访时间短而无法获得患者远期结局,此时则需选择区域医疗数据库。

3. 评估数据库中所涵盖的数据的量及质量　尽管回顾性RWS通常涵盖大量人群,但对于罕见疾病及特殊暴露情况,研究者仍需要考虑数据库中涵盖的样本量大小及预计可能的结局事件数。特别是对于需要复杂统计学模型(如预测模型)解决的问题,样本量过小或结局事件数过少均会影响统计学模型的应用。同时,数据库中数据质量也是影响研究质量的主要因素之一,特别是一些重要研究因素数据的准确性及完整性。例如,以某种疾病诊断作为结局时,诊断的准确性是需要考虑的问题,准确性较差则可带来较严重的错分偏倚;以实验室检查指标作为结局时,则通常需要考虑数据缺失比例,若数据缺失比例过高,无论采取何种填补方式均存在问题。

4. 判断是否可以获得数据库的使用权　相比单一、无链接医疗数据库,区域化、链接数据库在解决临床研究问题上具有更大的优势。尽管研究者、政府机构也日益强调信息共享,但因各医疗机构间信息存储系统不同,以及出于对患者隐私及医疗机构信息的保护,目前国内大多数数据库并未对研究者开放。因此,在选择回顾性数据库开展RWS前,还需要考虑数据库的可及性以及可获取的范围。

(二)研究设计

选择数据库后,需要基于研究问题确定研究方案。基于回顾性数据库的RWS方案的撰写与传统研究有所不同,特别是在研究设计方面,如何从海量数据中识别并提取出研究所需变量是设计核心。

1. 确定研究问题与研究设计类型　基于数据库的研究方案同其他研究方案框架类似,一般包括确定研究问题、研究设计及统计分析计划。对于研究问题,需阐明立题依据,根据研究人群、干预、对照、结局来构建研究问题,并说明是探索性研究还是验证性研究。研究设计的选择需基于研究问题,常用的基于数据库的观察性研究设计包括队列研究(包括前瞻性、回顾性与双向队列)、病例-对照研究、巢式病例-对照研究、自身对照的病例系列研究等类型。除此以外,目前一些新的研究设计,如病例交叉设计、续断性时间序列等也应用于数据库研究中。研究者可以根据数据库与研究问题的匹配程度选择不同的研究设计,必要时也可以同时选择多种研究设计。

不同的设计类型可解决不同的研究问题。例如,横断面研究常用来了解疾病负担及尚未被满足的医疗需求;队列研究常用来评估干预结局、探索疾病预后等问题;而病例-对照研究更适用于结局为罕见事件的研究问题;对于探索短暂暴露与急性事件发生(如剧烈运动与心肌梗死的发生)的关系的研究,则可选择病例交叉设计。

2. 明确数据要素　对于数据库研究而言,明确重要数据要素的定义非常关键,重要数据要素包括研究人群、暴露、结局及重要的影响因素变量。在方案中应尽量详细列出用于识别研究对象、暴露、结局等的编码或算法。在数据库研究中共涉及 3 个不同层次的人群:①源人群,数据库人群的来源;②数据库人群,来源于源人群,且被包含在数据库中、具有数据记录的人群;③研究人群,使用代码和算法从数据库中识别到的人群。明确研究人群包括:明确纳入和排除标准及识别编码;充分考虑编码的准确性、完整性;确定研究相关变量,通常包括基本信息、诊断信息、检验信息等。

3. 统计分析计划　不同于传统 RCT,基于回顾性数据库开展 RWS,由于无法采用随机设计方案,组间的基线常常存在差异,可能导致存在选择偏倚,因此在统计分析计划中需考虑采用何种统计分析方法来减少偏倚。但并非所有的数据库研究均需复杂的统计分析方法,不同的研究问题需要采用不同的统计分析方法进行分析。

(三) 数据提取

在确定研究方案后,需做好两方面的准备,包括伦理申请与制定数据提取与数据核查方案。

1. 伦理申请　RWS 属于临床研究的范畴,因此在开展基于回顾性数据库的 RWS 前,仍需将研究方案提交 IRB 审查和批准。目前,我国尚无针对观察性研究的统一的伦理审查工作指导原则,各地 IRB 对回顾性数据库的伦理审查标准不一。通常经 IRB 审查并批准后才能进行数据提取,部分机构需在研究通过伦理审查后才能准予立项。对单一医疗机构的数据,需经该机构的 IRB 审核;对区域医疗机构数据,则需区域或中心的 IRB 审核。使用已有数据进行回顾性研究通常可申请免除知情同意,但 IRB 进行伦理审查时应更关注保护患者隐私。因此应去除患者识别信息的数据,采取有效措施保护数据安全,保障患者个人信息不被泄露。

2. 数据提取与数据核查　为了完成数据提取,首先需要明确以下几点。①明确研究数据结构:熟悉数据库结构,包括表单构成、表单链接和索引方式。②明确变量表单涵盖的变量、变量来源及意义。③明确研究所需变量的存储模块;④制定数据提取变量集。数据提取过程一般分为两步:第一步,根据识别编码从数据库中识别出所有目标患者;第二步,根据事先制定的规则,对其他所需数据信息进行提取。数据提取过程对系统软、硬件技术环境要求较高,需要信息专家基于一定平台,采用复杂的信息技术实现。数据提取后还需对数据进行核查,可采用系统抽样方式随机抽取一定比例的患者数据,人工核对相应信息是否准确,如对数据有疑问,可返回信息中心。

(四) 数据清理与建立研究数据库

直接提取后的数据并不能马上进行分析,还需根据相应的纳入和排除标准、清理规则进行数据清理。数据清理是数据库研究的核心部分,数据清理方法的选择可直接影响研究结果、研究的可重复性和研究结果的再现。目前我国 EHR 的信息化程度不高,存在大量非结构化及半结构化信息,因此我国 EHR 数据库研究的清理工作比较耗时耗力。

1. 评估数据质量　数据的质量往往决定研究的质量,在提取数据后需进一步评估数据质量。对重要研究变量进行描述性分析以了解变量的极端值和错误值、缺失值比例及数据的趋势等。定义变量的极端值及错误值往往需要临床专家结合临床实际给出参考标准。对变量的描述性分析不仅可对数据质量进行评估,还可进一步发现数据提取过程中可能存在的问题,以便必要时返回信息中心进一步核对。

2. 制订数据治理方案　RWS 涉及多种研究类型,对临床试验和小样本研究,可以参考现有的数据分析集形成规则。而对基于健康和疾病大数据的研究,需要考虑数据清理和数据集形成过程的透明化问题。大数据与过去传统的数据有着很大的区别,具有数据量大、参数多、规则不统一的特点。因此,基于大数据的 RWS 需要更加注重数据清理环节,将原有不符合标准的数据转化为满足标准要求的数据,从而提高数据集的质量。数据治理方案中应事先阐明数据清理技术,主要包括缺失值处理、噪声值处理、不一致数据处理、不标准数据处理等。不同的数据清理方案可能会产生不同的数据集,进而影响分析结果。因此,在 RWS 开展前,需要制定详细的数据清理和数据集形成方案并公开。

3. 数据清理规则与流程　数据清理是对数据核查和纠错的过程。首先,应提前制作数据清理手册,包括需要清理的变量、预设的逻辑问题、数据的参考值范围等;对不同的变量建立相应的变量字典及清理规则,包括对医嘱信息、检验信息、诊断信息的清理规则及研究所需药物的相关字典等。研究的问题不同,所需清理的变量及规则不同,如研究糖尿病用药模式,需根据医院用药情况及特定的药物编码制定糖尿病药物字典;而研究某种静脉用药,则需制定医嘱用法清理规则,排除非静脉用药途径的记录。根据研究制定的纳入和排除标准,排除不符合纳入标准的患者,进一步确定研究人群。其次,在数据录入时,基于数据录入系统开展第一次自动数据清理,然后再对获得的数据进行人工数据清理;将可疑的问题生成数据质询报告,返回数据收集单位进行核实和更正;最后进行数据编码,并储存数据。

(五) 受试者隐私和数据保护

保护受试者的隐私和数据安全是进行人类试验的根本要求和责任。美国的人类受试者保护遵循《联邦法典》(*Code of Federal Regulations*,CFR)的第 21 篇(简称 21CFR)中第 50 节关于人类受试者保护和第 56 节关于 IRB 的要求。

传统临床试验研究方案需要接受充分的医学伦理审查,RWS 也不例外。根据我国《药物临床试验质量管理规范》和《涉及人的生命科学和医学研究伦理审查办法》等相关法律法规,以及国际医学伦理共识和指南,建议在制定 RWS 的研究方案中关于 RWD 资源的伦理要求时应考虑如下框架内容:研究目的、公平选择研究对象、特殊保护的风险控制、记录和报告、个人数据的隐私和保密。

四、真实世界研究统计分析策略的制定原则

(一) 预先制订统计分析计划

大多数基于研究型数据库的研究在研究开始时,数据的收集和记录已经完成。因此,研究过程中容易发生事后分析(post hoc analysis),即根据数据本身的特点和结果制定研究假设进行统计分析的现象。统计分析计划(statistical analysis plan,SAP)的事先制订和公开,有利于避免事后分析可能引起的假阳性结果,减少选择性报告偏倚,增加研究流程透明度和研究结果的可信度。故在研究开始前,预先确定研究假设及提前制订相应的统计分析计划至关重要。统计分析计划是在定稿的研究方案基础上,由统计学专业人员起草,更全面地描述统计分析内容和实际操作细节的一个独立性技术文件。在事先制订的统计分析计划中,应当全面、详细地描述主要结局指标、次要结局指标以及其他数据的具体分析方法和表达方式。特别需要强调,统计分析计划的制订应由研究的设计者、统计分析师以及临床医生共同完成。

(二) 研究的统计分析策略

相比 RCT,基于回顾性数据库的研究更容易产生偏倚,常见的偏倚类型包括选择偏倚、信息偏倚和混杂偏倚。如何利用统计手段尽可能减小偏倚的影响,是这类研究统计分析的核心。RWS 具体的

偏倚类型、产生原因和规避措施详见表 20-3。

表 20-3　RWS 中涉及的偏倚类型和控制措施

偏倚分类	具体偏倚名称	偏倚产生原因	控制措施
选择偏倚	入院率偏倚（admission rate bias）	是指利用住院患者或者门诊就诊患者作为研究对象时，不同医院患者在疾病严重程度、处方分配比例等方面均存在差异，可能导致研究结果产生的偏倚。	在使用数据库开展研究时，需在设计阶段考虑所使用的数据库所纳入的人群对源人群的代表性。
	现患病例-新发病例偏倚（prevalence bias）	在基于数据库开展的研究中，没有区分现患病例和新发病例。	采用新发病例或新用药者设计。
	幸存者偏倚（survivor bias）	现用药者只反映那些可以耐受治疗，并且极有可能是治疗有效的人群。	纳入几种不同的比较组（如新用药者、现用药者和既往用药者等），并比较各组内观察到的潜在偏倚的差别。
	健康使用者偏倚（healthy user bias）	具有某些健康行为的患者也倾向于依从其他健康行为（有效的药物治疗、饮食、体力活动等）。	定义研究对象纳入标准时，参考患者入组前的依从性。
	特发性偏倚（protopathic bias）	由疾病或其他结局事件的基线表现导致某种特别疗法或暴露开始、停止或改变，即因果倒置。	在研究设计阶段，应尽最大可能从整体上理解与疾病进展相关的病理生理学机制；通过敏感性分析探索因果倒置的可能性。
	恒定时间偏倚（immortal time bias）	随访开始之后再对暴露进行分组，或按照随访开始之后所获得的信息纳入某些研究对象。	采用新用药者设计；纳入和排除标准的实施完全基于随访开始之前（基线）所获取的信息。
	检出症候偏倚（detection signal bias）	在疾病和暴露之外存在一个症候因素（即一种临床症状或体征，这种症状或体征不是疾病的危险因素），使得人们去就诊，从而提高了早期病例的检出率，致使过高地估计了暴露程度，因而发生了系统误差，最终可能得出该症候因素与该疾病有联系的错误结论。	延长收集病例的时间，使其超过由早期向中、晚期发生的时间，则检出病例中暴露者的比例会趋于正常。
信息偏倚	难以测量的时间偏倚（immeasurable time bias）	药物暴露的时间无法准确测量或被记录。	尽可能收集全面的药物暴露信息。
	回忆偏倚（recall bias）	患者对过去经历的暴露或其他相关事件的回忆不准确。	避免对过去较长时间之前经历的暴露或事件的调查；慎用经回忆获得的变量。
	调查员偏倚（interviewer bias）	调查员倾向性地诱导患者回答以支持其预先的假设。	充分培训调查员，防止先入为主的观念。
	观察者偏倚（observer bias）	根据预先知道的暴露分组情况而对结果作出主观判断。	针对需要主观判断的结局，尽量使调查员处于盲态，使其不了解患者的暴露分组情况。
	测量偏倚（measurement bias）	调查员对研究变量和数据进行测量时产生的偏倚，如仪器未校正、操作不规范、调查方法不统一等。	设置严格的调查和操作流程；充分培训调查员。

续表

偏倚分类	具体偏倚名称	偏倚产生原因	控制措施
混杂偏倚	指示混杂（confounding by indication）	医生对所研究的暴露药物处方的应用方式与患者表现的指征相关，从而产生偏倚。	在设计阶段处理混杂：新用药者设计；重视收集额外的协变量信息，对可能影响结局的变量进行充分的测量和模拟；在分析阶段处理混杂（分层、倾向性评分、敏感性分析）。
	残余混杂（residual confounding）	暴露组和对照组的某些特征不可比；暴露组和对照组的数据收集过程存在差异或研究对象代表不同的源人群。	充分考虑暴露组和对照组源人群特征，尽量控制相关因素；合适情况下可利用工具变量、断点回归等方法减少残余混杂。

1. **研究人群选择偏倚的评估**　选择偏倚是指选入分析的研究对象与未选入者在某些特征上存在差异而引起的系统误差。常见的选择偏倚包括：入院率偏倚（如研究对象是某个医院的某类疾病的患者，而非全体目标人群的一个随机样本）、现患病例-新发病例偏倚（存活者的疾病可能改变原有的一些暴露特征）和检出症候偏倚（某因素不是病因，但有该因素的患者容易出现某种症状从而去就医，因此提高了所关注的结局疾病的早期检出率）（见表 20-3）。如何避免研究人群的选择偏倚是研究设计中的重要问题。为了保证研究结果的外推性，在统计分析中常常需要提供以下方面的信息来帮助评估研究人群是否存在一定的选择偏倚：①通过提供相应研究对象的筛选流程图，说明研究过程中如何从原有数据库中根据纳入和排除标准逐步筛选出合格的分析对象，给出原始数据库的样本量、每一个步骤排除的研究对象数目、相应的排除原因以及最后纳入分析的研究对象样本量；②描述研究人群的基线特征，按暴露因素或干预方案分组并详细描述患者的基线特征；③纳入患者和排除患者的基线特征对比。

2. **研究中主要因素的信息偏倚**　信息偏倚是指在收集整理信息过程中由测量相关变量的方法的缺陷造成的系统误差，例如测量仪器不够精确或医生诊断水平不同等原因造成的测量结果偏差。针对这类偏倚，在很多数据库的研究中，可以提取相同因素的重复测量信息，用以评估重要因素的测量误差或个体变异程度，如回归稀释比例（regression dilution ratio，RDR）；也可以利用 RDR 进行校正，从而减小测量误差（或个体变异程度）对研究结果的影响。注意：数据库中提取的暴露因素可能来源于不同的数据源，对观察对象重复测量的因素可能是在不同的时间点进行测量的，故研究中需要尽可能地收集重要因素，特别是暴露因素的测量方法、采用的仪器设备或试剂等，以评估仪器或检测手段对重要因素的信息偏倚影响。

3. **针对混杂因素的统计分析方法**　与 RCT 的统计分析不同，大多数 RWS 没有实施随机分组（pRCT 除外），通常需要制定详细的分析策略来减小或控制混杂因素造成的偏倚。建议描述研究中的重要因素，如描述和比较暴露组与非暴露组之间的已知混杂因素，若发现组间不均衡的协变量，应把它们作为潜在的混杂因素调整集的重要组成部分。

测量混杂因素的传统统计分析方法有分层分析、配对分析、协方差分析和多因素分析，非传统的方法主要有匹配法、倾向性评分法及疾病风险评分法（disease risk score，DRS）等。将倾向性评分相同或相近的研究对象在不同的组间进行匹配，组间各特征变量的分布均衡，从而使得不同组之间混杂因素的不均衡性对研究结果的干扰被抵消，这种方法为倾向性评分匹配法。将倾向性评分直接作为一个新的协变量进行模型校正，即在回归分析模型中，以结局变量为应变量，以分组变量为自变量，倾向性评分作为唯一一协变量来构建模型，估计组间效应，即为倾向性评分校正法。倾向性评分也可以作为分层变量，将受试者按照倾向性评分的大小分为若干区间，视区间为层，进行分层分析。

与倾向性评分法类似，疾病风险评分法也可用于分层、匹配或者直接作为连续型协变量与干预因素一起纳入模型。但疾病风险评分法与倾向性评分法的不同之处在于，倾向性评分法用于平衡组间干预倾向,而疾病风险评分法用于估计研究对象在特定协变量和假定无干预的条件下,发生某种结局的概率。虽然倾向平衡和预后平衡都足以消除已测量混杂因素造成的偏差,但在使用倾向性评分法和疾病风险评分法进行混杂控制时,可以估计的两种因果效应类型和因果推断的必要假设都存在显著差异。

在统计分析计划中应预先制定和选取合适的统计分析模型。这不仅包括传统的分析方法,如多变量回归模型法,也有越来越多的因果推断模型在应用和完善中,可以通过本书后的"推荐阅读"或其他途径探索每种分析方法的研究假设和具体实施细则。

4. 研究变量的选择　如前所述,基于数据库的治疗效果评价研究中,大多为观察性研究的统计分析。这类研究容易受到混杂因素的影响,故其统计分析过程中,如何根据实际情况选择混杂因素集是控制混杂因素影响的关键步骤。一般情况下有以下几种变量选择策略:①基于已知的治疗方式(或暴露因素)与结局的相关背景知识选择混杂因素集并予以调整;②通过分组变量的组间基线差异识别可能对暴露和/或结局有影响的混杂因素集;③依靠统计学自动高维迭代或机器学习的算法进行变量选择(②和③所获得的均为数据驱动的混杂因素集);④将前几种方法结合起来使用。建议研究者在进行统计分析的设计和执行时,明确变量选择的方案,描述关键的协变量的相关信息,明确基于背景知识或经验的影响因素集,描述变量选择的算法及其依据,并分析变量选择方案可能对结果产生的潜在影响。

5. 缺失数据的处理　在基于回顾性数据库的研究中,缺失数据的现象普遍存在。其缺失数据问题的处理方法与临床试验中的处理方法一致。通常,合理选择缺失数据的处理方法需要基于对变量缺失机制(即完全随机缺失、随机缺失或非随机缺失)的判断。常见缺失数据的分析方法包括基于完整数据集的分析、插值填补法(单一填补或多重填补)或使用不要求完整数据集的分析方法(如基于似然比的方法)。随着临床试验中对于缺失数据处理的方法学和指南逐步完善,这些统计分析方法已经被广泛用于临床研究中。

6. 敏感性分析　在基于数据库的治疗结局评价研究中,敏感性分析是评估研究结果稳健性的重要手段。对于研究中因素(暴露或结局)定义、分析人群或模型假设(如线性关系的假设)等因素对结果的影响,均可以通过相应的敏感性分析进行评估。常见的敏感性分析的内容包括:①暴露因素的不同定义方式(连续或分类);②不确定的混杂因素的影响;③分析数据集的研究人群是否存在选择偏倚;④研究结局的定义;⑤多种不同的研究设计;⑥不同的统计分析方法;⑦不同的缺失数据处理方法;⑧不同来源数据库的数据质量对结果的影响(包括矛盾数据的处理方法等);⑨模型中采用的不同的数学函数形式(如非线性模型);⑩违背模型假设时可能产生的影响(如传统生存分析模型显示不符合比例风险假定时,建议采用时依性 Cox 回归模型的结果)。

第三节　真实世界证据

一、真实世界证据的"真实性"的评价方法

美国于 2016 年出台的《21 世纪治愈法案》和《处方药使用者付费法案》(*Prescription Drug User Fee Act*,PDUFA)中要求美国 FDA 探索 RWE 的使用,并明确何时可以使用 RWE 来支持监管决策。研究学者和监管机构再次将任务聚焦到 RWE 如何在辅助监管决策制定中发挥更大的作用。2018年,美国 FDA 发布了其 RWE 实践框架指南,旨在规范 RWE 的研究设计和实施,并探索其在医疗监管决策制定中的作用。为此,2018 年美国 FDA 同时资助了两个项目:一个是 RCT 复制项目(RCT DUPLICATE),旨在利用非随机化的 RWS 模拟 30 个与监管决策有关的 RCT 的结果。这些 RWS 在遵循一致性、透明化和可重复性原则的条件下尽可能地与相应 RCT 的纳入和排除标准及统计分析策略保持一致。另外一项是面向监管批准和疾病认知的观察性患者证据项目(OPERAND),OPERAND

项目由 MRCT（多区域临床试验）中心和 OptumLabs 提出，并召集了技术专家小组，成员包括来自企业、学术界和监管机构的主要利益相关者。OPERAND 项目旨在利用 RWE，特别是医保数据和 EHR 数据来模拟 2 个Ⅲ期临床试验，以了解研究设计、统计分析和决策的变异来源。

RCT DUPLICATE 项目旨在评估 RWS 和 RCT 的疗效比较结果是否存在差异，如若存在差异，进一步探索差异的大小以及产生的原因，以便于充分考虑潜在的相关因素，帮助决定 RWE 是否可以用来支持监管决策。其评估内容主要包括以下三部分：①确定在新药审批以及药品上市后适应证扩展环节，RWE 是否可以补充作为金标准的 RCT 以及如何起到充分补充作用；②初步探讨何种类型的临床问题可以利用 RWD 进行分析，以及如何利用 RWD 进行相关研究设计和统计分析，进而协助美国 FDA 继续制定在监管决策中使用 RWE 的标准，即确定 RWD 在何种使用条件下可为新药安全性和有效性评估提供证据补充；③规范 RWS 研究流程步骤及相关统计分析策略的建立。

RCT DUPLICATE 项目的主要研究内容为基于 RWD 分析，通过标准化、透明化、规范化、合理化的研究设计，产生 RWE，并与选取的相应 RCT 结果进行比较，为 RWD 的使用建立经验证据基础，具体包括 4 个子项目：①模拟已经完成的Ⅲ/Ⅳ期 RCT；②预测正在进行的Ⅳ期 RCT 的研究结果；③模拟以心血管事件为研究结局的 RCT（包括已完成的和未完成的 RCT）；④其他试验的模拟验证。项目组于 2021 年报告了前 10 个 RWE 模拟研究的结果，评估了抗糖尿病药或抗血小板药的心血管结局，以探讨控制试验中随机化处理偏倚的问题和方法。

这些模拟 RCT 的项目都是为了更好地了解效力-效果差距的来源以及如何弥合差异，进而增强 RWE 的可信度，促进 RWD 在药品全生命周期监管中的应用，节省研发过程中的时间成本，补充 RCT 未能实现的证据需求（如关于罕见病、扩大适应证和药物远期安全性等方面的证据需求），从而提高监管决策效率。这些项目执行时遵照国际药物流行病学学会（International Society for Pharmacoepidemiology，ISPE）和国际药物经济学与结果研究学会（International Society for Pharmacoeconomics and Outcomes Research，ISPOR）联合发布的 RWS 倡议，保证透明度最大化。基于上述一系列 RWE 模拟研究和众多研究团队的探索经验，针对如何开展高质量 RWS，总结归纳出如下三个关键点。

（一）提高数据质量

美国 FDA 框架强调了评估 RWD 适用性，包括数据可靠性和相关性的必要性。与 RCT 的数据来源相比，RWD 包括医保数据、EHR 数据、登记信息和患者生成的健康数据等，在其内部之间具有显著的异质性。基于 RWD 开展的研究是对数据的二次使用，在进行有效的统计分析之前，通常需要利用复杂的和非标准化的方法在不同阶段对数据进行清理、转换和关联。

（二）选择合适的研究设计

根据药物的适应证和所研究的结局选择合适的 RWD 来源。医保数据库和 EHR 是目前 RWS 最常见的数据源，RCT DUPLICATE 项目中的 RWS 大多数是基于医保数据库开展的。这两类数据中包含的主要信息都涵盖了医疗诊断的具体日期、流程和药物使用记录，但它们基于完全不同的记录目的。如详细的药物信息可以在药房索赔数据库中获得，比如具体的用药时间、在此期间的换药情况、药物的种类及剂量等；而 EHR 相较于医保数据，可以获取患者的大量临床特征相关信息，如血压、血糖、血脂等实验室检查信息，但也仅限于 EHR 覆盖的特定医疗服务机构，如果患者在 EHR 系统覆盖之外的机构接受治疗，这些结局事件可能就无法获取到。故在开展 RWS 尤其是模拟 RCT 研究前，要根据筛选的 RCT 选择合适的数据源，以保证重要指标的可及性、完整度和准确性。

（三）提高研究流程透明度

由于 RWS 包括不同类型的研究设计，缺乏严格的条件控制，涉及的混杂因素以及偏倚类型更多，因此相较于传统临床试验，RWS 结果更容易受到混杂和偏倚的影响，导致研究结果偏离真实情况。特别是当主观因素影响数据分析过程，或者是采用数据挖掘等方法时，更容易得出错误的结论，误导决策。因此，推动 RWS 透明化至关重要。

　　研究方案的预注册和发表、事先制订并公开统计分析计划、事先制订数据清理方案、规范报告研究结果、正确解读 RWS 研究结果和数据共享是 RWS 透明化的几个关键环节。美国 FDA 于 2018 年 12 月发布的 RWE 实践框架强调了目前 RWD 在证据生成中的应用以及用于监管决策的 RWD、RWE 评估框架。ISPE-ISPOR 联合工作组包括来自主要利益相关方的全球代表，目的是为 RWS 创建一个统一的方案模板，评估治疗效果，为决策制定提供有效信息。该工作组目前已发布了两篇报告，均着重指出了研究设计和流程实施的透明度等关键方面，以促进 RWE 研究的可重复性，旨在提高在医疗保健决策中使用 RWE 的信心。

　　为提高透明度，诸多专业协会、监管机构和卫生技术评估机构也发布了用于分析 RWD 的实践指南和报告清单，其中 ISPOR、ISPE、FDA（美国）、EMA、欧洲药物流行病学和药物警戒中心网络（European Network of Centres for Pharmacoepidemiology and Pharmacovigilance，ENCePP）和欧洲卫生技术评估网络（European Network for Health Technology Assessment，EUnetHTA）均发布了关于使用 RWD 产生 RWE 的实践的指导文件。

　　此外，为改善报告质量，现已针对不同研究设计和内容制定了相应的报告指南。临床试验报告统一标准（《CONSORT 声明》）的主要目的是提高报告和解释临床试验结果的透明度和准确性，详见第十九章第五节。pRCT 报告规范作为《CONSORT 声明》的一个特殊扩展，提出了对 8 个条目（条目 2~4、6、7、11、13 和 21）的补充要求，涉及包括背景、研究对象、干预、结局、样本量、盲法、研究对象流程图和实用性等方面，在报告、评价和应用实效性试验方面帮助编辑、系统评价者、试验设计者和决策者评估实效性试验报告中的信息，帮助判定其结论是否适用以及干预措施是否可行、可否被接受。

　　加强观察性流行病学研究报告（Strengthening the Reporting of Observational Studies in Epidemiology，STROBE）声明是为提高观察性研究报告的透明度而制定的，已被主流医学期刊广泛认可和接受，并且有研究发现在文章撰写过程中遵照 STROBE 声明确实能提高研究报告的质量。尽管 STROBE 声明可应用于所有观察性研究，但该声明尚未提及使用常规收集的数据开展研究时在报告中涉及的特有问题。使用常规收集卫生数据开展观察性研究的报告（Reporting of studies Conducted using Observational Routinely-collected Data，RECORD）规范可填补该空缺。RECORD 规范是 STROBE 声明的扩展版，可用来提出针对使用常规收集的卫生数据开展观察性研究有关报告的条件要求。RECORD 清单扩展了包括标题、摘要、前言、方法、结果、讨论和其他内容等需要在此类研究报告中包含的 13 个条目。RECORD 规范是为作者、期刊编辑、同行评议者和其他利益相关者制定的，旨在提高使用常规收集的卫生数据进行研究的报告的透明度和完整性。该规范还给出每条 RECORD 清单条目良好的报告实例，具体内容详见其官网。

　　此外，还专门制定了针对规范药物流行病学研究的 RECORD 扩展版本（RECORD statement for pharmacoepidemiology，RECORD-PE），RECORD-PE 规范仅用于报告使用常规收集的医疗卫生数据开展的药物流行病学研究。此类研究包括药物使用研究、药物有效性和安全性研究或用于临床实践中的药物洗脱装置（如药物洗脱支架）的相关研究。

　　RECORD-PE 规范代表的是最低的报告要求，并补充了最新且全面的方法学和报告条目，旨在使药物流行病学研究更具有可重复性。该清单由 15 个新增条目组成，其中 13 个条目重点关注方法学部分。因为该清单是 RECORD 规范的扩展，又是现有 STROBE 声明条目的扩展，有关药物流行病学特定条目的编排与 STROBE 声明和 RECORD 规范清单条目一致。另外，RECORD-PE 规范也可以指导作者提高报告的透明度，并帮助读者了解研究的优势和潜在的局限性。

（四）真实世界证据的"真实性"判断标准

　　RCT DUPLICATE 项目组预先制定了两个一致性度量指标来判断 RWE 的真实性（即 RCT 结果与 RWE 研究结果之间差异的大小）：①监管一致性（regulatory agreement，RA）；②估计值一致性（estimate agreement，EA）。此外，项目组还通过计算 RCT 和 RWE 研究结果效应估计值之间的标准化差异（standardized difference，SD）来进行假设检验并评估结果是否存在差异。

1. 监管一致性　监管一致性的定义为 RWE 研究模拟 RCT 结果的方向和统计学显著性的能力。例如,模拟一个优效性 RCT 的 RWE 研究结果也应该是优效的。对于非劣效性 RCT,监管一致性要求 RWE 研究显示的非劣效性应使用与 RCT 相同的界值。对于结果阴性的 RCT,RWE 研究结果也应该显示无显著性差异。监管一致性衡量的是 RWE 在多大程度上可以提供与 RCT 相同的监管决策证据,这适用于典型的监管决策规则。

通常,当 RCT 显示出强有力的证据拒绝零假设(P 值 <0.01)时,RWE 研究与 RCT 研究之间的一致性更可信,所以将根据 P 值的不同分层(<0.01、0.01~0.05 和 >0.05)来进行敏感性分析以评估监管一致性。一般来说,当 RCT 没有显示试验组间结局具有显著性差异(P 值 >0.05)时,RWE 研究与 RCT 出现监管一致性的差异由偶然性导致的可能性最高。

2. 估计值一致性　因为 RWE 研究可能比相应的 RCT 具有更高的功效,会出现 RCT 结果没有统计学显著性而 RWE 研究结果有统计学显著性的情况。在这种情况下,即使 RWE 研究和 RCT 的估计值是接近的,也不满足监管一致性。例如,如果 RCT 报告的 HR=0.85,95%CI 为 0.71~1.02,RWE 研究的 HR=0.85,95%CI 为 0.73~0.99,在这种情况下,尽管二者的估计值一致,但根据 CI 结果项目组还是会得出 RWE 研究没有与 RCT 达到监管一致性的结论。

鉴于此,项目组又制定了一个次要指标,即估计值一致性,定义为当 RWE 研究的治疗效果估计值处于 RCT 治疗效力估计值的 95%CI 内,即满足估计值的一致性。项目组将这个标准建立在 RCT 的 95%CI 基础上,是因为这些 RCT 通常都具有相似的统计功效(80%~90%),因此 95%CI 的宽度将处于一个适当的范围内。假设 RWE 的估计没有偏倚,估计值一致性的概率仅取决于 RCT 和 RWE 研究之间的方差比率。当方差相等时,RWE 研究的无偏估计值有 83% 的概率会达到与 RCT 估计值的一致性。作为敏感性分析,研究会按照 70%CI 来确定估计值一致性。

3. 标准化差异　除了上述评价模拟研究的两种一致性度量指标,项目组还利用效应估计值和 CI 的散点图以及 SD 来探讨所有 RWE 模拟结果和相应 RCT 结果之间差异的大小和方向。计算公式如下:

$$Z = \frac{\hat{\theta}_{\mathrm{RWE}} - \hat{\theta}_{\mathrm{RCT}}}{\sqrt{\hat{\sigma}_{\mathrm{RWE}}^2 + \hat{\sigma}_{\mathrm{RCT}}^2}} \qquad 式(20\text{-}1)$$

式中,$\hat{\theta}_{\mathrm{RWE}}$ 表示治疗效果的估计值,最常见的是对数风险比;$\hat{\sigma}_{\mathrm{RWE}}^2$ 是估计值的方差。这一分析可以更好地理解治疗效果估计值的一致性以及导致估计值差异的因素。通过对 RWE 和 RCT 结果之间的差异进行假设检验,也可以在 SD 即 Z 值基础上产生关于一致性的二元判定。假设 I 型错误水平为 0.05,且 RWE 和 RCT 结果都基于大样本,$|Z|$>1.96 时则拒绝无差异的原假设。

二、真实世界证据的应用场景

(一) 罕见疾病药物

RWD 具有覆盖人群广泛、研究周期短、对资源及成本要求相对较低等优势,可为开展罕见病药品上市前临床评价提供重要的数据支持。因此常利用 RWE 支持罕见病药物的上市审评。罕见病自然史研究旨在追踪疾病的进展和结局,是获取 RWE 的重要方式。

2016 年 9 月,国家"精准医学研究"重点专项"罕见病临床队列研究"主要针对罕见病发病率低、随访困难等科研瓶颈,开展 50 种总计 5 万例以上的罕见病注册登记及相应的队列研究,全面了解罕见病的流行病学及遗传特点,阐释疾病发病机制,创新临床服务模式,为支持罕见病用药研发等转化医学研究奠定基础,弥补了罕见病自然史研究的不足,为获得 RWE 奠定了数据基础。

2019 年 3 月,美国 FDA 发布了《罕见疾病药物开发中疾病自然史研究指导原则》,以帮助指导自然史研究的设计和实施,可用于支持针对罕见病的安全有效药物和生物制品的开发。2020 年 1 月,我国国家药品监督管理局(National Medical Products Administration,NMPA)药品审评中心发布《真实世界证据支持药物研发与审评的指导原则(试行)》,明确针对某些罕见病的临床试验,可以考虑

"以自然疾病队列形成的真实世界数据作为外部对照的基础",表明我国已开始将 RWE 纳入国家政策制订的衡量指标,支持在实际应用中利用 RWS 结果进行药物监管决策。

（二）抗肿瘤药

对罕见病和癌症治疗药品,采用灵活、创新的研究设计可大大降低临床研究的难度,这促使越来越多的制药企业开始资助开展 RWS。

我国也已开展了多项全国性的注册 RWS。例如,由我国国家癌症中心发起的肿瘤登记项目覆盖全国,可通过登记数据分析肿瘤发病率、死亡率及患者的生存率情况,是恶性肿瘤相关研究工作的基础。在全国范围内开展大规模的病例资料收集和患者随访工作具有相当大的挑战性,其中的数据采集过程中将面临没有稳定的登记人员、需对相关工作人员进行培训、数据质量参差不齐、缺乏多学科团队机制等问题,需有很好的技术力量支持,包括提供大数据平台的企业或机构、数据统计分析的专业人才等。

（三）疫苗

疫苗保护率主要是通过比较接种与未接种疫苗的两个相似人群中感染和相关疾病的发生率,得到疫苗预防感染或疾病的比例。疫苗临床试验包括四期,在完成Ⅲ期临床试验后,如达到预期效果,即可申请注册上市;Ⅳ期临床试验则是在疫苗注册上市后对疫苗实际应用人群的安全性和有效性进行综合评价,但是在真实世界的医疗实践中存在一定适用性问题。

近年来,国外一些发达国家逐渐通过 RWD 获取 RWE,将其作为评价疫苗安全性和有效性的工具。通过 RWE 能够更加有效地评价疫苗的安全性和有效性,改变其上市后的监管模式,能够使监管部门有计划地实施主动监察。2019 年,美国 FDA 发布《使用真实世界数据和真实世界证据向 FDA 递交药物和生物制品资料》,将 RWE 用于生物制品研发及监管决策。2020 年 1 月,我国国家药品监督管理局发布《真实世界证据支持药物研发与审评的指导原则(试行)》。该指导原则主要用于支持药物监管决策、以临床人群为研究对象的 RWS,个别情形下也会涉及更广泛的自然人群,如疫苗等预防用生物制品涉及的健康人群。

RWS 也为疫苗安全性的连续性监测研究提供了路径。RWS 更贴近真实的诊疗环境,能够纳入很多临床 RCT 无法纳入的人群(如儿童、老人、患有其他基础疾病的患者等),能够获得在复杂未知条件下发生的不良事件信息,也能获得一些迟发的安全性事件信息。

（四）器械

以美国 FDA 为代表的全球药品监管机构对 RWD 的重视极大推动了药械领域 RWS 的快速发展。例如,美国 FDA 从 2000 年起,逐步建立了相关 RWE 体系用于药械审评和上市后监管,包括建立 Sentinel 系统,用于上市医疗产品的安全性监测与评价;发布 RWE 在药械监管中的多项规范,如《真实世界证据计划的框架》《使用真实世界证据以支持医疗器械监管决策》等。

我国目前基于 RWE 获批产品主要集中在医疗器械。迄今有两项产品/系统获得 NMPA 的批准。2020 年 3 月 26 日,"青光眼引流管"成为国内首个通过使用 RWD 获批的产品。由于试验的终点客观、完整性好,易在临床实践中收集,临床 RWD 为注册提供了扎实的种族差异评价证据。2021 年 1 月 26 日,NMPA 批准了某飞秒激光眼科治疗系统。一项前瞻性、单组、观察性临床研究的结果为评价该治疗系统在实际临床诊疗中的效果起到了关键作用。

RWE 在药械上市前评价与监管中的应用还处在早期。如何基于不同类别 RWD 和不同研究设计得到的 RWE 来评估药械的临床价值并形成最终决策,仍处于探索阶段。

三、真实世界证据的应用价值

面对 RWD、RWE 应用需求的日益增大,多个国家及地区的监管机构都已开展了相关讨论,出台了法规政策和框架文件,从监管层面鼓励深入挖掘医疗大数据,创新研发模式,加速药品研发,服务监管决策,评价医药产品的安全性和有效性。

医药领域的 RWS 与人类生命健康息息相关,以临床问题为导向,涉及疾病的病因、诊断、治疗、预后以及临床预测模型等各个方面,其中任何一个环节问题的解决和改善都将大大提高患者的生活质量和健康水平。在药品研究中,RWS 同样发挥着重要作用,尤其是药品上市后的监管问题。RWS 可为药品注册上市提供安全性和有效性证据,为上市后再评价提供补充材料,可发现早期药物警戒的信号,还可开展药品经济学研究,了解社会医药资源的配置和利用效率。

(一) RWE 在药械上市前临床评价中具有多方面的重要潜质

1. 辅助临床试验设计　RWE 可用于辅助临床试验设计的多个方面,包括:基于 RWE 形成的研究假设,可为进一步的临床试验提供假设依据;作为贝叶斯临床试验设计中的先验历史对照,为医疗器械临床试验提供先验信息;利用 RWE 明确潜在的研究人群,预先识别符合纳入标准的患者,辅助研究人群招募。

2. 确定干预的目标疾病人群　RWE 可用于早期的药物发现和开发,通过确定在人群中构成重大负担的疾病或适应证,促进产品开发。美国国立卫生研究院已经使用 EHR 来支持患者需求的区分,并且在进行试验之前对患者群体进行特征描述,使 NIH 能够更好地设计试验,加速创新干预措施应用于有特定需求的患者亚组的测试阶段。

(二) RWE 辅助药品上市后管理、支持临床决策及卫生政策

药品在上市后仍要开展系列研究以满足不同的政策要求和解决临床实践问题。从药品监管角度出发,有必要对上市后药品进行进一步监测和评价,解决上市前临床研究未充分解决的问题,明确药品的实际使用效果,评估药品罕见或非预期的严重不良反应及长期安全性等。从临床决策角度出发,可评估药品在不同人群中的实际治疗效果及差异,比较其与其他药品的效果、药品使用的依从性、药品可能存在的危害及其风险-获益等。

一旦医药产品获批上市,监管机构会持续监测真实世界患者使用情况,以持续判断药械的风险-效益情况。在这个阶段可通过大范围收集患者使用情况,开展真实世界中安全性、有效性监测,对产品进行全生命周期管理。主要包括以下 7 个方面:①上市后早期效果评价;②批准已上市产品的新适应证或已有适应证修改;③RWD 可为单臂试验提供外部对照;④加速国外已上市的亟需药械在中国的注册审批;⑤上市后长期研究,提升药物警戒能力;⑥支持临床决策及卫生政策;⑦未来治疗方法的发展。

(三) RWE 在中医药领域的突出表现

中医学一直是以发生疾病的人体(而非人体发生的疾病)作为研究对象。人体本身就是一个复杂系统,与真实世界特性相似,需要多维度考量。现阶段中药的使用多源于临床经验的总结,从本质上来说,中药干预措施就是从 RWD 中诞生的 RWE,只不过这类 RWE 并未经过系统严格的评估,中间可能杂糅大量的混杂因素。传统 RCT 提供的有效性及安全性证据,其适用性在真实医疗实践中也会出现不同程度的降低,在中医药临床研究中则体现得更为明显。

辨证论治是中医药个体化诊疗取得疗效的保证,每个患者的情况皆有不同,中医会依据经验和病证对处方自行酌情增减。中药药性的特殊性导致其很难阐明药理机制。把中医诊疗方法和药剂配伍等 RWE 作为中医药药物审查的证据或补充证据,将有效促进我国传统中医药的快速发展。

RWE 在中医药领域的应用有 9 个适用场景:①中药安全性评价;②明确中医药的临床定位和作用规律;③非药物疗法的效果评价;④"治未病"技术的评价;⑤以终点事件为指标的研究;⑥中西药相互作用的评价;⑦支持 RCT 优化设计;⑧中药新药研发;⑨中药上市后临床再评价。

(四) RWE 在药物经济学中的应用价值

药品经济性研究可以了解社会医药资源的配置和利用效率,以保证有限药品发挥最大效用。RWS 中也有很多关于药品经济性的研究,采用的研究方法大多与常规药物经济学方法本质是一样的,核心依然是围绕成本开展成本-效果、成本-效益、成本-效用、最小成本等分析。

由于 RWD 来源于现实的医疗环境,相比传统 RCT 数据,基于 RWD 开展的药物经济学评价能够

反映更接近实际的情况,为医疗决策者提供更加真实的证据作为参考依据。但鉴于 RWD 仍存在数据质量难以保证、混杂因素较多等局限性,故使用其进行药物经济学评价时,需要注意采用适宜的统计学方法消除偏倚,从而发挥 RWD 的优势。

药品全生命周期的研究、评价与决策本身是一个复杂的体系。药品监督管理和临床决策的多样性使新药在上市后仍面临众多未解决的问题。尽管 RWS 为解决这些问题提供了重要信息和有效手段,但其自身也是一个复杂多样的方法体系。决策环境的差异、问题的复杂性和方法的多样性在很大程度上可能导致 RWE 的产生和使用存在挑战。

因此,应参考最新的 RWS 实施指南和报告规范,增强 RWS 的科学性和透明性,保障最大限度发挥 RWE 的价值和作用;还要最大限度地降低来自伦理方面的风险,受试者权益保护仍是 RWE 的核心。对于 RWS 实施时其他的潜在问题,例如,实施过程中存在主观恶意干预临床诊疗方案,或恶意篡改数据而可能造成患者损害和结论错误的行为等,应该建立完善惩罚机制,明确惩罚的具体措施。

RWS 是以临床需求为导向的科学研究模式,可为新药研发提供策略,为上市后监管提供依据,改善医疗服务,最大限度实现以服务患者为目的,将成为今后科研发展的必然趋势。在科学认识其价值的基础上,要进一步探索构建基于 RWE 的医药产品及卫生政策科学决策体系,促进法律和相关制度的完善以及监管部门与行业思想观念和技术的提高,从而更好地保证医疗服务可及、安全、有效、经济。

(孙　凤)

思考题

1. 真实世界研究是否就是观察性研究?
2. 简述真实世界研究数据的主要来源。
3. 简述基于数据库的回顾性研究设计要点与注意事项。
4. 真实世界证据的"真实性"判断标准有哪些?
5. 开展高质量真实世界研究的三个关键点是什么?

第二十一章
注册登记研究

　　注册登记研究（registry study）是指一个有组织的系统，为达到一种或更多预定的科学、临床或政策目的，利用观察性研究方法收集统一的数据（临床或其他的）来评估某一特定疾病、状况或暴露人群的特定结局的研究。注册登记研究根据起始观察对象的不同，主要分为疾病注册登记（disease registry）、产品注册登记（product registry）、医疗保健服务注册登记（health services registry）。注册登记研究通过恰当的设计和实施，可以作为临床实践、患者转归、安全性和疗效比较的真实写照。本章首先概述注册登记研究的定义、类型、用途与特征，进一步介绍具体的策划，最后讨论设计和实施的注意要点。

第一节　概　　述

　　循证医学强调证据分级，在评价干预措施的效果时，"最佳证据"主要来自随机对照试验（RCT）及其系统综述和 Meta 分析。但经典的 RCT，如新药的Ⅱ期、Ⅲ期临床试验，侧重在理论疗效（efficacy）的评价，临床实际效果（effectiveness）的评价仍需要上市后研究加以补充。因此，近些年来实效研究（outcome research）、疗效比较研究（comparative effectiveness research，CER）相继问世。尤其在 2016 年之后，利用真实世界数据（RWD）通过恰当的设计和分析产生真实世界证据（RWE）开始用于药物的研发和审评，成为学术界、工业界和监管机构当前共同关注的话题。注册登记研究作为真实世界证据的重要来源之一，也受到临床研究者的高度关注。

一、注册登记研究的定义

　　1974 年，世界卫生组织发布的《卫生信息系统中注册登记的现状和未来》报告中提出，"注册登记"（registry）最简单的概念为"由不同的具有唯一性的条目所组成的一组清单"，例如，学校注册登记就是特定期间在校学生的名录。世界各国都有出生和死亡登记，后来又陆续发展出疾病登记。美国医疗服务质量管理局（AHRQ）将注册登记研究定义为"一个有组织的系统，为达到一种或更多预定的科学、临床或政策目的，利用观察性研究方法收集统一的数据来评估某一特定疾病、特定健康状况或暴露人群的特定结局"；我国国家药品监督管理局（NMPA）2020 年发布的《真实世界证据支持药物研发与审评的指导原则（试行）》中提出："病例登记根据一个或多个预定的科学、临床或政策目的，使用观察性研究方法收集统一的临床和其他数据的系统，以评价特定疾病、病症或暴露人群的特定结局。"两个定义大同小异，分别对应了注册登记的动词和名词属性，但都强调有组织的系统、有明确的目的、有特定的目标数据，通过观察性研究方法收集和分析真实世界数据。

　　英国统计学家 William Farr（1807—1883）是注册登记的鼻祖，他在英国首创了人口和死亡的注册登记，并通过这些常规数据的收集和分析提出了流行病学的许多重要概念，如标化死亡率、人年、剂量-反应关系、患病率=发病率×病程等。最早的疾病注册登记可以追溯到 1856 年在挪威建立的麻风病登记；将注册登记集中引入临床医学领域是 20 世纪 40—50 年代欧美等国开展的肿瘤注册登记；随后于 20 世纪 60 年代开启了药物不良反应登记、出生缺陷登记；20 世纪 70 年代又启动了针对卒中、心血管病、慢性肾病、神经精神疾病、肾移植等特定疾病、特定医疗服务、特定人群的注册登记。通过这些注册登记,可以快速识别特定疾病的患者,提供及时的医疗服务,了解疾病的自然史,获得发病率和/或患病率数据,监测用药及其反应,评估医疗服务的效果等。

近年来,注册登记研究的数量快速增长,以临床试验注册平台(ClinicalTrials.gov)为例,该平台专门设置了患者注册登记研究类型,截至 2022 年 7 月,已经收录 9 200 余条研究记录。AHRQ 为了规范注册登记研究,于 2007 年首次发布《评估患者结局注册登记:使用者指南》,随后在 2010 年(2012 年翻译成中文出版)、2014 年和 2020 年进行了 3 次更新。第四版指南除了介绍注册登记的规划、设计、操作和分析的基础知识,还重点介绍了注册登记如何使用现有数据源,以及如何在注册登记的全生命周期中与患者协作。鉴于真实世界数据标准化和共享的重要性,第四版指南专门设立新的章节讨论通用数据元素和标准化结局测量,希望通过数据治理,解决利用现有数据源开展注册登记研究的技术问题。

二、注册登记研究的类型

注册登记研究根据起始观察对象的不同,主要分为疾病注册登记(disease registry)、产品注册登记(product registry)、医疗保健服务注册登记(health services registry)。疾病注册登记基于疾病诊断纳入观察对象,有助于深入了解疾病的自然史和临床信息,在此基础上还可以开展疗效比较研究,比较针对相同指征的不同治疗措施,作为随机对照试验的补充。产品注册登记的观察对象是使用某种产品(如药品、医疗器械)的病例,其观察侧重点在于收集某一产品上市后的详细信息,不仅可以评价其不同适应证的效果,还在不良反应监测方面起到主动监测的作用,相比常规的不良反应被动监测能获得更准确的信息。二者在研究目的、研究对象和收集信息方面的详细对比见表 21-1。医疗保健服务注册登记可以被视为产品注册登记的特例,登记纳入的观察对象是接受特定医疗保健服务(如围产保健、移植手术等)的人群,主要目的是评价医疗保健服务的质量及其对结局的影响。

表 21-1 药品注册登记与疾病注册登记的对比

比较要点	药品注册登记	疾病注册登记
研究目的	评估药品的安全性、有效性、经济性等;评估处方行为等	描述疾病自然史;确定临床实践效果;评估医疗服务质量;监测安全性
研究对象	暴露于药品的患者	患者的疾病、治疗方案、手术情况
收集的信息	药品相关详细信息(给药剂量、给药频率、给药的开始和结束时间、药品生产批次);不良事件相关详细信息	药品的相关信息可能相对简单,但要求收集患同一疾病而接受其他治疗、手术或者没有接受治疗的患者相关信息

中国国家卒中登记(China National Stroke Registry,CNSR)作为疾病注册登记的典型代表,从 2007 年启动至今,已经相继开展了三次国家卒中登记。CNSR Ⅲ(clinicaltrial.gov 网站注册号 NCT04290494)于 2015—2018 年在全国 201 家医院连续招募了缺血性卒中或短暂性脑缺血发作(TIA)患者 15 166 例,通过面对面访谈,前瞻性地使用电子数据采集系统收集临床数据,随访患者 3 个月、6 个月及 1~5 年的临床结局。这三次登记不仅描述了近些年我国卒中疾病负担及关键绩效指标的质控现状,未来还可以帮助解决卒中领域一些关键的临床问题,如:①建立基于影像标志物的缺血性卒中和 TIA 风险预测模型;②探讨 TIA 和轻型卒中"组织学"和"时间"定义对临床预后的预测价值;③探讨病因分型的中心化评估对卒中临床预后及治疗的影响;④探索隐源性卒中的病因、发病机制以及对卒中复发的影响;⑤探索新型卒中生物标志物、卒中相关基因与卒中发生及预后的相关性。

注射用丹参多酚酸盐注册登记研究(clinicaltrial.gov 网站注册号 NCT01872520)则是典型的药品注册登记。由全国 36 家二级甲等以上医疗机构参与,共收集医生处方注射用丹参多酚酸盐住院患者样本 30 180 例,是国内首个由药师主导、大规模、多中心、前瞻性的注册登记研究。该研究旨在观察真实世界中注射用丹参多酚酸盐的临床应用情况,并进一步评价其在大规模人群中不良反应的数据,明确使用注射用丹参多酚酸盐的人群特征,以指导临床合理用药。

疾病注册登记和产品注册登记的观察人群常常存在重叠,这些患者在因诊断为某种疾病进入疾病注册登记的同时,也可能因使用某种产品而被纳入产品注册登记,由此造成混淆。以慢性阻塞性肺疾病(简称慢阻肺)人群为例,其治疗常常会使用支气管扩张剂或抗生素,如果注册登记患有慢阻肺疾病的人群,则属于疾病注册登记,在此注册登记的人群中,由使用支气管扩张剂的人群构成的亚组可以被认为是一个支气管扩张剂的产品注册登记。显然,慢阻肺注册登记不会包括慢阻肺全体人群,而支气管扩张剂的注册登记也没有包括所有使用支气管扩张剂的使用者。欧洲药品管理局(EMA)为了管理和规范注册登记,提出了一个相对宽泛的"病例注册登记"概念,无论疾病注册登记还是产品注册登记,其观察对象实际上都是患某种"疾病"或者使用某种"产品"的"患者",强调任何注册登记的研究设计(包括定义患者人群和待测量的结局指标等)均应着重基于研究目的和分析计划。

三、注册登记研究的用途

1. 描述疾病的自然史　注册登记研究可以是为了评估一种疾病的自然史,包括该疾病的特征、疾病管理和治疗或不治疗的结果。例如,某地区 1 型脊髓性肌萎缩(SMA)的自然史(Natural History of Spinal Muscular Atrophy Type 1,NCT 02466529)研究就是通过开展注册登记研究,调查该地区 SMA 自然病史。该研究旨在深入了解 SMA 的临床过程和发病机制,对总体存活率、呼吸支持、喂养和营养支持进行分析,从而为患者的治疗和管理提供依据。疾病的自然史可能因不同人群或地理区域而不同,并且常常随着时间而变化,尤其在引入某种疗法之后。例如,患有罕见病(如溶酶体贮积病)的患者,在过去无法存活到二十几岁,现在则可能活到四五十岁,这种未知的自然史正是首先通过注册登记来描述的。

2. 确定临床实践效果　上市前的 RCT 由于严格的纳入和排除标准,通常样本量较小、研究对象代表性不足、随访时间有限、研究环境过于理想化,导致临床试验的结果外推受限。例如,多个心力衰竭治疗药物的上市前临床试验纳入的研究对象以白种人男性为主、平均年龄约 60 岁,然而实际的心力衰竭患者更加年长、来自不同的种族,死亡率也比参加试验的患者更高。注册登记研究连续纳入所有的心力衰竭患者,得到的数据可以用来填补这些空缺,从而满足监管机构提出的上市后要求。注册登记研究在评价长期疗效方面也具有重要的价值,例如,一些关于生长激素的注册登记从患者的儿童期开始,一直追踪到成年。

3. 测量或监测产品的安全性和危害　产品注册登记的主要用途之一就是评估真实世界药品使用的安全性和风险,因此,注册登记研究可以充当一个主动监测系统,及时检出产品非预期的或有害性事件的信号。例如,前述的注射用丹参多酚酸盐注册登记研究(NCT01872520)主要目的就是在大规模用药人群中收集不良反应/不良事件的数据。因为有分母数据,产品注册登记可以计算不良反应的发生率,通过设置对照,还可以估计风险的关联强度,从而弥补自发报告为主的被动监测的不足。

4. 评价医疗服务质量　疾病注册登记可以评价医疗服务的质量,如前述的中国国家卒中登记(NCT04290494)创建之初的主要目的是获得关键绩效指标的质控现状。专注于质量的注册登记正在被更多地用于评估服务提供者之间的差异或基于绩效测量的患者之间的差异,这些绩效测量把所提供的治疗效果与以金标准(例如循证指南)达到的结局进行对比,或计算实际情况,为了特定健康结局而设立的对比基准率之间的差别(例如风险调整生存率或感染率),从而为规范临床诊疗行为提供依据。

5. 其他　通过注册登记研究还可以了解真实世界治疗的应用和临床决策,如描述治疗模式和超适应证应用,了解罕见病的疾病负担,收集关于常规治疗(而非理想环境下的治疗)的患者报告信息或者与治疗决策相关的临床医生报告信息等。一个注册登记研究也可以实现上述多重目的,中国国家卒中登记从I期到III期就是不断扩展研究用途、实现多种目的的整合的过程。

四、注册登记研究的特征

1. 强调目标性　注册登记研究首先要明确研究目的,然后围绕目的有针对性地收集和分析数据。除了利用电子病历、医保数据库、监测管理相关数据库等已有数据库外,注册登记研究也根据需要,专门收集某些数据,如从患者或医生处主动收集或通过数据库链接获取等。

2. 属于非干预研究　注册登记研究是针对真实世界开展的评价研究,具有观察性研究的属性,研究对象被称为"患者"或"参与者",而非"受试者"。另外,患者的管理不能受控于注册登记研究方案,而应由医护人员和患者共同决定,保持临床常规的自然真实。因此,注册登记研究通常风险较低,伦理方面的要求较为简单,比如多关注患者个人的健康信息等。

3. 数据采集要求标准化　注册登记研究数据来源多样、数据类型复杂,可以允许异质性和缺失数据的存在,但采集时应明确结局指标,并设定由核心评价要素(变量名称)组成的最小数据集,采用统一的方式收集每个患者的数据(数据类型、收集频率等)。如果是多元异构的数据,需要借助通用数据模型进行结构化和标准化的处理。

第二节　策　　划

注册登记研究因为目的不同,在规模、范围和资源需求上有很大的差异,针对是否启动和如何开展一项注册登记研究,需要做好顶层的策划。

一、计划登记阶段

在启动注册登记研究之前,需要通过研究目的和利益相关者的明确界定,判断是否需要开展注册登记及其可行性。

1. 明确注册登记的目的　计划注册登记首先要清晰定义研究的目的和目标,从而评估是否有必要开展注册登记,以及需要收集哪些必需的数据。不要试图囊括所有信息,数据收集的内容多、程序烦琐势必会降低数据质量和依从性。需要恪守的原则是:纳入的任何数据要素带来的收益必须超过收集该要素的成本。例如,中国症状性颅内动脉狭窄支架置入术的注册研究(NCT01968122)目的非常明确,旨在评估血管内支架治疗中国有症状的颅内动脉狭窄和侧支循环不良患者的安全性和有效性,并确定从该治疗中最能获益人群的特征。通常需要注册登记研究回答的问题包括:①疾病的自然史是怎样的? 地理位置如何影响这个过程? ②治疗是否会引发后期的获益或危害? 例如,是否会延迟并发症的发生时间? ③现有治疗如何影响疾病进展? ④不良结局的重要指标是什么? ⑤某种治疗的安全谱是什么? ⑥某种特定的产品或疗法是否致畸? ⑦临床实践如何变化? 治疗实践最好的指标是什么? ⑧提供的服务与结局是否存在差异? ⑨什么特征或行为能提高依从性和持续性? ⑩质量改进项目是否影响患者结局? 如果是,则如何影响? ⑪追踪患者治疗质量应该采取什么过程和结局综合指标? ⑫某个特殊方法或产品是否应该让某个特殊人群受益? ⑬干预项目或风险管理措施是否成功? ⑭典型病例实际使用的资源/经济参数是什么?

2. 确认注册登记是否为合适的方法　如果现有数据(电子病历或医保数据)能够回答研究问题,则不需要开展注册登记;只有当所需数据不能完整收集或不能达到预定目标时,才考虑创建一个新的注册登记,此时也应该注重和已有相关数据资源的整合;即便需要重新开展研究,也要考虑注册登记是否是唯一选择,有时可能需要开展临床试验来验证疗效。

3. 确定主要利益相关者　注册登记潜在的利益相关者很多,可能是公共卫生或监管机构、产品制造商、卫生保健服务提供者、投资者或委托机构、患者团体、医生团体、学术机构或财团、专业协会等。策划注册登记时需要考虑涉及哪些利益相关者、他们的主次之分以及各自发挥的作用。早期确定这些利益相关者很必要,因为他们可能在待收集数据的类型和范围上发挥重要作用,也可能是数据的最终使用者,或在发布登记结果时扮演重要角色。通常,一个利益相关者的投入直接影响登记的发展能否进行,并且对如何登记管理有很大的影响。

4. 评估注册登记的可行性　注册登记是否可行的关键要素是资金。费用多少取决于:登记的规模,如患者的数量、登记点的数量等;数据收集的范围和精确程度;数据收集的方法;从已有数据资源可获取信息的比例;登记的持续时间;是否会增加新的登记需求;是否有多种资金资源共同参与等。

二、启动登记阶段

一旦决定启动注册登记,需要考虑以下事项。

1. 筹建研究团队　研究团队由多学科人员组成,包括项目管理人员、临床专业技术人员、注册登记方法学专家等,主要由流行病学家和生物统计学家、数据采集和数据库管理人员、法律/伦理专家、质量控制专家等组成。无论研究团队的人员有多少,能够集体合作实现注册登记的目标很重要。

2. 拟定管理和监管方案　明确项目的财务、管理、法律/伦理等具体任务,发挥执行和指导作用;细化注册登记调查的总体方向,具体分析并形成报告,然后呈送行政部门或指导小组,保证科学性;设定专职负责维持与资助方、医疗机构和患者的沟通工作,确保联络畅通;指定专人(通常不了解暴露)负责检查和确认难以归类(主要指结局转归)的案例,起到仲裁的职能;成立外部审查委员会或数据安全监测委员会(data safe monitoring board,DSMB),贯穿始终发挥对登记的外部审查作用;制定登记调查人员访问和分析登记数据的流程与权限,以便有效地进行数据访问、使用和出版。

3. 商讨数据范围和精度　注册登记的数据范围体现在规模、环境、持续时间、地理范围、费用和所需临床数据的丰富性等方面。规模,即数据点的数量和复杂程度;环境,即收集数据的场所;持续时间,即收集数据的预期时间期限;地理范围,即是全球还是本土;费用,即整个项目预算多少;所需临床数据的丰富性,即关注指标需要多少变量方可界定。如果以全因死亡作为结局指标,相对容易收集;如果以复杂的症候群作为结局指标,需要的变量就很多;如果需要特殊的检测或病理诊断,通常需要第三方独立的评估,以保证数据的科学严谨性。

4. 定义核心数据集、患者结局和目标人群　包括的数据要素必须在目前科学和临床方面有潜在价值,且必须由一组专家选择确定,最好是生物统计学和流行病学领域的专家。每个数据要素必须与登记的目的和特定目标有关,能够解决注册登记研究要回答的主要问题。因此,核心数据集就是由"必须了解"的变量组成的最小数据集,可以从患者特征、疾病特征、服务提供者特征、暴露/干预措施、患者结局几个维度选择相关指标,切忌贪大求全。患者结局,如研究的主要终点、次要终点等也要事先确定,包括相关的定义和采集方法。目标人群是注册登记结果潜在应用的人群。通常注册登记的纳入标准相对广泛,可能包含老年患者、有多种合并症的患者、联合用药的患者、观察期间更换治疗方案的患者或不按说明书用药的患者。目标人群的定义取决于很多因素(如范围和成本),但主要还是取决于注册登记的目的。建立目标人群的纳入标准时,访视人群的可行性也需要考虑,如:感兴趣的暴露或疾病有多普遍? 符合条件的对象是否容易识别? 是否有其他研究在竞争同一患者的数据? 治疗是集中的还是分散的(如转诊或第三个治疗机构)? 目标人群的流动性如何?

5. 制订研究计划和项目计划　要从专业角度制订研究计划,从管理角度制订项目计划。前者涉及注册登记的目标、研究对象的纳入和排除标准、关注的结局、要收集的数据集及对应的收集程序、数据管理程序、患者隐私保护措施等;有条件的情况下,还应涵盖统计分析计划。后者涉及范围管理、时间进度、成本管理、质量管理、人员配备管理、沟通分配、相关设施的采购、风险管理等。

6. 确定注册登记结束的后续事宜　大多数登记都有时限,应该在策划之初就基于研究目标确定预计期限。登记结束时谁拥有数据、数据储存在哪里也应该在登记之初就确定。对产生持续社会价值的注册登记,如质量改进项目和安全性评价,需要考虑在最初资金来源终止后继续开展注册登记的可能性,例如,能否转型成为常规工作或整合到常规工作中。

第三节　注意事项

一、研究设计的注意事项

注册登记作为一类观察性研究,可以采用观察性流行病学的各种研究方法,如队列研究、病例-对照研究和病例队列研究。具体采用何种设计类型,取决于注册登记的目的、可获得的资源以及对各种方法原理和优缺点的认识,需要综合考虑。表 21-2 列出了研究设计的注意事项。

表 21-2　注册登记研究设计的注意事项

关键点	注意细节
研究问题	明确感兴趣的临床/公共卫生问题,尤其是当试验性研究无可行性时
研究资源	考虑可获得的研究资源(经费、场地、医生、患者等)
暴露和结局	转化为可测量的指标
数据来源	经济、简便,兼具广泛适用性; 不给医生和患者带来过重的负担
研究设计	回归传统的流行病学设计(队列、病例-对照、病例队列)
研究人群	需要何种类型患者(目标人群),如何筛选; 是否需要对照组
抽样方式	概率抽样(普查、简单随机抽样、分层抽样、多阶段抽样等),非概率抽样(病例系列、方便抽样、典型抽样等)
研究规模和期限	样本量计算(个体独立性、多组比较等); 随访期限受所需样本量大小的影响
内部效度和外部效度	潜在偏倚(选择偏倚、信息偏倚、混杂偏倚)评估,结果外推需考虑的问题(患者的来源、失访等)

二、数据采集的注意事项

1. 明确核心数据元素　注册登记研究通常需要收集基线、随访和结局数据,表 21-3 列举了注册登记研究经常采集的数据元素。一项注册登记具体包括哪些核心数据元素取决于研究的特定目的。

表 21-3　注册登记常用数据元素举例

领域	类别	数据元素	入组	随访
患者特征	联系信息	注册登记参与者的直接联系方式;随访可以联系的其他人(地址、电话、邮件等)	√	
	患者识别码	姓名、出生日期、出生地、身份证号码	√	
	纳入标准	知情同意;招募渠道(如医疗服务提供者、机构、电话号码、地址、联系信息);纳入标准	√	
	人口学信息	民族、性别、年龄或出生日期;偏好语言;邮编	√	
	社会决定因素	受教育程度、职业、婚姻、经济状况、保险类型等	√	
	遗传	遗传检测结果	√	
	功能状况	日常生活能力、生活质量、症状	√	√
	医疗保健偏好	优先选择就诊内科还是外科	√	

续表

领域	类别	数据元素	入组	随访
疾病特征	诊断	诊断、诊断试验和结果、诊断日期/距离诊断的时间	√	
	严重程度/分期	风险(如出血风险)评分、疾病严重程度分级、肿瘤分期	√	√
	生物标志物检测	一些肿瘤的生物标志物	√	
	合并症/疾病史	合并症、疾病史	√	
	疾病评估	疾病活动度评分	√	√
	治疗偏好	药物、手术；多措施交替治疗	√	
	一般检查	体格检查、实验室检查、影像学检查	√	√
服务提供者特征	培训/经历	专科、服务年限、手术量	√	
	工作场所	所生活的地理位置；专科还是社区；质量改进项目科室；疾病管理或保健管理科室；信息计算使用(如电子病历)科室	√	
暴露	药物	类型、名称(商品名和通用名)、剂量、给药途径、疗程,用药开始和结束时间、依从性	√	√
	器械	类型、唯一编码、相关操作	√	√
	手术	类型、日期、围手术期并发症	√	√
	其他	替代治疗；患者教育	√	√
	暴露评价目的	缓解、管理、治愈	√	√
结局	存活	死亡、死亡日期,死因		√
	临床预后	疾病进展、症状改善/恶化、复发		√
	关注的事件	不良事件、住院、急诊、手术并发症		√
	患者报告结局	社会功能、身体功能、疼痛程度、心理健康、总体生活质量、疾病相关生活质量	√	√
	资源利用	残疾、出勤情况、缺勤扣费；医疗保健利用行为,如门诊/急诊就诊、住院和住院时间；患者因为医疗费用而放弃相关治疗、就医距离、长期护理或入住专业护理机构；各种医疗费用		√

　　对于考察药物、器械、疫苗等安全性开展的产品注册登记,核心数据元素有三类:产品暴露历史,不良事件/不良反应结局,以及用于分析暴露与结局关系时需要识别和控制的潜在混杂因素,如参与者的入选特征(如并发症、辅助治疗、社会经济地位、种族、环境等)和医疗服务提供者的特征。数据集的大小主要取决于核心数据元素中潜在混杂因素的个数。此外,治疗过程中,药物暴露的改变(加量、减量、换药、停药等)及其起止时间也应该记录,从而分析控制时间相关性偏倚与混杂。

　　对于考察有效性和成本-效益的注册登记,同样需要采集暴露历史、健康相关结局(实际效果、经济学方面等),以及用于分析可能影响观察结局的潜在混杂因素。除了与安全性评价相同的混杂因素,还要特别考虑医生的处方习惯、开具处方的理由等可能成为工具变量的数据元素,以识别和控制未知混杂因素的影响。对于成本-效益的评估,需要记录疾病的财务和经济负担,例如门诊、急诊、住院(包括住院时间)等的相关情况。对于非直接相关或劳动力成本(如病假或残疾)的信息也要记录。对于某些研究,使用考察生活质量的工具来分析不同情况下的质量调整寿命年等也非常有用。

　　对于考察和提升医疗保健质量的注册登记,需要收集不同的医疗机构的信息和区分不同类别医疗机构的信息(如设施、培训或医务人员的资质级别、保健系统类别),以及确定患者个体成为治疗方案的潜在候选病例的信息。此外,患者报告结局对于评价患者对保健质量的看法也非常有价值。

2. 确定数据来源　依据注册登记目的和对数据的需求,既可以选择原始来源的数据(主要数据来源),也可以利用二手数据(次要数据来源),或者多种数据源的整合。当感兴趣的数据无法通过各种已有数据库获得,或者即使可以收集到也无法保证质量和完整性时,就需要根据注册登记的目的,设计标准的问卷,以相同的程序前瞻性收集数据。收集原始数据不仅可以提高数据的完整性、准确性和可靠性,还方便对多中心数据进行整合,具有可追踪性和分析性。

随着大数据、人工智能的兴起,利用二手数据,如电子病历、医保数据、区域平台数据等开展的注册登记研究也日趋增多,并被视为真实世界证据的重要来源之一。二手来源的数据可以通过两种方式使用:①数据经过转换后纳入登记中,成为登记数据库的一部分;②二手数据与原始来源数据链接后成为一个新的更大的数据库,用于分析。一般来说,二手数据不受注册登记研究方案的限制,代表了医疗实践中观察到的多样性。然而,由于测量方法、报告和收集方式的不同,出现错报和漏报数据的可能性更高,从而影响数据质量。因此,使用二手数据前需要评估数据的适用性,并根据需要进行相应的数据治理。对源数据进行初步的适用性评价,即从数据可及性、伦理考虑、合规、代表性、关键变量完整性、样本量和源数据活动状态等维度,判断其是否满足研究方案的基本分析要求;数据治理主要涉及数据提取、清洗和转化,以及质量控制体系的建设;对治理后的数据还要进一步评价其相关性、可靠性,从而判断是否适用于注册登记研究。具体可以参考国家药品监督管理局 2021 年发布的《用于产生真实世界证据的真实世界数据指导原则(试行)》。

三、重视伦理和隐私保护

由于注册登记的数据来源于患者个人诊疗、医疗保险等多种途径,对其收集、治理与使用等涉及伦理及患者隐私问题,要遵从"以人类为对象"的伦理学法规及相关规定,研究方案必须通过伦理委员会审查批准,使用原始数据来源的注册登记研究必须获得每位参与者的知情同意;使用二手数据的注册登记能否豁免知情同意,取决于二手数据源是否获得了泛知情,具体参见本书第六章。要通过权限管理、必要的法律保护措施和恰当的技术手段,对能够识别参与者、患者身份的信息加以保护,不得泄露给任何没有权限的个人。强调研究过程透明化,通过公开发表登记研究方案、过程、主要内容等,接受参与者与社会的监督。对研究数据的所有权、相关出版权也要在登记研究开始的合同协议中明确规定。

四、加强全生命周期的质量控制

注册登记作为一种观察性研究,不可避免地会存在选择偏倚、信息偏倚、混杂偏倚,如何通过全生命周期的质量控制来减少各种偏倚的影响,也是设计、实施和结果解释必须考虑的问题。图 21-1 总结了注册登记研究质量控制的框架;表 21-4 列举了良好的注册登记研究的基本要素和加强措施,均可以作为研究设计、实施和质量评价的参考。

表 21-4　良好的注册登记研究的基本要素

维度	问题	基本要素	加强措施
设计	目的	制定目标和/或研究问题。	将研究计划变成正式的研究方案,有助于外部利益相关者投入;确保临床相关性和可行性。
	目标人群	明确目标人群、纳入和排除标准:如果评估有效性和安全性,通常纳入接受治疗的典型患者;如果临床实践特征可能影响结局,应该包括各种临床实践场景。	如果可行,纳入不同的患者(尽可能少地排除标准),以便于亚组分析;确认入组资格(纳入和排除标准);有效性和安全性研究,尽量使用同期对照,以克服历史对照的局限,尤其是治疗和诊断存在依时改变的情形。除了研究的暴露以外,对照组队列要尽可能与暴露组队列相似。

续表

维度	问题	基本要素	加强措施
设计	观察期	描述检出结局事件所需的随访时间。如果长期随访不可行(例如,髋关节置换术后随访20年),可以考虑用与终点相关的中间事件来替代(例如,髋关节置换术后5年的结果)。	考虑是否可以通过以下方式实现长期随访:与外部数据源链接,以及收集用于准确数据链接所需的识别码。
	样本量	确定达到统计学检验水平所需的患者数量和观察时间,综合考虑样本量、预算和可行性。	对于有效性和安全性的研究,使用相应的样本量计算方法,估计达到统计学检验水平所需的患者数量或患者观察年数,尽管在实际研究中可能无法达到所需的样本大小。
	数据	确定变量对注册登记的重要性,主要关注那些"必备"变量收集的可行性和可靠性。除了收集基本暴露和结局数据,还要收集效应修饰因素、混杂因素和安全事件;使用现有的通用数据元素或其他数据标准;评估现有数据源中的数据质量是否满足登记的目的,或现有数据是否可用于补充或最小化主动数据收集工作。	当卫生信息系统用于主动数据收集时,使用开放标准的互操作性方法,以便更有效地从多个系统收集数据;允许与外部数据库链接,以进行数据补充(例如,使用药房数据来确认处方信息)或随访;基于文献选择数据元素,也要考虑几乎没有文献支持的探索性数据元素的价值。
	暴露	确定与登记目的相符的暴露风险评估;对于特定产品的注册登记研究,在适当和可行的情况下,收集足够的信息以识别感兴趣的产品,例如药物或生物制品的商品名或通用名、编码,医疗器械及其通用标识符(UDI)等。	收集有关感兴趣治疗的开始和停止日期以及剂量(如果相关);或其他区分高暴露和低暴露的信息。
	结局	选择可在典型情况下识别、具有临床意义且与患者和提供者相关的结局。明确定义患者结局,特别是对于可能没有统一标准的情况或结果(例如,用操作术语定义"注射部位反应");结局是否有核心测量标准或其他可用的标准化测量,它们是否与登记目的相关并且可行;当此类工具用于所需目的时,使用经验证的量表和测试,包括患者报告结局;以复合终点的得分作结局时,如可能,收集并记录其核心成分;考虑从何处收集这些结局,例如,从医疗保健提供者、患者或其他观察者处收集,并考虑不同报告者的准确性和详细程度。	有些终点,如死亡和实验室检查结果通常是客观的,比那些没有既定检测和记录指南的临床终点更具普遍性;考虑用于安全性和其他报告时,影响数据准确性,甚至伪造数据的潜在错误来源,应在可行的范围内(例如通过数据库和/或现场审查)严格评估和量化任何此类错误。
	效应修饰和混杂	确定可能影响反应的重要因素或特征(效应修正因子或潜在混杂因素),如其他重要暴露(治疗)、病史、其他风险因素(包括个人习惯)和缓解(或保护)因素;为研究目的收集这些特征,并提供足够的详细信息(例如,当前吸烟者、每天吸烟量、烟草类型)。根据数据收集的可行性和测量负担调整相关因素的收集。	
	安全性	考虑需要报告哪些安全事件(如有),以满足监管要求并制订适当的报告计划。考虑任何此类报告要求的时限。	留存维护相关的文件,如审计跟踪,以确保安全信息的正确处理。

续表

维度	问题	基本要素	加强措施
设计	分析计划	制订高水平的数据分析计划,以解决关键目标或研究问题,例如,如何比较暴露和结局,以及将使用哪些比较信息(如有)。 确定如何处理关键变量的缺失数据,描述如何构建复合变量。	制订正式的分析计划。
框架	伦理和数据保护	评估保护受试者的问题,包括隐私、知情同意、数据安全和研究伦理,并强调符合当地、国家和国际的法律法规。 获得监督委员会的审查和批准(例如伦理审查委员会)。 确定适当的人员和设施,包括安全的数据存储。	对于任何数据链接活动,确定收集和存储此类受保护健康信息的适当方法。 确定负责数据完整性、计算机化和备份的人员,并确保这些人员具备执行指定任务的培训经历和相关经验。
	治理	制订清晰的注册登记治理书面计划,具体说明将如何作出注册决策,并描述任何外部人员的角色。 定义任何外部赞助者的角色,包括数据访问、使用以及审查、参与撰写或批准任何出版物的权利。	考虑利用顾问委员会指导注册登记的目标、数据收集方法、分析、解释和传播。由临床医生、中心或申办公司组成的外部顾问委员会成员可以为研究的科学性和可行性提供额外支持,并且可以帮助进行内部与外部交流。如果使用顾问委员会,需要考虑如何作决定或达成共识(协商一致或投票),以及任期限制和轮换。
	透明化	如果可行,考虑是否、何时以及如何允许第三方访问数据,以及数据访问的过程。确保任何数据传输是准确的,只提供必要的数据,并维护患者、临床医生和卫生系统的隐私。 计划注册登记完成后如何传播研究结果,是否公开,由谁公布。 考虑将信息发布在患者注册登记的公共登记处(例如,患者登记处)。	在收集数据之前确定发布策略,并根据需要重新评估。 可能需要公开方案的关键要素、分析方法和结果,以提高透明度,并让其他研究人员知道可以通过注册登记访问哪些数据,或者考虑使用类似的方法和研究人群来确认、反驳或实施扩展研究。
	改变过程	建立记录研究计划任何修改的流程,因为随着知识的积累,主要目标和分析计划可能会随着时间的推移而变化,随访可能需要作相应调整。	制订分析计划和分析频率的定期审查计划,以便从注册登记中获取最大的价值。 制订停止或过度注册登记的计划,包括数据的任何存档或传输,并酌情通知参与者。
方法	数据收集	使用高效、可靠、价格合理的方法,始终如一地收集足够质量的数据,以满足注册登记的目的。 在可行的范围内优先考虑简单性和准确性。 考虑使用从现有记录中自动提取数据的工具,前提是这些记录可用、价格合理且可重复提取。	
	现场、患者募集与随访	对于主要数据的收集,制订患者和现场选择计划。 在可行的范围内,确定如何采用相同的方法获得各组患者的随访数据。 作出努力,以确保合适的患者入组并被系统地随访。 记录随访的方法,包括尽量减少失访的方法;在可行的范围内,使用类似的方法随访所有研究对象。	根据研究目的,研究团队可能需要包括有经验和专业知识的研究人员。 可行性研究或预实验(例如,当研究难以接触人群时,当寻求敏感数据时,以及当关键登记方法是新的或未经测试时)可用于确保研究计划是可行的,并充分吸引贡献者和参与者。 入组日志对于记录连续入组非常有用;应定期评估失访,以确定是否存在差异性失访、是否可补救。

NOTES

续表

维度	问题	基本要素	加强措施
方法	数据收集指南	应记录数据收集方法。 提供清晰的结局和其他数据元素的操作定义。 应提供数据元素及其编码的明确定义文件。 制定用于培训数据采集人员的标准手册。 对于安全性研究,创建一个符合监管要求的识别和报告严重不良事件的程序。如果采用直接联系患者的方式收集数据,要培训研究人员如何识别和报告严重不良事件,包括:①以明确和具体的方式询问投诉或不良事件;②知道是否、如何和何时向制造商和监管部门报告不良事件的信息。如果使用现有数据源,使用统一和系统的方法收集和整理数据,以确保合适的数据被提取和链接(如适用)。	尽可能使用标准化数据字典,如国际疾病分类;并使用符合国家或国际认可的编码系统,以促进研究信息的可比性。 应记录用于数据转换的方法。 提供统一的书面指导,提升主动病历回顾和数据提取的有效性和可靠性。 对于链接或整合现有数据源的研究,记录链接过程,以及是否使用了概率匹配或确定性匹配。考虑可能影响成功链接的因素,例如选择用于确保精确匹配的数据元素的要求。
	质量保证	制订数据处理和分析计划,描述将实施的任何质量保证和数据管理活动。质量保证程序必须符合注册登记的目的,并重点关注对分析至关重要的变量,如主要终点。 数据检查应使用核查清单,包括审查现场数据与外部数据源的一致性和可比性。 应说明数据整理的方法,例如,提高内部有效性的质量控制程序,审查各现场数据的一致性和可比性,以及与外部数据源的任何比较。	质量保证(QA)可包括审查或监测样本数据和/或仲裁委员会对未使用既定程序和/或编码的复杂情况或终点的数据审查。 对于原始数据收集,应将收集的样本数据与患者记录(例如,5%~20%的患者记录)进行比较,以确保抽提和编码的准确性和可重复性。 对于某些研究和某些结局,根据研究目的,可能需要验证终点(例如,监管用途)。如果注册登记选择开展定期的质量保证,应采用基于风险的策略,重点检测和量化最有可能导致错误的原因和最有可能影响登记目的的错误类型,并根据观察到的绩效调整质量保证活动(例如,对在研究进行或数据输入方面有困难的现场增加质量保证活动)。 建立分析数据文件和维护此类文件的流程和标准,因为注册登记可以对实时数据进行分析(随着注册中心通过各种质量控制继续收集和验证信息,数据可能会发生变化),也可对已锁定并经过正式审查和编辑的数据进行分析。
报告	总体报告	登记报告或出版物应描述方法,包括:目标人群、研究地点和研究对象的选择,遵守适用的监管规则和条例,数据收集和管理/质量控制方法,数据分析的统计分析方法,以及可能影响数据质量或完整性的任何情况。 报告的信息应足够详细,以便其他研究可以重复这些方法。 应描述随访时间,以评估观察期对得出结论的影响。	应评估合格患者信息的完整性,并描述涉及主要暴露和/或主要结局等的关键变量。

续表

维度	问题	基本要素	加强措施
报告	分析	应报告所有主要目标的结果,包括每个目标的效应点估计值及其CI。应描述任何模型中使用的数据元素。 对于安全性研究,除了简单地评估统计学显著性(例如,比率、比例和/或相对风险,以及CI),还应考虑缺失数据和潜在混杂因素的作用和影响。 研究结果应与其他相关研究进行比较。	有关数据分析的信息,包括变量转换和/或复合终点构建,以及缺失数据的处理方式应进行充分的报告,从而允许其他研究复制。 应使用适当的分析方法来解决混杂偏倚的问题。 敏感性分析应用于检查和量化暴露与结局之间的关联是否受其他因素的影响。 应通过描述实际群体的代表性来评估选择偏倚,包括其选择方式、实际群体的特征与目标群体的特征匹配程度以及结果适用的人群。
	比较	对于比较研究,对照组可以反映对应时间段的医疗实践。当没有相关的同期比较数据时,可以使用历史数据,但要提供适当的理由。 在可行的情况下,优先考虑在类似卫生系统或场所的同期对照。	通过对比注册登记参与者与目标人群的关键特征来描述外部有效性。

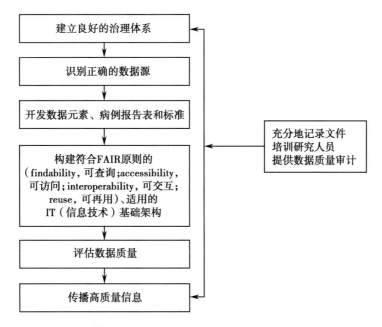

图 21-1　注册登记研究质量控制的框架

（詹思延）

思考题

1. 简述注册登记研究的目的、定义和分类。

2. 药品注册登记研究和疾病注册登记研究的差别是什么?

3. 注册登记研究的常见用途有哪些?

4. 简述策划注册登记研究的过程。

5. 注册登记研究设计的注意事项有哪些?

第二十二章
专病队列建设与队列共享

2016 年"精准医学研究"重点专项提出：以我国常见高发、危害重大的疾病及若干流行率相对较高的罕见病为切入点，实施精准医学研究的全创新链协同攻关，构建百万人以上的自然人群国家大型健康队列和重大疾病专病队列，建立多层次精准医学知识库体系和安全稳定、可操作的生物医学大数据共享平台。专项设立了一批关注心脑血管疾病、肿瘤、代谢性疾病、罕见病等的专病队列。由此，"专病队列"这一概念正式进入了临床研究的视野。专病队列创新性地将队列研究这一流行病学方法有机地与临床研究结合，以临床资源为依托、临床应用为导向，"就地取材"式地解决临床问题。专病队列是临床医学与流行病学深度融合、互相协作而形成的以临床问题为导向的一种流行病学方法。

第一节　概　　述

一、相关概念

（一）传统队列的概念

队列（cohort）的原意是古罗马军团中的一个分队，后被流行病学家应用，表示被研究者纳入并随访观察一定时间的具有某种共同因素、特征或状态（统称为暴露）的一组人群。

队列研究（cohort study）是通过将研究人群按照是否暴露于某因素或者暴露程度分组，最终观察在特定时间内各组与暴露因素相关的结局并比较其差异，从而判定暴露因素与结局之间有无因果关联及关联程度的一种分析流行病学研究方法。队列研究是探讨和检验病因假设的重要工具。队列研究的基本原理是在某一特定人群中，根据目前或过去某个时期是否暴露于某个待研究的因素将研究对象分为暴露组和非暴露组，或按不同的暴露水平将研究对象分成不同的暴露亚组，如低度暴露组、中度暴露组和高度暴露组，随访观察各组人群待研究结局（如疾病发生、死亡），比较各组的结局发生率，从而判定暴露因素与结局的关系。

（二）专病队列的概念

专病队列（disease-specific cohort）是在队列研究的基础上衍化而来的，目前对于专病队列尚无明确的定义。专病队列是在患某种疾病或处于某种健康状态的特定人群中，将研究人群按照是否暴露于某种因素或者暴露程度分组，观察在特定时间内各组与暴露因素相关的结局（如疾病的进展、死亡或其他健康事件）并比较其差异，从而判定暴露因素与结局之间有无因果关联及关联程度的一种分析流行病学研究方法。

（三）传统队列研究与专病队列研究的区别

传统队列研究和专病队列研究关注疾病进展的不同时期。传统队列研究关注健康到疾病的发生，而专病队列研究更关注疾病的进展和转归（图 22-1）。

传统队列研究纳入的对象包括未发病的"一般人群"，专病队列研究只纳入诊断为某病的患者，这是最明显的区别。此外，传统队列研究和专病队列研究在结局、信息及样本的收集、应用上有不同的侧重点，回答的科学/临床问题也不尽相同，见表 22-1。

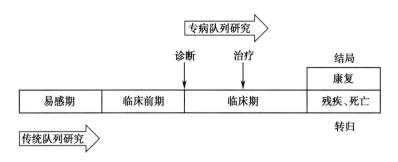

图 22-1 传统队列研究和专病队列研究的设计

表 22-1 传统队列研究及专病队列研究的区别

比较要点	传统队列研究	专病队列研究
对象	未发病的对象	诊断为某病的患者
结局	疾病的发生、死亡、其他健康事件	疾病的进展、转归、死亡
信息收集	生活行为方式、环境暴露等	临床诊断信息、治疗信息、影像数据等
样本收集	血、尿、粪便等	血、尿、粪便、组织、病理切片等
应用	暴露因素与疾病发病的关系	暴露因素与疾病转归、治疗效果、死亡等之间的关系

二、专病队列建设的意义

队列研究可以用来检验病因假设、评价预防措施的效果、研究疾病的自然史以及开展新药上市后的监测。其中,检验病因假设是传统队列研究最主要的用途和目的。然而专病队列纳入人群均为已患病人群,无法检验病因假设,也无法评价预防措施的效果。以下介绍了专病队列建设的意义,以供临床科学研究应用。

（一）研究疾病的自然史

在临床上,往往会观察单个患者从发病到痊愈或死亡的全过程,而专病队列研究可以观察到某患病人群其他疾病的发展、痊愈或死亡的全过程,包括临床治疗的效果表现,从人群的角度研究疾病发生、发展、转归的自然规律。

（二）评估临床结局的影响因素

验证暴露因素与临床结局之间的关联是专病队列研究的关键目的。一般情况下,一次队列研究可以只检验一种暴露与一种疾病结局之间的因果关联,也可以检验一种暴露因素与多结局之间的关系。然而,队列的基线建设及前瞻性随访耗时耗力,为了节约资源,现今的大型人群队列往往在基线建设时就收集了多种暴露因素,研究其与结局之间的关系,是一种"多因对多果"的研究模式。因此,专病队列研究可以评估与临床结局相关的影响因素及预测因素。

（三）建立临床结局的风险预测模型

基于专病队列研究发现的与临床结局相关的影响因素或者预测因素,可以建立预测临床结局的风险预测模型。风险预测模型可以个性化评估研究对象发生某个临床结局(转移、复发、治疗效果)的可能性大小,对于高风险个体可以进一步采取措施。

（四）评价真实世界中临床治疗的效果

在真实世界中评价临床治疗的效果是专病队列最主要的目的和用途。当某些治疗措施不是"随机分组"给予的,而是根据临床表现并结合患者主观意愿给予的,对于这种治疗措施的效果评价即可采用专病队列研究,如评价肿瘤免疫治疗的效果、新型手术方法的治疗效果、新药安全性等。

(五)实现精准医学的基础

美国国立卫生研究院将"精准医学"定义为"建立在了解个体基因、环境及其生活方式基础上的新型疾病预防和治疗方法"。基于专病队列研究,研究者可以收集研究对象的血样,检测患者的遗传背景,根据遗传背景选择相应的治疗方案,达到"精准治疗"的目的。比如,对于早期乳腺癌患者,可以使用多基因测定来决策阴性淋巴结转移阴性、激素受体阳性、HER2 阴性患者的术后减免化疗的需求。

(六)形成疾病的临床决策系统

对于某种疾病,选择治疗/不治疗以及何种治疗方法都是临床最为关心的问题。专病队列可以形成疾病全进程的医疗及生物医学大数据参考咨询库,能够提供真实世界中治疗/不治疗以及采用不同治疗方法情况下疾病预后、转归的结局数据。因此,临床医生可以依据专病队列的数据结果进行合理科学的临床决策。比如,有相当大的一部分肺部恶性结节是惰性结节,对于这些结节是否进行手术切除是胸科医生关心的问题,基于肺结节人群的专病队列研究通过随访结节的进展、手术/不手术者的疾病转归,能够为临床提供科学决策的依据。

第二节 专病队列建设流程

专病队列建设流程包括基线调查、随访调查、临床信息收集与生物样本库建设,只有了解流程中各环节的内容以及各环节之间的关系,才能做好专病队列研究的设计和实施工作。本节以一项肺癌专病队列研究为例,说明专病队列的设计与实施要点。

在队列具体设计与实施研究之前,首先需要明确专病队列建设的研究因素和研究结局。如前文中所述,现代大型队列往往在基线时期收集多种暴露因素,以期能够验证多种暴露因素与结局的关系。实例中的肺癌专病队列建设,需要通过阅读文献、专家分析,收集多种与肺癌进展相关的暴露因素:如职业暴露,吸烟、饮酒、用药等生活行为方式,环境暴露(如细颗粒物等)以及一般人口学信息等。

结局变量,也叫结果变量,是指随访观察中将出现的预期结果事件,即研究者期望追踪观察的事件。队列研究的优点之一是可以收集多种结局资料,提高队列研究的效率。在本实例中,肺癌的转移、复发以及死亡事件等都可以作为结局变量。

一、基线调查

(一)确定研究现场与研究人群

1. 确定研究现场　由于专病队列研究的随访时间长、入组人群为专病对象,因此,专病队列对于研究现场的要求包括以下方面:①要有足够数量的符合条件的研究对象。由于建立的是专病队列,对于那些发病率较低的疾病,单个中心往往样本量较小。因此,往往会开展多中心的专病队列研究,这样不仅能够扩大样本量,多中心的设计也能使研究结果的外推性、代表性更好。②选取诊疗能力较强、医疗卫生条件较好、文化教育水平较高的地方。由于专病队列研究入组的人群均为患者,因此疾病诊断的可靠性尤为重要。

本实例选择的研究现场为三家三甲医院的胸外科科室。人口稠密、文化教育水平高、医疗卫生条件好、诊疗能力强、交通便利是专病队列研究现场的理想要求。

2. 确定研究人群　与一般人群队列不同的是,专病队列选取的不是某一区域范围内的全体人群,而是代表性好、符合纳入标准和金标准诊断的初诊患者。

确定研究人群之后,需要进一步确定样本量大小。样本量的影响因素及计算过程在第九章第二节"队列研究"中有详细讲述,这里就不再赘述。需要注意的是,为了减少选择偏倚,专病队列的建设建议在多中心开展,这样能够将不同严重程度的疾病患者均纳入,增加样本的代表性及结果的外推性。

（二）基线调查

队列研究中的基线调查,是对队列成员的一次横断面调查。

可以将专病队列基线调查分为前期准备、现场调查。前期准备包括:建设场地设备、准备试剂耗材、设计基线问卷、打印样本标签等;正式的现场调查包括预调查和正式调查(图22-2)。下面对这些步骤一一展开介绍。

1. 建设场地设备　场地设备的建设是决定基线调查能否开展的基础。专病队列的场地主要分为问卷问询场地及样本处理场地。由于专病队列依托各中心医院进行建设,因此问卷问询场地一般设置在医院科室内。需要注意的是,最好选择安静、无他人打扰的环境,保证问询过程不受干扰。对于样本处理场地,需选择与样本收集距离较近的地方,比如科室内的实验室,保证样本收集后能够及时处理样本。专病队列的设备最好能够专门用于本队列的建设。表22-2列出了专病队列基线调查所需的设备及其用途,这些设备主要用于样本的处理、存放及转移,以及问卷问询。

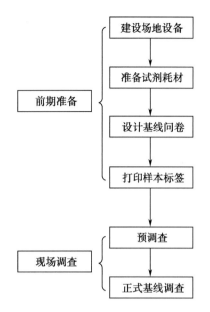

图22-2　专病队列研究基线调查的流程

表22-2　专病队列基线调查所需设备清单

序号	设备名称	用途
01	4℃冰箱	暂存全血
02	−80℃冰箱	保存血浆、组织、粪便样本及尿样等
03	−20℃冰箱	保存白细胞、红细胞等
04	低速离心机	外周血离心
05	液氮罐	保存组织
06	高速离心机	血浆二次离心
07	实验操作台(桌)	放置离心机,开展样本处理工作
08	塑料架及塑料板	放置采血管、冻存管
09	1 000μl 微量移液枪	精确吸取标本
10	医疗废弃物回收桶	放置废弃物
11	大泡沫转运盒及干冰	转运血浆及血细胞
12	标签打印机	打印生物样本的标签
13	办公室打印机	临时打印相关纸质文档
14	电话机	打随访电话
15	笔记本电脑	现场登记成员信息
16	平板电脑	进行问卷调查

2. 准备试剂耗材　基线调查所需的试剂耗材主要用于问卷问询及样本处理两个方面,表22-3列出了基线调查所需的试剂耗材及其用途。

3. 设计基线问卷　在研究对象选定之后,必须详细收集每个研究对象在研究开始时的资料,这些资料一般称为基线资料或基线信息(baseline information)。基线资料一般包括待研究的暴露因素

表22-3　专病队列基线调查所需试剂耗材清单

序号	耗材名称	用途
01	乙二胺四乙酸（EDTA）抗凝采血管	外周血采集
02	2ml冻存管（3种颜色）	血液成分（血浆、血清、血细胞）的冻存,组织冻存
03	粪便采集管	粪便采集
04	尿液采集管	尿液采集
05	试管架（常规放置4支×5支或3支×5支试管）	采血管暂存
06	塑料吸管	吸取血液成分并进行分离
07	100孔塑料冻存盒	保存2ml冻存管
08	记号笔	在管子上写姓名、编号
09	签字笔	现场调查用
10	标签纸和色带	标记样本
11	橡皮筋	扎标签纸
12	文件袋	按单位分装标签,防止脱落和混淆

的暴露状况,疾病与健康状况,年龄、性别、职业、文化、婚姻等个人状况,家庭环境、个人生活习惯、疾病家族史,以及其他疾病相关的暴露因素等。

以肺癌专病队列为例,调查问卷的内容包括:姓名、性别、出生日期、职业、受教育程度、婚姻状况等个人信息;吸烟情况、开始吸烟年龄、吸烟种类、每日吸烟支数、戒烟年龄、二手烟暴露等;饮酒情况、开始饮酒年龄、饮酒种类、饮酒频率等;肿瘤家族史(具体到家庭成员关系及具体肿瘤种类、发病时间);职业暴露(种类、暴露时长);烹饪用燃料(种类及接触时长)及通风设备;既往接触医疗射线的情况;手术情况(手术方式、手术名称、手术部位等);病理结果(病理类型、病理分期、转移情况);免疫组化结果;临床基因检测结果等。

调查表编制时,需要合理安排调查项目的顺序。调查项目按逻辑顺序与心理反应分类排列,需符合调查对象的交流习惯。可根据人们的思维方式,按事物的内容和相互关系以及事情发生、发展的先后顺序排列。先设定容易回答的问题,后设定敏感的、不容易回答的问题;先排列封闭式问题,后排列开放式问题;检查信度的问题须分隔开来;采用不同调查方式时,调查表项目的顺序应有所区别。

调查表的设计应当遵循以下原则:问题应简单明了,所用的语言通俗易懂,语句精练准确;问题设计应避免诱导性,避免出现暗示或有固定倾向的问题;调查指标尽可能地用等级划分或定量化,不能量化的指标应留出空间以便详细记录;封闭式问题的选项设计必须具有科学性和严密的逻辑性;对一些抽象性的概念或问题,最好给出一些具体的看法,让被调查者仅回答赞成与否;对一些敏感性问题,可采用专门设计的调查表并采用特殊的调查技术进行调查。

在编制基线调查表的同时,需要编制知情同意书,入组对象签署知情同意书之后方可进行调查。知情同意书需要包括以下几个方面的说明:研究背景介绍、研究目的、研究过程和方法、研究可能的受益、研究风险与不适、隐私问题、费用和补偿、自由退出说明、本研究联系人及联系方式、知情同意签字。

4. 打印样本标签　专病队列的基线调查会涉及采集研究对象的外周血、组织、粪便、尿液等生物标本。因此,生物标本的管理也是基线调查的重要组成部分。样本编号是管理生物样本的重要一环。样本编号应该遵循以下几个原则:①按照统一制式进行样本编号;②样本编号应当一目了然地展示样本类型及顺序;③最好能够按照顺序进行编号,便于后续管理;④样本编号不宜过长、烦冗;⑤不宜出现连字符等标点符号;⑥预留足够长的数字,以供大样本量时编号。

以下展示了肺癌专病队列的样本编号制式及其对应含义(表22-4),以供参考。在本实例中,虽然入组人群均为肺癌患者,但由于涉及3个中心,样本包括血浆、血细胞、组织、粪便、尿样,可以参照NJS00001、NJC00001、NJT00001、NJF00001、NJU00001……这样的模式进行编号。因此,NJS00001就代表南京分中心的第一个入组对象的血浆样本,以此类推。这样的编制方法能够保证一个入组对象对应一套生物标本,一目了然。

表22-4　专病队列基线调查所需试剂耗材清单

编号组成	编号	含义
分中心	NJ	由于有多个分中心,前面两个字符为分中心汉语拼音缩写。如这里的"NJ"代表南京分中心
样本类型	S	serum,血浆样本
	C	cell,血细胞
	T	tissue,组织样本
	F	feces,粪便样本
	U	urine,尿液样本
顺序号	00001~99999	样本的顺序号,五位数字可以对99 999个入组对象进行编号

进行样本编号之后,需要进行样本标签的打印。标签纸应不易掉落、耐低温、墨水打印后不易磨损,在此基础上如果能使用现代信息化的方法,将会使得后续的管理更加便捷,比如将样本标签同时以二维码或者条形码的方式展示。

在调查现场,一般将标签贴在空管上,按照顺序摆放。成员入组后,再按照其入组顺序,依次将生物样本装入贴好标签的空管中,并在后台将个人信息与样本编号一一对应,保证不会发生错号或挪号等情况。

5. **预调查**　为了使现场流程更顺畅,在正式调查之前应进行预调查,检验前期准备工作是否存在不足以及现场对接流程是否顺畅。对于预调查发现的问题,需要及时修正补充,查漏补缺。

6. **正式基线调查**　正式基线调查主要包括签订知情同意书、基线问卷问询以及样本收集、处理及保存几个步骤。

(1)签订知情同意书:正式的调查需征得研究对象的知情同意,方可进行基线问卷的问询和样本收集工作。

(2)基线问卷问询:可以采用纸质问卷、电子问卷的方式进行。纸质问卷可及性、灵活性较好,对调查对象也比较友好,但是会存在容易漏项、不易保存、需要重新录入的缺点。电子问卷则不存在跳项、漏项和重新录入等问题,便于保存和管理。另外,电子问卷可以及时上传,方便后台同步质控以及后期定期随访时的信息匹配。

调查员在正式问询前应当进行严格统一的培训,掌握统一的方法和技巧,避免诱导性询问,使被调查者能够正确填写问卷内容。

(3)样本收集、处理及保存:样本收集、处理及保存需要按照标准处理流程进行操作,具体会在本节"生物样本库建设"中详细介绍。

应当在正式进行基线调查前准备好调查员手册,并进行流程培训。注意各个环节的衔接,有条不紊地进行,在实际工作中探索出高效的运转机制,并且需要专人专职负责专病队列的基线调查工作,方能保证调查的质量及数量。

二、长期随访

研究对象的随访(follow up)是专病队列中一项十分艰巨和重要的工作,随访的对象、内容、方法、时间以及随访者等都直接与研究工作的质量相关,因此,应当事先计划、严格实施。

1. 随访对象与方法　对所有入组的研究对象,都应当采用相同的方法同等地进行随访,并坚持追踪到观察终止期。对失访者需要进行补充随访,未能追访到的,应尽量了解其原因,以便进行失访原因分析。同时可以比较失访者与继续观察者的基线资料,以评估可能导致的偏差。

随访方法包括对研究对象的直接面对面访问、电话访问、自填问卷、定期体检,甚至可以基于信息化登记系统,比如当地死亡登记系统、肿瘤发病系统、医保数据库、慢性病登记系统等的数据进行随访。

在本实例中,由于入组人群均为肺癌患者,入组对象比较关心自身的身体状况,调查员可以在基线时期通过留存手机号码等方法增加研究对象的依从性,便于后期随访。另外,在基线时期可采用电子问卷调查,以及线上成员管理系统,系统中可以设置固定时间的随访提醒。

2. 随访内容　一般与基线资料内容一致,但随访收集的重点是结局变量,其具体项目视研究目的与研究设计而不同。将各种随访内容制成调查表在随访中使用,并贯彻始终。有关暴露状况的资料也需要不断收集,以便及时了解其变化。

在本实例中,随访内容包括:个人情况,吸烟、饮酒等行为变化,肺癌转移及复发的情况,后续治疗情况以及死亡情况等。

3. 观察终点　观察终点(end-point)就是指研究对象出现了预期的结果,达到了这个观察终点,就不再对该研究对象继续随访。一般情况下,观察终点可以是疾病的复发或者死亡,但也可以是某些指标的变化,可根据研究目的设计。在专病队列中,一般将观察终点设置为死亡。

4. 观察终止时间　观察终止时间是指整个研究工作截止的时间,也即预期可以得到结果的时间。终止时间直接决定了观察期的长短,而观察期的长短是以暴露因素作用于人体至产生疾病结局的时间,即潜伏期(或潜隐期);另外,还应当考虑所需的观察人年数。要在考虑上述两个因素的基础上尽量缩短观察期,以节约人力、物力,减少失访。

5. 随访间隔　专病队列的随访间隔应根据疾病的进展速度及研究目的设置。比如肺癌的疾病进展速度较快,要想观察某暴露因素与肺癌转移/复发的关系,应当将随访间隔设置在1年左右,密切追访。

6. 随访者　调查员最好是专病队列的专职人员,专职负责本队列的基线及随访调查,且经过认真严格的统一培训。

三、临床数据收集

临床数据收集是专病队列区别于一般人群队列的一大特色。临床数据收集主要包括内容及方式两大方面。

进行临床数据收集前,需要结合医院多学科的数据资料,再结合相关专家的意见来设置数据库登记表的框架。数据资料主要包括致病因素、干预方式和若干相关的详细病例资料,以此体现出患者的临床表现、化验体检、辅助检查、临床诊治、后续随访等内容,再根据这一框架制定专病队列数据库登记表的具体内容,准确完整地表达出所研究疾病在各个方面的发病特点。同时,数据库字段也要做到统一格式、内容完整、数据统一、术语标准、分类合理。通过查询数据资料,研究国内外大量相关疾病数据库的具体内容来制定数据库字段列表。然后将字段列表与框架结合在一起,完成临床数据登记表,其内容要翔实可靠,具有良好的实用性和操作性。

1. 收集内容　临床数据收集的内容包括:①与疾病相关的实验室检查指标,如血常规、生化常规、凝血常规、尿常规、粪便常规、免疫指标等;②手术记录,如手术时间、手术部位、手术名称等;③病理结果,如病理部位、病理类型等;④其他治疗信息,如化疗时间、化疗药物、放疗时间、放疗方法、免疫治疗等;⑤影像原始数据,如CT、病理、B超等。

2. 收集方式　临床数据收集的方式包括纸质法、数据导出法。

（1）纸质法：将要收集的临床数据项目以问题的形式罗列，打印在纸上。纸质法比较便捷，但是工作较为烦冗，容易出错，不适合大样本数据的收集。

（2）数据导出法：在医院信息系统（HIS）后台，直接拉取入组对象的对应临床数据，后期进行整理。数据导出法的特点是快速、不容易出错，但对医院的信息技术能力有一定要求。在大数据时代，数据导出法越来越受到重视，医院层面也应该更为重视临床数据的管理和保存。

不管是用纸质法摘录出的临床数据，还是采用数据导出法整理出来的临床数据，都需要进一步整理成数据库所需的格式。数据可以按照病例报告表（CRF）的格式进行整理，每一行代表一个入组对象，每一列代表一个变量，变量可以是二分类的，也可以是多分类的，或者为连续变量。

本实例采用数据导出法，临床数据内容包括：血常规、生化常规、凝血常规、尿常规、粪便常规、免疫指标、手术记录、病理结果、化疗和放疗信息、免疫治疗信息、CT 影像原始数据等。

四、生物样本库建设

2009 年，《时代》杂志将生物样本库（bio-bank）评选为改变世界的十大创举之一。生物样本库资源是一种重要的科研资源，具有重大的科学、社会与经济价值，同时也是促进人口健康、维护人口安全、控制重大疾病以及推动医药创新的重要物质基础。

根据国际经济合作与发展组织（OECD）的定义，生物样本库是用来支持遗传研究的结构化资源，既包含生物样本如血液、尿液、DNA 等，也包含生物样本在实验和分析过程中产生的实验数据，同时包含与生物样本相关的信息（如临床诊疗、生活方式和环境等的信息）。根据《中国医药生物技术协会生物样本库标准（试行）》的定义，生物样本库是以标准化的方式收集、存储和处理离体生物样本，为人类健康、疾病诊断和药物研发等生物医学研究提供资源的机构。概括来说，生物样本库是指标准化采集、处理、存储和应用健康和疾病生物体的生物大分子、细胞、组织和器官等样本，以及与这些生物样本相关的临床、病理、治疗、随访、知情同意等资料及其质量控制、信息管理与应用系统。

生物样本库的建设涉及样本采集、样本处理、样本保存、样本转移、样本管理等几个方面，每一个步骤都需要提前设置标准操作流程（SOP），并严格按照 SOP 执行操作。

1. 样本采集　取样人员需穿工作服，佩戴外科口罩、乳胶手套等防护用品。采样前打印二维码并粘贴在采样管和样本采集表上。在样本采集方面，主要遵循以下几点要求：①严格按照标准的采样程序进行采集；②收集足够量的生物材料以满足所有检测的需求；③对样本进行严格标识，标识内容包括来源患者的姓名、编号、住院号、采集时间等信息。

2. 样本处理及保存　样本处理时需要做好基本防护工作，包括穿隔离衣或防护服，佩戴手套、口罩、帽子及鞋套。待处理样本在生物安全柜中打开管帽后处理、分装入已贴好二维码标签的冻存管中，管外表面用 75% 酒精擦拭消毒后放入冻存盒内，将冻存盒表面消毒后交给入库员进行入库保存。入库员通过扫描二维码，把样本信息录入样本库信息管理系统中，并将样本放入指定存储区内。使用超低温冰箱和液氮罐时，需佩戴防低温手套。特别是在操作液氮罐时，还需佩戴面罩或眼罩，防止液氮飞溅至面部或眼部。以下提供了血液及组织标本处理及保存流程，以供参考。

（1）血液标本处理及保存流程：①采血后 2 小时内将采血管送至样本处理实验室，将采血管放入低速离心机中，配平，设置参数为 2 000r/min，离心 10 分钟；②离心过程中，对冻存管的管身和管盖进行编号处理，贴好样本标签；③离心完毕后，将血浆、血细胞混合物分别吸至相应的冻存管中，随即放入 100 孔冻存盒内，然后置于–80℃及–20℃冰箱保存；④登记样本信息（室温存放时间、是否溶血），完成血样本质量登记表；⑤样本装满 100 孔冻存盒后录入系统，完成样本的入库工作。

（2）组织样本采集分装：①提前 24 小时向各病区护士站查询明日名单，确认参加本项目患者的手术时间；②在患者组织样本送至病理科后与病理科联系，确定是否有组织样本富余；③在冻存管中加入 RNAlater 溶液，再将病理组织放入，过夜后放入 100 孔冻存盒内，然后置于–80℃冰箱保存；④登记样本的室温存放时间以及处理前体积、颜色、性状和质量等信息；⑤样本装满 100 孔冻存盒后录入系统,打印标签并贴在冻存盒及盒身。

3. 样本转移 转运人员将加盖密封后的转运设备与采样人员交接,填写样本交接记录。运输过程中保持设备平稳,避免剧烈振荡颠簸导致气溶胶产生或标本溶血。转运过程需要保证全程冷链,组织需要放于液氮罐中运输,分血后的血样本需要置于干冰中运输,全血需要保持在4℃左右。为保持样本活性,样本采集后应尽快转运至样本保藏中心处理、冻存。样本接收时,对转运箱包表面用75%酒精进行擦拭消毒后,将其直接放置于4℃冰箱内,将纸质样本采集表放入生物安全柜中进行30分钟紫外线灯照射。同时核对转运清单、样本采集表、知情同意书以及标签信息(包括姓名、登记号、采集时间等)填写是否完整并签字,以便回溯。

4. 样本数据录入和入库 样本收集分装后,需要对样本进行入库。样本库由实体样本库及样本库管理系统组成。实体样本库与样本库管理系统的样本位置信息需要一一对应,调查员通过直接从管理系统中查看某样本所在位置,即可在相应位置找到相应的样本。

实体样本库包括液氮罐、深低温冰箱、低温冰箱等容器。为了系统管理样本,建议冰箱内以铁架形式分割冻存盒的摆放位置。样本摆放位置可以描述为:第几个冰箱-第几层-第几架-第几盒-盒中位置。除此之外,实体样本库需要具备供电、温湿控、门禁设施、监控等相应支持设备。

样本库管理系统应当具有样本查询、样本概览、出入库管理的功能。样本查询是指输入样本编码或者扫描样本二维码后,在样本库管理系统中能够提示样本所在位置(第几个冰箱-第几层-第几架-第几盒-盒中位置)以及样本的简单信息(是否溶血、剩余量、冻融次数等)。除此之外,样本库还需要具备添加、删减、批量导出、批量导入等功能。

第三节 专病队列建设的质量控制

质量控制是队列研究开展过程中的重要环节之一,一项研究得出的结论的完整性和准确性在很大程度上取决于所收集数据的质量。专病队列在实施前需要准确评估研究结局和潜在危险及保护因素对研究结局发生和发展的影响,充分考虑可能影响研究结局的未精确测量因素和未测量因素。因此,在专病队列的设计阶段和建设阶段,需要进行细致的研究规划和严格的质量控制设计,包括制定实施各环节标准操作流程(SOP)、开发队列成员信息管理系统和样本库管理系统、培训工作人员以及实施过程的一系列质控等。

一、研究设计阶段

标准操作流程是指统一执行一个特定职责的详细的书面指南,能帮助指导调查人员进行复杂的随访调查、样本处理等工作,提高效率、保障质量,同时可帮助减少违规和错误操作。在队列建设前,可以针对数据采集、生物样本采集以及人员培训等方面制定一系列SOP,如研究对象的纳入和随访SOP、数据质控SOP等。质控人员每月督查SOP执行情况,对不符合规范的情况给予指导,以确保获得高质量、结果稳定可信的研究结果。同时,根据研究需要以及现场反馈不断对SOP进行完善优化。

建立信息化平台:专病队列的建设面临参与中心分散于全国各地、样本种类数量繁多等问题,传统队列的管理方式已无法满足多中心专病队列的管理要求。因此,有必要针对基线及随访问卷、成员管理设计出一个标准的信息化管理平台,用于专病队列成员的注册、访视和管理。在系统中通过唯一识别码,对队列成员每个时期的随访、样本收集以及结局等信息进行编辑和管理。此外,使用电子问卷代替传统的纸质问卷进行各阶段数据收集,不仅可以消除录入过程中出现的错误,还可以通过限定输入内容和格式对数据进行初步质控。

建设人员培训考核机制:调查员的素质和专业化程度是影响专病队列建设质量的重要因素。建议调查员均先进行基本职责培训和专业技能(现场随访、问卷问询和数据质控)培训,经考核合格后再上岗开展相应的工作。所有专职人员还应参加定期培训和阶段性考核,以确保所有人员长期保持良好的开展相关工作的能力,从而保证队列建设高质量地推进。

二、队列建设阶段

1. 数据质量控制措施　数据收集是专病队列建设的主要内容,问卷的设置、调查员的表达方式、人员操作一致性和规范性等多个方面都会影响数据的质量。因此,应对数据采集过程的各个环节设置实时质控,例如在数据采集后及时质控,对数据采集方式采取定时质控。在使用电子问卷收集数据时,在其中设置了限定输入格式、识别提醒缺项、漏项或不合理值以及基础逻辑跳转等功能。如输入"吸烟年数"的数据时,如果输入的数值超过本人年龄,则会跳出"该值超过范围"的提示,告知调查员输入正确的数值。原始问卷数据传至云端后,质控人员需要对问卷数据进行可信度和逻辑核查,包括对问卷编号、数据缺失及错误、重复题目一致率、逻辑条件正确性等方面的核查,并在当天反馈给调查现场的工作人员,以便及时进行核查纠正。

问卷调查如果是由多名调查员参与完成的,调查偏倚可能对调查数据产生重大影响。借助于现代信息化设备,可以在电子问卷中配备录音功能,对调查过程进行录音记录,一方面可以促进调查员为提高调查质量进行自我约束,另一方面可以通过抽检录音发现一些不规范的调查方式并纠正。

考虑到各中心的检测方法、仪器以及人群特征等可能存在差异,在收集临床数据结果的同时,还应收集相应的参考值范围、仪器型号、检测时间等关键信息,保证后续数据分析过程中充分考虑以上信息,以提高研究结果的可靠性。

2. 生物样本质量控制措施　影响生物样本质量的主要因素可分为分析前和分析中两大因素,涉及捐赠者的生物学和环境因素,样本的采集、处理、运输、储存、分发和分析等各个环节。这些环节同时与人员、仪器、材料、方法等要素相互作用,共同影响着生物样本的质量。因此,需要通过建立完善的质量管理体系,给予多因素、全流程的控制,建立国际标准化的认证和认可,促进生物样本质量和研究水平快速提升。

第四节　队　列　共　享

专病队列是实现精准医学的重要途径,通过队列可以准确、持续地收集患者疾病转归和治疗等信息,发现及验证多组学标志物及个体化诊疗方案。但现有的队列多缺乏足够的信息曝光度,呈现自成体系、独立存在的特征,队列间合作和数据共享的程度不足,造成各队列所收集和存储的研究数据的学术和应用价值未能被充分挖掘和利用。队列的建设和随访需耗费极大的财力、人力等资源投入,而队列间的数据共享则是另一种具有同等科学性、更加高效和高性价比的研究方式。

一、队列共享平台

国际上许多知名研究团体和研究资助机构已经就促进医学研究数据共享的目标达成共识,目前已有多个大型人群队列项目采用数据共享的模式开展研究。例如 2007 年美国国家癌症研究所(National Cancer Institute,NCI)主导成立的 NCI 队列联盟(NCI Cohort Consortium)也是这样一种队列共享平台,其由 50 多个高质量的队列研究组成,覆盖了超过 700 万人群,已经发表了近百篇高水平、高质量的研究报告,为癌症研究进展提供了巨大的科学价值。欧洲癌症与营养前瞻性调查(European Prospective Investigation into Cancer and Nutrition,EPIC)项目是在大样本欧洲普通人群中研究生活方式、膳食模式、遗传特征与肿瘤等慢性病关系的多中心大型队列研究,由欧洲 10 国 23 个研究中心共同参与,总样本量达 52 万人,覆盖地域广泛,研究人群多样。EPIC 由国际癌症研究机构(International Agency for Research on Cancer,IARC)负责,IARC 负责总体的数据保存、生物样本库建立和维护,而研究对象招募、基线调查、随访、采样及样本保存等由各参与中心自行开展,在此基础上进行多队列合作。在亚洲地区,也已经有这样的队列共享平台。亚洲队列联盟(Asia Cohort Consortium,ACC)是集合了来自太平洋沿岸国家队列研究的一个大型联盟,包括来自中国、印度、孟加拉国、日本、韩国、马来西亚、新加坡、泰国、美国以及其他地区的约 50 个队列研究。

我国已经具备开展队列数据共享工作的基础,也展现出了队列共享的迫切性。我国的队列研究虽然起步较晚,但发展迅速,已经取得了多项原创性科研成果,这些队列研究内容包括但不限于传染性疾病、肿瘤、糖尿病、心脑血管疾病、代谢综合征、出生缺陷、慢性阻塞性肺疾病等多个病种,所调查的对象包括自然人群、职业暴露人群和特定人群(例如成年人、孕产妇、双胞胎、尘肺工人、糖尿病患者等),研究地域早已遍布我国多个省市,其中更有不少是多中心、多地区联合开展的队列研究。为了探索我国队列数据共享的操作模式,推进我国研究数据共享的进一步发展,北京大学公共卫生学院已经率先联合北京大学健康医疗大数据研究中心和《中华流行病学杂志》,共同搭建了中国队列共享平台(China Cohort Consortium,CCC),旨在解决队列数据共享可能遇到的困难和障碍,为国内队列数据共享提供便利。中国队列共享平台建设项目经过多次论证,已经于 2017 年正式启动,从队列信息公开、变量的标准化分类利用和整合队列的建立三个维度进行队列数据共享,并制定了《中国队列共享平台管理办法》,其中说明了共享平台的基本职能和组成,对数据的收集和存储、数据的共享和安全进行规范管理,为我国研究数据共享平台的建立提供了良好的范例。2016 年,在科技部国家重点研发计划的支持下,南京医科大学整合全国 26 家单位,启动了中国国家出生队列(China National Birth Cohort,CNBC)的建设。该项目计划以家庭为单位招募 3 万个自然妊娠家庭和 3 万个辅助生殖治疗家庭的人群,开展长期随访,同时以该队列的人群数据和生物样本资源为依托,支持下游基础研究、临床转化,并形成完整的闭环,最终建成契合《"健康中国 2030"规划纲要》且符合人民群众妇幼和生殖健康需求的人群研究、基础研究和临床研究整合发展的生态体系。

二、队列共享机制

即使进行同一种疾病研究,不同团队开展的队列研究在研究目的、研究设计、数据收集及整理等各个阶段也展现出了差异性,导致不同队列数据之间存在异质性,阻碍了数据的整合与共享。数据标准模型通过将来自不同卫生信息系统的众多纷杂数据标准化为一种通用格式,有助于数据的规范化收集。

1. **常用数据标准模型**　目前国内外常用的数据标准模型均由国外组织开发,适用于队列研究且较成熟的数据标准模型有:开放式电子健康档案(Open Electronic Health Record,OpenEHR)组织开发的开放式电子健康档案规范,美国卫生信息交换标准(Health Level Seven,HL-7)组织开发的快速医疗互操作资源(Fast Healthcare Interoperability Resources,FHIR),观察性健康数据科学和信息学(Observational Health Data Sciences and Informatics,OHDSI)协作组开发的通用数据模型(Observational Medical Outcomes Partnership Common Data Model,OMOP CDM),临床数据交换标准协会(Clinical Data Interchange Standards Consortium,CDISC)开发的临床数据获取协调标准(Clinical Data Acquisition Standards Harmonization,CDASH),以患者为中心的结果研究所(Patient-Centered Outcomes Research Institute,PCORI)开发的通用数据模型(Patient-Centered Outcomes Research Network Common Data Model,PCORnet CDM)等。

2. **队列研究数据标准模型选择建议**　由于专病队列的研究方向较多,包含疾病转归、药物疗效和生物技术产品等,研究目的各有侧重,不同数据标准模型的应用领域和优势特色也不尽相同。结合各模型及其模块特点和现有的应用实例来看,FHIR 中包含较全面的医疗保健的基本要素,并且涵盖疾病前期及相关暴露因素的信息收集,所以在研究疾病发生发展和影响因素的队列时,首选 FHIR 标准;OMOP CDM 最初用于药物评价,其关于药物暴露、进展过程及症状等方面有详细的记录,所以在研究医疗产品安全性和有效性的临床队列时则推荐采用 OMOP CDM 标准;CDASH 适用于治疗领域的大多数临床试验,可以使通过多个研究收集的数据的定义标准化,且其包含随访模块,可在干预后获得进展与转归信息,故在临床干预后疾病进展与转归研究中建议选择 CDASH。值得一提的是,一个队列研究的问题可以是多方面的,这时候模型的选择建议根据数据标准模型的特点进行组合式选择。

3. 运行机制　一般情况下,队列共享平台的建立,首先要联合各工作组成立运行委员会(working group committee),由一名负责人和一名共同负责人及若干成员组成,共同负责工作组相关日常工作,主要包括:确定工作组发展方向、重点研究领域、工作机制、数据具体共享形式和方法,进行项目审批,保证项目运行,维护数据安全及以工作组形式参与社会服务等工作。为保障所有参与队列的权益,工作组相关运作机制应该以文件的形式备份并提交队列共享平台备案。队列数据共享过程中,如出现利益冲突,应该由平台和运行委员会组织协调。

三、数据安全和生物安全

1. 数据安全　队列研究呈现大样本量的趋势,其中队列每个成员的基线信息和随访信息涉及的变量数目多,再加上收集的生物样本需要进行各种组学高通量检测,最终会产生海量的数据。因此,这些数据的存储和备份至关重要。事实上,数据在生成、传输、存储、分析应用过程中面临着遭受损坏、丢失或者泄露的各种风险,例如设备故障或丢失、人为误操作,以及随时面临的网络攻击等。因此,数据管理备份通常作为队列建设工作的一项独立的任务,要求专人管理,同时存储设备也应尽量避免多个项目交叉使用,应实现专门化。

数据的备份不能完全依靠人工操作,数据备份的自动实时执行更加可靠。目前各类网络存储服务器均能支持实时自动备份的功能,能够实时将网络服务器上产生的数据同步至存储硬盘以及队列自持的塔式服务器中。此外,为提高容错性,需安排专人使用移动硬盘定期对数据进行多个拷贝的备份,这样能较好地保证数据安全可靠,有条件的情况下还可以设立异地备份,以防极端情况发生。在互联网应用高速发展以及云计算、云存储技术逐步普及的今天,云端存储的分布式构架和更加专业的数据保障能力可以为队列数据提供更加专业、高效的数据存储服务,能够避免存储设备故障等带来的数据丢失风险,但同时由于互联网相对开放的环境,网络攻击风险则是必然要面对的挑战。因此,在选择云端存储数据的情况下,应尽力做好数据加密、隐私数据剥离等工作。此外,互联网运营商通常能够提供各类数据安全增值服务,实现现有技术条件下全方位的数据安全服务,但是价格不菲,因此在选择互联网存储时需要根据队列建设需求,具体权衡成本和收益。

队列数据的价值在于其多变量、多维度、多时间节点,因此对队列项目的大量数据需要在队列实施的各个环节进行分析。因此,对于数据的流转和传输,也需要制定相关的标准操作流程,设立管理人员的层级权限和数据层级文件。原则上,数据使用者只能够获取其研究涉及的必要数据,所有涉及隐私信息的数据和所有原始数据仅能由最高权限数据管理者涉及。此外,所有数据的流转和传输都应该全程记录和监管。目前大型队列普遍由多个分中心合作建设,由此导致数据汇总、核查、反馈、纠错等环节更加复杂,而且接触到队列数据的工作人员众多,这些对数据安全形成了巨大挑战。因此,无纸化问卷采集系统因其特有优势(实时上传、质控、分析和导出,能够采集文本、图像、音频等多种形式的数据),已经成为队列建设一个新的发展趋势。数据安全对于队列研究项目至关重要。特别是基于信息化平台的队列研究项目,数据安全保障措施应该更加严格,如中国国家出生队列(CNBC)在队列建设的同时,也在同步探索大型队列数据资源开放、共享、合作的相关机制和模式。研究者可通过中国国家出生队列网站在线提交课题申报书和数据分析权限申请。对于符合创新性和可行性的申请,队列平台将通过在线授权和远程访问的方式为申请人提供数据分析权限,实现了数据共享途径的便利化和高效化,并同时制定了全面稳妥的数据安全保障措施:①严格执行数据脱敏,即用于识别队列成员的身份信息和联系方式等隐私数据与队列研究数据完全独立保存管理,两类数据库连接所需的对应"编码钥匙"由专人保存;②为队列云端服务器配置全面的防火墙等多重防攻击技术屏障;③用户访问服务器采用超文本传输安全协议(HTTPS),即通过传输加密和身份认证保证数据传输过程的安全性;④队列所有电子数据均按照加密存储、多重拷贝、异地备份的方式,以避免由存储介质丢失、损害等造成的数据安全风险;⑤对数据接触者定期开展数据安全培训和考核,避免人为原因造成的数据泄露。

2. 生物安全　随着生命科学和相关技术的迅猛发展,十余年来建立的人群队列都十分注意采集和长期保存队列成员的多种生物学样本。截至 2023 年,国外人群队列中规模较大的生物学样本库是英国的 UK Biobank 队列(UKB,49.8 万份血液和尿液生物样本)和欧洲 10 国的 EPIC 项目(38.8 万份血液生物样本),其次是挪威的母婴队列研究(MoBa,34.0 万份血液生物样本)和美国的癌症协会预防研究Ⅱ营养队列 3(CPS-3,30.4 万份血液生物样本)。英国的研究者们近期又提出一项更为艰巨的计划,要招募和随访 8 万名婴儿,实现"从摇篮到坟墓"的终生观察性研究,特别是要收集母亲妊娠期和婴儿出生第一年内的详细信息,储存各种生物样本,如尿液、血液、粪便、胎盘组织等。今后,利用这些人群队列,通过整合基因组学、表观组学、蛋白组学、代谢组学等多个水平上的生物标志物,结合传统流行病学宏观研究的暴露组学,可以帮助更好地理解疾病发生、发展的生物学机制。这就是传统流行病学与现代高通量组学技术结合后的学科发展方向。

随着生物样本数量的增多以及长期保存的迫切需要,生物安全问题需要投入更多的关注。作为存储规模居于世界领先地位的中国慢性病前瞻性研究项目(China Kadoorie Biobank,CKB)样本库,其对生物安全的重视值得借鉴。CKB 项目样本库中存储着 51 万余人的基线调查和两次重复调查的全部样本,存储规模达到数十万份等级。为完善项目样本库质量安全管理体系,实现生物样本安全管理,CKB 项目建立了专门的项目样本库,严格按照样本储存空间、温度、电源、网络、报警、监控等各项标准进行基础部署,实时对每台样本存储设备的温度变化进行记录和监控,建立突发情况应急处理预案,保证样本存储安全始终处于合理、可控的范围,从而实现样本安全存储和质量管控。项目实现了样本存储管理的全程电子化,通过样本采集、分装、转运跟踪、接收、定位、储存等一系列电子化程序和软件系统对项目所有样本实施全方位监管,从而最大限度减少人工操作产生错误的可能性。

(胡志斌)

思考题

1. 专病队列的主要用途有哪些?
2. 简述建设专病队列的基本思路及流程。
3. 专病队列相较于传统队列研究有哪些特点?
4. 如何保证专病队列样本的生物安全?
5. 简述专病队列临床数据收集的常见偏倚及其控制方式。

推荐阅读

［1］王吉耀. 循证医学与临床实践. 4 版. 北京：科学出版社，2019.

［2］黄悦勤. 临床流行病学. 5 版. 北京：人民卫生出版社，2020.

［3］刘民，胡志斌. 医学科研方法学. 3 版. 北京：人民卫生出版社，2020.

［4］刘续宝，孙业桓. 临床流行病学与循证医学. 5 版. 北京：人民卫生出版社，2018.

［5］王家良. 临床流行病学：临床科研设计、测量与评价. 5 版. 上海：上海科学技术出版社，2021.

［6］陈峰，夏结来. 临床试验统计学. 北京：人民卫生出版社，2018.

［7］詹思延. 临床流行病学. 2 版. 北京：人民卫生出版社，2015.

［8］詹思延. 流行病学. 8 版. 北京：人民卫生出版社，2017.

［9］金丕焕，陈峰. 医用统计方法. 3 版. 上海：复旦大学出版社，2009.

［10］SCHULZ K F，GRIMES D A. 临床研究基本概念：随机对照试验和流行病学观察性研究：第 2 版. 王吉耀，译. 北京：人民卫生出版社，2020.

［11］唐金陵，GLASZIOU P. 循证医学基础. 2 版. 北京：北京大学医学出版社，2016.

［12］王小钦，何耀. 循证医学. 2 版. 北京：人民卫生出版社，2020.

［13］钱宇平，李立明. 流行病学研究实例：第三卷. 北京：人民卫生出版社，1996.

［14］李立明，詹思延. 流行病学研究实例：第四卷. 北京：人民卫生出版社，2006.

［15］梁万年. 流行病学进展：第 11 卷. 北京：人民卫生出版社，2007.

［16］詹思延. 流行病学进展：第 12 卷. 北京：人民卫生出版社，2010.

［17］沈洪兵. 流行病学：第三卷. 3 版. 北京：人民卫生出版社，2014.

［18］陈洁. 临床经济学. 上海：上海医科大学出版社，1999.

［19］WEINSTEIN M C，FINEBERG H V，ELSTEIN A S. 临床决策分析：哈佛版. 曹建文，译. 上海：复旦大学出版社，2005.

［20］沈洪兵，齐秀英. 流行病学. 9 版. 北京：人民卫生出版社，2018.

［21］孙鑫，杨克虎. 循证医学. 2 版. 北京：人民卫生出版社，2021.

［22］王细荣，郭培铭，张佳. 文献信息检索与论文写作. 7 版. 上海：上海交通大学出版社，2020.

［23］孙凤. 医学研究报告规范解读. 北京：北京大学医学出版社，2015.

［24］吴忠均. 医学科研论文撰写与发表. 3 版. 北京：人民卫生出版社，2021.

［25］GLIKLICH R E，DREYER N A. 评估患者结局注册登记指南. 卢伟，曾繁典，董卫，译. 上海：上海科学技术出版社，2012.

［26］詹启敏. 精准医学总论. 上海：上海交通大学出版社，2017.

［27］郜恒骏. 中国生物样本库：理论与实践. 北京：科学出版社，2017.

［28］冯登国. 大数据安全与隐私保护. 北京：清华大学出版社，2018.

［29］FLETCHER G S. Clinical epidemiology：the essentials. 6th ed. Philadelphia：Lippincott Williams and

Wilkins,2020.

［30］STRAUS S E,GLASZIOU P,RICHARDSON W S,et al. Evidence-based medicine. 5th ed. New York：Elsevier,2018.

中英文名词对照索引

Meta 分析　meta-analysis　222

A

安慰剂　placebo　125
安慰剂效应　placebo effect　124

B

把握度　power　28
靶人群　target population　26
报告偏倚　reporting bias　58
暴露怀疑偏倚　exposure suspicion bias　58
备择假设　alternative hypothesis　28
被动监测　passive surveillance　166
比　ratio　152
比值比　odds ratio,OR　227
编者按　editorial　250
标准化　standardization　62
标准化差异　standardized difference,SD　283
标准化的均数差　standardized mean difference,
　SMD　228
病残率　disability rate　156
病程长短偏倚　length bias　97
病例报告　case report　42,250
病例报告表　case report form,CRF　190
病例队列研究　case cohort study　47
病例-对照研究　case-control study　45,107,239
病例交叉研究　case-crossover study　48
病例系列分析　case series analysis　42
病情检查偏倚　work-up bias　85
病死率　fatality rate　106,159
病因链　chain of causes　140
病因网　web of causation　140

C

参考试验偏倚　reference test bias　85

测量变异　measurement variation　82
测量偏倚　measurement bias　116,226
差异性错分　differential misclassification　57
常规收集卫生数据开展观察性研究的报告　Reporting of
　studies Conducted using Observational Routinely-collected
　Data,RECORD　283
巢式病例-对照研究　nested case-control study　47
沉没成本　sunk cost　174
成本　cost　171,173,182
成本分析　cost analysis　174
成本-效果分析　cost-effectiveness analysis,CEA　97,171
成本-效益分析　cost-benefit analysis,CBA　97,171
成本-效用分析　cost-utility analysis,CUA　97,171
成本最小化分析　cost-minimization analysis,CMA　171
重复性　repeatability　82
抽样　sampling　243
抽样误差　sampling error　239
出生队列　birth cohort　44
粗死亡率　crude death rate　157
错误分类偏倚　misclassification bias　57

D

代表性　representativeness　26,238
单臂临床试验　single-arm clinical trial　34
单纯病例研究　case only study　46
单个病例资料　individual patient data,IPD　223
单盲法　single blinding　40
单项筛检　single screening　90
登记研究　registry study　269
等级资料　ranked data　32
点估计　point estimation　206
电子数据采集　electronic data capture,EDC　271
定量变量　quantitative variable　202
定性变量　qualitative variable　202
动态系统综述　living systematic review　223